脑电图图谱 | 第1卷

清醒和睡眠脑电图（第 3 版）

Awake and Sleep EEG（3rd Edition）

原著 ［法］菲利普·盖利斯
Philippe Gélisse
［法］艾丽尔·克雷斯佩尔
Arielle Grespel
主译 任连坤　遇　涛　赵国光

中国协和医科大学出版社
北　京

著作权合同登记证图字：01-2023-5825号

Atlas of Electroencephalography：Awake and Sleep EEG

ISBN：978-2-7420-1590-0

图书在版编目（CIP）数据

清醒和睡眠脑电图：第3版 /（法）菲利普·盖利斯，（法）艾丽尔·克雷斯佩尔著；任连坤，遇涛，赵国光译. —北京：中国协和医科大学出版社，2024.2

（脑电图图谱. 第1卷）

书名原文：awake and sleep EEG

ISBN 978－7－5679－2324－9

Ⅰ.①清…　Ⅱ.①菲…②艾…③任…④遇…⑤赵…　Ⅲ.①脑电图－图谱　Ⅳ.①R741.044-64

中国国家版本馆CIP数据核字（2024）第003808号

脑电图图谱（第1卷）

清醒和睡眠脑电图（第3版）

原　　著：［法］菲利普·盖利斯（Philippe Gélisse）
［法］艾丽尔·克雷斯佩尔（Arielle Grespel）

主　　译：任连坤　遇　涛　赵国光

责任编辑：杨小杰

封面设计：邱晓俐

责任校对：张　麓

责任印制：张　岱

出版发行：**中国协和医科大学出版社**
（北京市东城区东单三条9号　邮编100730　电话010-65260431）

网　　址：www.pumcp.com

经　　销：新华书店总店北京发行所

印　　刷：北京天恒嘉业印刷有限公司

开　　本：889mm×1194mm　1/16

印　　张：24.5

字　　数：500千字

版　　次：2024年2月第1版

印　　次：2024年2月第1次印刷

定　　价：198.00元

ISBN 978－7－5679－2324－9

作者简介

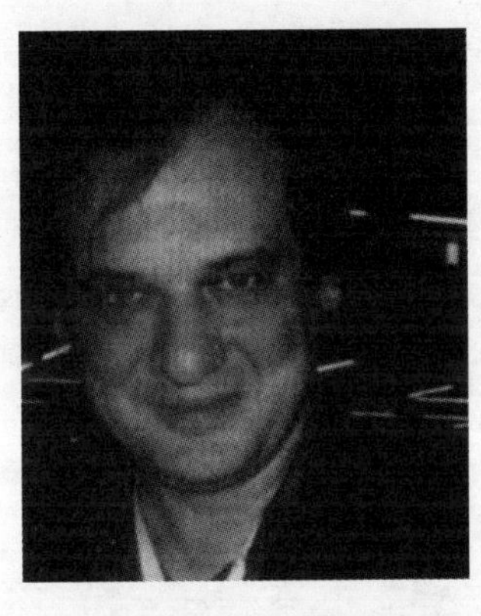

菲利普·盖利斯（Philippe Gélisse） 医学博士

法国Montpellier医院内外科癫痫病区神经科医生和癫痫专科医生。其主要研究方向为青少年肌阵挛性癫痫、伴中央–颞区棘波的儿童良性癫痫、精神疾病与癫痫，以及抗癫痫药物药理学。

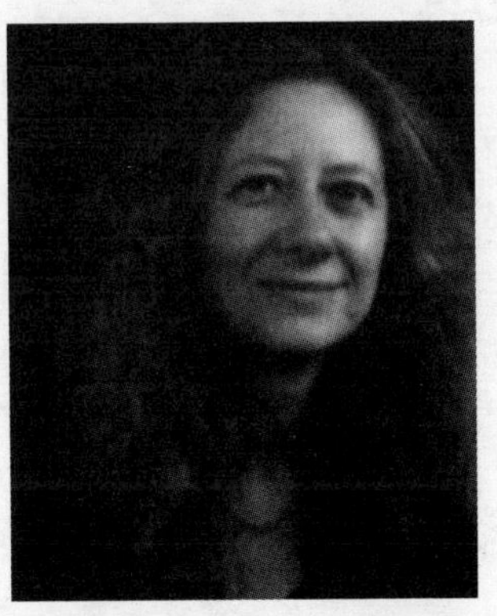

艾丽尔·克雷斯佩尔（Arielle Crespel） 医学博士，哲学博士

法国Montpellier医院内外科癫痫病区神经科医生和癫痫专科医生，主治儿童及成人难治性癫痫。其主要研究方向为睡眠与癫痫、内侧颞叶癫痫的病理生理学，以及抗癫痫药物药理学。

译者名单

顾　　问　吴　逊　北京大学第一医院
　　　　　刘晓燕　北京大学第一医院
　　　　　吴立文　中国医学科学院北京协和医院
　　　　　王玉平　首都医科大学宣武医院

主　　译　任连坤　遇　涛　赵国光

副 主 译　靳光远　王　巧　徐翠萍

译　　者（按姓氏笔画排序）

马灿灿　江苏省苏北人民医院
王　巧　首都医科大学宣武医院
王　迪　北京航空航天大学
王小鹏　徐州医科大学附属医院
王丹慧　许昌市中心医院
王雨珂　首都医科大学宣武医院
亓　蕾　首都医科大学宣武医院
朴媛媛　首都医科大学宣武医院
任连坤　首都医科大学宣武医院
刘丹丹　深圳大学总医院
刘文婧　北京丰台右安门医院
刘亚青　兰州大学第二医院
安　红　首都医科大学附属北京朝阳医院
许贤瑞　宁夏医科大学总医院
孙凤侨　北京大学国际医院
杜佳琳　首都医科大学宣武医院
李荣杰　南宁市第一人民医院
吴　迪　首都医科大学宣武医院
吴戊辰　深圳大学总医院
何　柳　首都医科大学宣武医院

张华强　首都医科大学宣武医院
张夏婷　首都医科大学宣武医院
陈　佳　首都医科大学宣武医院
陈元宏　首都医科大学宣武医院
林　楠　中国医学科学院北京协和医院
金萍萍　北京大学第三医院秦皇岛医院
周晓霞　首都医科大学宣武医院
赵　毅　山东省立第三医院
赵国光　首都医科大学宣武医院
郝贵亮　首都医科大学宣武医院
胡旻靖　南通大学附属医院
段立晖　江苏省人民医院
徐国卫　郑州大学附属郑州中心医院
徐翠萍　首都医科大学宣武医院
高　颖　首都医科大学宣武医院
唐毅斯　柳州市人民医院
黄昕祺　首都医科大学宣武医院
崔　璨　郑州大学附属第一医院
章晓富　郑州大学附属郑州中心医院
蒋德明　首都医科大学宣武医院
遇　涛　首都医科大学宣武医院
程岳阳　首都医科大学宣武医院
靳光远　首都医科大学宣武医院
薛　青　首都医科大学宣武医院
薛岩松　首都医科大学宣武医院
魏　妍　清华大学附属玉泉医院

学术秘书　刘婧漶　首都医科大学宣武医院
杨浩勋　首都医科大学宣武医院
乔子宸　首都医科大学宣武医院
高润石　首都医科大学宣武医院

序

自菲利普·盖利斯和艾丽尔·克雷斯佩尔编写的“脑电图图谱”丛书（第1版）出版十余年来，其法文版本和英文版本均广泛流传，并一直作为全球许多脑电图实验室的标准和实践指南，为脑电图技术人员和神经电生理学家提供了很大帮助。历经数十年，随着技术的进展和对疾病和脑电图理解的加深，新版“脑电图图谱”丛书亟待出版。

本书作者在脑电图室的长期工作中积累了丰富的脑电图临床实践经验，并在脑电领域具有很高的学术成就。本书第3版依然强调脑电图基础，包括标准记录程序，清醒和睡眠脑电图的基础特征，诱发试验的反应和伪差的识别，特别是容易被混淆的大量正常生理变异。由于癫痫仍是目前脑电图检查的主要适应证，本书第3版重点讨论脑电图在癫痫诊断、鉴别诊断及定位诊断中的重要价值，并提出了值得注意的局限。

本书第3版在强调脑电图规范化操作及判读的同时，也介绍了高度专业化的特殊操作，包括颅内电极监测等。本书第3版符合30mm/s的国际标准记录速度，涵盖了儿童和成人的特征，重视脑电图技术实际操作中细微的年龄相关差异。作者希望通过提供高质量的脑电图图片和对应解读，能高水平地确保脑电图的技术性和可靠性。另外，作者强调脑电图是“科学”，同时也是“艺术”。

皮尔·真顿

（Pierre Genton）

前　言

脑电图分析的理念

作为癫痫专科医生，我们致力于提高神经科医生、神经儿科医生和脑电图技术人员的脑电图分析水平。对于脑电图的掌握就像儿童成长一样，两者都是漫长的过程。一般来说，学习脑电图判读的过程有以下阶段。

·第一阶段：完全看不懂。

·第二阶段：认为部分理解了，但阅图时感觉到处都是异常脑电图。

·第三阶段：获得了更多的知识和经验，能够识别正常和异常波形，但对于解释仍然缺乏自信。

·第四阶段：已经获得足够经验，形成了自己的观点，判读脑电图时，能够多角度思考并得出结论。标志着最终成熟的阶段。

老师的宝贵经验和悉心指导无疑是开始脑电图分析的先决条件，但事实上，是否能够胜任工作完全取决于个人。判读的脑电图越多，遇到的问题就越多。当有疑问时，带着一颗探究的心去翻阅专业书籍和文献，并向同事寻求建议和相互探讨，无疑将非常有益于全面和准确地提高脑电图的判读水平。

具体来说，在判读一份脑电图时，你必须考虑主治医生希望从检查中发现什么，以及你的分析能如何帮助患者。如果我是开具脑电图检查的医生，这份报告对我有什么帮助。脑电图报告的撰写是一个规范有序的过程，第一部分必须描述记录过程（背景活动、过度换气、间歇性闪光刺激、生理性睡眠波、异常波形等），然后回答异常是否有意义，波形是否为病理性。结论需要清楚明了。最关键的是，了解患者的临床情况及做脑电图时的状态等，对于解释脑电图一些不确定的模式可提供关键的信息。

脑电图是一种用于确认临床假设的工具。绝不应该在缺乏任何症状学证据时仅根据检测到的棘波或类似异常波形，就将患者诊断为癫痫。在癫痫病学中，更倾向于避免过度解读脑电图。例如，需要结合临床情况，从而作出患者是否患有癫痫的临床诊断。事实上，由于误诊可能会对患者造成严重后果，不能仅依靠脑电图表现贸然地诊断癫痫。当有疑问时，建议在发现有病理意义的结果前进行补充监测，尤其是睡眠监测。

在本系列丛书的第一卷中，我们将讲解正常清醒和睡眠脑电图、诱发试验、异常节律及伪差，以协助判断脑电活动是生理性的还是病理性的，病理性脑电图会主要在后续卷中讨论。我们的目标是将这本图谱作为一个有用的工具，让我们在学习及教授如何判读脑电图时能够使用。每个章节都从回顾技术特点和描述生理性脑电图模式开始。之后，这些波形会以全尺寸脑电图展示。

我们希望这本图谱会对那些阅图困难的脑电图医生有帮助，因此，我们特意放上没有注释的原版脑电图，以便本书可以用于自学，读者们可以利用脑电图上的注释作为分析脑电图的关键。

菲利普·盖利斯
（Philippe Gélisse）
艾丽尔·克雷斯佩尔
（Arielle Crespel）

译者前言

薪火相传，脑电图百年

1924年7月6日，第一次世界大战后的德国满目疮痍，在一个相对简陋的实验室里，神经精神专科医生Hans Berger正目不转睛地观察发光二极管屏幕上微弱的光芒。在经历了多次失败后，他终于第一次观察到一位在战争中受头外伤导致颅骨缺损患者枕部出现的规则波动，当时的他并没有意识到，这微弱的电波却标志着人类第一次记录到自身的脑电活动，开启了人类脑电图发展的序幕。1929年，Hans Berger正式发表了人类脑电图研究系列成果，各国科学家们纷纷开始了对人类大脑活动的研究。1934年，Gibbs夫妇在哈佛记录到来自2名癫痫患者的3Hz棘慢复合波脑电活动，脑电图开始聚焦于癫痫诊断。1936年，美国学者Grass开发了脑电图模型，同年第一台脑电图仪问世。1948年，可移动8导联脑电图仪问世，此后逐渐出现了12、16等多导联脑电图仪。1958年，加拿大Jasper教授和Ajmone教授提出了10-20国际头皮脑电电极标准系统，在1985年的国际脑电图大会上被正式制定，并成为全球脑电图的标准。20世纪50年代，加拿大贾斯珀教授在蒙特利尔初步创立了硬膜下电极的颅内脑电图；在法国圣安妮医院，Talairach和Bancaud逐步发展了立体定向脑电图。20世纪50—60年代，基于脑电图逐步发展出了事件相关电位分析。20世纪80年代以后，睡眠脑电图、动态脑电图开始应用于临床。20世纪90年代，美国和德国研制出了脑电图监测装置，以及基于计算机的脑电图功率谱分析、脑电地形图等定量技术；模拟脑电图逐渐被数字化脑电图替代。

在我国，南京精神病院的王慰曾教授于1948年购入了第一台脑电图仪。新中国成立后，各大城市开始陆续建立脑电图检查室，我国的脑电生理技术也快速发展。1957年，在北京协和医院著名医学家冯应琨教授的牵头下，我国举办了首届临床脑电图培训班，力求普及脑电图知识，越来越多的临床医生开始应用脑电图进行疾病诊治。20世纪60年代末，国产脑电图仪问世，配备脑电图仪的医院比例大幅度增加，越来越多的医院有条件引入脑电图仪，同期国内也出版了多部有关脑电图的书籍，如1959年张葆樽翻译的《临床脑电图学》、1960年刘普和翻译的《脑电图描记法研究技术》，以及1984年黄远桂教授主编的《临床脑电图学》等，为国内医生学习脑电图提供了丰富的中文理论。改革开放后，脑电图仪的使用率进一步扩大，县级医院、区级医院都开始使用脑电图仪帮助癫痫诊断。1982年，冯应琨教授成立了北京医学会脑电图学学组（1992年更名为北京医学会脑电图及神经电生理学分会），中国开始有了自己的脑电图专业协会。同年，第一届脑电图与临床神经生理学术会议召开。20世纪90年代前后，我国涌现出大批优秀的脑电图专家。例如，北京协和医院吴立文教授师从冯应琨教授，在1995年牵头建立了我国第一个以脑电生理为核心，多学科团队协作的国际标准癫痫中心；北京大学第一医院刘晓燕教授为我国推广和普及高质量标准化脑电图作了突出贡献；首都医科大学宣武医院王玉平教授率先采用颅内硬膜下电极置入精确定位癫痫灶；李世绰教授于2005年倡导成立中国抗癫痫协会，在我国癫痫和电生理事业发展中发挥了重要作用。

百年后的今天，坐在现代化的脑电生理室回望恢弘过往，我感受到了脑电图发展的强烈脉动。自远古以来，人类对于自身思想溯源充满了好奇和猜测，Hans Berger的开拓性工作使人类脑电活动实现了可视化、可描述化和可测量化，为人类研究自身思维和脑疾病打开了一扇窗户。陆续发展起来的颅内脑电图，包括皮质脑电图和立体定向脑电图，使直接记录脑电活动成为可能，高时间和空间分辨率的特征揭示了更多的脑电信号细节。脑电图展现了一幅人类大脑在三维空间清醒和睡眠中频率、波幅、波形、时相时刻变化的动态画卷，波澜壮阔，节律振荡，循环往复，生生不息。在大数据的背景下，脑电图的解读正经历变革的时代。数字化技术的发展推动了宽频带脑电信号的记录，从传统的定性分析逐步过渡到定量分析，呈现人工判读结合人工智能解读的趋势。计算神经科学的发展对于脑电信息的提取，从一元脑电特征到多元特征分析，从单频带分析到跨频带分析，从局部脑区到脑区间神经协调机制的网络分析及脑电连接组学，拓展了对于脑电特征的认识。而从脑电生理单模态到联合神经成像技术，包括功能磁共振、多种示踪剂正电子扫描等多模态分析及影像转录组学分析，从基因水平、细胞类型、神经递质和神经环路及功能系统的多层级水平分析，深化了脑电信号的神经生物学基础理解，并对于增进脑功能和脑功能障碍疾病的理解具有潜在的重要价值。

脑电信号异常是癫痫的本质特征。在癫痫领域中，长期以来，脑电图可识别出特异性放电形态特征、多种特征组合放电模式，成为癫痫的基础诊断工具，也是划分特定癫痫综合征类型和发作类型的关键依据之一，为癫痫的准确药物治疗和疗效观察提供了重要信息。同时，脑电图也是构架癫痫临床发作症状和大脑功能解剖的核心。脑电图或脑电指纹对于癫痫灶的准确定位和探讨癫痫发作空间动态网络机制具有至关重要的作用，并推动癫痫是脑网络疾病的概念更新。目前，脑电图已广泛应用于睡眠障碍、认知障碍、运动障碍、意识障碍及精神障碍等疾病，从脑电角度，由于具有疾病特异性环路脑电节律异常，这类疾病可以理解为脑电节律疾病。而正是通过对于包括癫痫在内一系列疾病特异性环路脑电节律改变的认识，脑电图不仅仅是诊断工具，而更多地揭示了疾病发生和发展的内在机制，并助力发展新颖的治疗手段，推动了以调节和改善脑电节律，并恢复正常脑电节律的调控治疗发展，对于包括癫痫的脑电节律疾病的治疗，特别是经典的药物和手术治疗不能有效改善的患者，为有效控制疾病，改善患者的生活质量带来新的希望。

近年来，脑电信号解码能力的跃升重新激发了人类对于大脑功能的无限憧憬和想象，在解码的基础上进一步人工编码信息从而模拟人类脑功能的理论和技术发展，使脑机接口已能够初步替代并模拟简单的人类大脑初级功能，为解决一系列神经系统疾病造成的功能缺损带来了希望。然而，不得不承认，在目前的时代，尽管我们可以多维度地理解脑电信号，但仅基于脑电信号来理解人类的行为和疾病，依然是以现象解释现象。对于简单的大脑初级功能，我们能够大致建立脑电-行为的因果联系，但对于物理层面的电信号如何能涌现出人类复杂的思想和行为这一最终问题的解答，技术的发展仅仅是基础，还需要更多的生物学理解、数学的解释，更需要思想局限的突破，新理论的提出，甚至哲学领域的发展。人类对于大脑工作规律和细节的进一步了解，或许在可以预见的未来，将使脑机接口技术能够模拟人类复杂的脑功能和行为，为人类的发展、突破自身局限带来无限可能。

今天，随着中国经济与科技的不断进步，21世纪的脑电图充满了机遇。脑电技术的发展也为我国培养相关人才提出了多视角立体理解和运用脑电图的更高要求，但对于脑电图理论和基础实践的深入理解和系统掌握仍然是重中之重。多年前，我在国外系统学习了由法国学者编写的“脑电图图谱”丛书，共3卷，为国际公认的脑电图经典著作。我萌发了将这套佳作译作中文，供同仁学习参考的想法。历经一年时间，在年轻医生的帮助下，我们终于将这套中文版“脑电图图谱”丛书带到了大家面前。在翻译过程中，我们参阅了国内外相关文献、技术指导意见及专家共识，在此表示感谢。

本图谱从脑电基础知识开始，沿着脑电安装和基本理论徐徐铺开，从伪差的识别，到常被忽略的生理变异的展示，由浅入深地讲解了各种类型的癫痫发作，从常见的疾病到一些相对罕见的情况。每一个病例都配置了清晰的图片和详细的解释，以帮助读者更好地识别和理解脑电图的特征。本图谱特别强调了可视化和简洁性，通过直观的图片和简明的文字让读者可以更轻松地掌握复杂的概念。为了满足读者自学的需要，本图谱的每一个示例病例包含了两页示例脑电图，其中第1页为带有图例注释的脑电图，将相应的脑电图特征进行提取展示；第2页提供了无注释的全尺寸原始脑电图，以配合该病例“脑电图特征”部分的讲解，以更快地掌握核心知识点。我们的目标是将本图谱打造成学习脑电图的经典，不仅适用于专业人士，也适用于对这一领域感兴趣的读者们。

薪火相传，一路追光。纵观脑电图的百年历史，一代代脑电学家们在探索中开创了一条路。今天，我们要有开阔的视野，勇于承担发展的时代重任，才能创建更好的未来。在这里，由衷地感谢我的导师吴立文教授，感谢所有的专家和译者的大力支持，正是你们的支持和信任，我们才能够完成这本书的翻译工作。愿我们的努力为脑电图领域的发展和应用贡献出微薄而坚实的一份力量。

任连坤

2023年10月

目 录

CONTENTS

脑电图记录

数字化脑电图已应用了二十多年，这项技术发展极大地推动了脑电活动的灵活记录和深入分析。在国际10-20导联记录系统已成为常规标准的基础上，数字化脑电图使脑电信号可以灵活分析，这是一个重大突破。这些分析方法包括回放脑电图时使用不同的参考电极、调节电压幅度、调节走纸速度，或使用滤波器滤波，从而扩大分析的范围。数十年来，随着神经影像学（头部CT扫描和MRI等）在临床应用的快速进展，脑电图也在不断调整其适应证，应用于更多的神经系统疾病。

癫痫病学是脑电图检查的主要适应证。在这个领域，基于脑电图认识的深入，已经对癫痫和癫痫综合征分类诊断提供关键信息，从而给癫痫治疗带来重大突破。

国际10-20导联系统

常规国际10-20导联至少有21个电极：Fp2，F4，C4，P4，O2，F8，T4，T6；Fpz，Fz，Cz，Pz，Oz；Fp1，F3，C3，P3，O1，F7，T3，T5。“Fp”代表额极（frontal-polar），“F”代表额叶（frontal），“C”代表中央（central），“P”代表顶叶（parietal），“O”代表枕叶（occipital），“T”代表颞叶（temporal）。按照惯例，偶数编号表示右侧电极，奇数编号表示左侧电极，字母“z”表示中线放置。右侧大脑侧裂上分布Fp2、F4、C4和P4，左侧分布Fp1、F3、C3和P3，Fz、Cz和Pz组成中线。F8和F7是前颞电极，又称额下电极，因为它们在解剖学上位于额颞边界。T4和T3是中颞电极，T6和T5是后颞电极，O1和O2分别是左右侧枕叶电极。国际10-20导联系统可使电极按解剖位置安放并保证一致性。

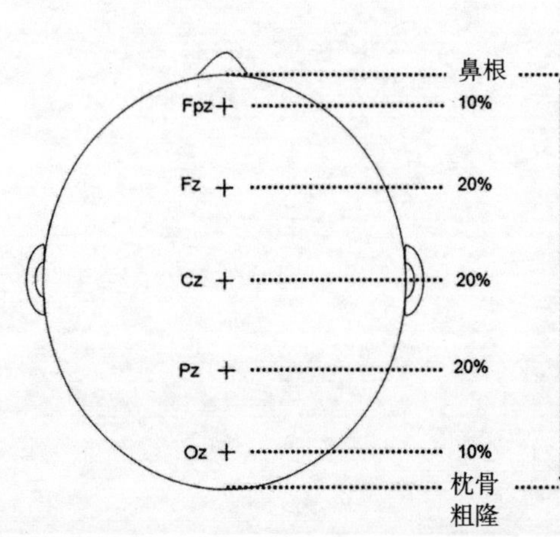

在固定的解剖标志间使用特定的测量方式以确定电极位置。

1. 测量从鼻根（nasion）到枕骨粗隆（inion）的距离。鼻根到枕骨粗隆连线以10%间距标记第一批点。Fpz位置在鼻根向上10%处。Oz位置为枕骨粗隆向上10%。在Fpz和Oz之间以20%间距沿鼻根到枕骨粗隆连线标记Fz、Cz和Pz。

2. 第二条线为双耳前凹（preauricular）穿过Cz的连线，其中点即头骨顶部。与上述连线一样，以双耳前凹连线10%距离为间隔标记一个点，然后以20%间隔确定后续位点。Cz即位于两条连线交点处。由此，标记了T4、C4、C3和T3。

3. 头部圆周测量，从鼻根10%间距点（Fpz），经过右耳前10%间距点（T4）、枕骨粗隆10%间距点（Oz），最终到左耳前10%间距点（T3）。测量Fpz位置两侧距离周长5%处标记为Fp2和Fp1。从这些额极位点开始，以周长10%间距标记F8、T4、T6、O2、T5、T3和F7。因此，T4和T3被两线交点确定。

4. 纵向距离测量（自前向后），右侧为C4，是Fp2到O2之间的中点，左侧为C3，是Fp1到O1之间的中点。F4定位于Fp2和C4连线的中点。同样，F3定位于Fp1和C3的中点。P4定位于C4和O2连线的中点，P3定位于C3和O1连线的中点。

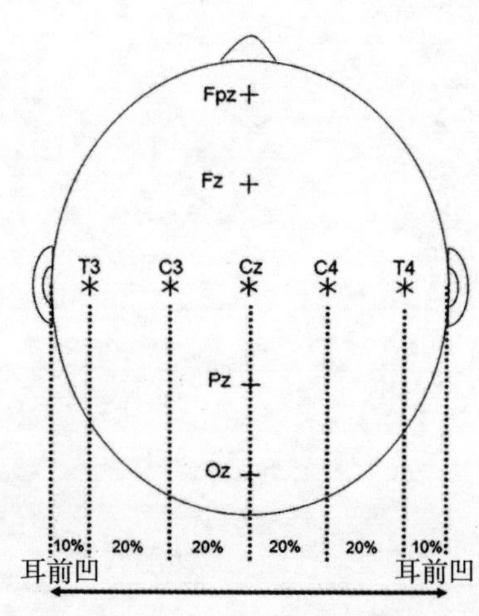

5. 从F7到F8（自左向右）经过了Fz的连线，与从T5到T6经过Pz的连线确定横向位点。向前方，F4位于F8和Fz之间的中点位置，F3位于F7和Fz之间的中点位置。向后方，P4位于T6和Pz之间的中点位置，P3位于T5和Pz之间的中点位置。由此，标记了全部的21个电极。

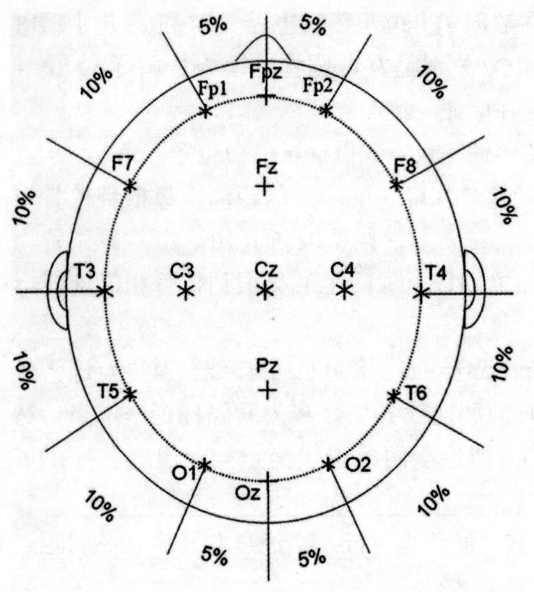

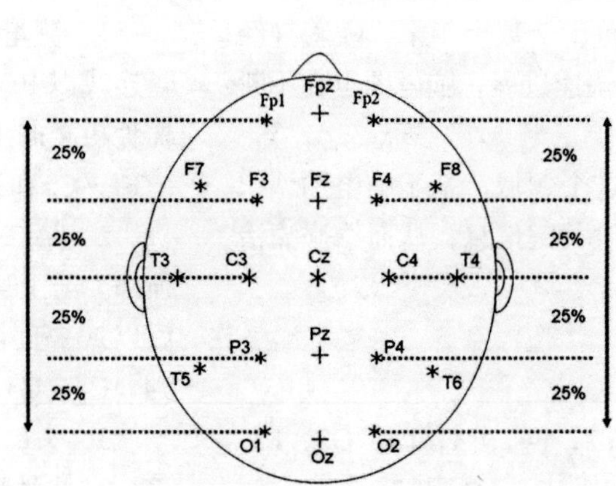

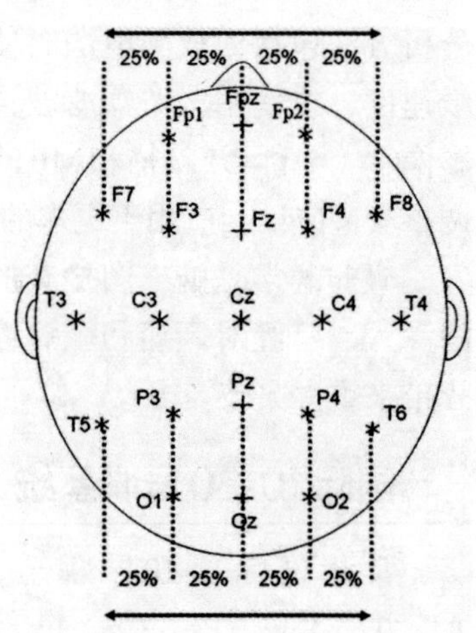

附加电极和多导睡眠监测

在特定的情况下，可以向国际10-20系统添加附加电极。例如，由于这个系统的颞叶导联位置较高，其前部靠近额叶下部，为了增加对颞叶的空间分辨率，建议借助下颞线（lower temporal line）添加电极。具体说来，从一侧外耳道到同侧外眦的下颞线可以三等分，据此添加3个附加电极：T1和T2标记在距外耳道1/3处，TA1和TA2（TA：前颞部）标记在距外眦1/3处。电极被放置在这些位点上方1cm处。T1、T2是颧骨电极（zygomatic electrodes），TA1、TA2是前下颞电极（anterior lower temporal electrodes）。TP1、TP2（TP：颞后部）放置在乳突区上。

进行脑电图检查时均须常规进行心电图（electrocardiogram，ECG）检查同步记录。对于婴儿，肌电活动监测（肌电图）和呼吸监测是常规检查，肌电图（electromyography，EMG）和呼吸监测也可用于其他临床情况。

记录方式

在法国，标准脑电图记录速度为15mm/s，而大多数国家标准记录速度为30mm/s。随着数字化记录的发展，脑电记录在后期分析过程中可以调整速度，以便解读更快或更慢的脑电活动。标准电压为7μV/mm或10μV/mm。对于电压非常低或非常高的信号，可以升高或降低放大器灵敏度设置。建议在使用滤波之前先看一遍原图，然后可以通过滤波设置衰减超过100Hz、75Hz或35Hz的高频率以减少如肌电活动的快节律干扰。50Hz或60Hz滤波（陷波）设置可用于衰减某些特定环境（如强电场）而产生的干扰。

在法国，脑电图活动记录使用0.53Hz（0.35，30mm/s）的高通滤波。在开始记录前，确认输入阻抗不高于10kΩ以获得高质量的脑电图记录。

常规实验室记录传统上包括2次过度换气和1次间歇闪光刺激（intermittent photic stimulation，IPS）。可联合多导记录（EMG、呼吸）或视频记录。记录过程中患者应卧床以达到深度放松状态和睡眠。对于持续数小时的监测，应注意提高舒适度和脑电质量，并可以根据患者个体情况考虑添加附加电极及多导监测。

空间分析

数字化脑电技术中，仅须进行1次电压校准，而初始记录的重新参考可通过不同导联组合实现。纵向导联用来从前到后参考的分析脑电活动，包括中线、侧裂上和侧裂下区。

横向导联是从一侧到另一侧参考的分析脑电活动。此外，导联组合的参考可以设定为给定的参考电压，或几个或所有电极的平均电压（平均参考电极）。在每一种新的参考设定下，脑电波形都会重新展现，输入电压也会随之改变。当然，其他分布方式可以被选用于其他导联组合。

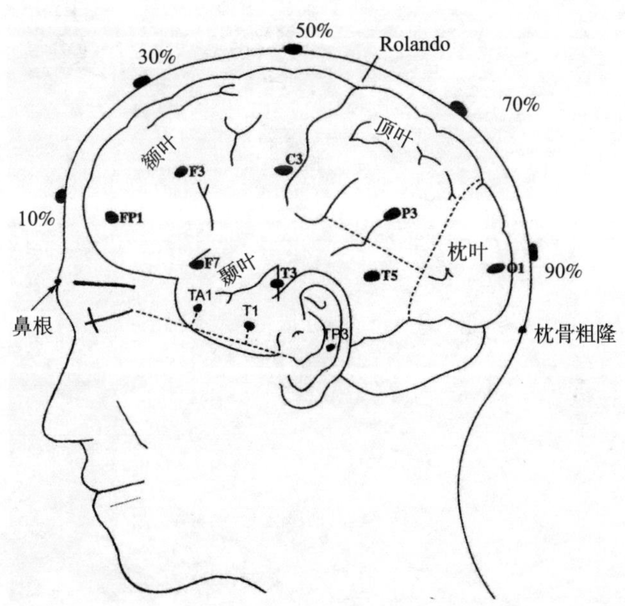

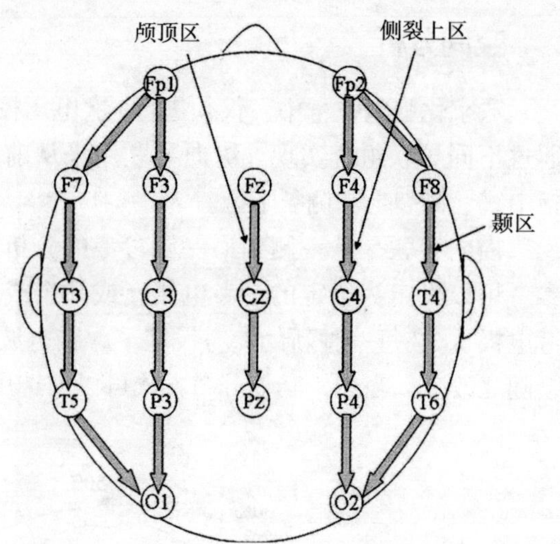
颅顶区
侧裂上区
颞区
Fp1
Fp2
F7
F3
Fz
F4
F8
T3
C 3
Cz
C4
T4
T5
P3
Pz
P4
T6
O1
O2

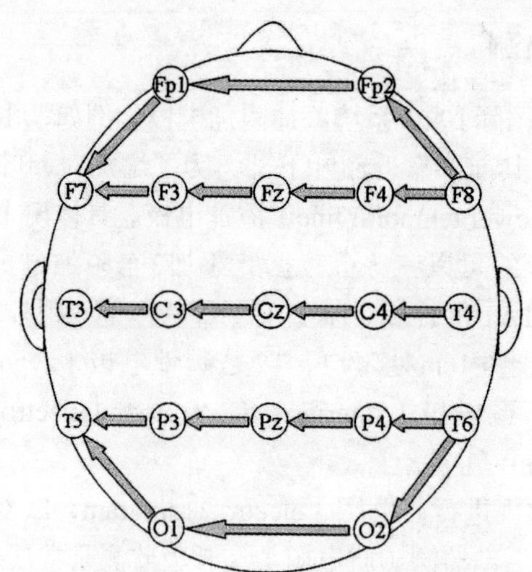
Fp1
Fp2
F7
F3
Fz
F4
F8
T3
C 3
Cz
C4
T4
T5
P3
Pz
P4
T6
O1
O2

术语表

通用术语

后放电（after-discharge）：指刺激停止后仍持续存在的放电模式。例如，在间歇性闪光刺激停止后出现持续棘波发放。

背景活动（background activity）：指与患者年龄和意识状态相对应的脑电活动。清醒闭目状态下可观察到，在正常成人，背景活动主要表现为后头部α频带活动。

暴发（burst）：指一组突然出现、明显区别于背景活动的脑电波。暴发可用来描述生理性脑电活动，但更多用来描述病理性脑电活动。

阵发性（paroxysm）：指一种突然发生的现象，可以清晰地与背景活动区分开，与暴发相比，它出现的程度较平缓。

周期（c/s）：指1秒钟内某成分出现的次数。又称赫兹（Hz）。

频率（frequency）：指每秒周期数。

帧（epoch）：指对应30cm一页的脑电记录的时间。根据记录速度计算，在15mm/s时，一帧持续20s，而在30mm/s时，一帧持续10s。

局灶（focus）：指显示给定病理性活动的区域。

谐波（harmonic）：该术语用于描述一种节律是基本频率的一半（次谐波），或整数倍于基本频率（快α变异型）。

发作期（ictal）：发作期活动对应癫痫发作，包括临床及亚临床发作。与发作间期相比，发作期活动通常短暂，呈现频率、波幅在时空演变的脑电活动。

脑电模式（pattern）：指具有多种特征性的脑电活动。

位相倒置（phase reversal）：指在双极导联中，出现在具有共同电极的两组相邻导联并向相反方向同步偏转的波形。针锋相对的偏转表示异常放电位置位于共同电极附近。

反应性（reactivity）：指感觉（视觉、听觉、体感等）、运动、行为或药物刺激诱发的节律、波幅或形态等改变。

正弦样波（sinusoidal）：类似于正弦波的脑电图波形。α节律是一个典型的例子。

慢化（slowing）：指以慢波为特征的波形，可能是局部的或弥漫的。慢化可以是生理性的，如过度换气诱发，也可以是病理性的。

脑电活动描述

阵发性活动的描述

波形（wave）：指任何成对电极之间的电压差变化形成的单个脑电成分。例如，根据持续时间，波形可分为慢波（＞200ms）和尖波（70～200ms）。

棘波（spike）：指一过性持续时间短暂（20～70ms）的脑电波。棘波通常是双相的，即由一个负向和正向偏转波组成。

棘慢复合波（spike-wave complex）：指一个棘波后跟着一个极性相同的慢波。根据每秒周期数，习惯上可称之为慢棘慢波（2.5c/s或更低）或快棘慢波（3c/s或更快）。

多棘复合波（polyspike complex）：指两个或以上棘波连续出现。

多棘慢复合波（polyspike-wave complex）：指连续两个或以上棘波序列紧接着一个或多个相同极性的慢波。

尖波（sharp wave）：指持续时间为70～200ms的波形，以区别于持续时间较短的棘波。

三相波（triphasic wave）：指三种交替穿过基线的波组成的复合波。第一个波最尖，第二个波最深（波幅最高），第三个波持续时间最长。这种重复、节律性活动（1～3c/s）特征性地出现在代谢性脑病中。2013年，美国临床神经生理学会提议将三相波命名为具有三相形态连续性全面性周期性放电（generalized periodic discharges，GPD）。

复合波（complex）：由两个或以上慢波组成，通常波幅较大。这种活动类型通常是周期性的，可能在一些情况（如脑炎）下出现。

波幅（amplitude）的描述

低波幅（low voltage）：指电活动低于20μV。如果波幅低于10μV，称为极低波幅活动。

中等波幅（medium voltage）：指电活动波幅为20～50μV。

高波幅（high voltage）：指电活动高于50μV。

空间分布（distribution）的描述

局灶性活动（focal activity）：指累及大脑非常有限区域的活动。

局部活动（localized activity）：指累及多个相邻电极的活动（覆盖区域大于局灶性活动，但有时二者缺乏严格的区别）。

偏侧活动（lateralized activity）：指累及头部一侧所有电极的活动。

弥漫性活动（diffuse activity）：指双侧半球同步或非同步的活动。

全面性活动（generalized activity）：指累及双侧半球所有电极的活动，通常是同步的。

多灶性活动（multifocal activity）：指数个独立出现于某一半球内或不同半球的局灶性活动。

不对称活动（asymmetrical activity）：指双侧半球的脑电活动存在差异（与对称性活动相反）。波形、波幅和频率均可不对称。

关于时间（timing）的描述

同步活动（synchronous activity）：指同时出现的两个活动，与非同步活动相反。

双侧活动（biliteral activity）：指出现于两个半球（但不需要是同时）的活动。电活动可以同时是双侧且同步的，如儿童失神癫痫的3c/s棘慢波。

频率（frequency）的描述

δ波频率范围：0.5～4c/s。

θ波频率范围：4 ～ 7c/s。

α波频率范围：8 ～ 13c/s。

β波频率范围：14 ～ 30c/s。

γ波频率范围：30 ～ 100c/s。

规律性（regularity）的描述

单形态活动（monomorphic activity）：指一种波幅和频率固定、形态规律的波形。

多形态活动（polymorphic activity）：指波幅、频率和形态发生变化的波形。

重复性（repetition）的描述

节律性活动（rhythmic activity）：指具有相似持续时间和间隔的规律活动（无独立成分）。

失节律性活动（arrhythmic activity）：指不规则出现、每个波形间隔不固定的电活动。

周期性活动（periodic activity）：指有规律间隔，且间隔持续时间长于单个波形的活动。间隔持续一到数秒。可分为小于或等于4s的短周期活动（克-雅病中的周期性活动）或超过4s的长周期活动。长周期活动可见于亚急性硬化性全脑炎。

类周期活动（pseudoperiodic activity）：指每个波形的间隔稍不规则。

物理学相关术语

电压差（derivation）：指两个电极之间的电位差。脑电图导联组合为同时记录的电压差的组合。导联组合可以是纵联、横联或参考导联。

电极阻抗（electrode impedance）：对于脑电图，电极阻抗对应其电阻。以千欧（kΩ）为单位计算。高质量的脑电图记录电极阻抗应保持在5kΩ以下。

低频滤波/高通滤波/时间常数（low-frequency filter/high-pass filter/time constant）：允许更高频率通过放大器的滤波器。频率（f）和时间常数（t）的换算关系：$f=1/(2\pi t)$。

高频滤波/低通滤波（high-frequency filter/low-pass filter）：指衰减所有高于设定频率的滤波器。通常称为脑电图滤波器，可以衰减快波活动，如肌电活动（70Hz滤波衰减高于70Hz频率）。

选择性/单频段滤波/陷波滤波（selective/single-band filter/notch filter）：指仅衰减一个频段的滤波。如50Hz滤波用于衰减来自电源的公频噪声（在某些国家/地区为60Hz）。

接地电极（ground electrode）：一种参考电极，即放大器的中性电极，以便衰减来自患者或环境金属物体的电磁场产生的、可能干扰监测的外源信号。

参考电极（reference electrode）：指最不可能出现被检电极可见的相同脑电图活动的电极，可与其他电极的信号进行对比。

灵敏度（sensitivity）：指引起1mm偏转所需的输入电压。在30mm/s时脑电图记录通常采用7μV/mm的灵敏度。

第一章　正常清醒脑电图和少见的模式

背景或基础活动

频率

清醒闭目时后头部可见个体化的背景活动。15～65岁的α节律频率正常范围为8～13Hz。α节律由正弦波形组成。在儿童和老年人中，背景活动可能较慢。在儿童中，频率随年龄增长而增加，但波幅降低。3岁以下还未形成优势α节律，6月龄频率接近5Hz；9～18月龄频率为6～7Hz；2岁时频率为7～8Hz，到7岁时频率增加至9Hz。在年轻人中，频率通常为10～11Hz。但到60岁时，背景活动常降至9Hz左右，而百岁老年人的频率为8Hz。健康老年人的α节律低于8Hz时，应警惕可能为疾病状态。

波幅

从生理学角度看，α节律的波幅稍显不对称，非优势侧波幅更高。若波幅足够高（儿童、青少年和年轻人或部分成人），在正弦样α节律中可出现具有"尖峰"的单个α波，无特殊病理意义。相反，低波幅α节律可能出现在某些人群中，包括焦虑者、酗酒者，但主要是一种非病理性的个体特征。此外，α节律的波幅随年龄增长而下降，低波幅在老年人中更常见，并有背景活动由后向前播散。另外，某些药物如抗癫痫药、抗组胺药、镇静催眠药、精神类药物等，可改变脑电活动，多诱发"尖波"或不规则波形。

α节律的反应性

睁闭眼试验是必要的。正常情况下，α节律在闭眼时出现，当要求睁眼时被阻滞；集中注意力也可阻滞α节律，称为反应性。反应性是个体脑电活动形成良好的标志。在监测过程中多次进行睁闭眼试验非常重要。类似的幼儿后头部慢波也会因睁眼被阻滞。

α节律变异

α节律有时呈现为4～6Hz有切迹的θ节律，称为慢α变异型或次谐波α节律（subharmonic α pattern）。这种模式可以是对称的，也可以于两侧半球交替出现，可以是主要的背景活动，或与常规α活动一同出现。虽然慢α变异型有时是单侧的，但它们与α节律具有相同的分布模式和对睁闭眼试验相同的反应性。同样，它们可以被间断闪光刺激阻滞。

更少见的是，背景活动可以是安静α节律频率的2倍，范围为16～20Hz，构成快α变异。它们与α节律具有相同的分布模式和睁眼反应，可以与α活动一同出现。这类谐波可以被间断闪光刺激诱发出现。

矛盾的α波

受试者在困倦睁眼时可出现矛盾的α波（paradoxical alpha），表示警觉反应，而非异常反应。

幼儿后头部慢波

在3～10岁儿童中，后头部慢波可能与α波交替出现，有时类似棘慢波，很容易误导读图者。与α波一样，儿童睁眼可阻滞后头部慢波。过度换气也可诱发后头部慢波。病理性后头部慢波与生理性后头部慢波的不同之处在于前者形态更单一，波幅通常更高，且睁闭眼的反应性不固定。

其他节律

μ节律

Gastaut等（1952）首次详细描述μ节律的特点。μ节律是生理性的，从婴儿期即可被检测到（Gelisse & Crespel，2006）。约10%的人可出现μ节律（Niedermeyer & Koshino，1975）。μ节律主要出现在清醒放松状态下，但也可见于快速眼动（rapid eye movement，REM）睡眠期（Duntley等，2001；Gelisse & Crespel，2014）。它通常在中央区以7～11Hz频率出现，睁眼状态更容易识别μ节律，因为α节律会被阻滞。μ节律可以阵发出现，并有典型的低频弓形或梳状形态。尽管有时会出现于双侧，但μ节律通常是不对称、不同步的。当对侧手握紧，或当节律靠近颅顶（Cz）时对侧足部运动，或想象对侧肢体运动时，可出现单侧μ节律阻滞。对于颅骨缺损者，特别在神经外科手术后，μ节律波幅可能会更高，且节律仅出现于一侧（手术侧）。

β节律

β节律可在双侧前头部同频率、低波幅出现。它可出现于清醒时，通常在思睡时明显，深睡期减少，在REM睡眠可重新出现，β节律的发生率随年龄增长而升高。成人β节律是生理性的，大部分是持续出现的。老年人中，高波幅β活动与认知功能下降没有明确相关性。相反，有人提出β活动减少可能提示智力下降（Williamson等，1990）。β节律在服用苯二氮䓬或巴比妥类药物的患者中非常明显。

λ波

这些尖波在清醒时出现于枕区，特别是当个体在光线充足房间进行视觉扫视时，波幅通常比较低（$<50\mu V$），常双侧出现。有研究认为，当观察到明显不对称的λ波时应警惕波幅低的一侧可能存在异常。当患者注视某点且周围环境亮度很低时，λ波会消失。λ波是生理性的，通常伴随快速眼球扫视出现。

节律性中颞区放电或思睡期节律性颞区θ暴发（见第三章）

这种不常见的电活动主要出现于青年和少年中，在1952年被Gibbs夫妇命名为精神运动变异型（psychomotor variant pattern），后来被称为节律性中颞区放电（rhythmic midtemporal discharges），现在更常用的术语是思睡期节律性颞区θ暴发（rhythmic theta burst of drowsiness）。然而，这种活动可以持续出现于非快速眼动（non REM，NREM）和REM睡眠期，因此，我们更倾向称之为节律性中颞区放电。由于它与睡眠之间的关系，将会在第3章“脑电图和睡眠”中进行详细介绍。

成人临床下节律性放电

成人临床下节律性放电（subclinical rhythmic electrographic discharges of adults，SREDA）最早由Naquet等在1961年命名为顶后颞区阵发性放电（paroxystic discharges of the parietal and posterior temporal regions）。尖波突然出现，起始就达到最大波幅。频率为4～7Hz，持续时间从数秒到数分钟。与癫痫放电相反，SREDA缺乏空间演变。少数情况下，可以为在短时间内逐步演变的慢波起始。顾名思义，SREDA主要出现在顶、后颞区。虽然通常是双侧的，但放电可以不对称，并扩散到中央区。放电发生在清醒期，可由过度换气或间歇性闪光刺激诱发。SREDA也见于思睡期，Fleming等（2003）还曾报道SREDA可见于REM睡眠期。SREDA主要见于50岁以上的人，一些研究者发现这种放电可出现在有脑血管病病史的患者中。这种放电在常规单次监测中可出现数次，并将在后续脑电图中出现，具有相同放电分布模式。SREDA与临床诊断或主观症状无关，没有临床诊断意义。

中线θ节律

中线θ节律由Ciganek于1959年报道，可见于清醒或思睡期。这种不常见的正弦样或弧形的4～7Hz活动主要发生在颅顶部（Cz）。有时，中线θ节律类似于μ节律，但没有后者相似的睁闭眼反应性，无病理意义。

缺口节律（颅骨缺损节律）

缺口节律是α、β和μ节律的高波幅活动，也可是其他生理性波形如门状棘波、缺口附近纺锤波，可出现于颅骨缺损患者中（如开颅手术后）。

缺口节律可能与仅有部分睁闭眼反应的单侧快α背景活动有关。通常有较大的弓形波（μ节律）。脑电活动增加可能与单侧θ活动增强有关，但保持单一波形。增加的β活动与α、μ或θ活动共同出现，可能表现为不规则的节律，并伴有尖波。

最常见的情况是低波幅的β节律和尖波活动混合出现在缺口节律中。这些尖波不应被误认为是癫痫放电。事实上，后者波幅更高，可明显区别于背景活动，且出现于多个电极，有时跟随慢波成分。当多形态δ活动与快缺口节律共同出现时，应警惕颅脑损伤。缺口节律出现于清醒期，并持续存在于所有睡眠阶段。除开颅手术外，还有一些罕见的情况下也可出现缺口节律，如骨肿瘤转移（Tannier等，1982）。

I ·1 儿童脑电背景活动：后头部慢波（1）

临床提示

患儿，9岁。因学习障碍就诊。

脑电图特征

图左示闭眼状态，可见双侧枕区对称的高波幅α节律（10Hz）。在α节律中混合有轮廓分明的慢波，这些后头部慢波干扰了α节律的正弦形态（α节律叠加于后头部慢波）。图右示过度换气状态下，后头部慢波显著增强。

评注

这种后头部慢波是儿童的一种生理性活动，与儿童失神癫痫出现的δ波不同，应加以鉴别。在儿童失神癫痫中，δ波的波幅更高，形态更为规则刻板，且不伴α节律叠加。

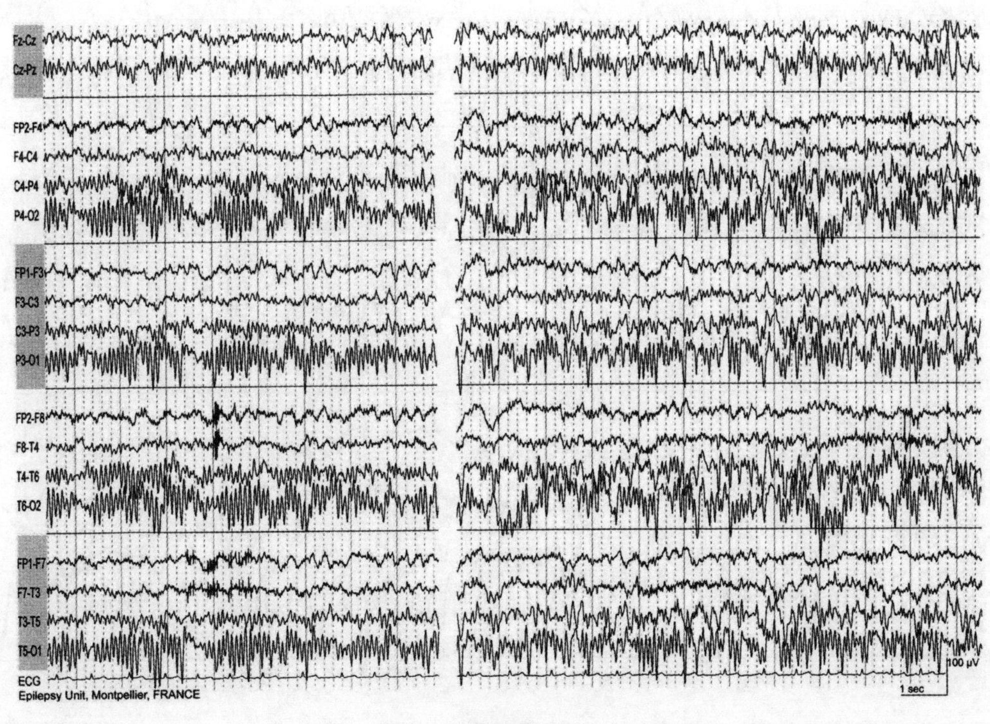

图a　记录速度15mm/s

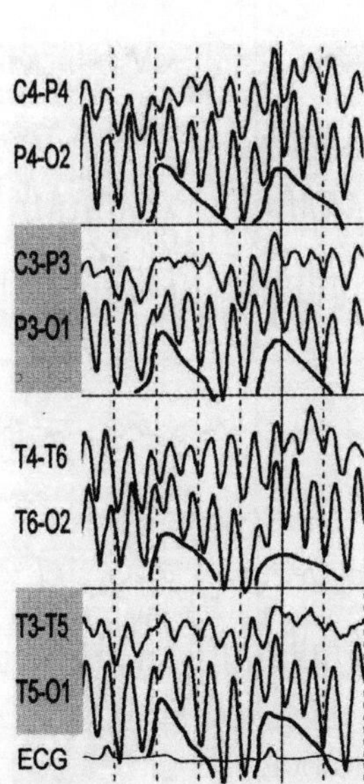

图b　α节律叠加于后头部慢波（如下划线所示）

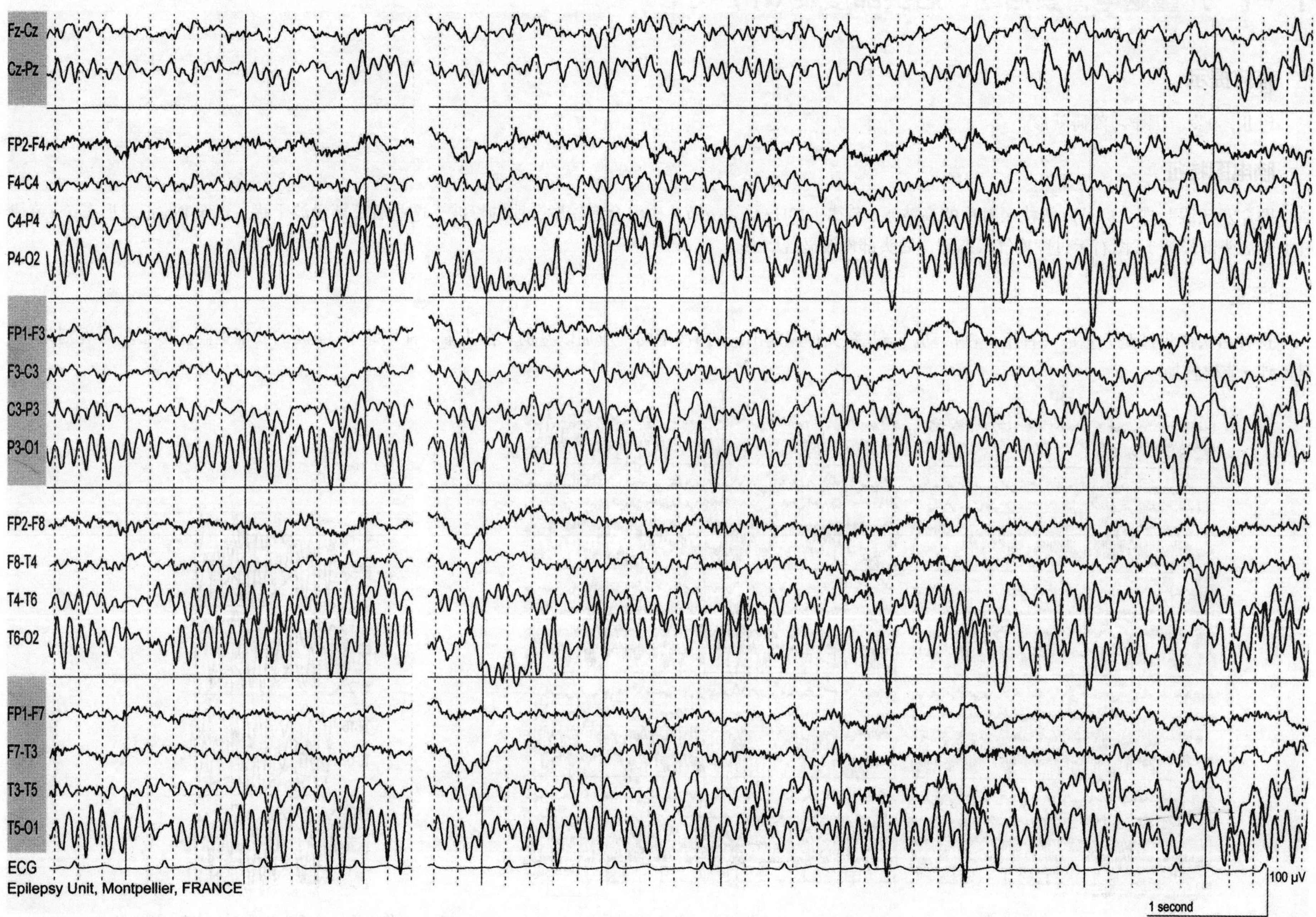
Fz-Cz
Cz-Pz
FP2-F4
F4-C4
C4-P4
P4-O2
FP1-F3
F3-C3
C3-P3
P3-O1
FP2-F8
F8-T4
T4-T6
T6-O2
FP1-F7
F7-T3
T3-T5
T5-O1
ECG
Epilepsy Unit, Montpellier, FRANCE
100 μV
1 second

I ·2　儿童脑电背景活动：后头部慢波（2）

临床提示

患儿，9岁。因头痛就诊。

脑电图特征

过度换气状态下，脑电图可见右侧枕区为著的节律不规则的高波幅α活动（9Hz），与后头部慢波混合叠加。当α波在后头部慢波的开始或结束处向下偏转时，两者可叠加产生一个形似尖波的波形，这是一个常见的陷阱，我们必须将它与癫痫的异常放电加以区分。此外，由于右侧α节律和后头部慢波的波幅相对更高，因此，容易给人左侧背景活动紊乱的印象。另外，要注意过度换气时心律失常的现象。

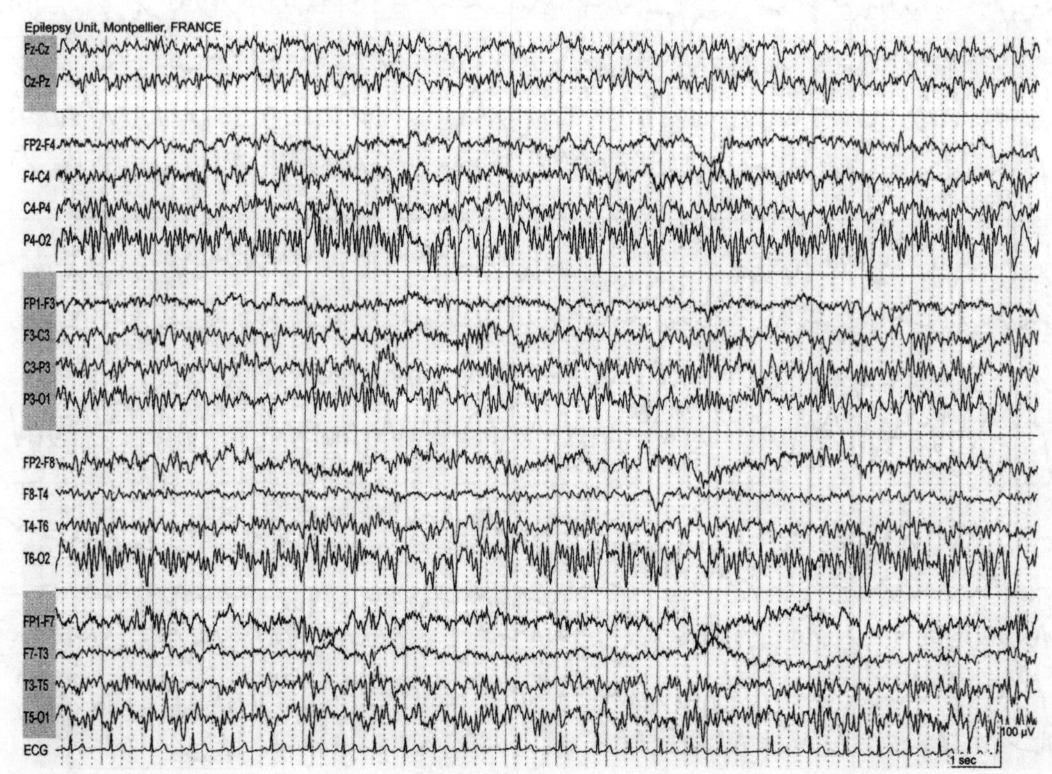

图a　记录速度15mm/s

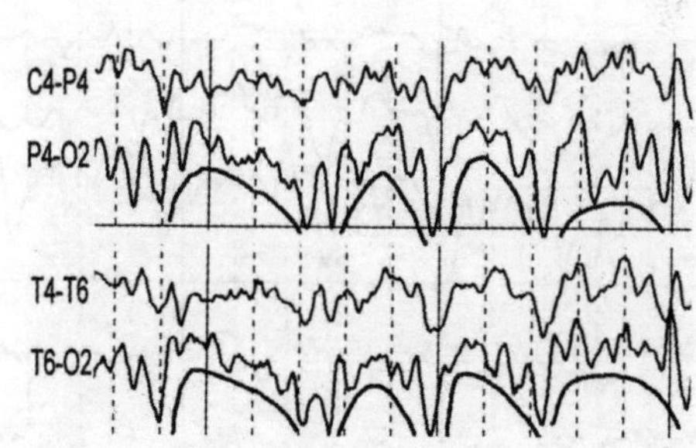

图b　右侧后头部α节律叠加于后头部慢波（如下划线所示）

ECG

图c　心律失常（在分析脑电图时，也要注意观察心电图）

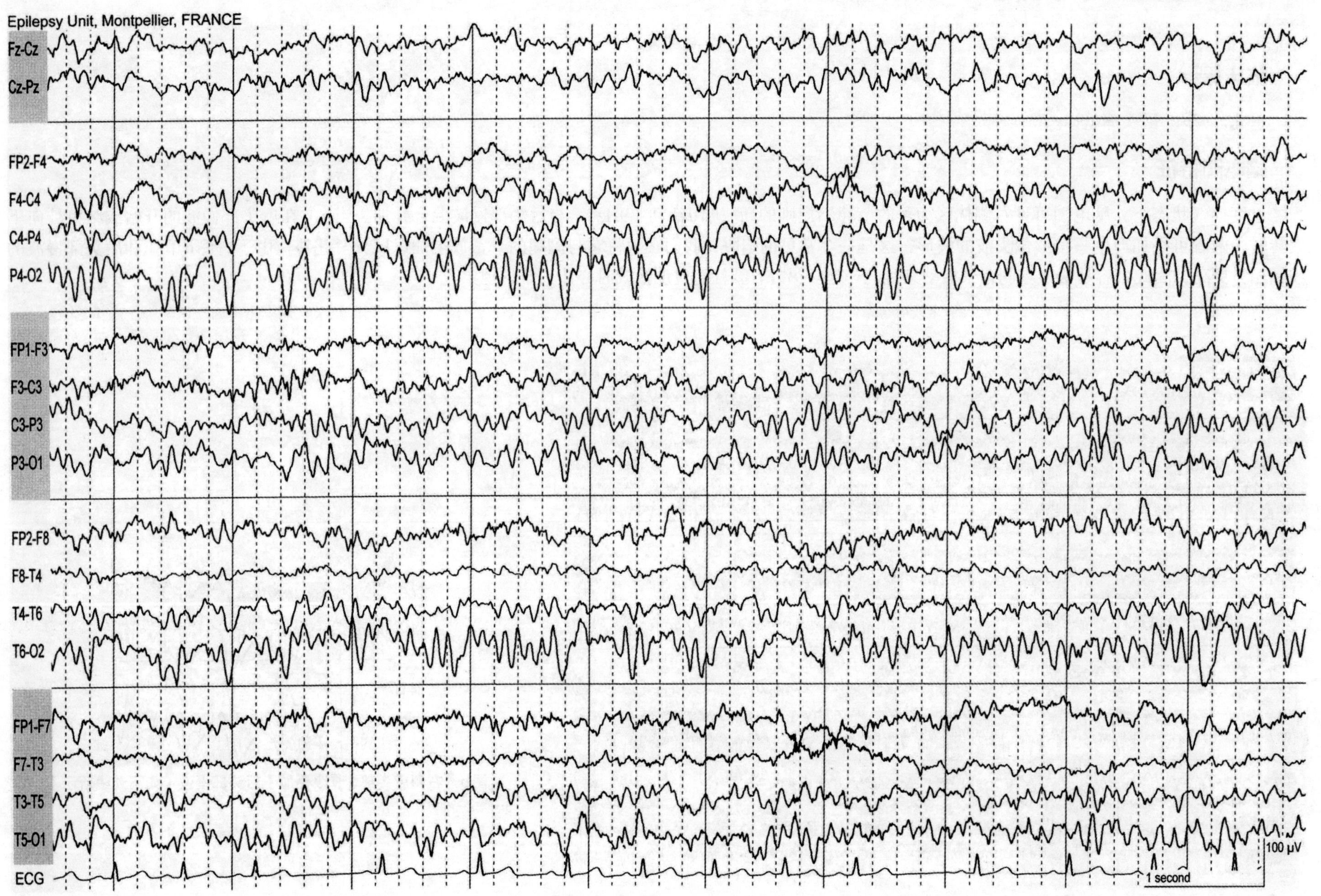
Epilepsy Unit, Montpellier, FRANCE
Fz-Cz
Cz-Pz
FP2-F4
F4-C4
C4-P4
P4-O2
FP1-F3
F3-C3
C3-P3
P3-O1
FP2-F8
F8-T4
T4-T6
T6-O2
FP1-F7
F7-T3
T3-T5
T5-O1
ECG
100 μV
1 second

Ⅰ·3　成人脑电背景活动：α节律和β节律的反应性

临床提示

患者，女，43岁。因青少年肌阵挛癫痫随访。

脑电图特征

闭眼状态下，背景活动可见枕区10Hz的α节律。睁眼后α节律被阻滞，并可见眨眼伪差。应当注意的是，图中出现在前头部的22Hz低波幅快活动为生理性β节律。

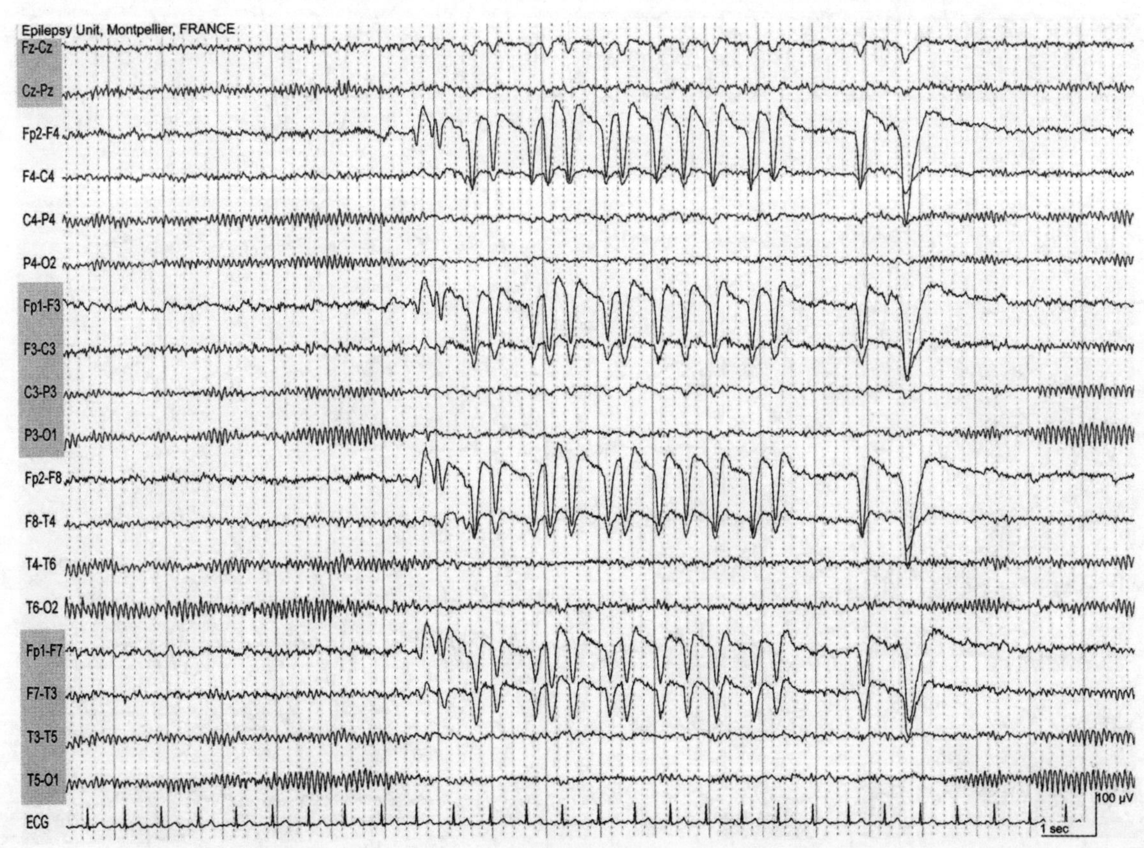

图a　记录速度15mm/s（注意α节律的睁闭眼反应，闭眼后带有正弦样α节律重现）

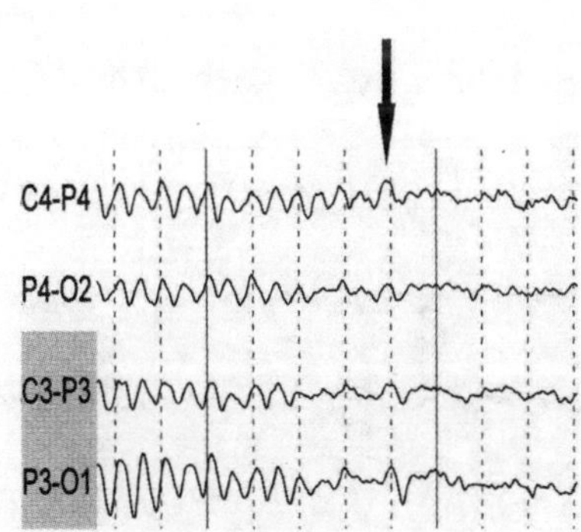

图b　睁眼α节律被阻滞（如箭头所示）

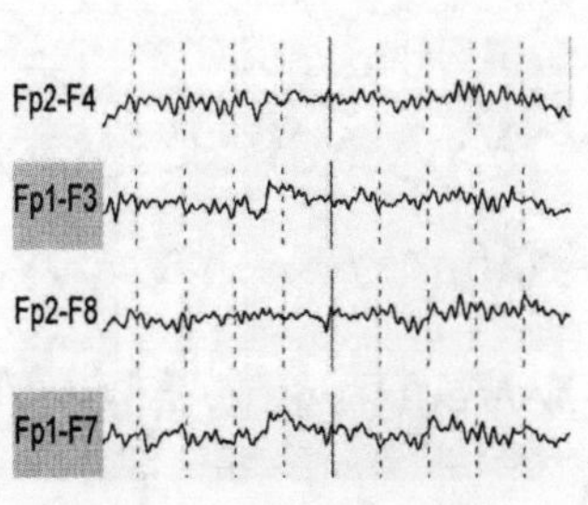

图c　前头部β节律

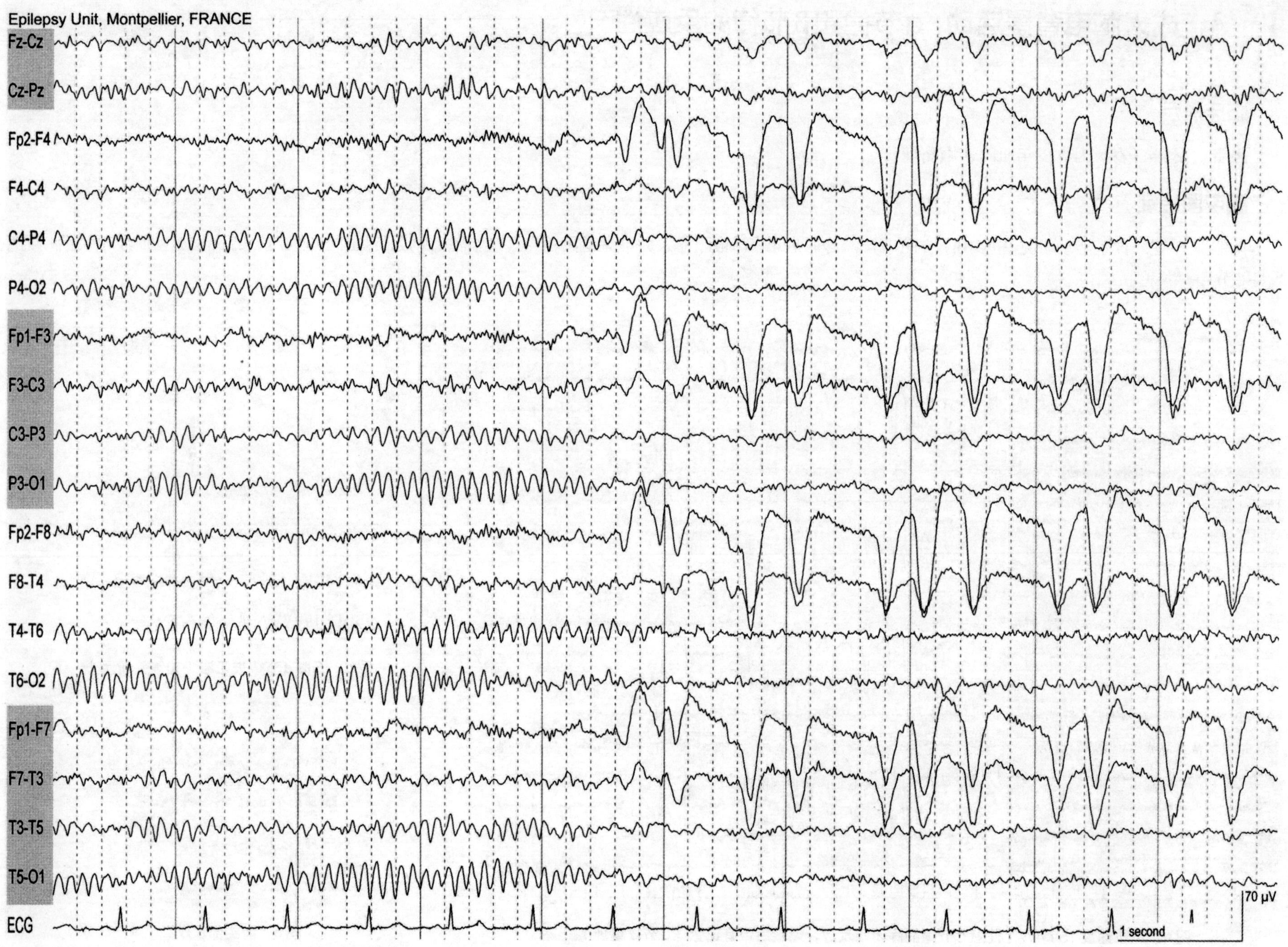
Epilepsy Unit, Montpellier, FRANCE
Fz-Cz
Cz-Pz
Fp2-F4
F4-C4
C4-P4
P4-O2
Fp1-F3
F3-C3
C3-P3
P3-O1
Fp2-F8
F8-T4
T4-T6
T6-O2
Fp1-F7
F7-T3
T3-T5
T5-O1
ECG
70 μV
1 second

Ⅰ·4 儿童后头部慢波与β节律

临床提示

患儿，12岁。因癫痫就诊。

脑电图特征

闭眼状态下，背景活动可见α节律（8～9Hz）与后头部慢波叠加。需要注意的是，这两种节律（α节律和后头部慢波）会叠加成一个形似尖波的波形。此外，前头部导联可见右侧为著的21Hz β活动，波幅较高。注：该患者并未接受苯二氮䓬类或巴比妥类镇静催眠药物。

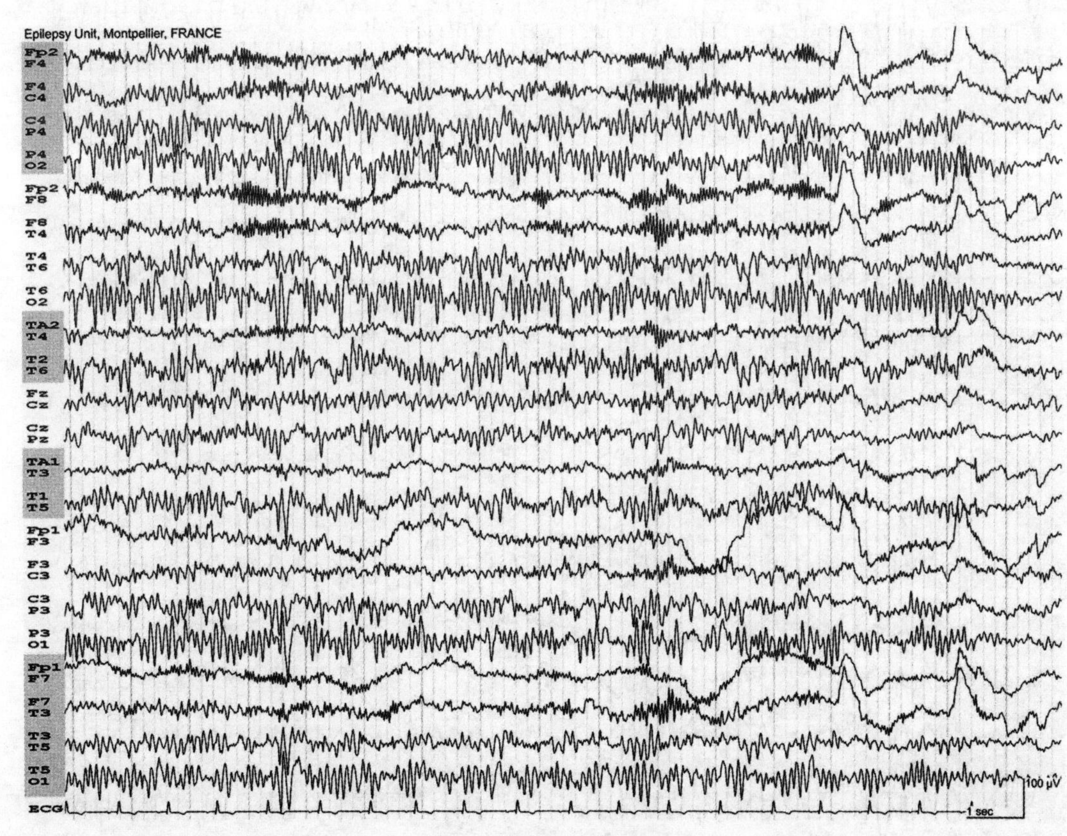

图a　记录速度15mm/s

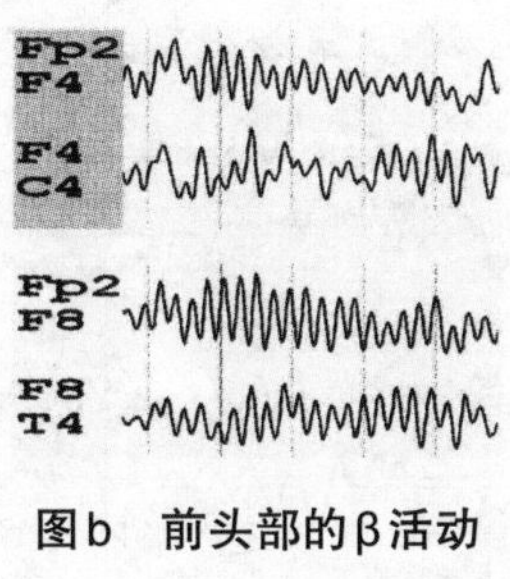

图b　前头部的β活动

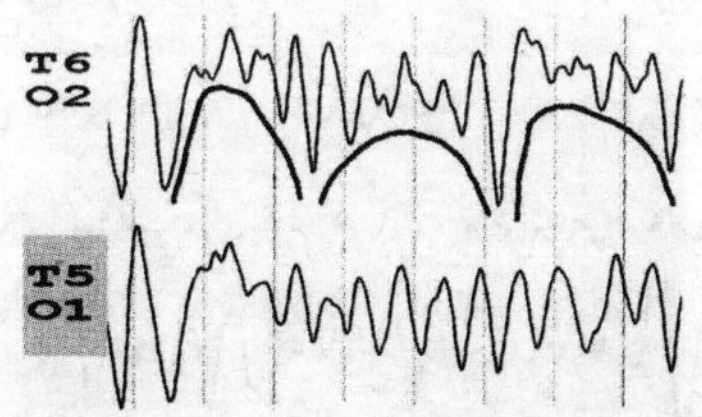

图c　注意右侧α节律与后头部慢波的叠加

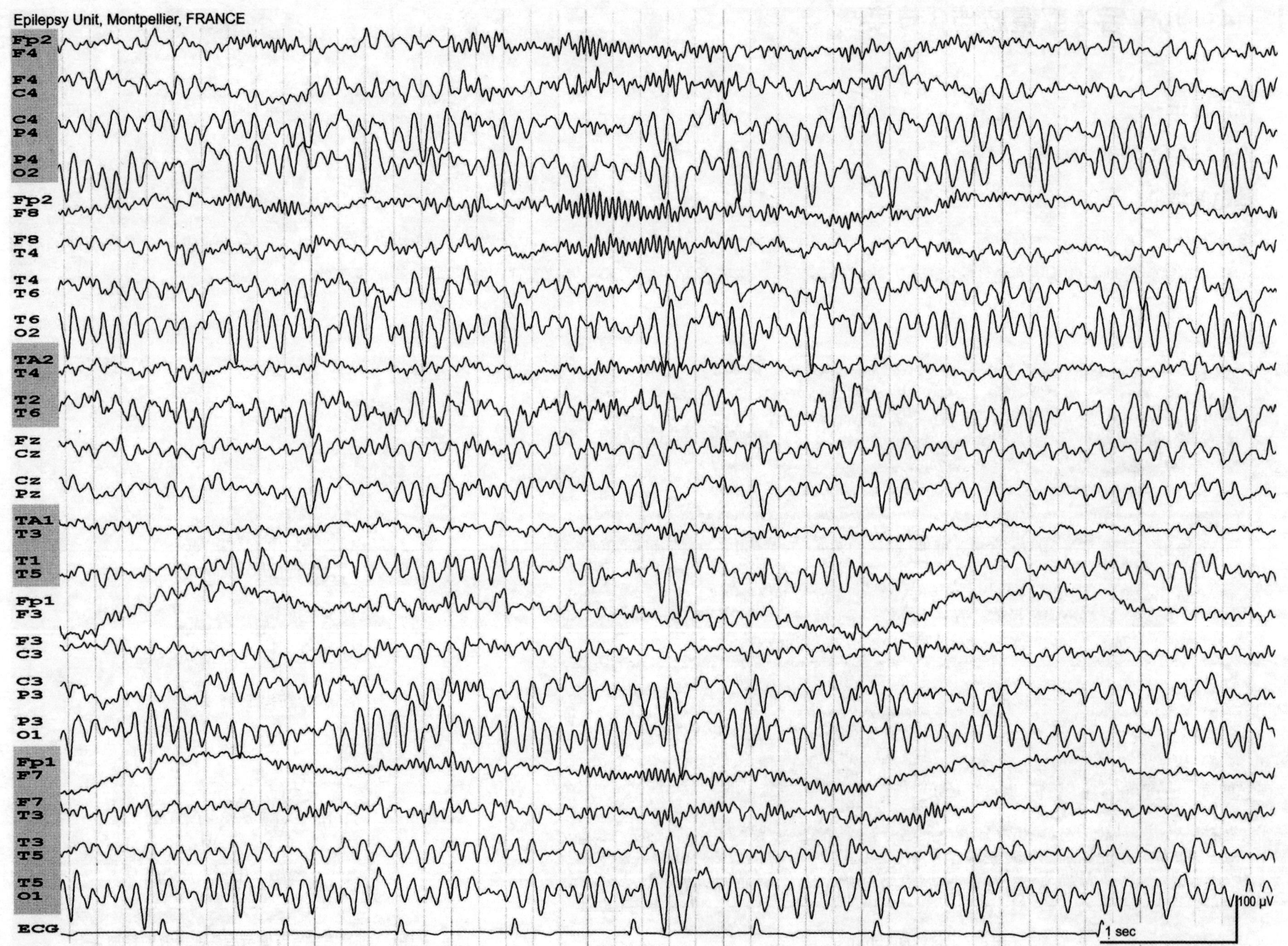
Epilepsy Unit, Montpellier, FRANCE
Fp2 F4
F4 C4
C4 P4
P4 O2
Fp2 F8
F8 T4
T4 T6
T6 O2
TA2 T4
T2 T6
Fz Cz
Cz Pz
TA1 T3
T1 T5
Fp1 F3
F3 C3
C3 P3
P3 O1
Fp1 F7
F7 T3
T3 T5
T5 O1
ECG
100 μV
1 sec

Ⅰ·5 成人脑电背景活动：锯齿状α节律和β节律

临床提示

患者，男，42岁。因首次全身性强直-阵挛性发作就诊。应用苯二氮䓬类药物治疗。

脑电图特征

闭眼状态下，背景活动可见后头部α节律（8Hz）。苯二氮䓬类药物增强了前头部β活动，形成药物性快波节律，并传播到后头部。由于β波的叠加作用，部分α波呈锯齿状（notched）。有关快慢α变异型的差异，请参阅接下来的示例图。

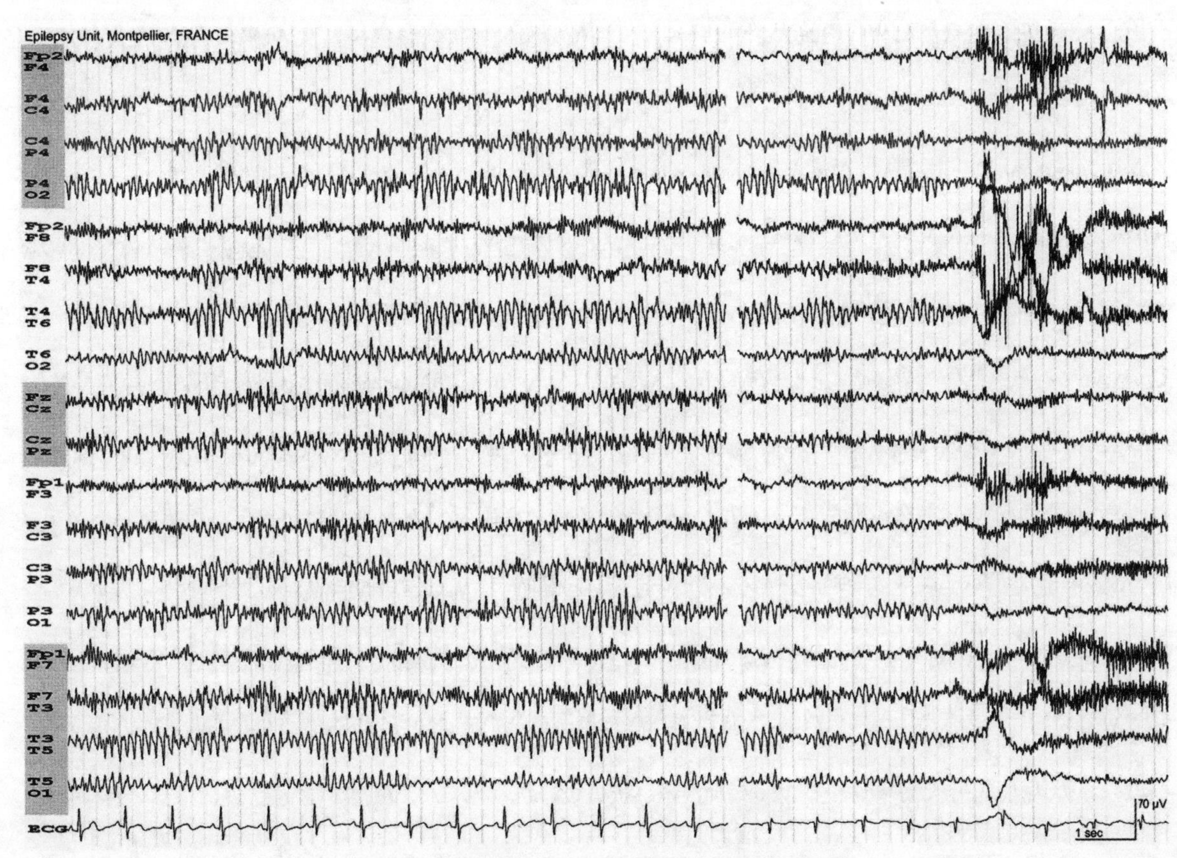

图a　记录速度15mm/s，图右示α节律睁眼阻滞

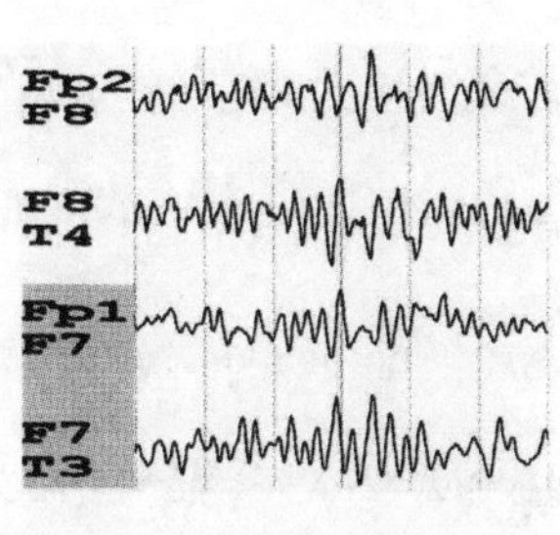

图b　β节律（20Hz）

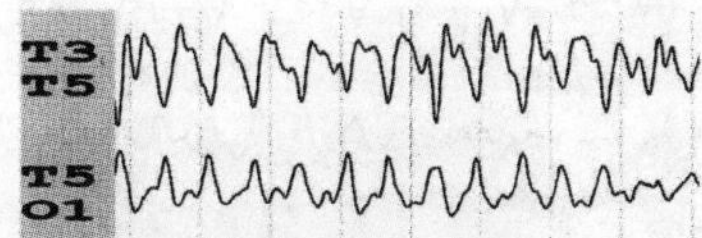

图c　锯齿状α波

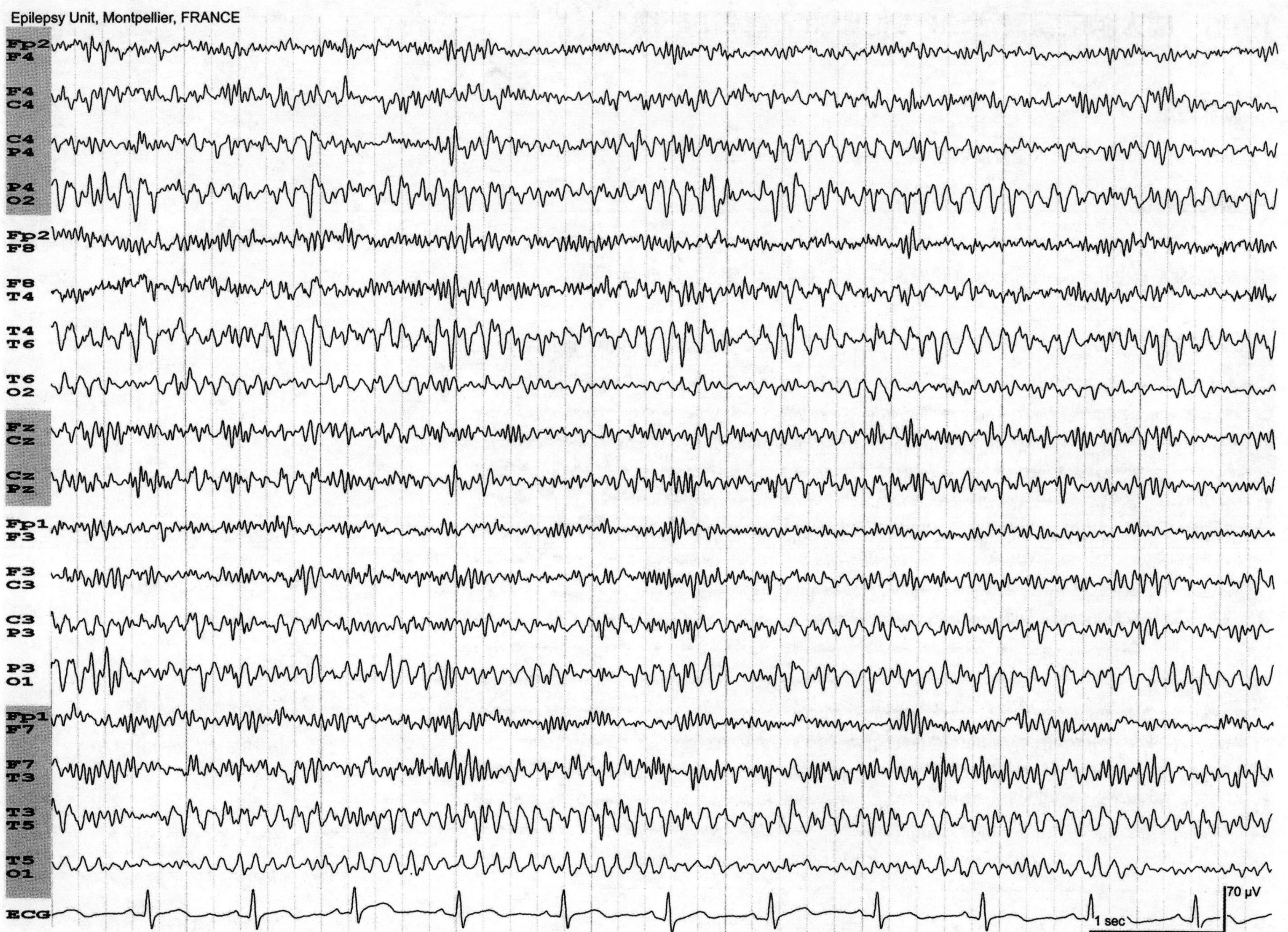
Epilepsy Unit, Montpellier, FRANCE
Fp2 F4
F4 C4
C4 P4
P4 O2
Fp2 F8
F8 T4
T4 T6
T6 O2
Fz Cz
Cz Pz
Fp1 F3
F3 C3
C3 P3
P3 O1
Fp1 F7
F7 T3
T3 T5
T5 O1
ECG
70 μV
1 sec

临床提示

患者，女，49岁。因癫痫随访。

脑电图特征

在第1秒内，背景活动可见10～11Hz的后头部α节律，随后变为5.5Hz的慢α变异型（又称“次谐波α节律”）。在该患者REM睡眠期也可观察到这种慢α变异型（见Ⅲ·34的图）。

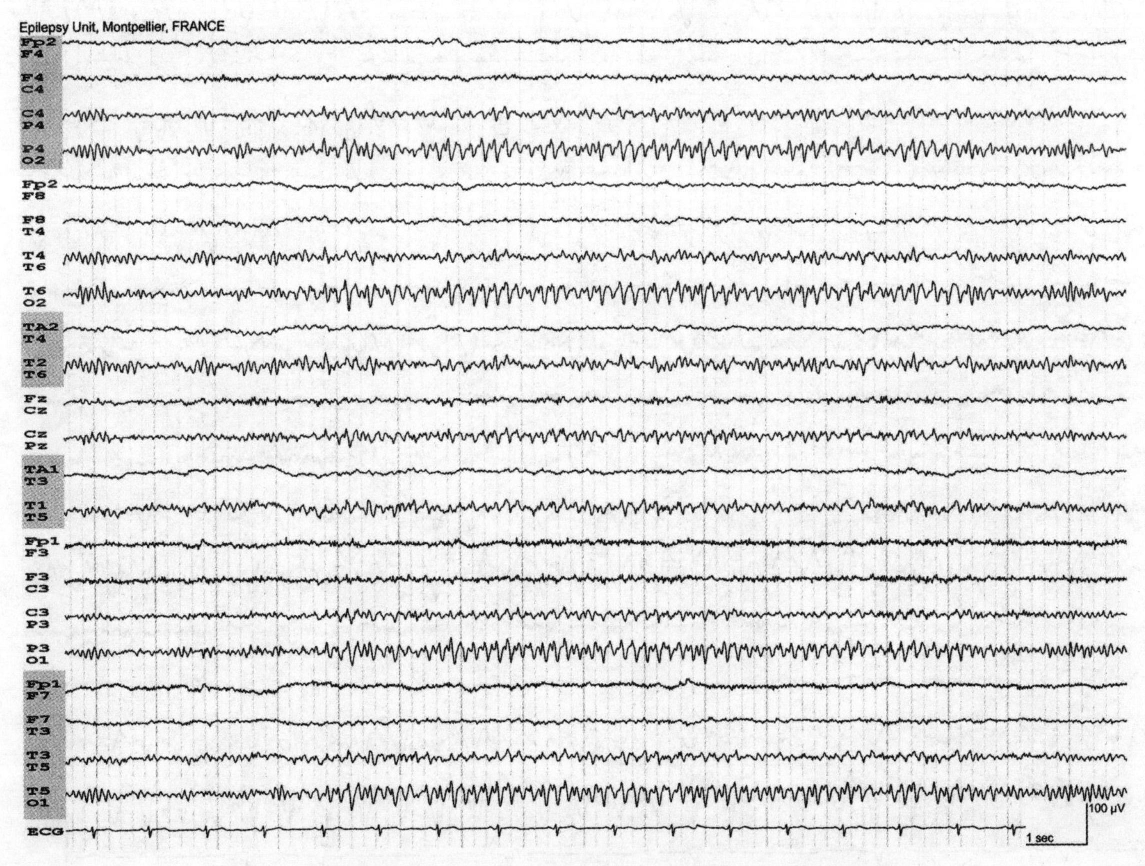

图a　记录速度15mm/s；正常的α节律与次谐波α节律混合出现

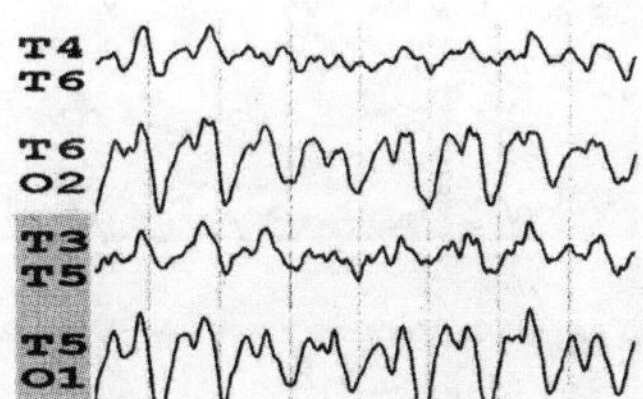

图b　相当于慢α变异型的锯齿状θ波

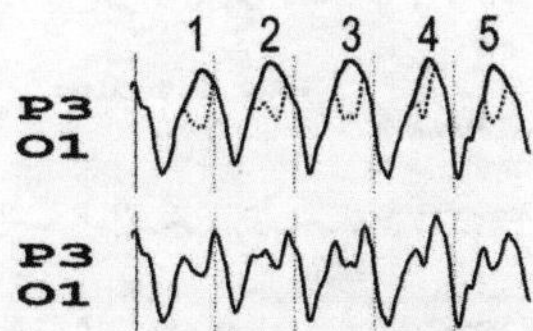

图c　波形勾勒后得到5.5Hz的节律（上图）；下图所示实际波形是“分叉的”（forked），但并不标志着α节律周期中止，通过对“波峰”计数，可以得到10～11Hz的节律，与α节律对应

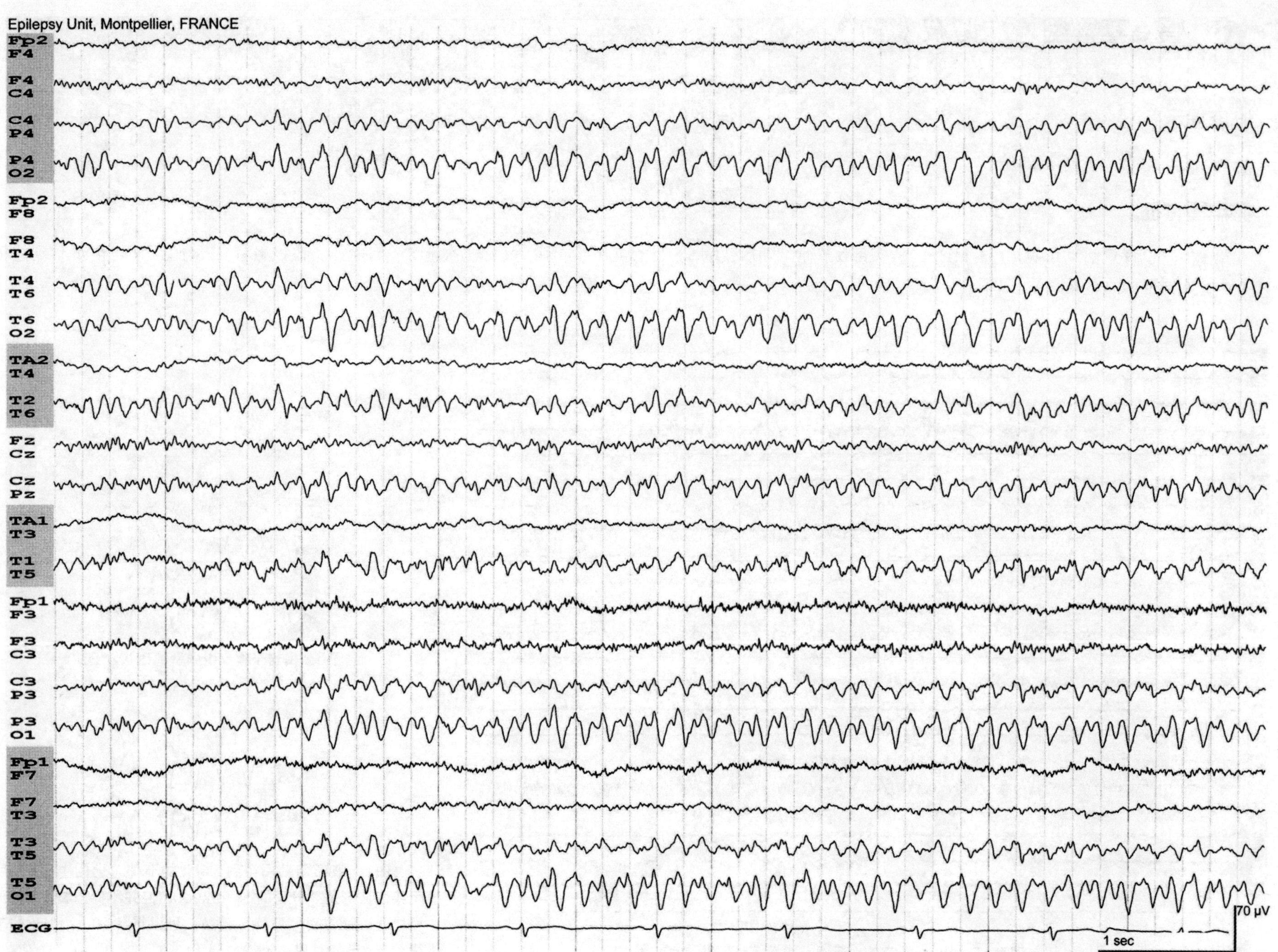
Epilepsy Unit, Montpellier, FRANCE
Fp2 F4
F4 C4
C4 P4
P4 O2
Fp2 F8
F8 T4
T4 T6
T6 O2
TA2 T4
T2 T6
Fz Cz
Cz Pz
TA1 T3
T1 T5
Fp1 F3
F3 C3
C3 P3
P3 O1
Fp1 F7
F7 T3
T3 T5
T5 O1
ECG
70 μV
1 sec

Ⅰ·7 慢α变异型：次谐波（2）

临床提示

患者，女，52岁。因发作性意识丧失就诊。

脑电图特征

背景活动可见高波幅θ节律（5Hz），闭眼状态下出现在后头部，右侧优势。图右显示该节律睁眼后被阻滞。虽然一些波形如前例所示为锯齿波，但该患者的α变异模式形态更为单一。

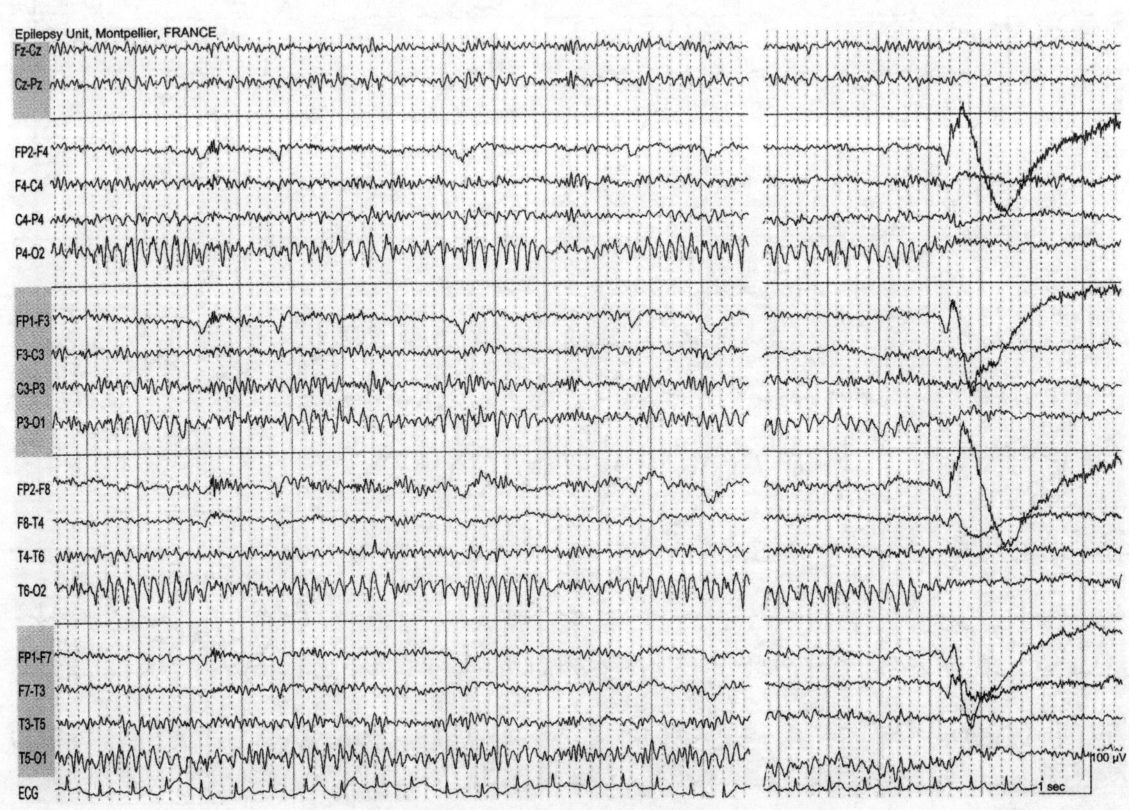

图a　记录速度15mm/s；注意睁眼时的反应（α阻滞）

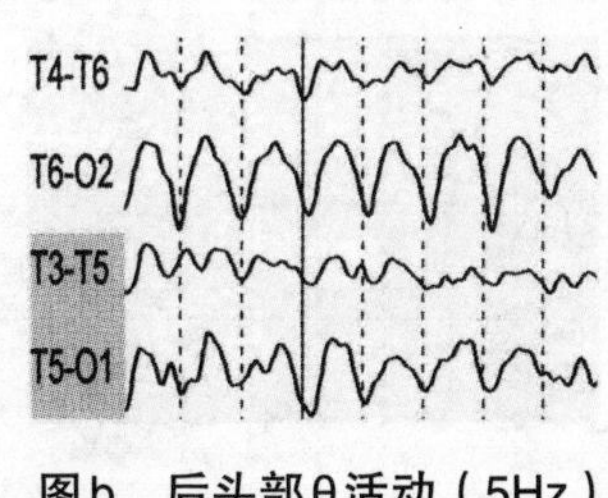

图b　后头部θ活动（5Hz）

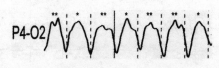

图c　*单形态θ波　**锯齿状θ波

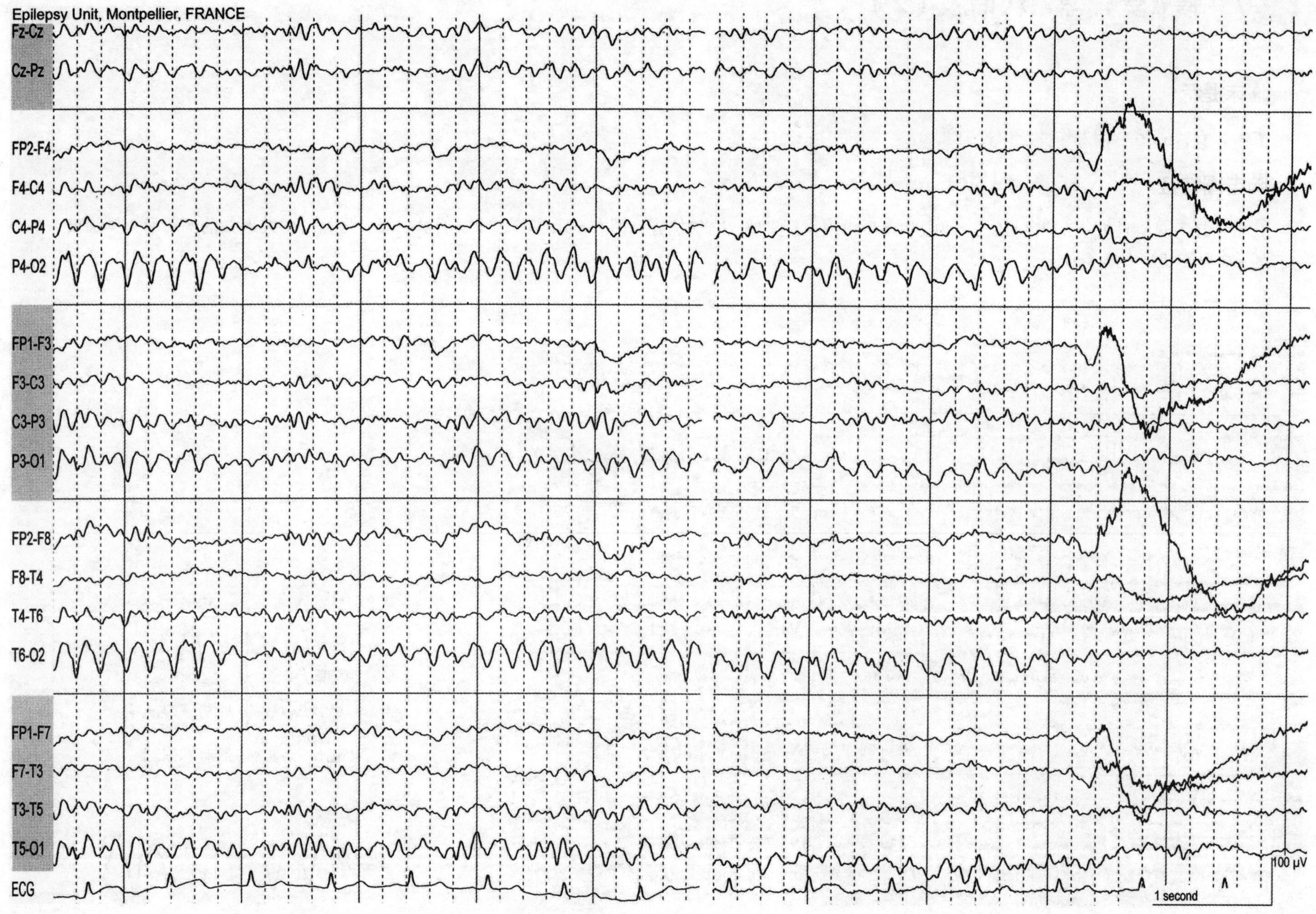
Epilepsy Unit, Montpellier, FRANCE
Fz-Cz
Cz-Pz
FP2-F4
F4-C4
C4-P4
P4-O2
FP1-F3
F3-C3
C3-P3
P3-O1
FP2-F8
F8-T4
T4-T6
T6-O2
FP1-F7
F7-T3
T3-T5
T5-O1
ECG
100 µV
1 second

I ·8　慢α变异型：次谐波（3）

临床提示

患者，男，59岁。因局灶性癫痫（右侧岛叶海绵状血管瘤）就诊。

脑电图特征

清醒闭眼状态下，背景活动可见θ节律，为节律不规则的尖波，并在睁眼后完全消失。

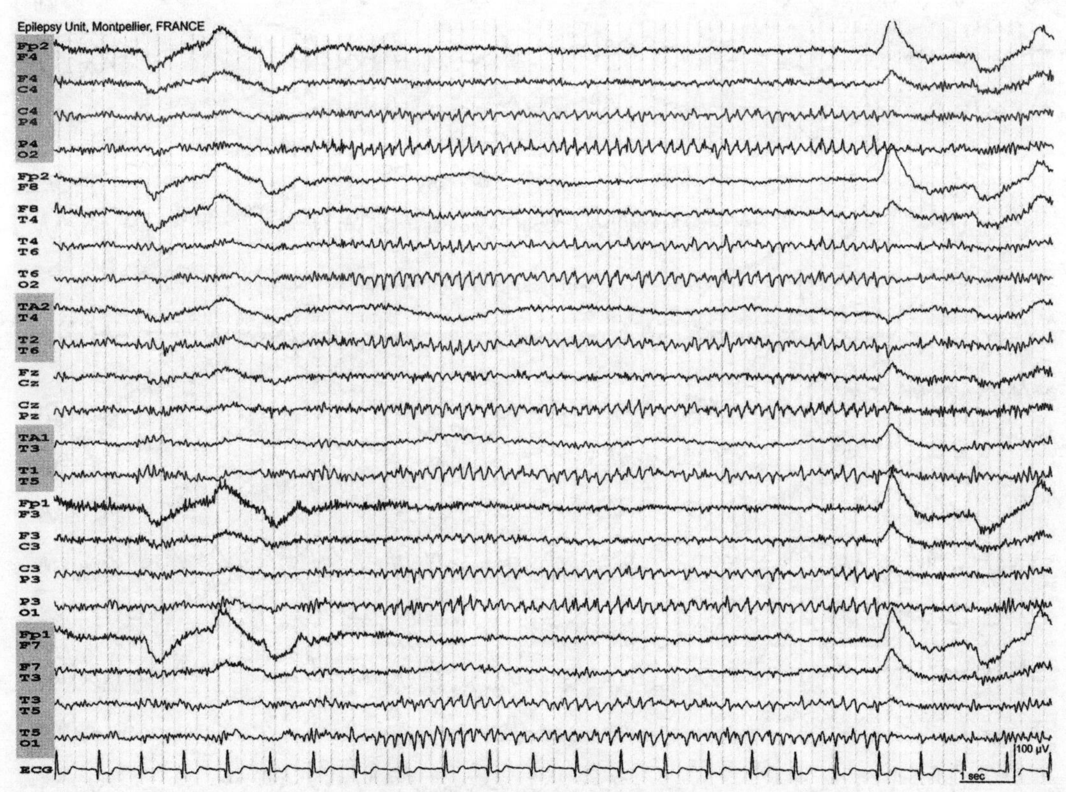

图a　记录速度15mm/s；注意睁眼时的反应（α阻滞）

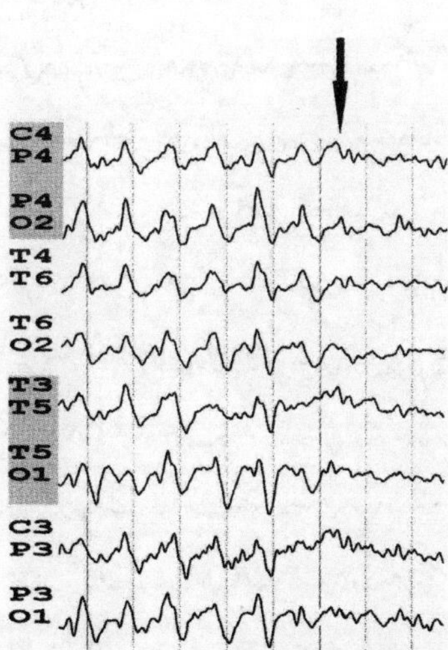

图b　后头部不规则的尖样波，即慢α变异型，睁眼时该节律消失（如箭头所示）

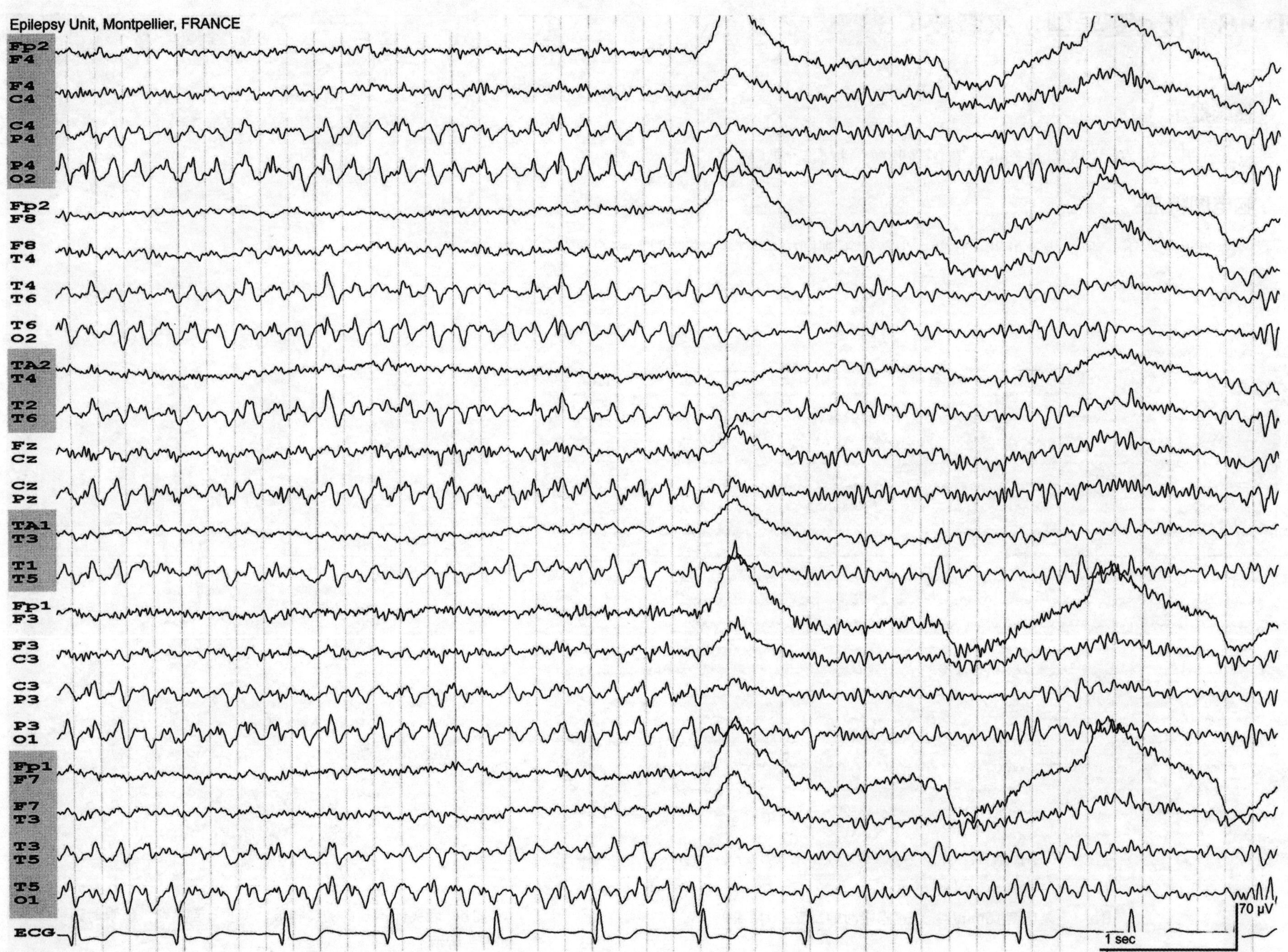
Epilepsy Unit, Montpellier, FRANCE
Fp2 F4
F4 C4
C4 P4
P4 O2
Fp2 F8
F8 T4
T4 T6
T6 O2
TA2 T4
T2 T6
Fz Cz
Cz Pz
TA1 T3
T1 T5
Fp1 F3
F3 C3
C3 P3
P3 O1
Fp1 F7
F7 T3
T3 T5
T5 O1
ECG
70 µV
1 sec

Ⅰ·9　快α变异型（1）

临床提示

患者，男，36岁。因癫痫就诊。

脑电图特征

图左，患者睁眼状态被要求闭眼，额极导联可见眨眼伪差。闭眼后，背景活动可见后头部16～18Hz的快α变异型，持续2秒。需要注意，有些波形可呈现锯齿状。图右，闭眼状态下，背景活动可见枕区18Hz的正弦节律。

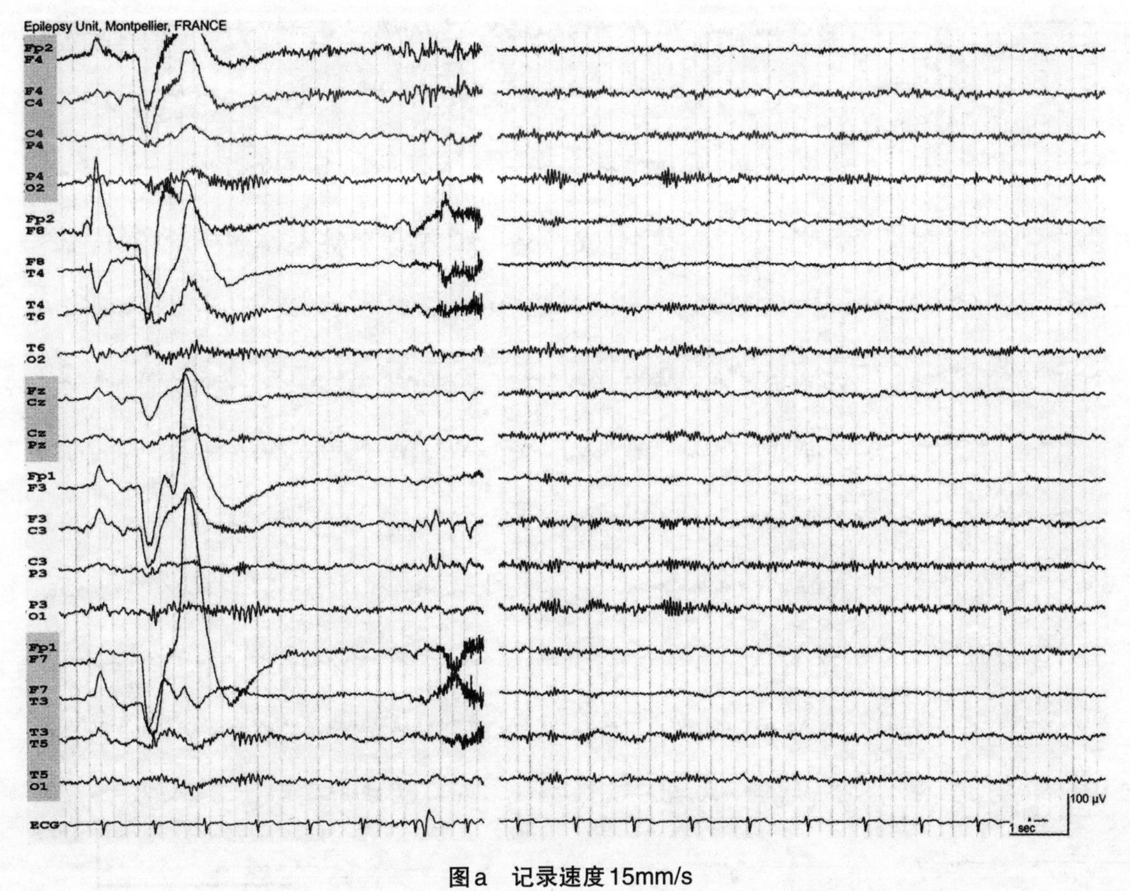

图a　记录速度15mm/s

图b　快α变异型，部分呈锯齿状波（缩放显示）

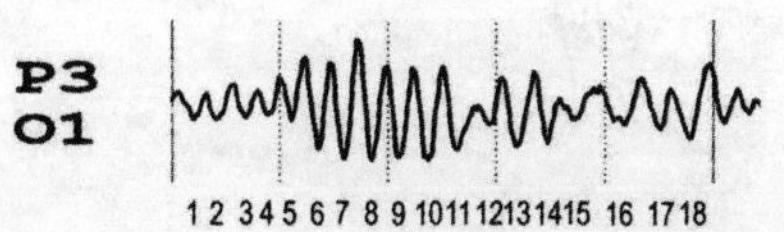

图c　18Hz的快α变异型，注意正弦形态

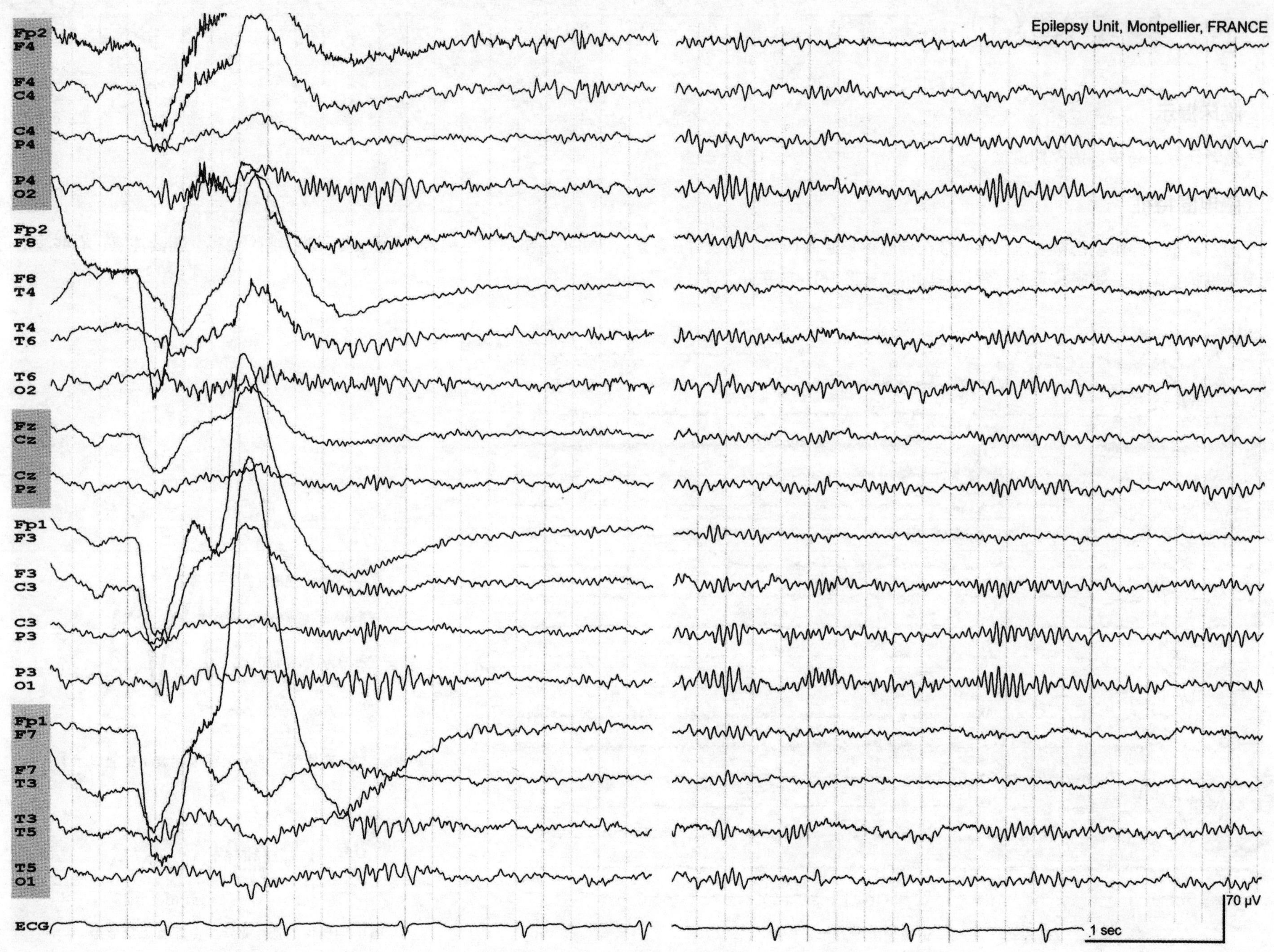
Epilepsy Unit, Montpellier, FRANCE
Fp2
F4
F4
C4
C4
P4
P4
O2
Fp2
F8
F8
T4
T4
T6
T6
O2
Fz
Cz
Cz
Pz
Fp1
F3
F3
C3
C3
P3
P3
O1
Fp1
F7
F7
T3
T3
T5
T5
O1
ECG
70 μV
1 sec

I ·10　快α变异型（2）

临床提示

患者，女，49岁。因癫痫就诊。

脑电图特征

闭眼状态下，可见枕区低波幅的17Hz快α变异型，睁眼后消失（可见眨眼伪差）

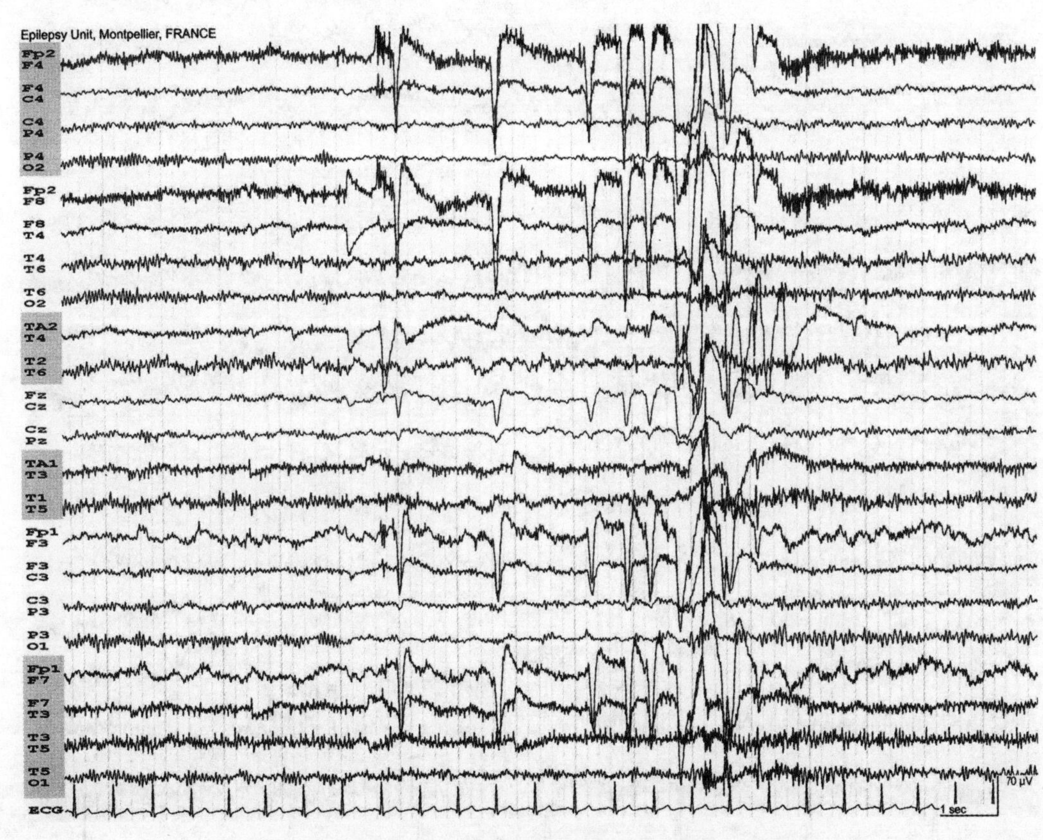

图a　记录速度15mm/s；注意睁眼时的反应（α阻滞）

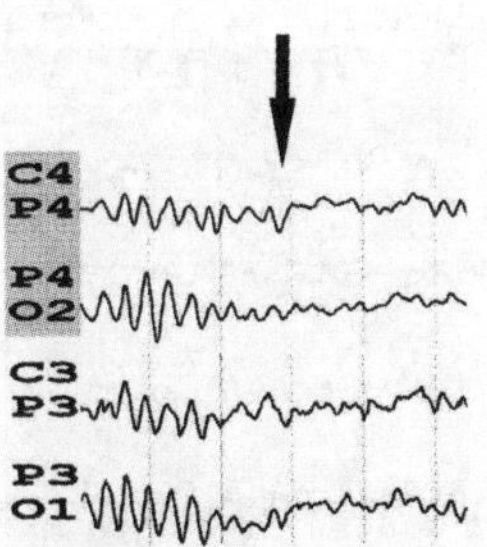

图b　睁眼快α变异型阻滞（箭头）

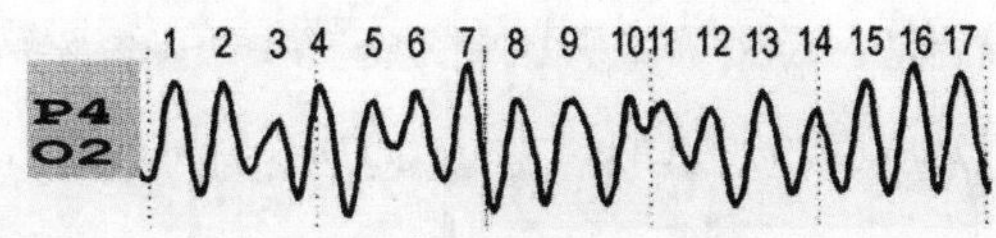

图c　17Hz的快α变异型

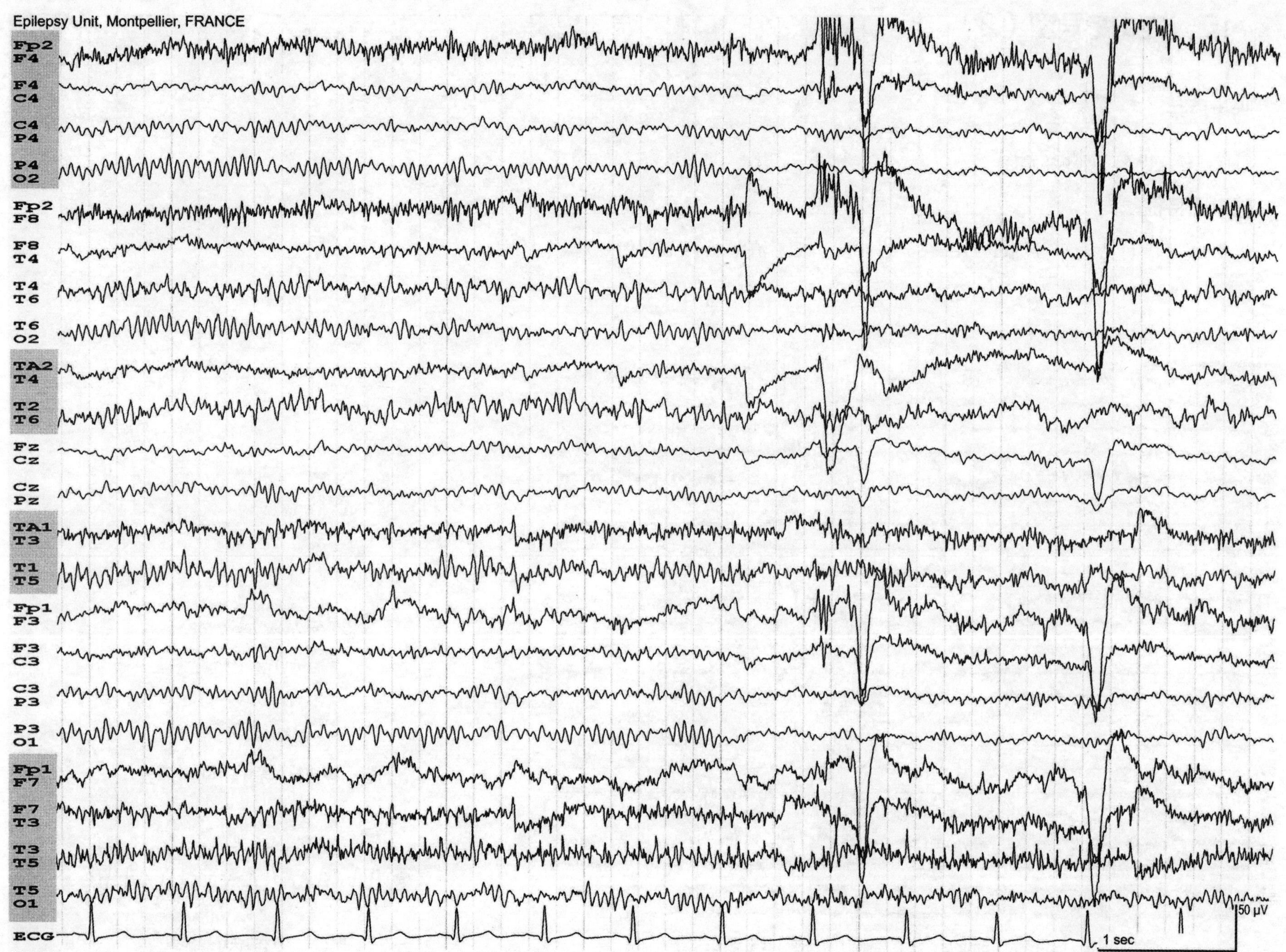
Epilepsy Unit, Montpellier, FRANCE
Fp2 F4
F4 C4
C4 P4
P4 O2
Fp2 F8
F8 T4
T4 T6
T6 O2
TA2 T4
T2 T6
Fz Cz
Cz Pz
TA1 T3
T1 T5
Fp1 F3
F3 C3
C3 P3
P3 O1
Fp1 F7
F7 T3
T3 T5
T5 O1
ECG
50 μV
1 sec

I ·11　婴儿μ节律

临床提示

患儿，女，18月龄。因数次意识丧失伴双眼上翻就诊。

脑电图特征

清醒睁眼状态，图左示左侧中央区8Hz弓形节律，即μ节律；图右示右侧中央区μ节律。应当了解，在婴儿中检测到μ节律是非常罕见的。

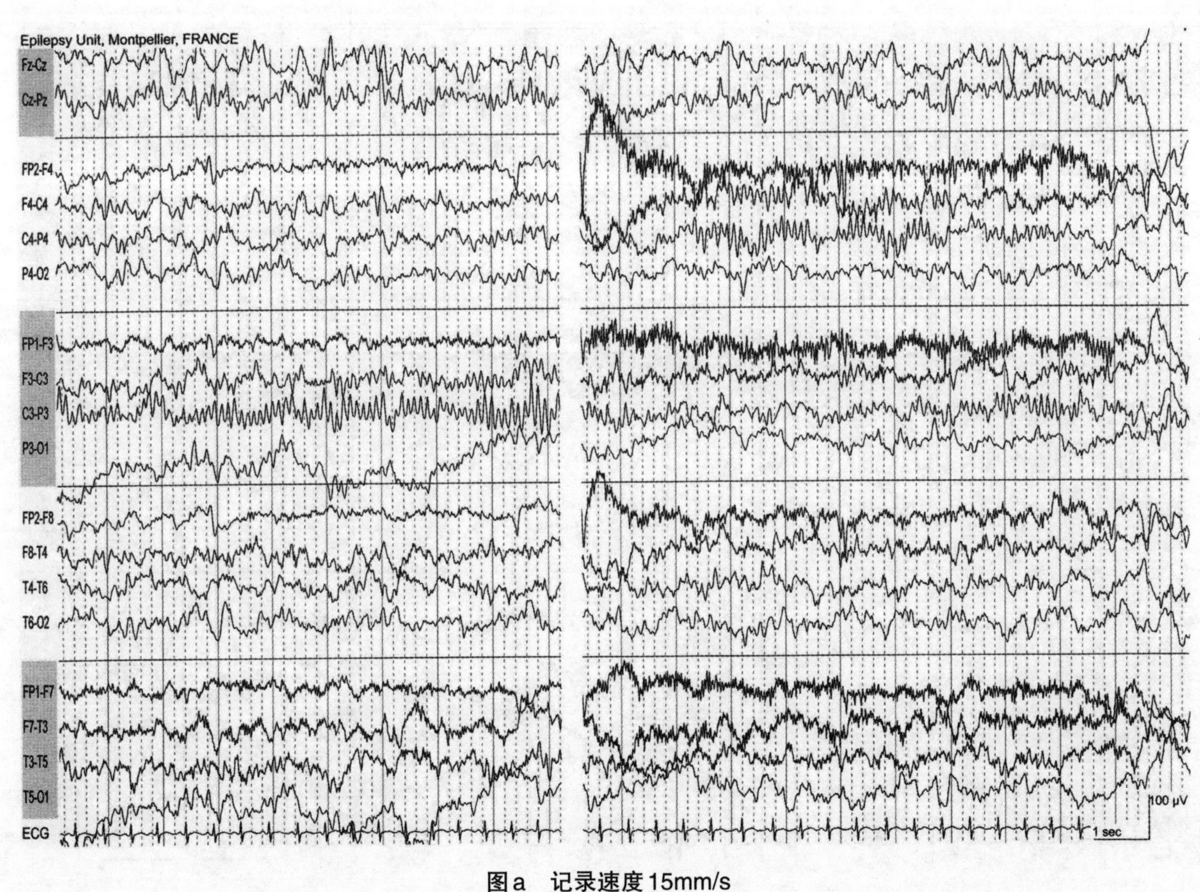

图a　记录速度15mm/s

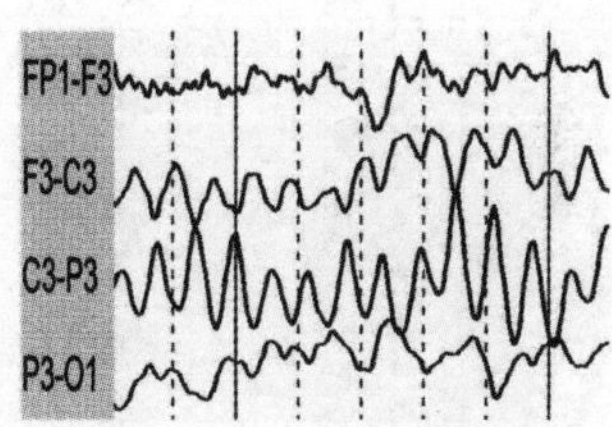

图b　左侧中央区μ节律

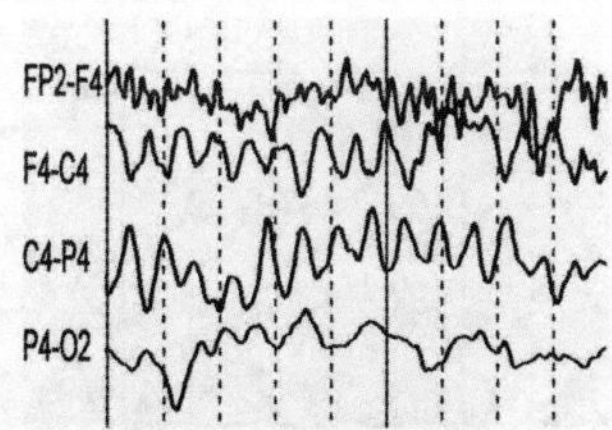

图c　右侧中央区μ节律，Fp2-F4为肌电伪差

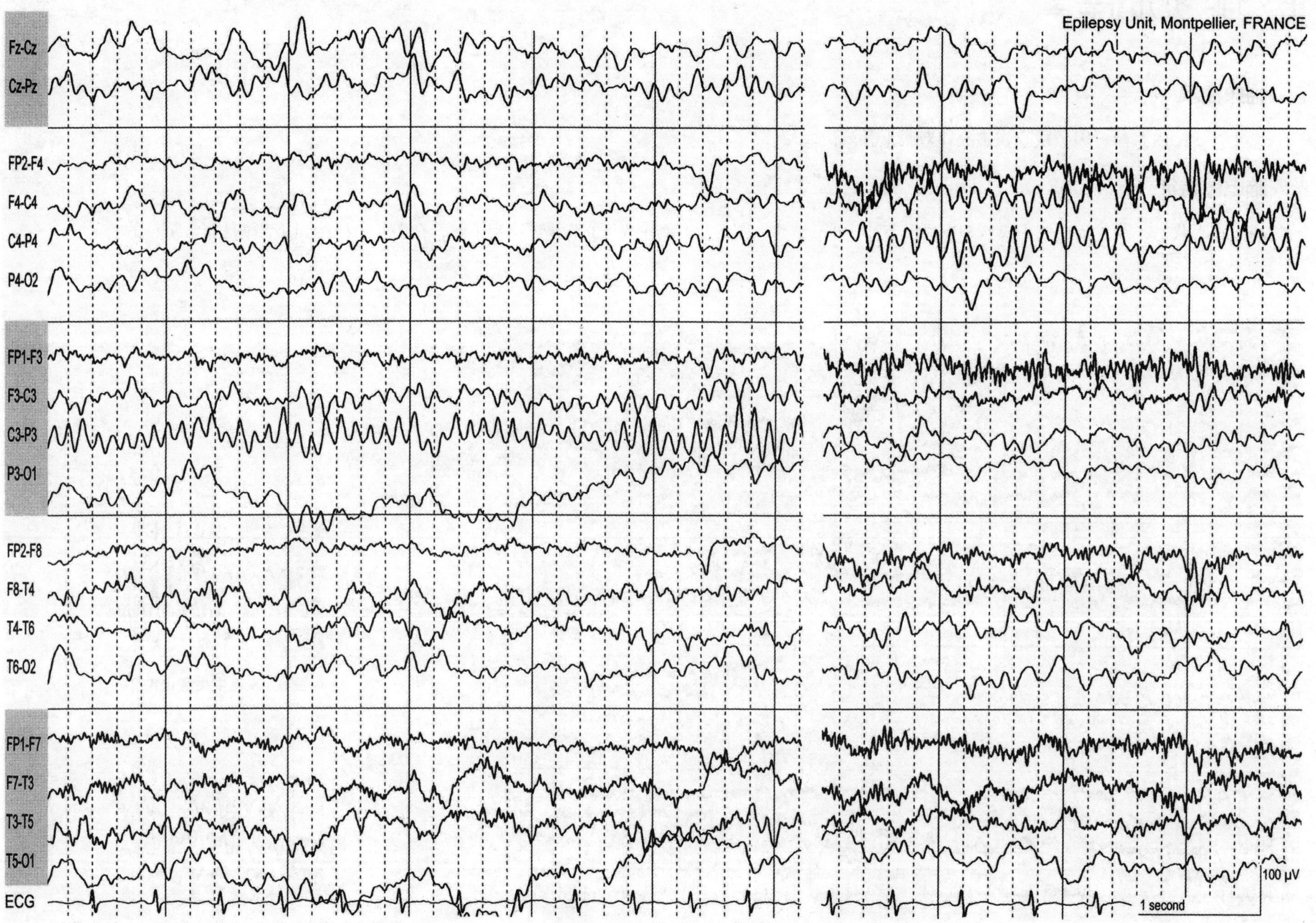
Epilepsy Unit, Montpellier, FRANCE
Fz-Cz
Cz-Pz
FP2-F4
F4-C4
C4-P4
P4-O2
FP1-F3
F3-C3
C3-P3
P3-O1
FP2-F8
F8-T4
T4-T6
T6-O2
FP1-F7
F7-T3
T3-T5
T5-O1
ECG
100 µV
1 second

Ⅰ·12 儿童μ节律

临床提示

患儿，9岁。因儿童失神癫痫就诊。

脑电图特征

患者睁眼后，α节律和后头部慢波消失，继而出现中央区弓形波（9Hz）节律。该节律首先在双侧出现，然后变为以左侧中央区为主。这种以尖样波为主的μ节律并不常见，但并不是病理性节律。当背景活动波幅越大，越容易观察到这种现象。一般来说，α节律的波幅越大，其他生理性节律的波幅就越大。注意不要将之误解为病理模式。

指导操作

嘱患儿握紧拳头，以测试μ节律的反应性（握紧时消失）。

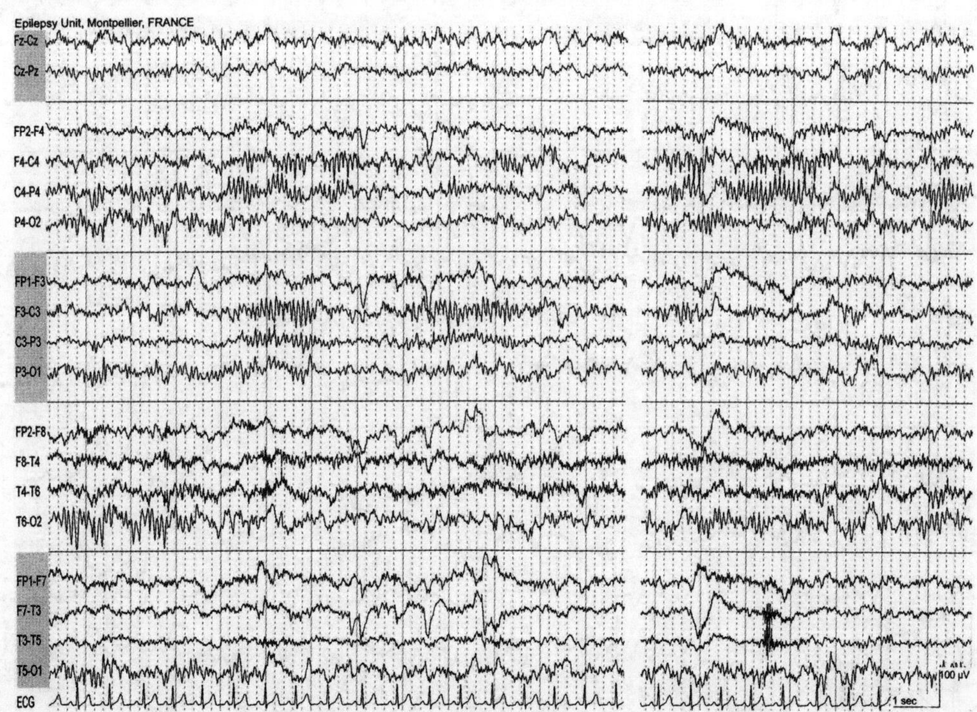

图a 记录速度15mm/s；图右可见右侧中央区μ节律

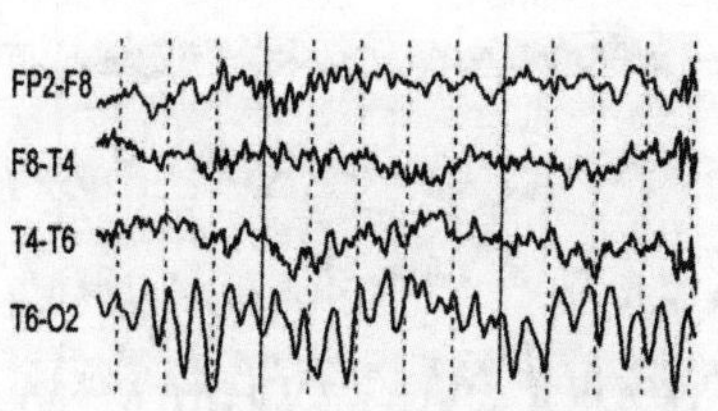

图b 儿童的α节律和后头部慢波

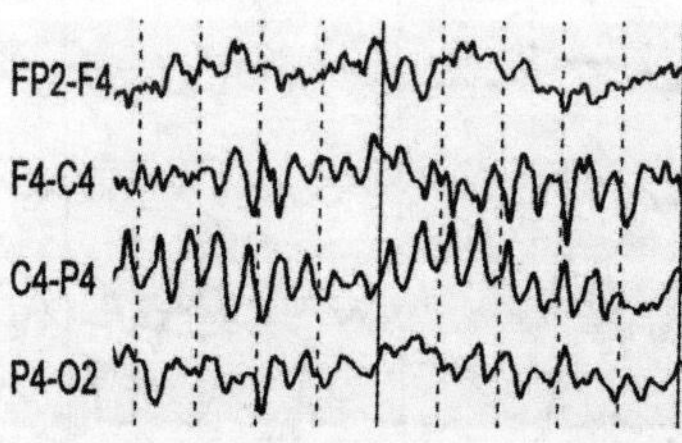

图c 右侧中央区尖样波形态的高波幅μ节律

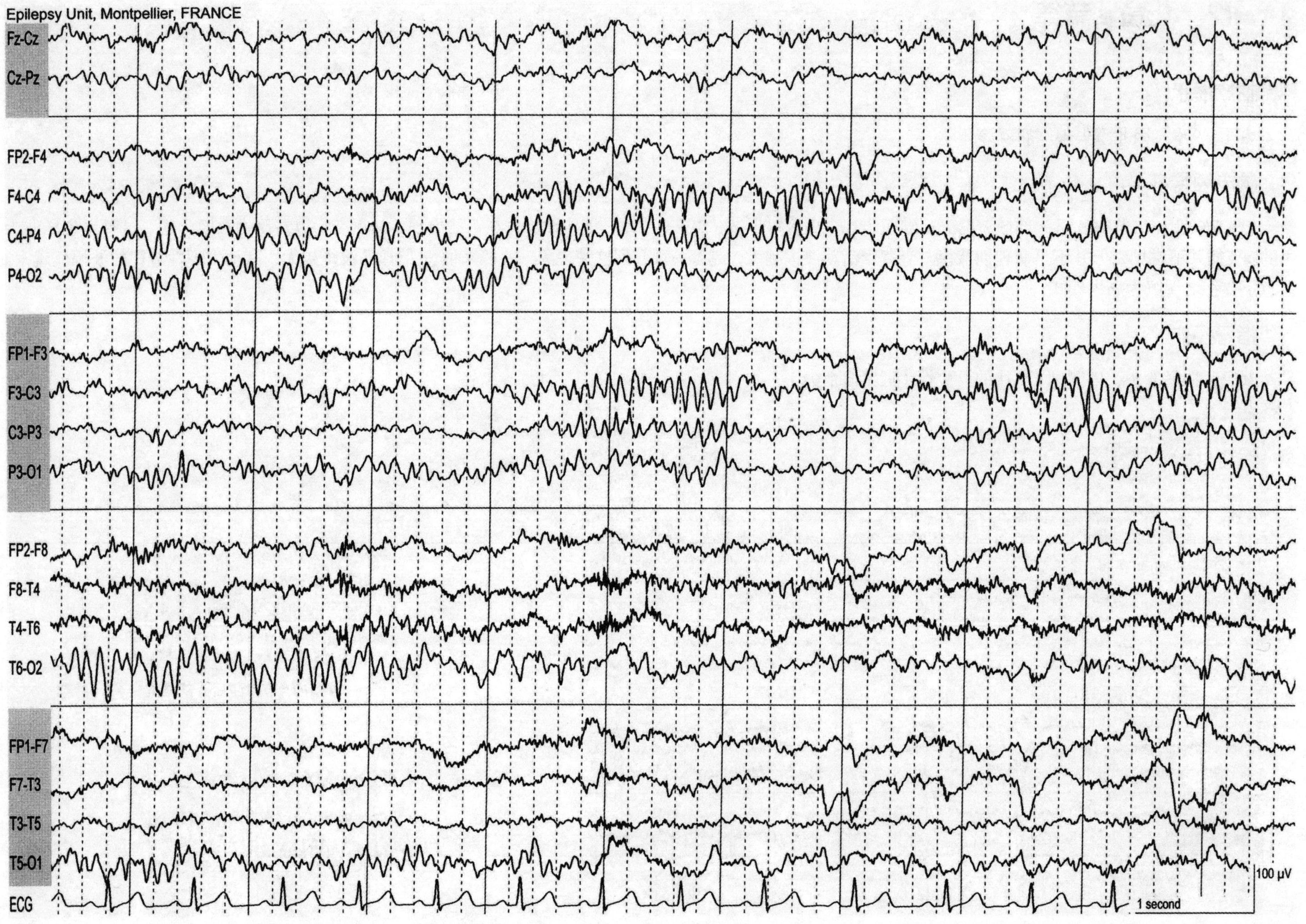
Epilepsy Unit, Montpellier, FRANCE
Fz-Cz
Cz-Pz
FP2-F4
F4-C4
C4-P4
P4-O2
FP1-F3
F3-C3
C3-P3
P3-O1
FP2-F8
F8-T4
T4-T6
T6-O2
FP1-F7
F7-T3
T3-T5
T5-O1
ECG
100 μV
1 second

Ⅰ·13 成人μ节律和α反应性

临床提示

患者，女，38岁。因癫痫就诊。

脑电图特征

图左示闭眼状态下，背景活动可见右侧枕区优势的高波幅α节律，患者睁眼后可见先后在右侧中央区（持续5秒）及左侧中央区出现的μ节律（见15mm/s的示例图）。仔细观察可以发现，μ节律在起始时就已经存在，但由于其形似α节律向前头部传播的假象，因此，不易被分辨。实际上，如果留意中央区节律的频率，可以发现μ节律比α节律更慢。此外，要注意前头部导联眨眼伪差的识别。

指导操作

嘱患者握紧拳头，以测试μ节律的反应性（握紧时消失）。

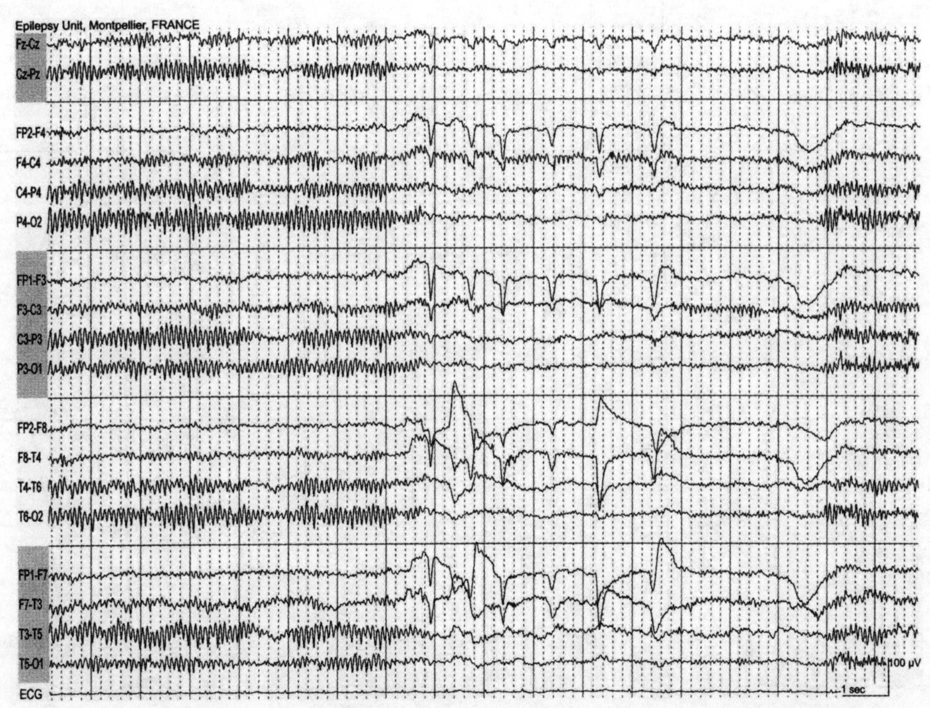

图a　记录速度15mm/s；μ节律先出现于右侧中央区，随后出现于左侧中央区

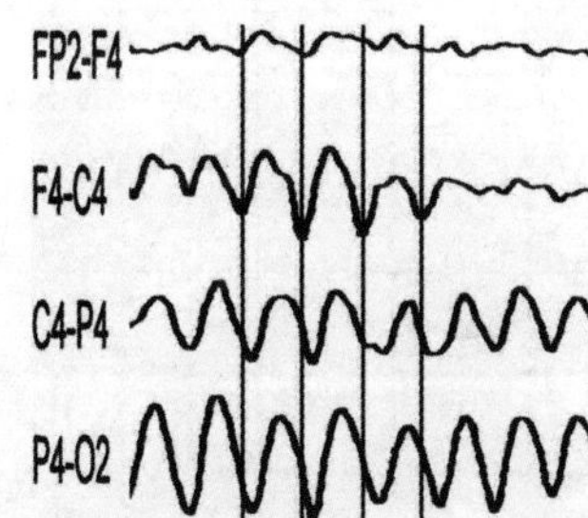

图b　F4-C4的μ节律容易给人一种后头部α节律向前扩散假象，应当注意两者频率不同

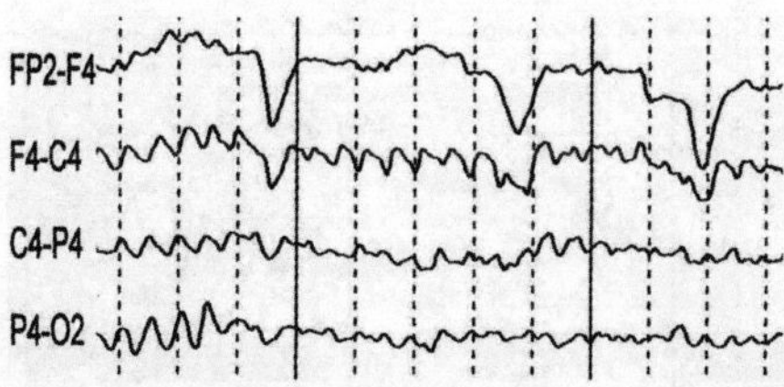

图c　睁眼后α节律消失，在右侧中央区可以更明确地观察到μ节律。另外，要注意Fp2-F4导联的眨眼伪差

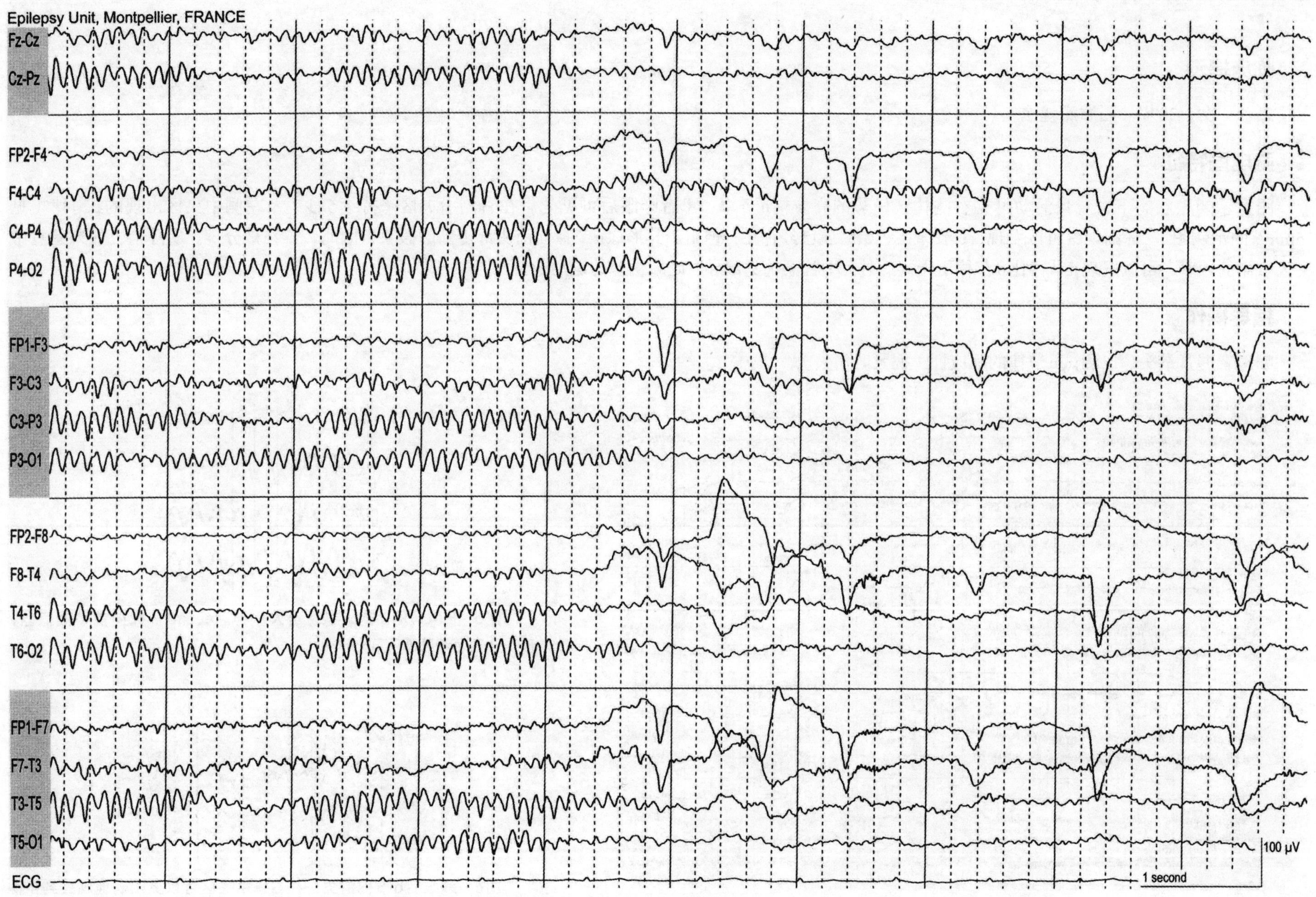
Epilepsy Unit, Montpellier, FRANCE
Fz-Cz
Cz-Pz
FP2-F4
F4-C4
C4-P4
P4-O2
FP1-F3
F3-C3
C3-P3
P3-O1
FP2-F8
F8-T4
T4-T6
T6-O2
FP1-F7
F7-T3
T3-T5
T5-O1
ECG
100 μV
1 second

I ·14　成人μ节律的反应性

临床提示

患者，女，52岁。因右侧颞叶癫痫就诊。

脑电图特征

睁眼状态下，脑电图可见右额中央区优势的μ节律，额极导联眨眼伪差。嘱患者握紧左拳，左侧肌电导联出现肌肉收缩放电，同时脑电图μ节律消失。

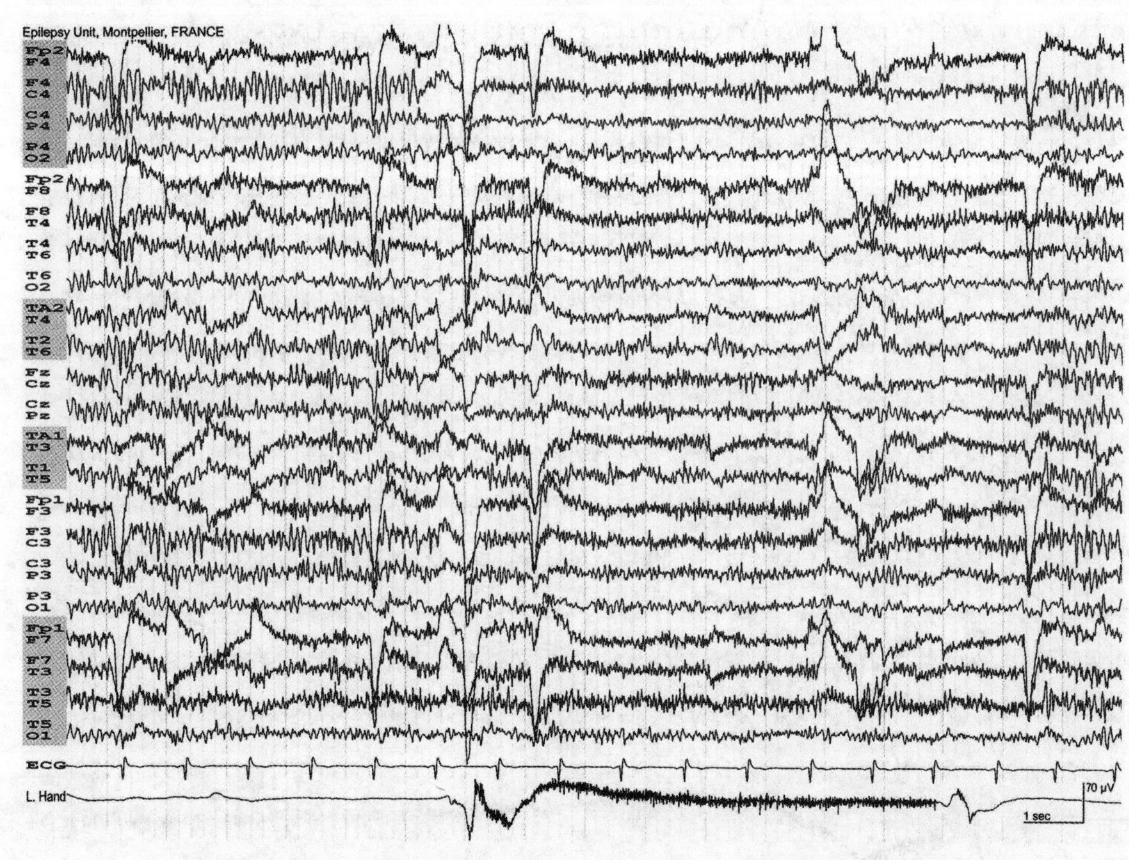

图a　记录速度15mm/s；握拳时μ节律消失，停止握拳后，μ节律在示例图的最后重新出现

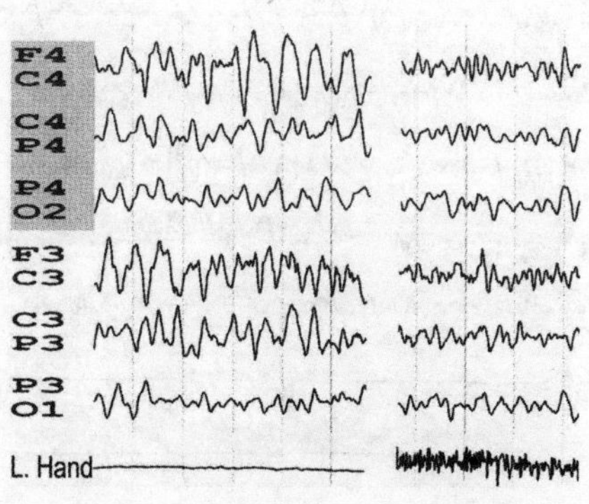

图b　左手握拳时μ节律消失

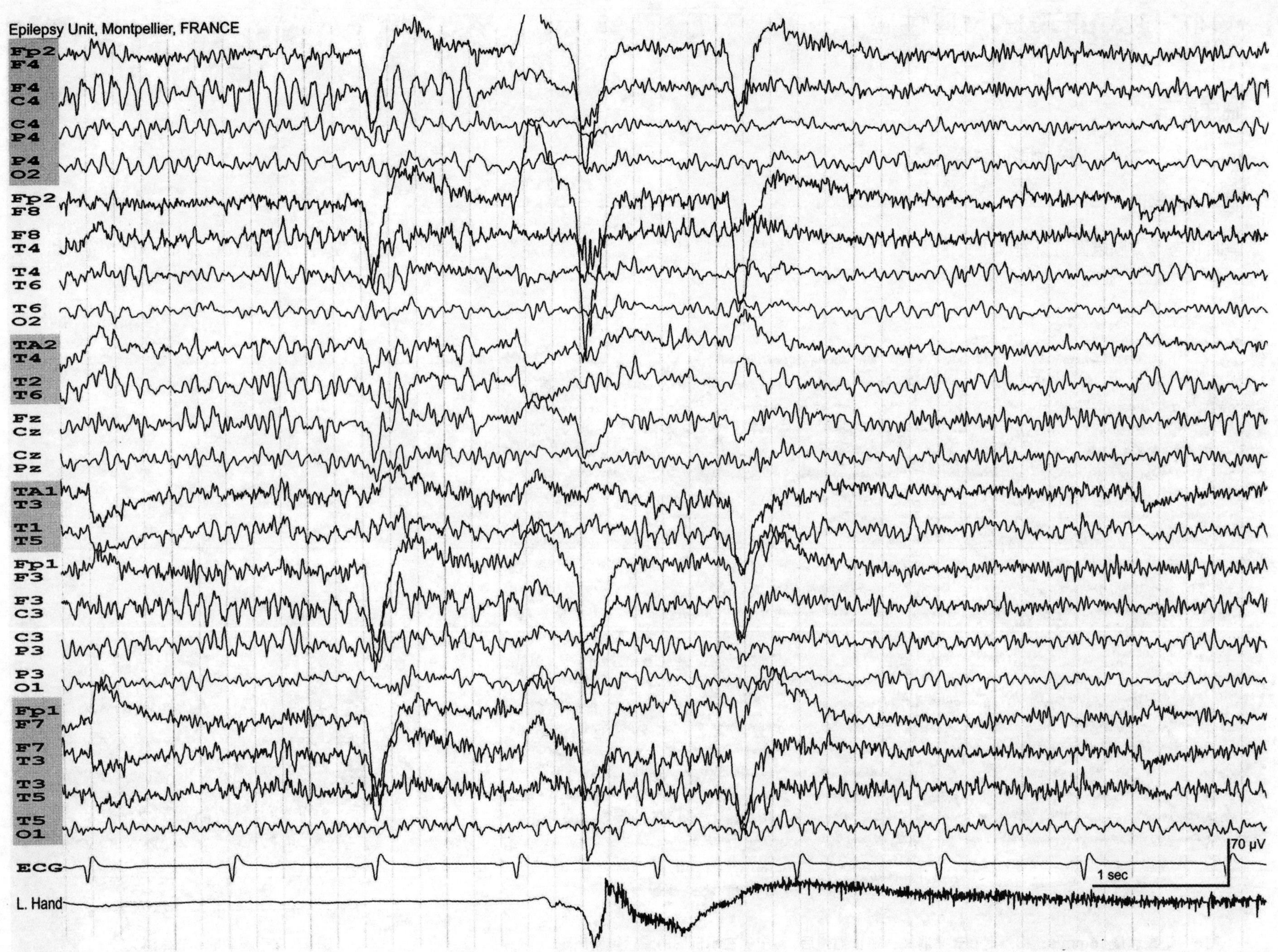
Epilepsy Unit, Montpellier, FRANCE
Fp2 F4
F4 C4
C4 P4
P4 O2
Fp2 F8
F8 T4
T4 T6
T6 O2
TA2 T4
T2 T6
Fz Cz
Cz Pz
TA1 T3
T1 T5
Fp1 F3
F3 C3
C3 P3
P3 O1
Fp1 F7
F7 T3
T3 T5
T5 O1
ECG
L. Hand
70 μV
1 sec

I · 15　成人后头部μ节律

临床提示

患者，女，18岁。因睡眠-觉醒紊乱就诊。

脑电图特征

睁眼状态下，可见双中央顶为主的μ节律（8Hz）。需要注意的是，该患者的μ节律不仅限于中央区，还波及顶部。因此，测试其反应性时，可以让患者做足部运动。

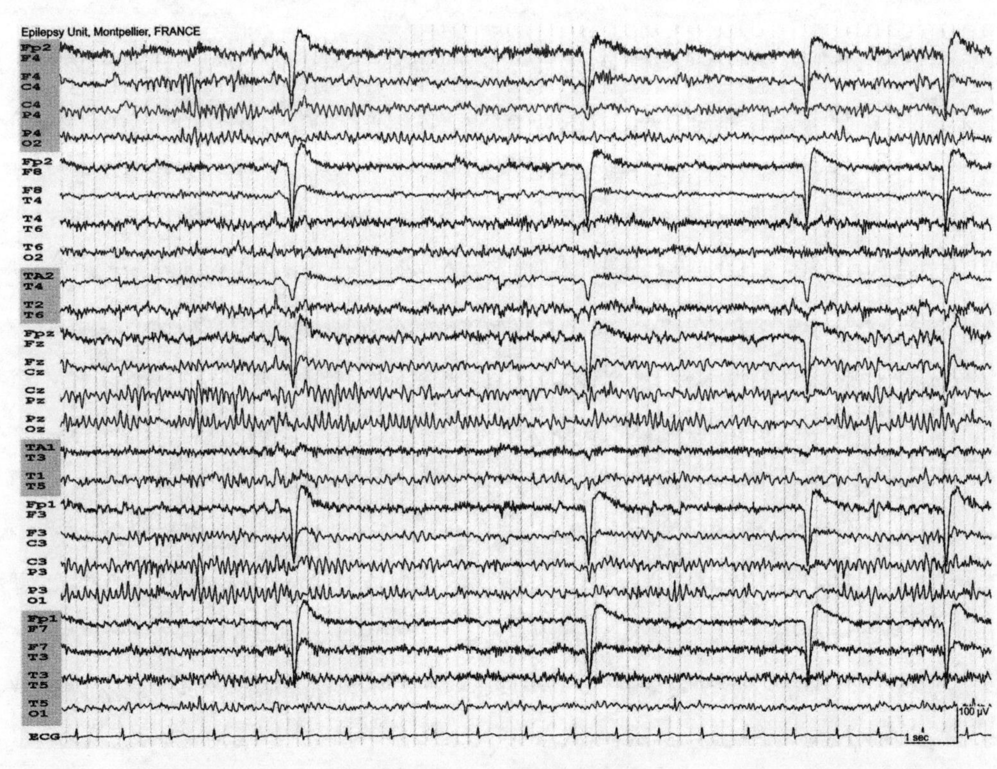

图a　记录速度15mm/s；清醒睁眼状态（额极导联眨眼伪差），双侧中央顶可见μ节律

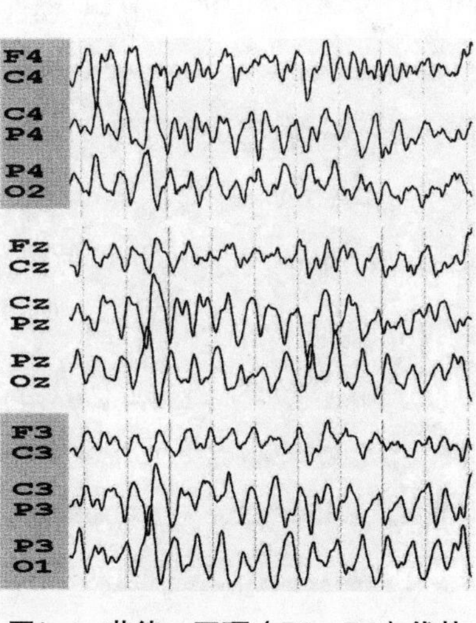

图b　μ节律，双顶（P3，P4）优势

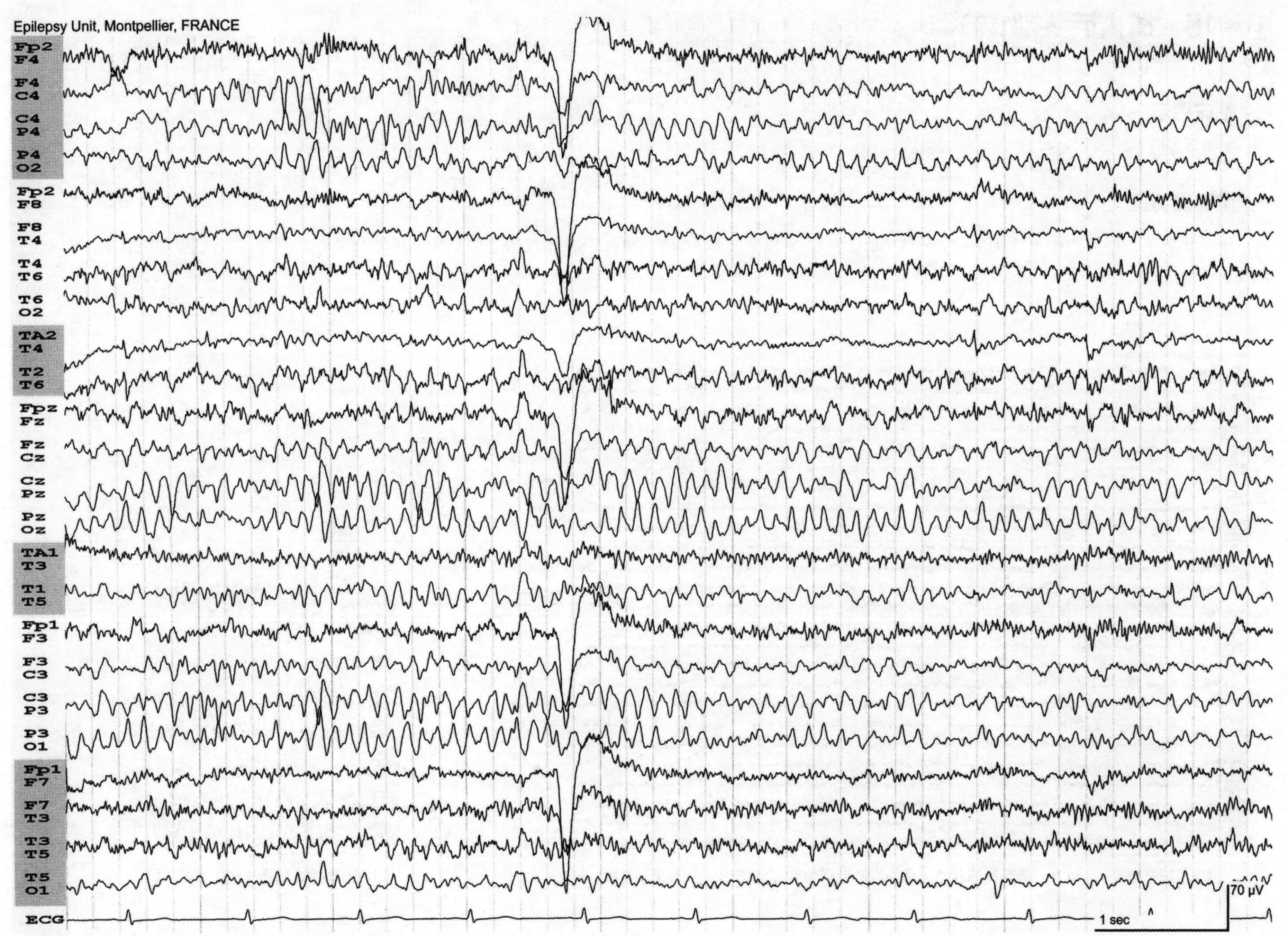
Epilepsy Unit, Montpellier, FRANCE
Fp2 F4
F4 C4
C4 P4
P4 O2
Fp2 F8
F8 T4
T4 T6
T6 O2
TA2 T4
T2 T6
Fpz Fz
Fz Cz
Cz Pz
Pz Oz
TA1 T3
T1 T5
Fp1 F3
F3 C3
C3 P3
P3 O1
Fp1 F7
F7 T3
T3 T5
T5 O1
ECG
70 μV
1 sec

I ·16　慢μ节律变异型

临床提示

患者，女，42岁。因右颞叶内侧癫痫行术前评估。

脑电图特征

闭眼状态下，可见背景左侧优势的α节律（11Hz），伴随中央区μ节律（易被误认为是α节律向中央区域扩散的假象）。睁眼后，中央和顶区可见更清晰的μ节律。然而，顶区的μ节律并未呈现出经典的弓状形态，而更像是次谐波μ节律。

评注

由于该患者的μ节律分布靠近颅顶区，因此，测试其反应性时，可以让患者做足部运动。

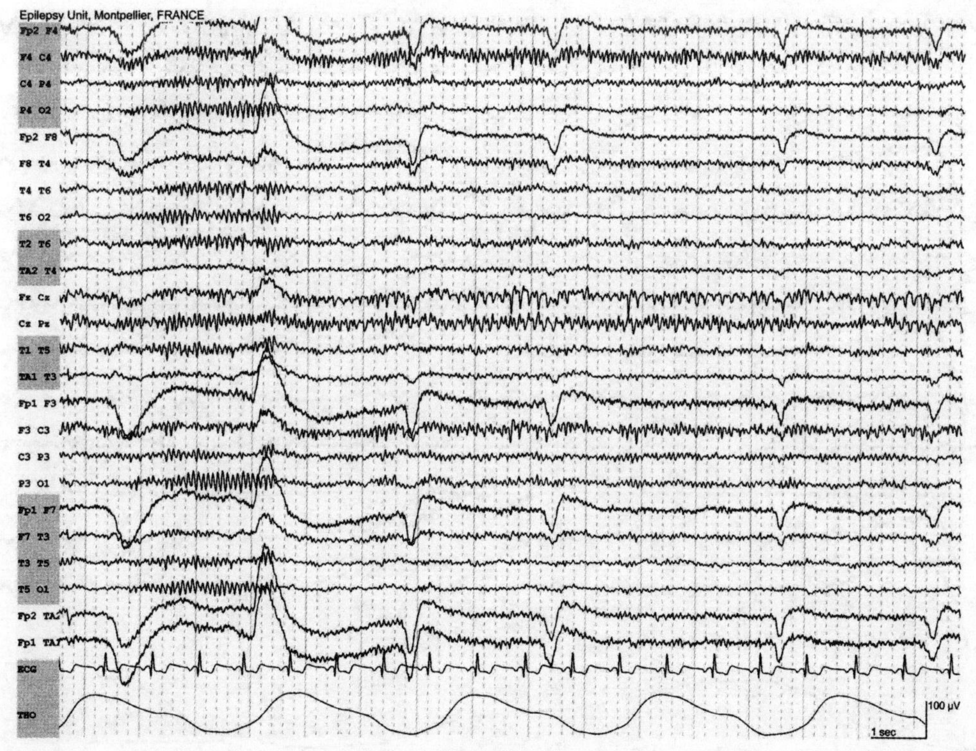

图a　记录速度15mm/s

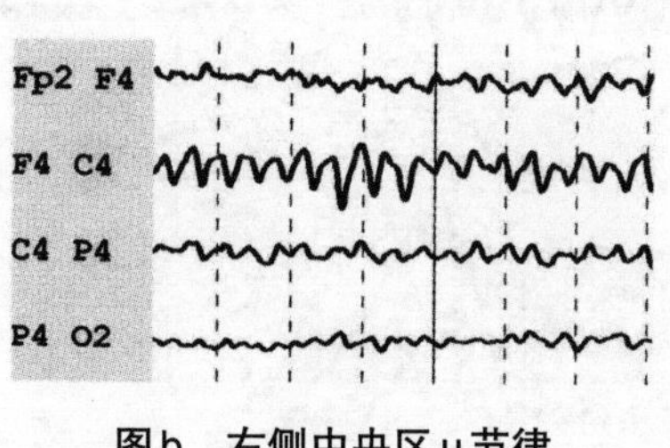

图b　右侧中央区μ节律

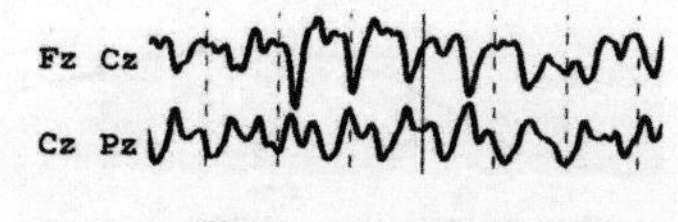

图c　μ节律：顶区次谐波形态

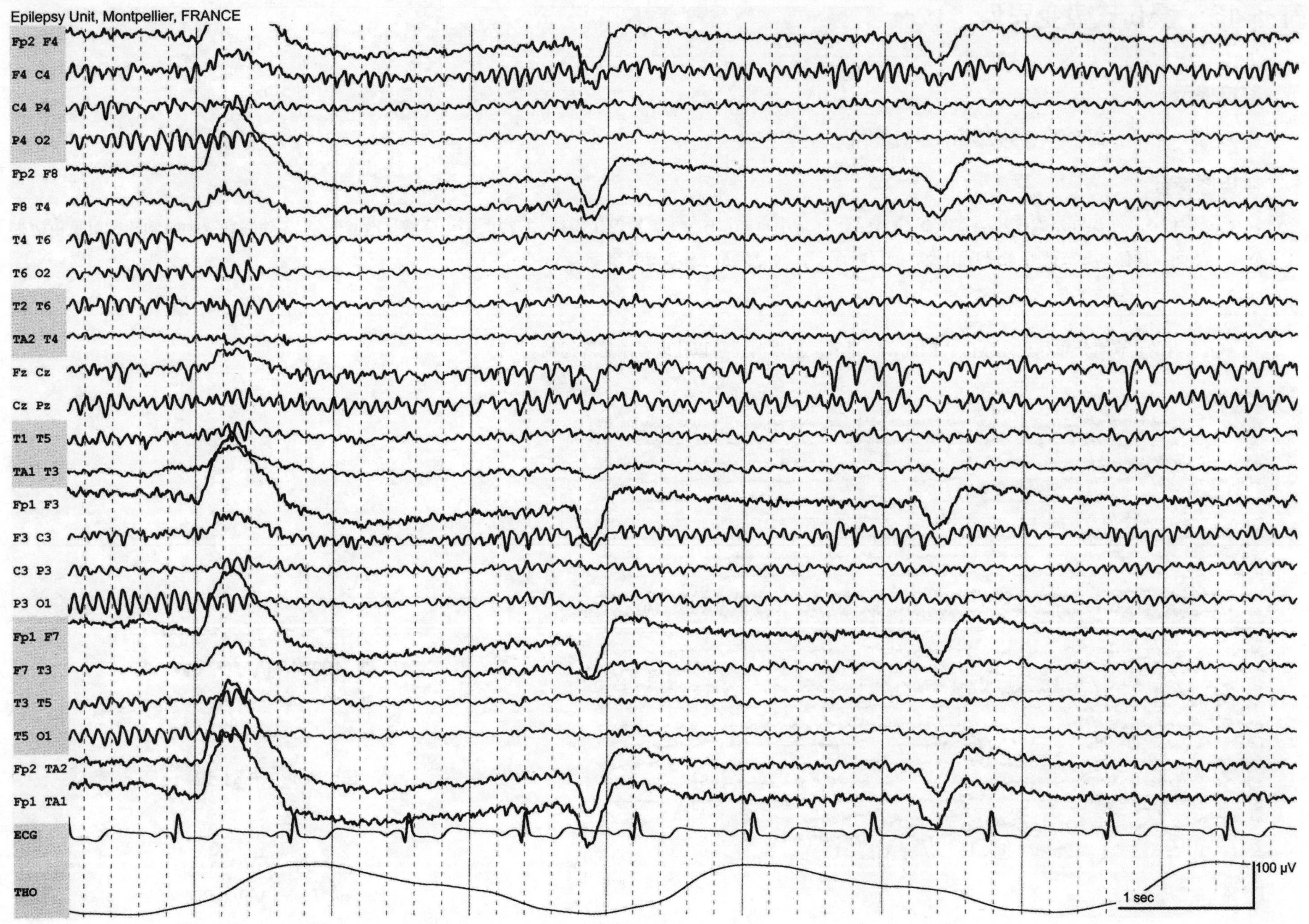
Epilepsy Unit, Montpellier, FRANCE
Fp2 F4
F4 C4
C4 P4
P4 O2
Fp2 F8
F8 T4
T4 T6
T6 O2
T2 T6
TA2 T4
Fz Cz
Cz Pz
T1 T5
TA1 T3
Fp1 F3
F3 C3
C3 P3
P3 O1
Fp1 F7
F7 T3
T3 T5
T5 O1
Fp2 TA2
Fp1 TA1
ECG
THO
100 μV
1 sec

Ⅰ·17　成人λ波

临床提示

患者，女，27岁。因隐源性左颞顶枕交界区癫痫就诊（与Ⅲ·46、Ⅲ·49为同一位患者）。

脑电图特征

清醒睁眼状态下（眨眼伪差），枕区可见明显双相或三相尖波，为典型的生理性λ波。额极和左颞的低波幅快活动是肌电伪差。

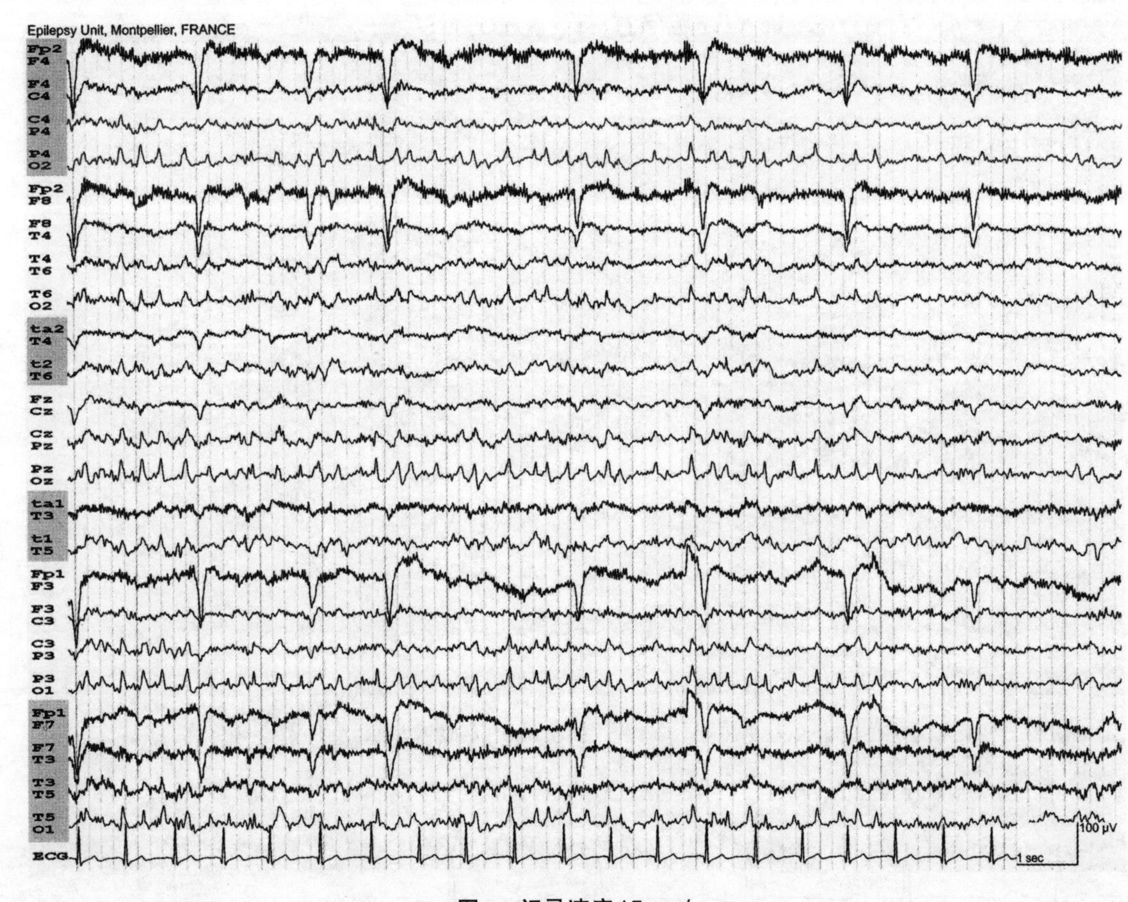

图a　记录速度15mm/s

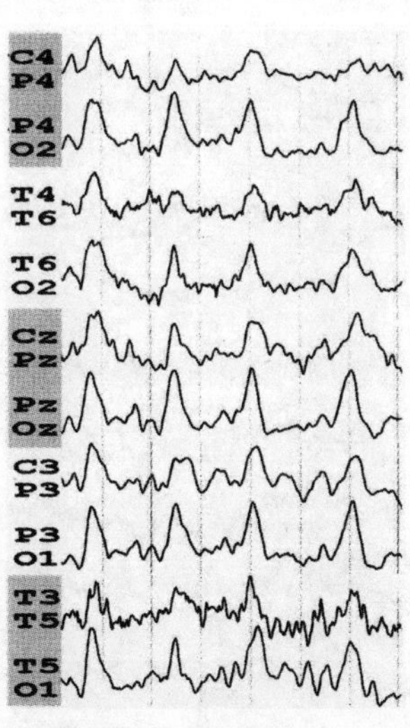

图b　枕区λ波

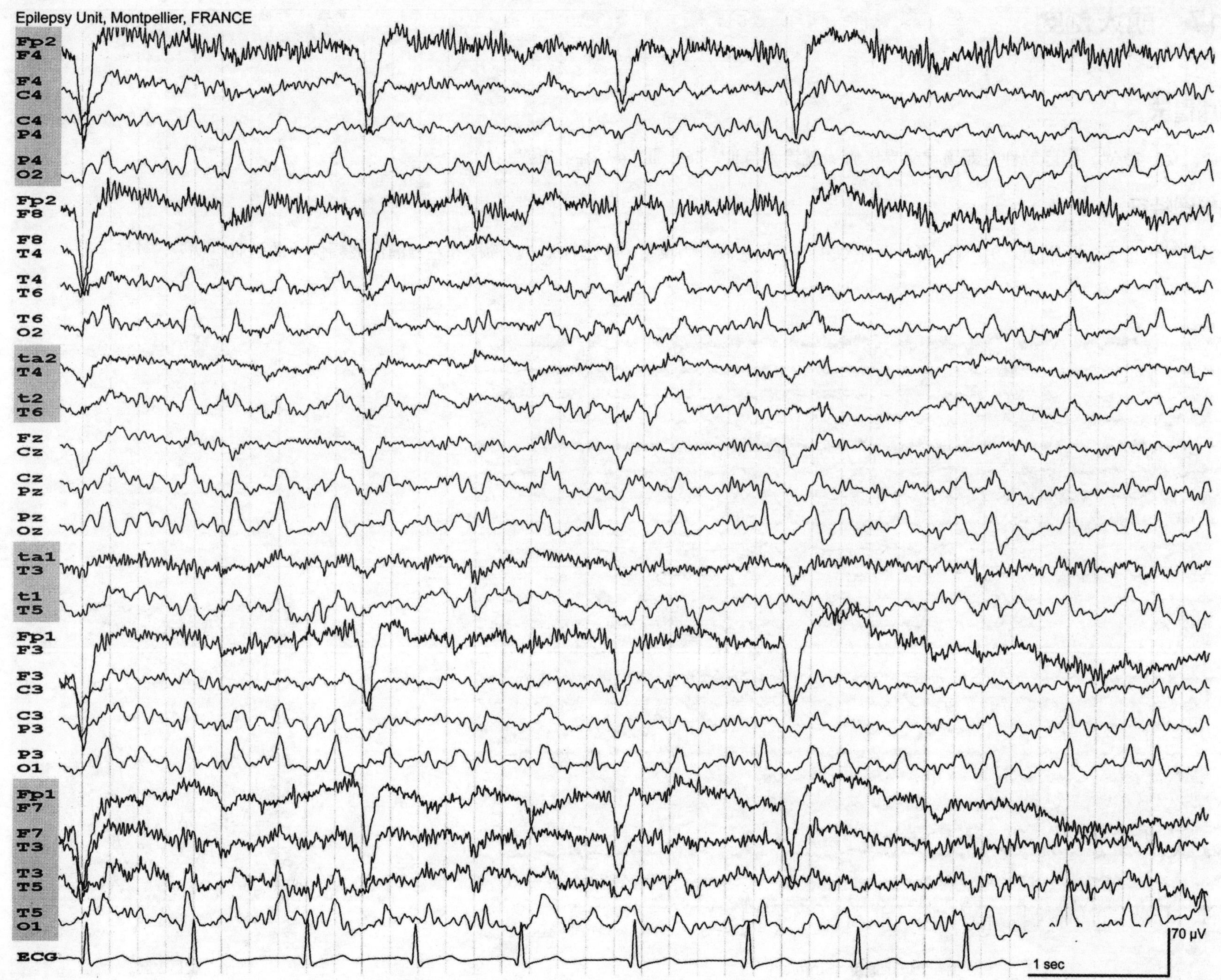
Epilepsy Unit, Montpellier, FRANCE
Fp2 F4
F4 C4
C4 P4
P4 O2
Fp2 F8
F8 T4
T4 T6
T6 O2
ta2 T4
t2 T6
Fz Cz
Cz Pz
Pz Oz
ta1 T3
t1 T5
Fp1 F3
F3 C3
C3 P3
P3 O1
Fp1 F7
F7 T3
T3 T5
T5 O1
ECG
70 μV
1 sec

Ⅰ · 18　随注视消失的成人λ波和矛盾的α波

临床提示

患者，女，24岁。因青少年肌阵挛性癫痫就诊。

脑电图特征

脑电前4秒，患者阅读状态下，可见眼球扫视伪差（上下偏转）；额区（F8和F7导联位相倒置）可见与外直肌收缩对应的快活动，这种肌电伪差被称为外直肌棘波；同时，后头部可见明显的双相尖波节律性发放，即波幅异常高的λ波。嘱患者注视（stare）一个字母（眨眼伪差处），可见λ波消失，继之在枕区出现12Hz的短暂α节律暴发，即矛盾的α节律。正常情况下，定点注视会阻滞α节律，使该患者产生短暂的安静觉醒。注意在颞区和额极导联上的肌电伪差。

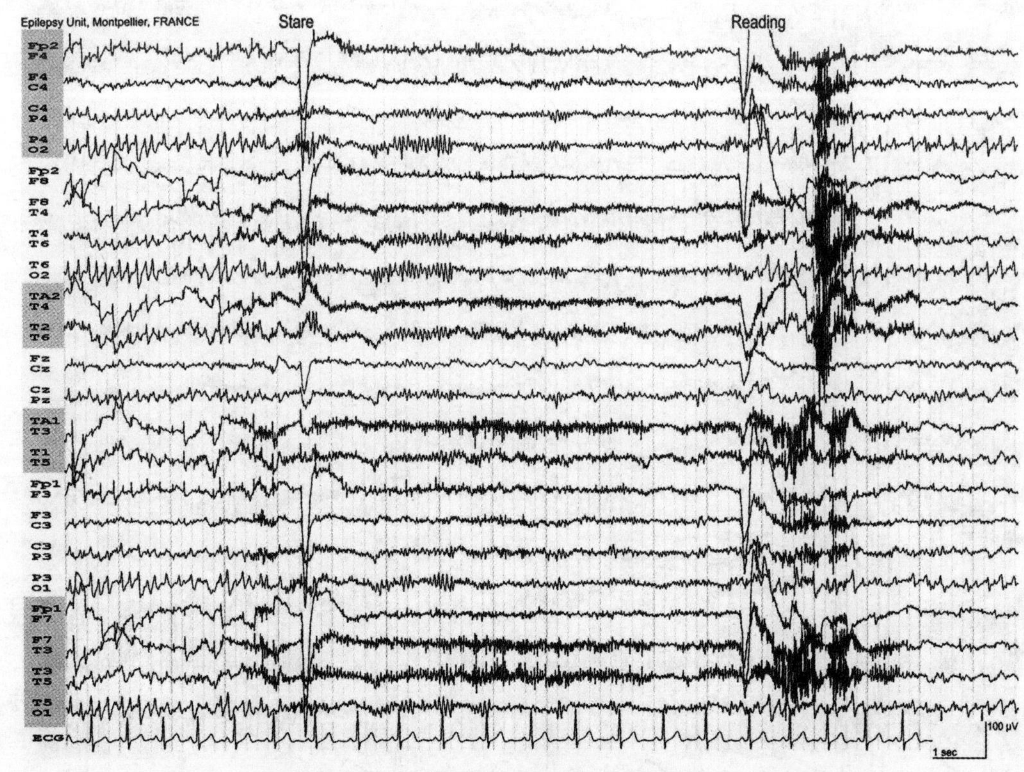

图a　记录速度15mm/s；注意：患者再次开始阅读后λ波再次出现

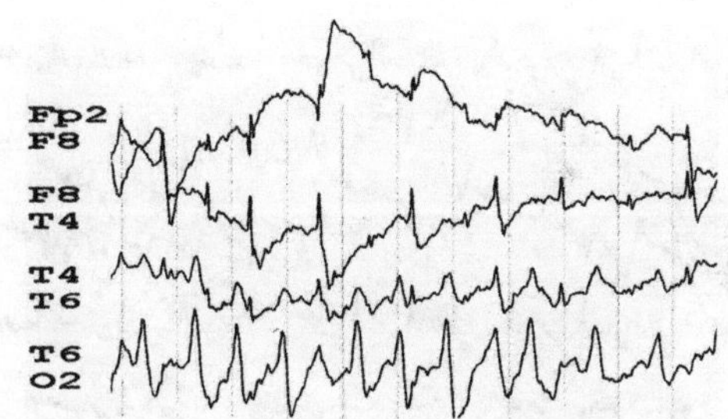

图b　T6-O2导联λ节律，F8导联可见眼球扫视伪差伴外直肌棘波

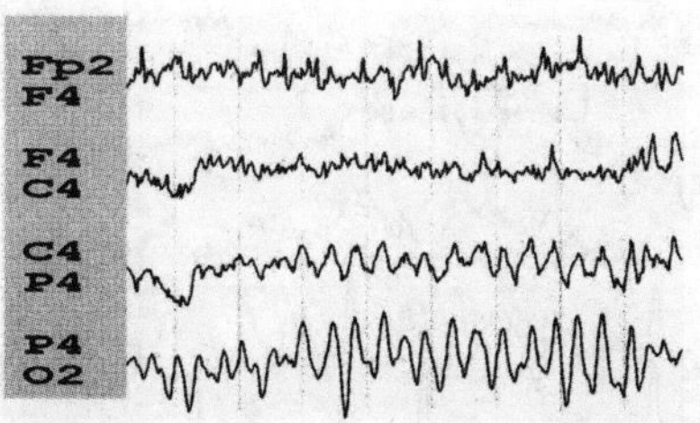

图c　P4-O2可见12Hz的α节律，额区可见肌电伪差

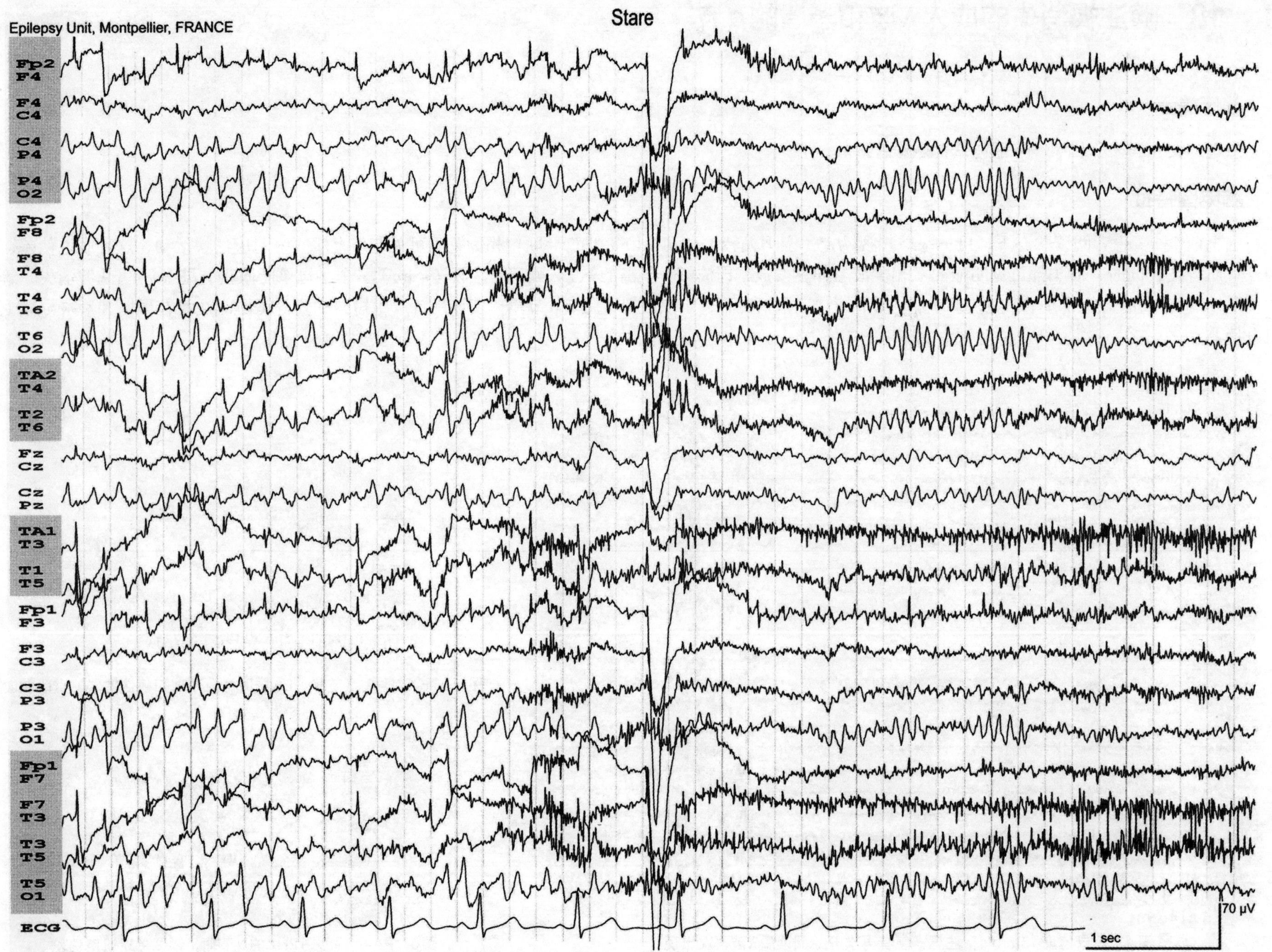
Epilepsy Unit, Montpellier, FRANCE
Stare
Fp2 F4
F4 C4
C4 P4
P4 O2
Fp2 F8
F8 T4
T4 T6
T6 O2
TA2 T4
T2 T6
Fz Cz
Cz Pz
TA1 T3
T1 T5
Fp1 F3
F3 C3
C3 P3
P3 O1
Fp1 F7
F7 T3
T3 T5
T5 O1
ECG
70 μV
1 sec

Ⅰ·19　随注视消失的成人λ波

临床提示

患者，女，37岁。因右颞叶内侧癫痫拟术前评估。

脑电图特征

患者在清醒睁眼状态下记录。前4秒内，患者阅读状态下，枕叶可见连续的形态略尖的低波幅θ活动。嘱患者注视（stare）一个字母（额极见眨眼伪差），可见θ活动消失。应当注意这种不寻常的连续θ样波形。

评注

λ波可以在阅读时被观察到，在注视一个固定点时消失。

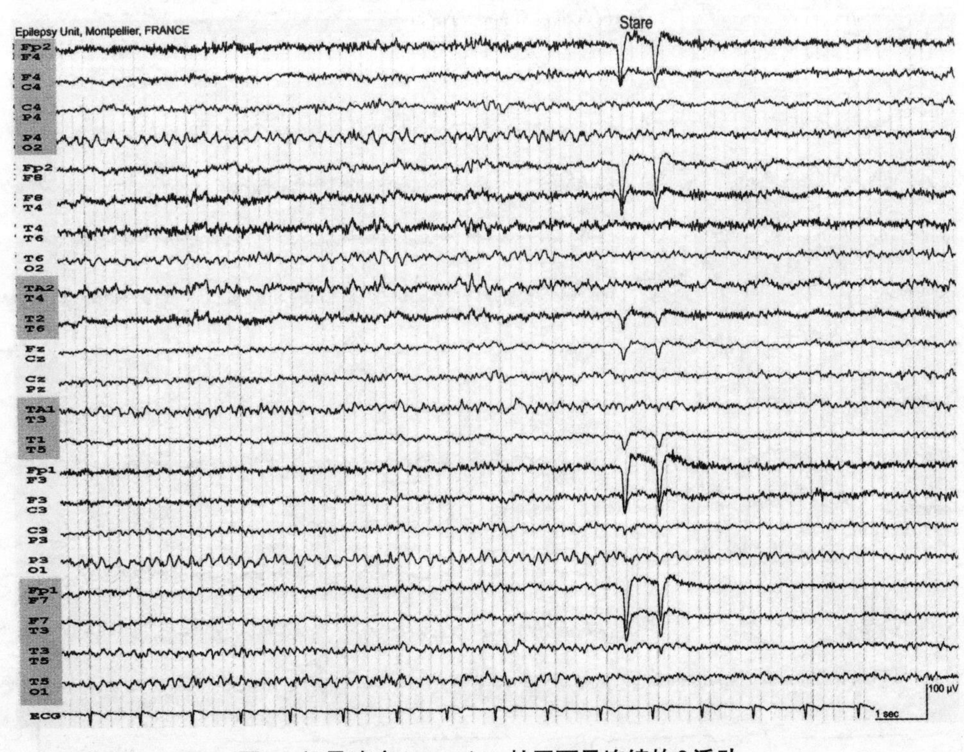

图a　记录速度15mm/s，枕区可见连续的θ活动

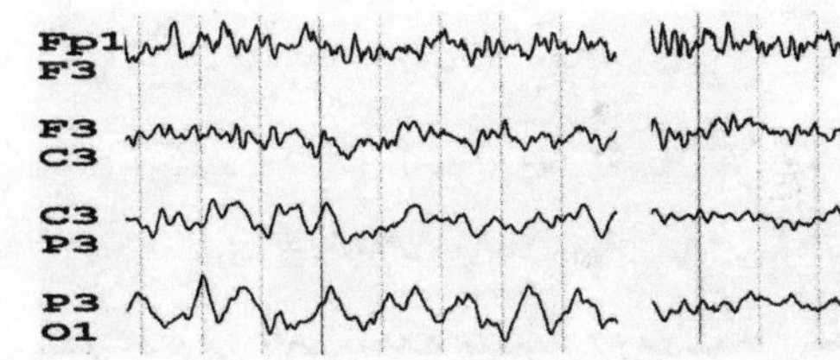

图b　P3-O1可见连续的θ样λ波（第一段）。嘱患者注视一个点时，λ波消失（第二段）

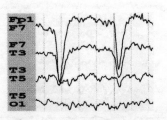

图c　Fp1-F7可见眨眼伪差

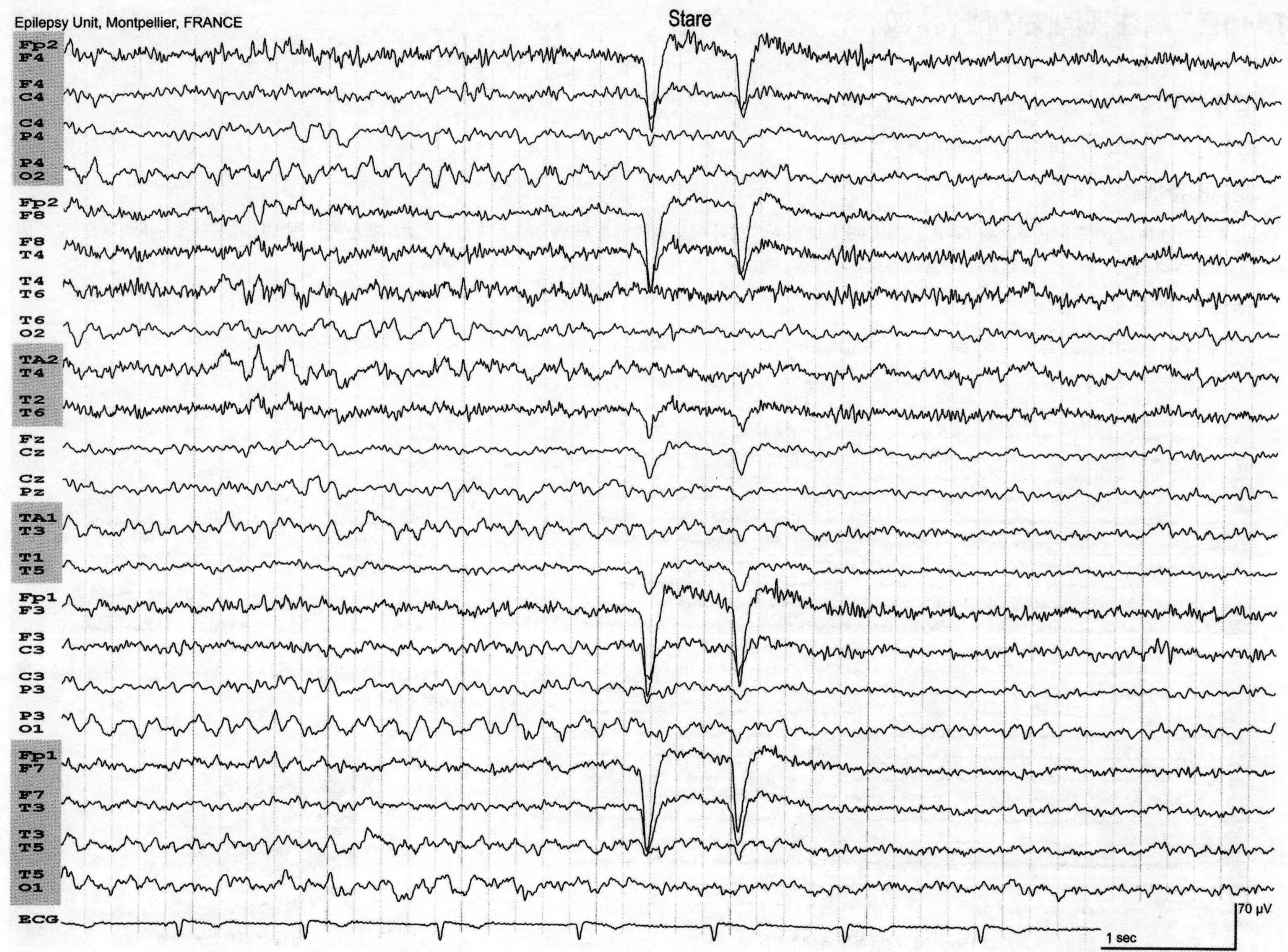
Epilepsy Unit, Montpellier, FRANCE
Stare
Fp2 F4
F4 C4
C4 P4
P4 O2
Fp2 F8
F8 T4
T4 T6
T6 O2
TA2 T4
T2 T6
Fz Cz
Cz Pz
TA1 T3
T1 T5
Fp1 F3
F3 C3
C3 P3
P3 O1
Fp1 F7
F7 T3
T3 T5
T5 O1
ECG
70 μV
1 sec

I · 20 中线θ节律（Cigánek节律）(1)

临床提示

患者，女，18岁。因睡眠-觉醒紊乱行脑电图检查（与I · 15为同一患者）。

脑电图特征

睁眼状态下，脑电图可见Fz导联位相倒置及向双侧额区扩散的θ波，频率约6Hz，即中线θ节律。

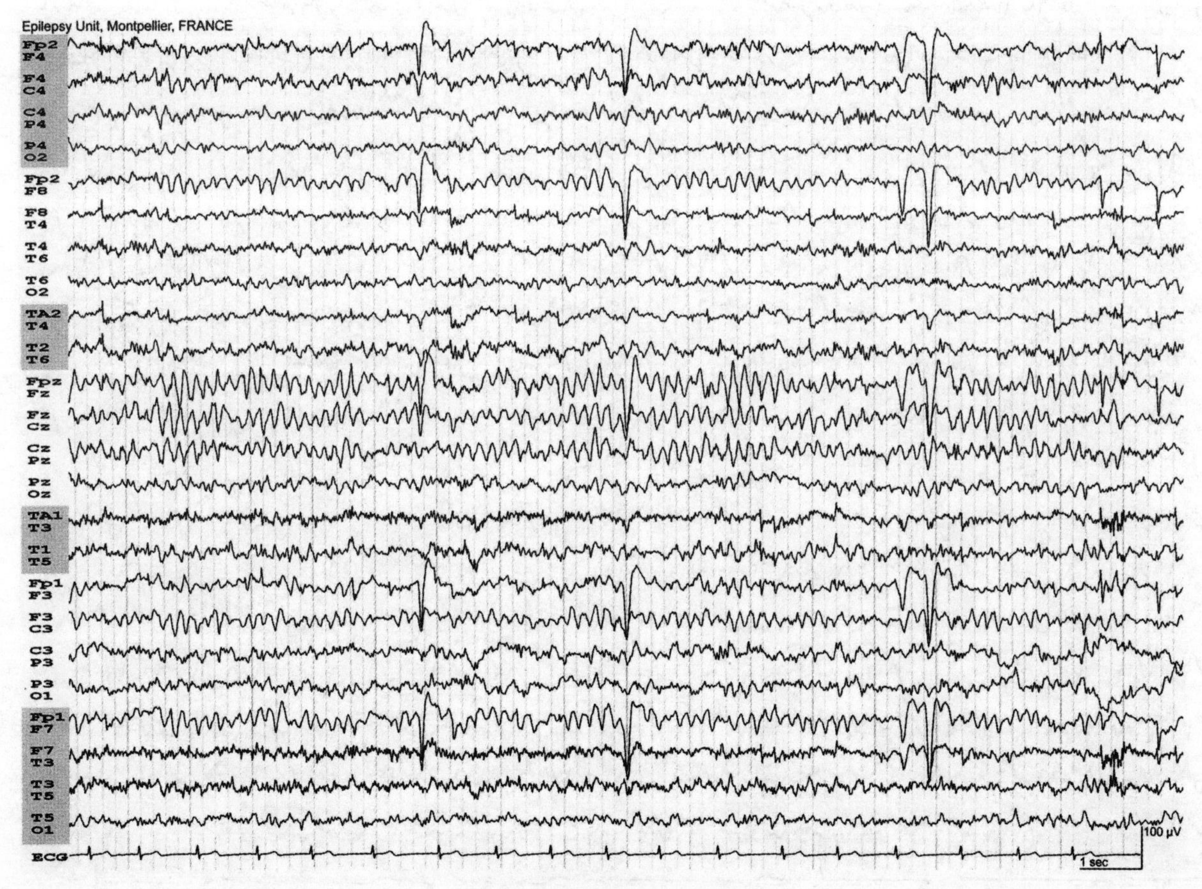

图a 记录速度15mm/s

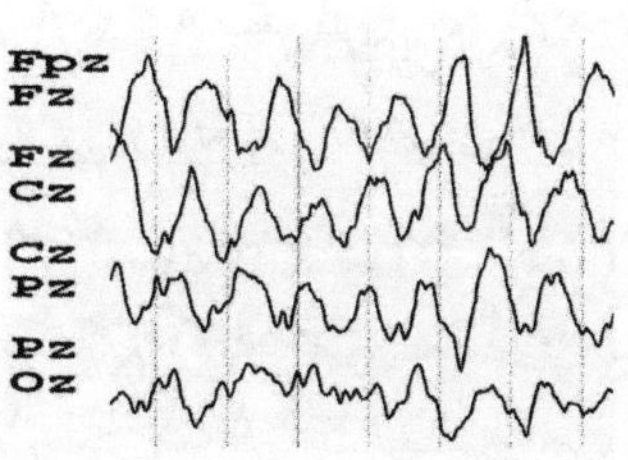

图b 6～7Hz的中线θ节律

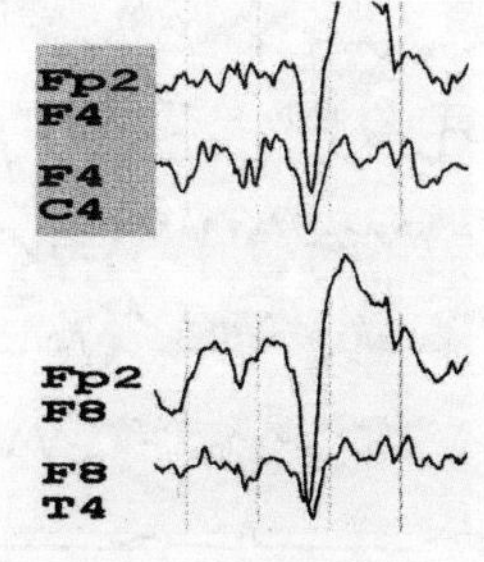

图c 眨眼伪差

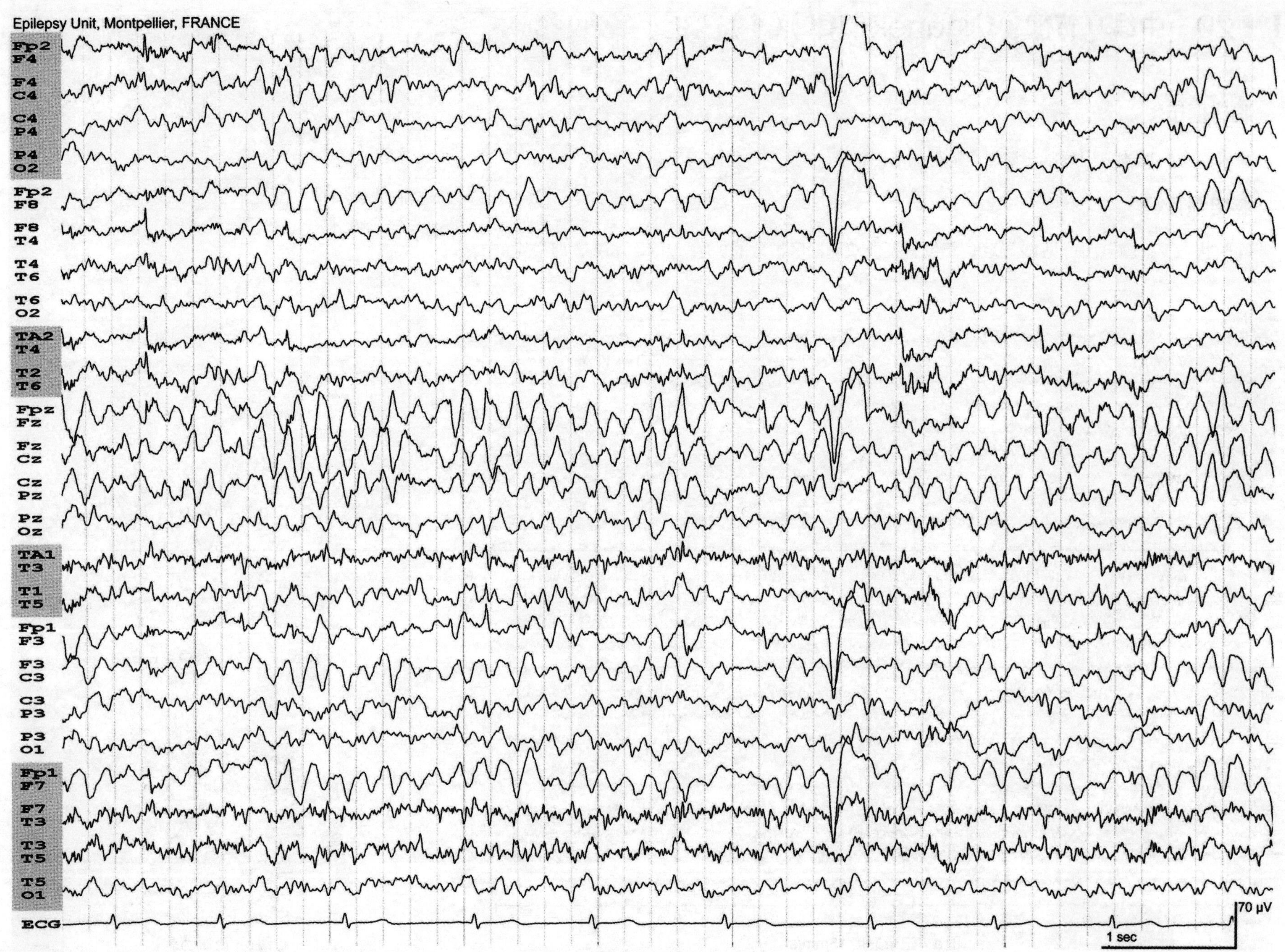
Epilepsy Unit, Montpellier, FRANCE
Fp2 F4
F4 C4
C4 P4
P4 O2
Fp2 F8
F8 T4
T4 T6
T6 O2
TA2 T4
T2 T6
Fpz Fz
Fz Cz
Cz Pz
Pz Oz
TA1 T3
T1 T5
Fp1 F3
F3 C3
C3 P3
P3 O1
Fp1 F7
F7 T3
T3 T5
T5 O1
ECG
70 μV
1 sec

Ⅰ·21　中线θ节律（Cigánek节律）（2）

临床提示

患者，女，33岁。因顶叶癫痫就诊。

脑电图特征

睁眼状态下，Cz导联可见频率为6～7Hz的持续单形θ活动。

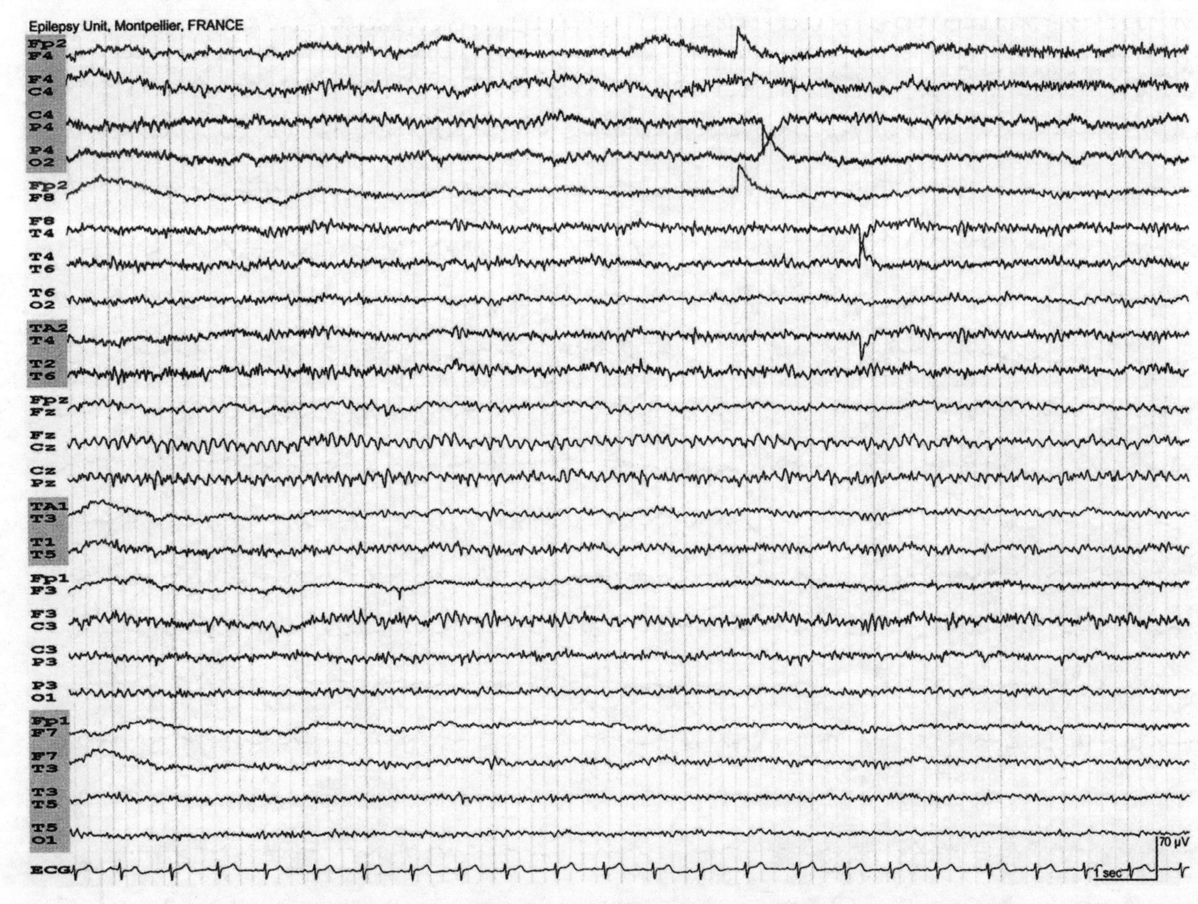

图a　记录速度15mm/s，注意FP2、P4和T4导联的电极“爆破”（POP）伪差

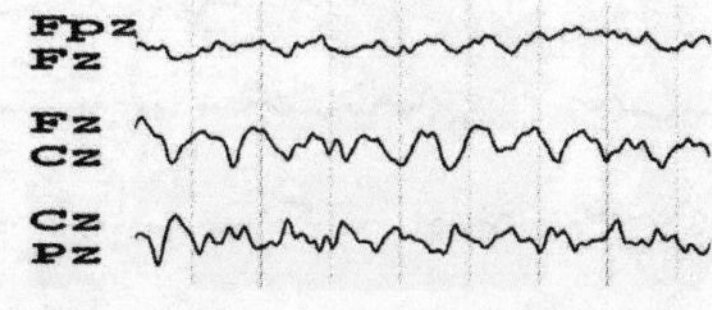

图b　6～7Hz的中线θ节律

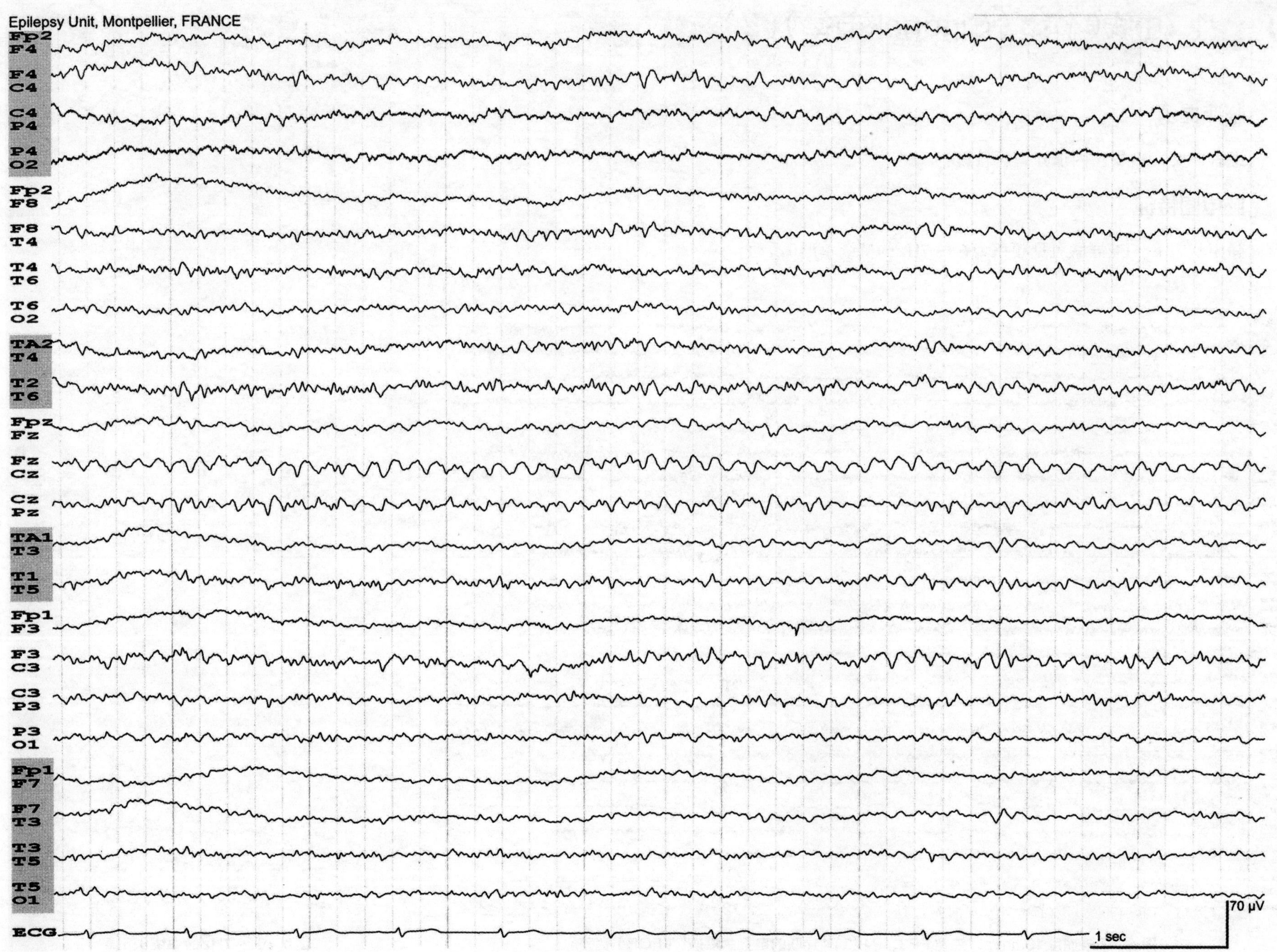
Epilepsy Unit, Montpellier, FRANCE
Fp2 F4
F4 C4
C4 P4
P4 O2
Fp2 F8
F8 T4
T4 T6
T6 O2
TA2 T4
T2 T6
Fpz Fz
Fz Cz
Cz Pz
TA1 T3
T1 T5
Fp1 F3
F3 C3
C3 P3
P3 O1
Fp1 F7
F7 T3
T3 T5
T5 O1
ECG
70 μV
1 sec

I · 22　成人临床下节律性放电（1）

临床提示

患者，男，55岁。有短暂性脑缺血发作和心房颤动史。

脑电图特征

闭眼状态下，背景活动可见后头部低波幅的α节律。过度换气时可见双侧中线及后头部分布，间隔逐渐缩短直至出现连续的呈节律性发放的慢波，慢波振幅在开始就达到最高并保持稳定。成人临床下节律性放电是一种罕见的非病理性电活动，在有血管病病史的患者中，过度换气、间断闪光刺激诱发时多见。

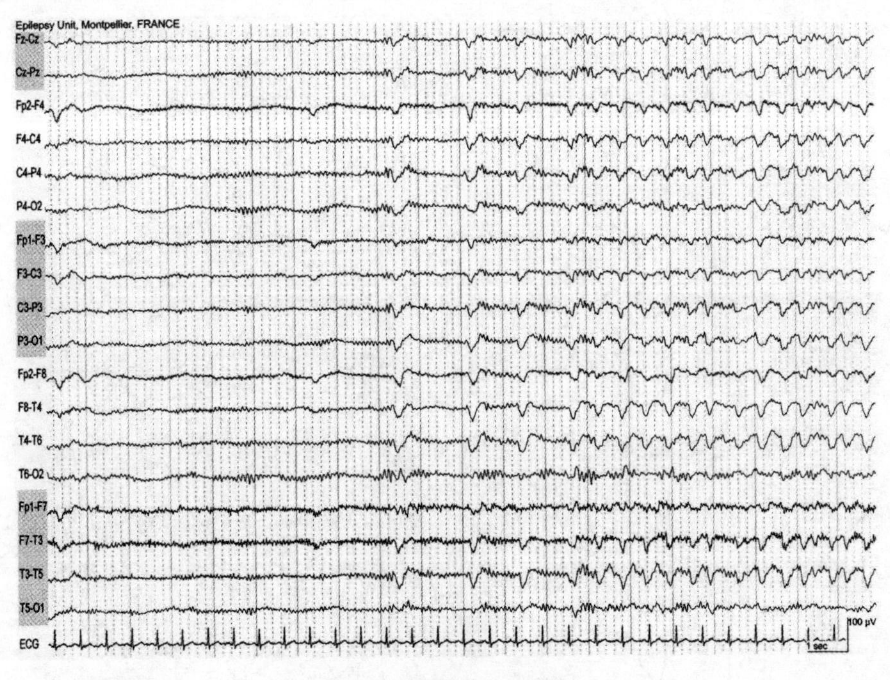

图a　记录速度15mm/s

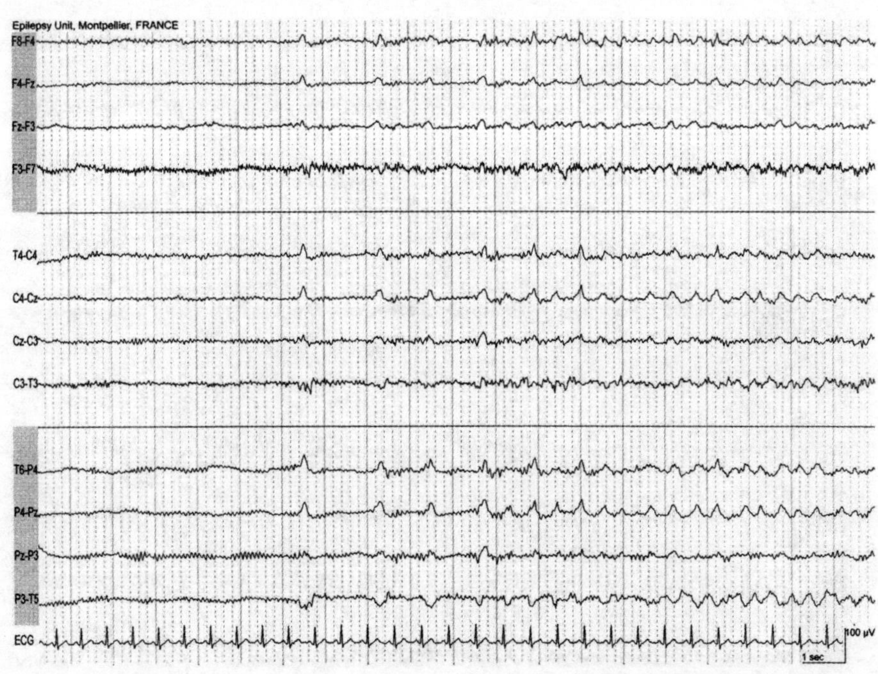

图b　记录速度15mm/s。图示双极横联，后头部可见右侧半球为著的高波幅慢波

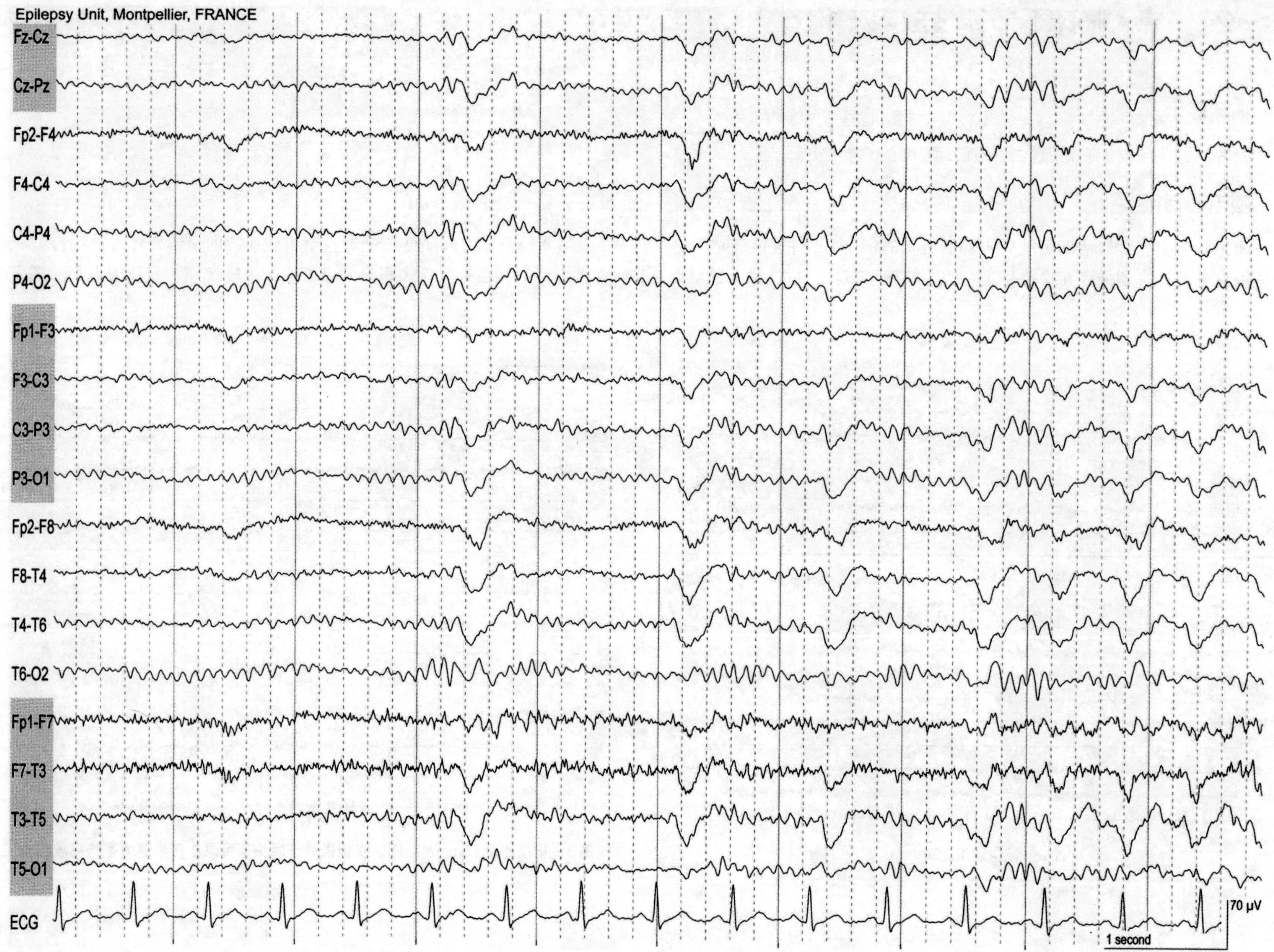
Epilepsy Unit, Montpellier, FRANCE
Fz-Cz
Cz-Pz
Fp2-F4
F4-C4
C4-P4
P4-O2
Fp1-F3
F3-C3
C3-P3
P3-O1
Fp2-F8
F8-T4
T4-T6
T6-O2
Fp1-F7
F7-T3
T3-T5
T5-O1
ECG
70 μV
1 second

I · 23　成人临床下节律性放电（2）

临床提示

与 I · 22 为同一患者。

脑电图特征

脑电图可见波幅稳定且呈连续节律性发放的δ活动，随着过度换气结束逐渐终止。

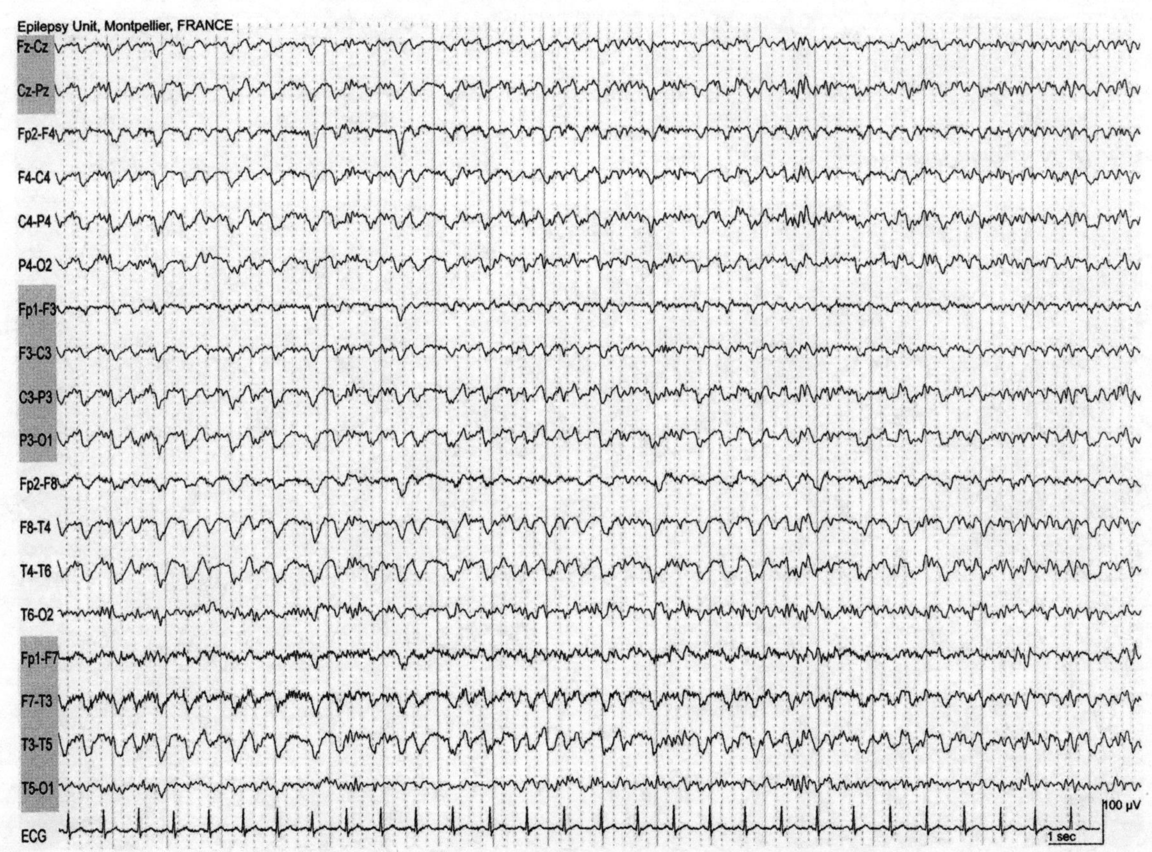

图a　记录速度 15mm/s，过度换气停止后节律性慢波逐渐终止

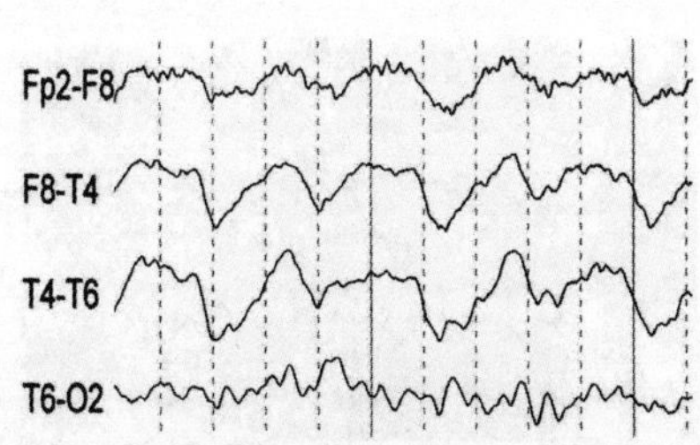

图b　单形慢波活动及 T6-O2 导联α节律

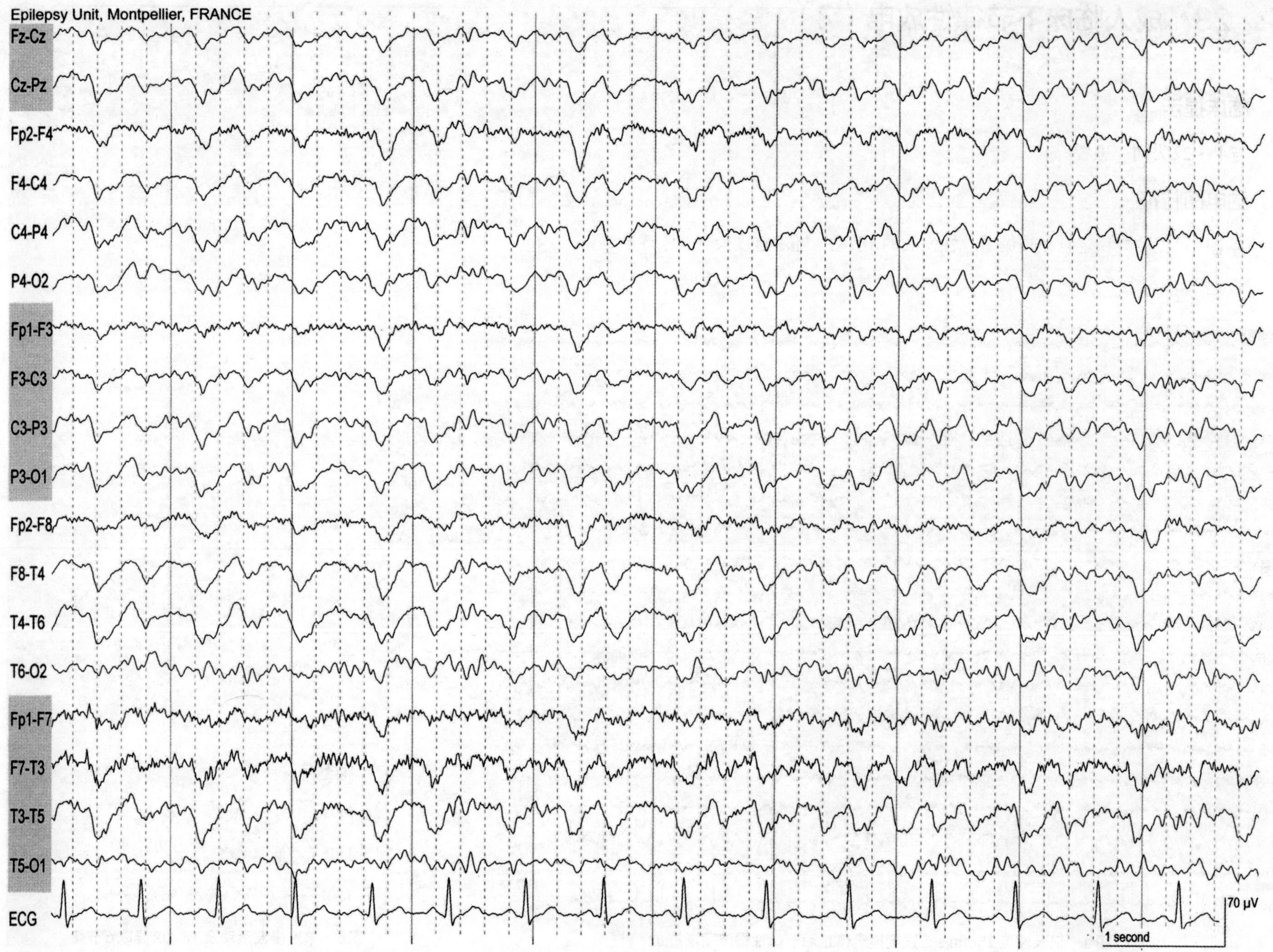
Epilepsy Unit, Montpellier, FRANCE
Fz-Cz
Cz-Pz
Fp2-F4
F4-C4
C4-P4
P4-O2
Fp1-F3
F3-C3
C3-P3
P3-O1
Fp2-F8
F8-T4
T4-T6
T6-O2
Fp1-F7
F7-T3
T3-T5
T5-O1
ECG
70 µV
1 second

I · 24　成人临床下节律性放电（3）

临床提示

患者，男，39岁。因发作性意识丧失两次就诊。

脑电图特征

A：闭眼放松状态下，可见右颞后区散发慢波，继之出现右中央－顶－颞区δ活动，最后演变为右半球为著的尖形θ节律，波幅在起始就达到最高并保持稳定。B：可见中央－顶－颞区波幅固定的单态δ和θ频段混合慢波节律性发放，并逐渐消失。在该患者中，成人临床下节律性放电不仅在清醒放松状态下可见，也可见于NREM睡眠2期向REM睡眠期过渡时（见Ⅲ · 72的图）。

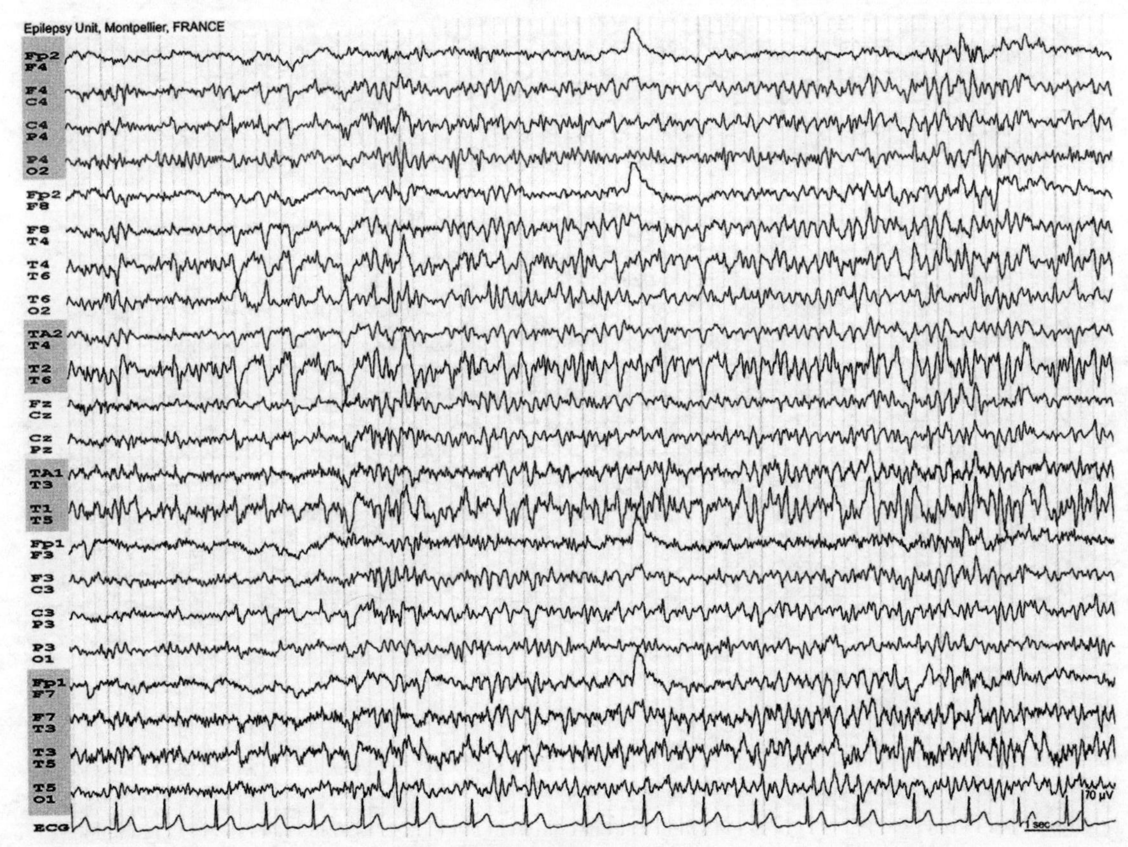

图a　记录速度15mm/s

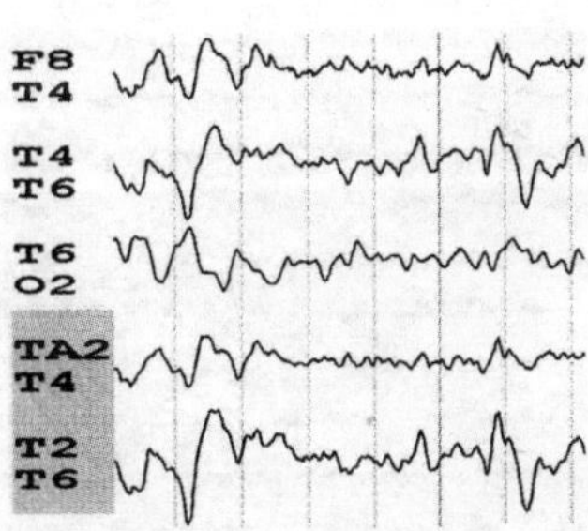

图b　右颞后的成人临床下节律性放电起始

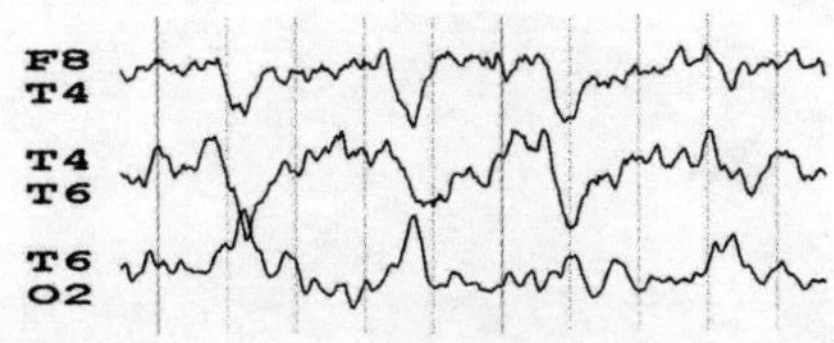

图c　右颞后δ波

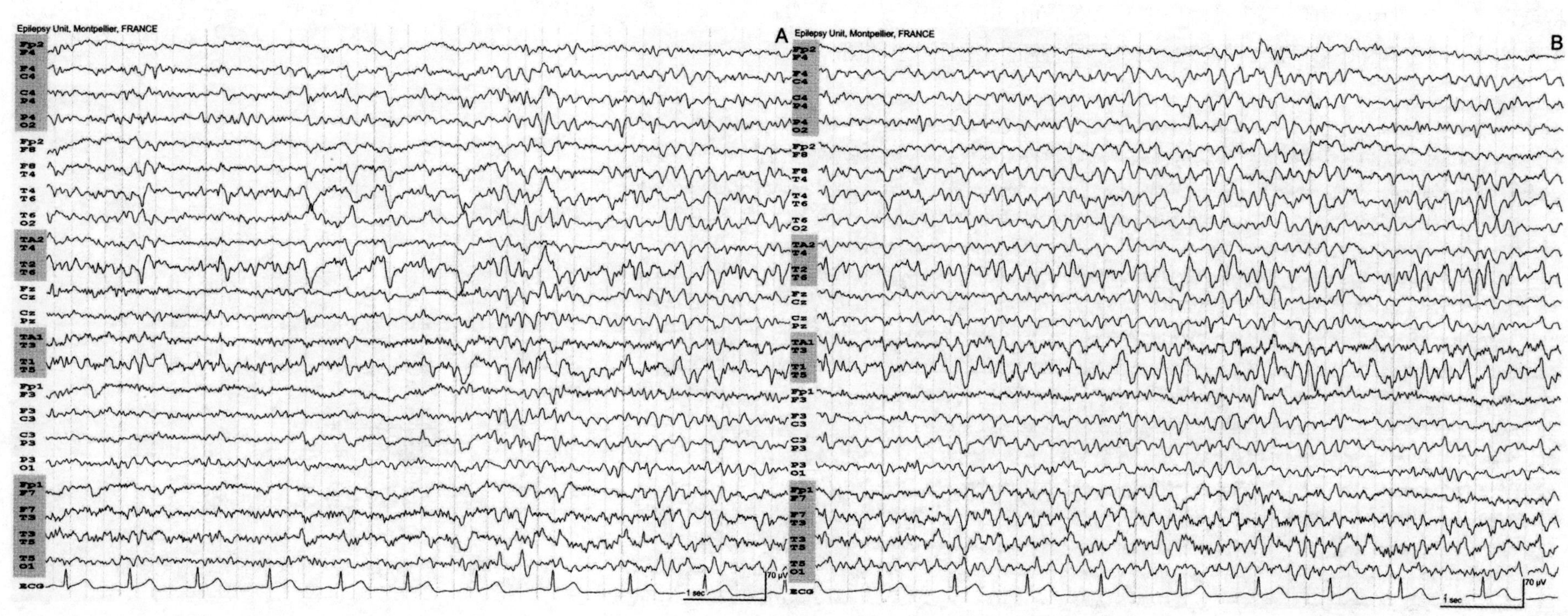
Epilepsy Unit, Montpellier, FRANCE
A
Fp2 F4
F4 C4
C4 P4
P4 O2
Fp2 F8
F8 T4
T4 T6
T6 O2
TA2 T4
T2 T6
Fz Cz
Cz Pz
TA1 T3
T1 T5
Fp1 F3
F3 C3
C3 P3
P3 O1
Fp1 F7
F7 T3
T3 T5
T5 O1
ECG
1 sec
70 μV
Epilepsy Unit, Montpellier, FRANCE
B
1 sec
70 μV

Ⅰ·25　成人临床下节律性放电（4）

临床提示

患者，女，60岁。因记忆力减退就诊。

脑电图特征

A：闭眼状态下，过度换气可见双侧中央-顶-颞区间隔逐渐缩短直至连续呈节律性发放的尖波，波幅在开始时达到最高并保持固定，P4和P3导联呈位相倒置，后半部分可见电活动向前头部扩散。B：可见振幅固定的单形节律性θ活动突然终止。

评注

成人临床下节律性放电有2种不同的起始模式，一种表现为突然或逐渐起始的尖形θ节律（4～7Hz）；第二种表现为间隔逐渐缩短直至演变为持续节律性放电的单形尖波。

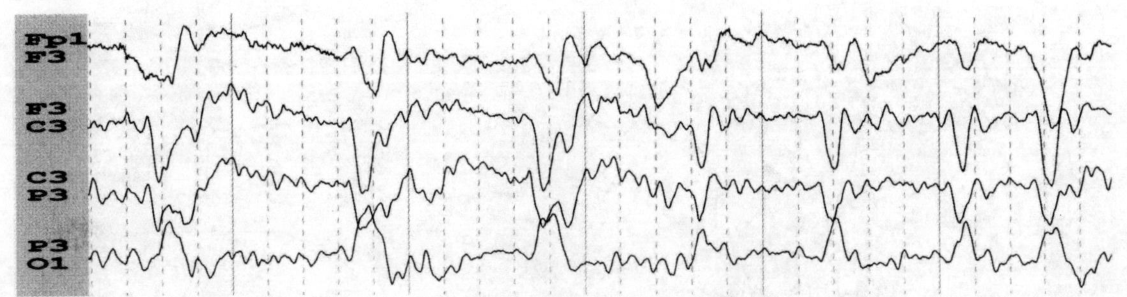

图a　逐渐起始，出现频率逐渐增高的尖波

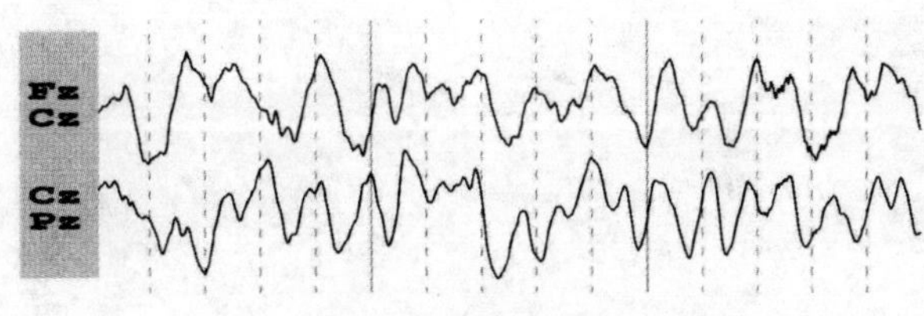

图b　节律性θ活动

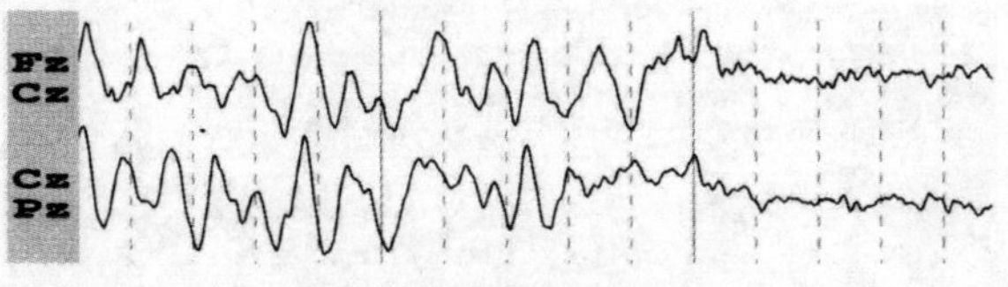

图c　θ节律突然终止

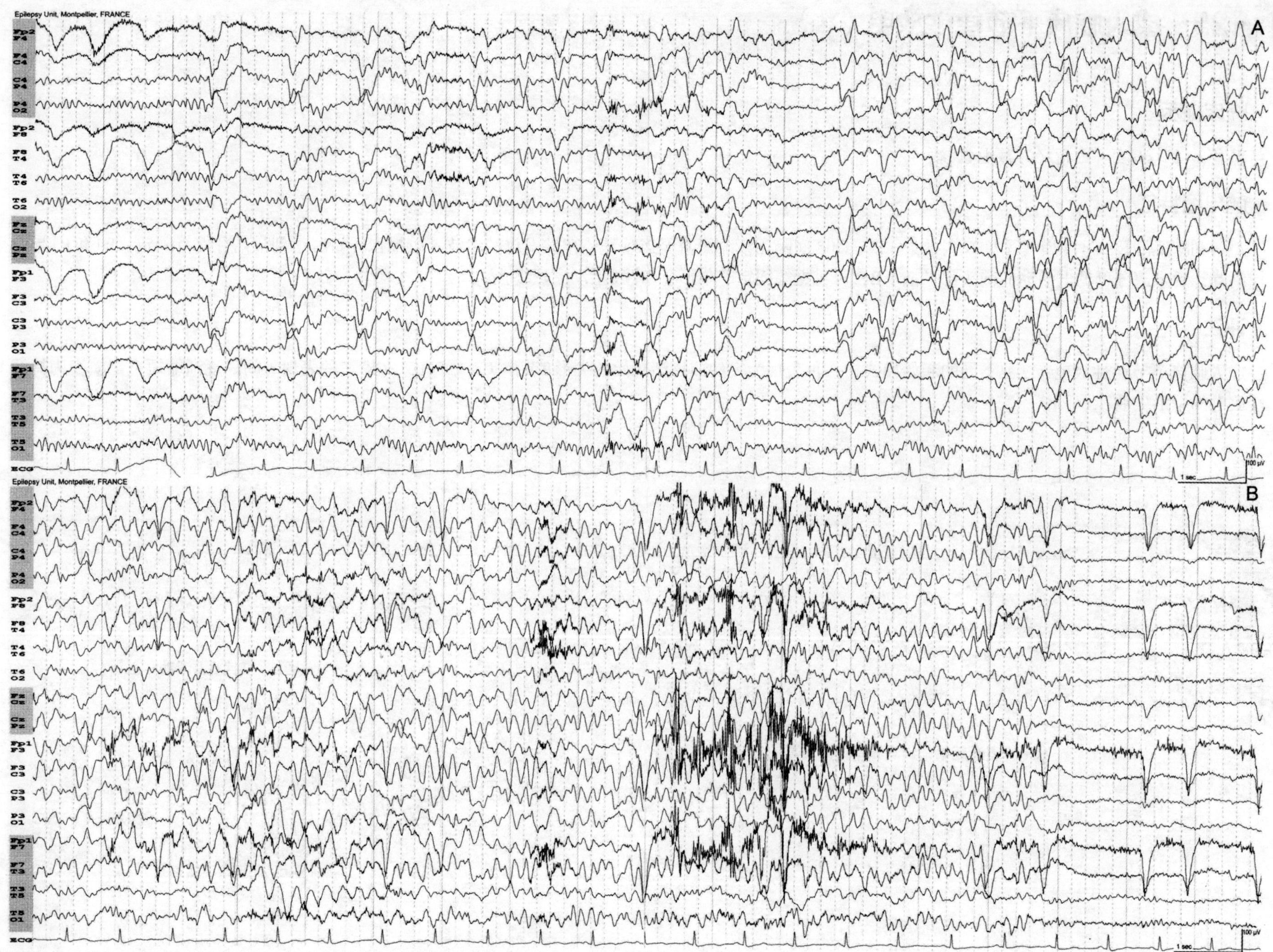
Epilepsy Unit, Montpellier, FRANCE
A
Fp2 F4
F4 C4
C4 P4
P4 O2
Fp2 F8
F8 T4
T4 T6
T6 O2
Fz Cz
Cz Pz
Fp1 F3
F3 C3
C3 P3
P3 O1
Fp1 F7
F7 T3
T3 T5
T5 O1
ECG
100 µV
1 sec
Epilepsy Unit, Montpellier, FRANCE
B
Fp2 F4
F4 C4
C4 P4
P4 O2
Fp2 F8
F8 T4
T4 T6
T6 O2
Fz Cz
Cz Pz
Fp1 F3
F3 C3
C3 P3
P3 O1
Fp1 F7
F7 T3
T3 T5
T5 O1
ECG
100 µV
1 sec

I · 26　成人临床下节律性放电（5）

临床提示

患者，女，76岁。因一次意识丧失发作就诊。

脑电图特征

过度换气时，双侧顶区可见θ活动。在该患者，成人临床下节律性放电不仅在过度换气时出现，在无刺激状态下也可观察到。注意左颞高频活动为肌电伪差的叠加（T3）。

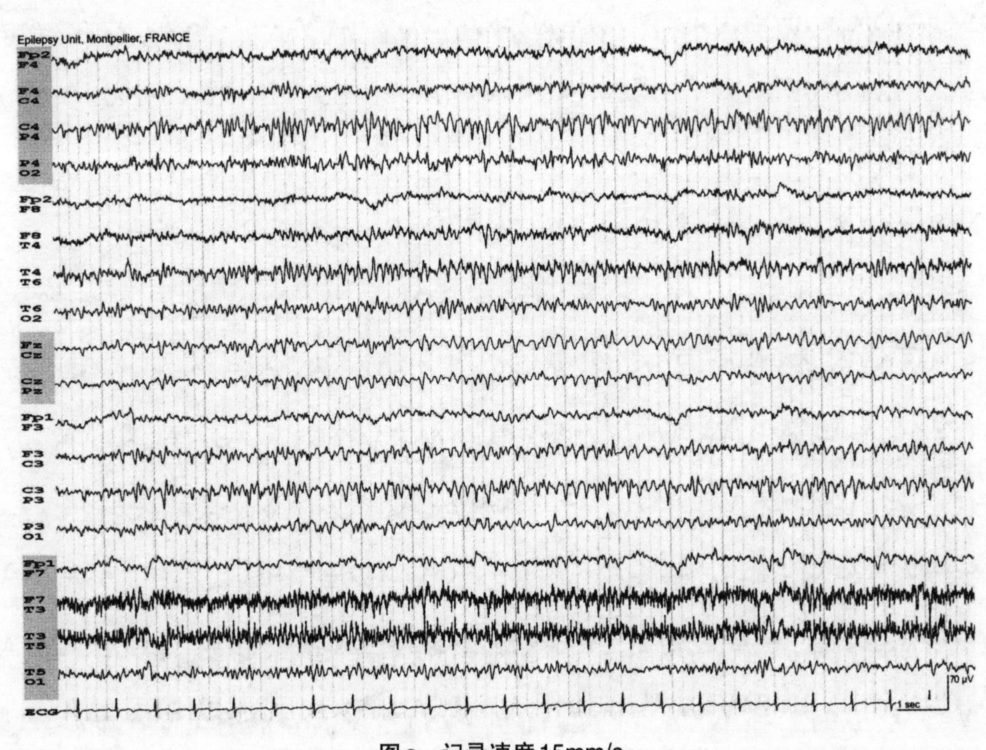

图a　记录速度15mm/s

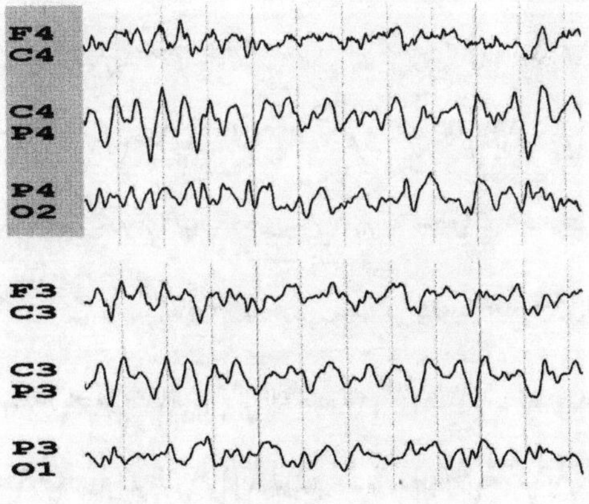

图b　SREDA：顶区θ活动

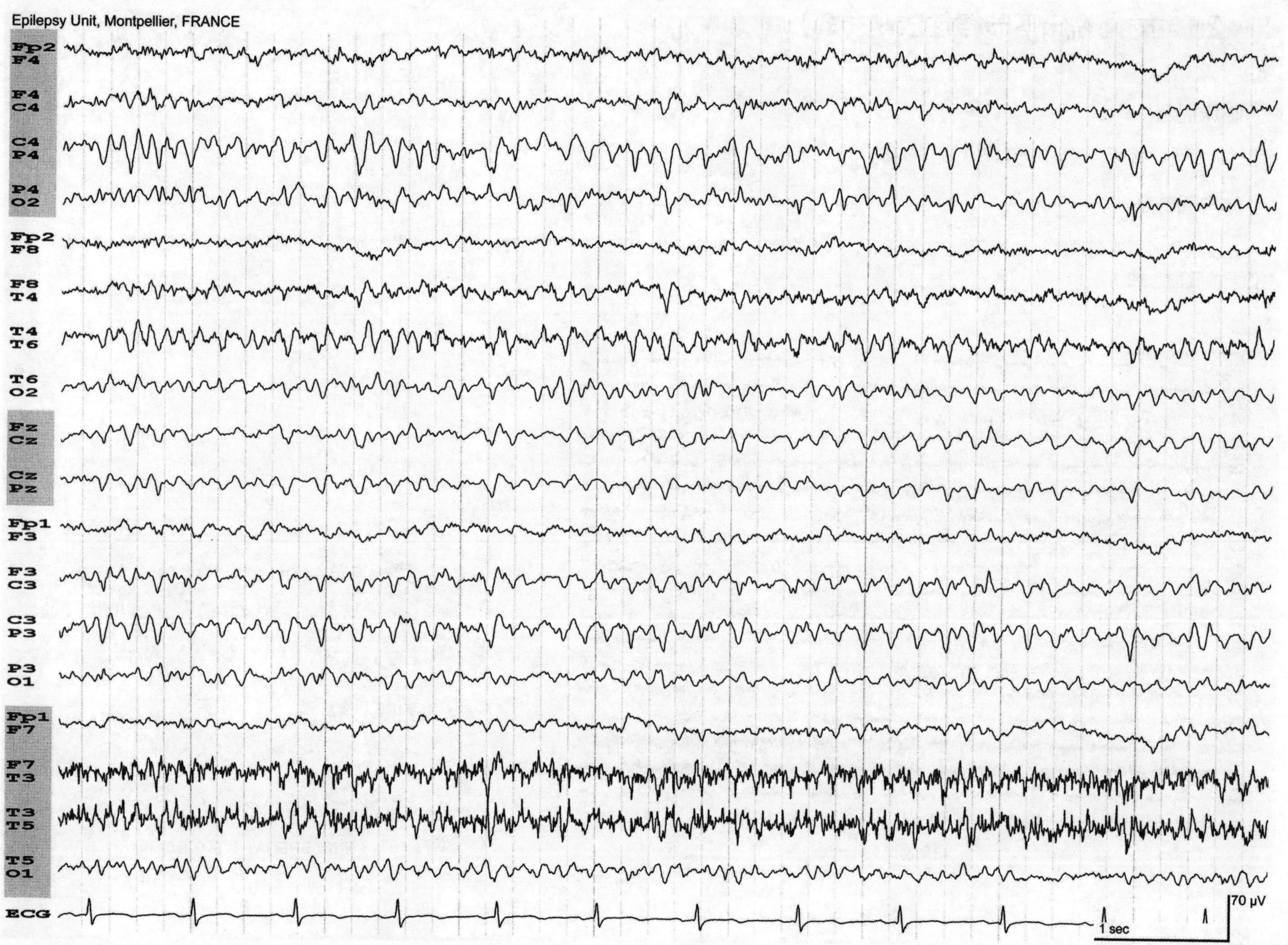
Epilepsy Unit, Montpellier, FRANCE
Fp2 F4
F4 C4
C4 P4
P4 O2
Fp2 F8
F8 T4
T4 T6
T6 O2
Fz Cz
Cz Pz
Fp1 F3
F3 C3
C3 P3
P3 O1
Fp1 F7
F7 T3
T3 T5
T5 O1
ECG
70 μV
1 sec

I ·27　颞区θ活动（门状棘波）

临床提示

患者，女，49岁。因意识丧失发作就诊。诊断为血管迷走性晕厥。

脑电图特征

图左，清醒睁眼状态下，脑电图可见额极瞬目伪差及肌肉活动导致的肌电伪差，左侧颞区可见不规则高波幅θ波暴发。图右，NREM睡眠2期，左侧颞区可见典型的门状棘波（wicket spikes），与图左清醒状态下观察到的左颞区高波幅慢波活动相对应，但这种处于警觉状态下的形态并不典型。在清醒期，门状棘波通常呈不规则θ样形态。典型的门状棘波出现在思睡期和睡眠期。

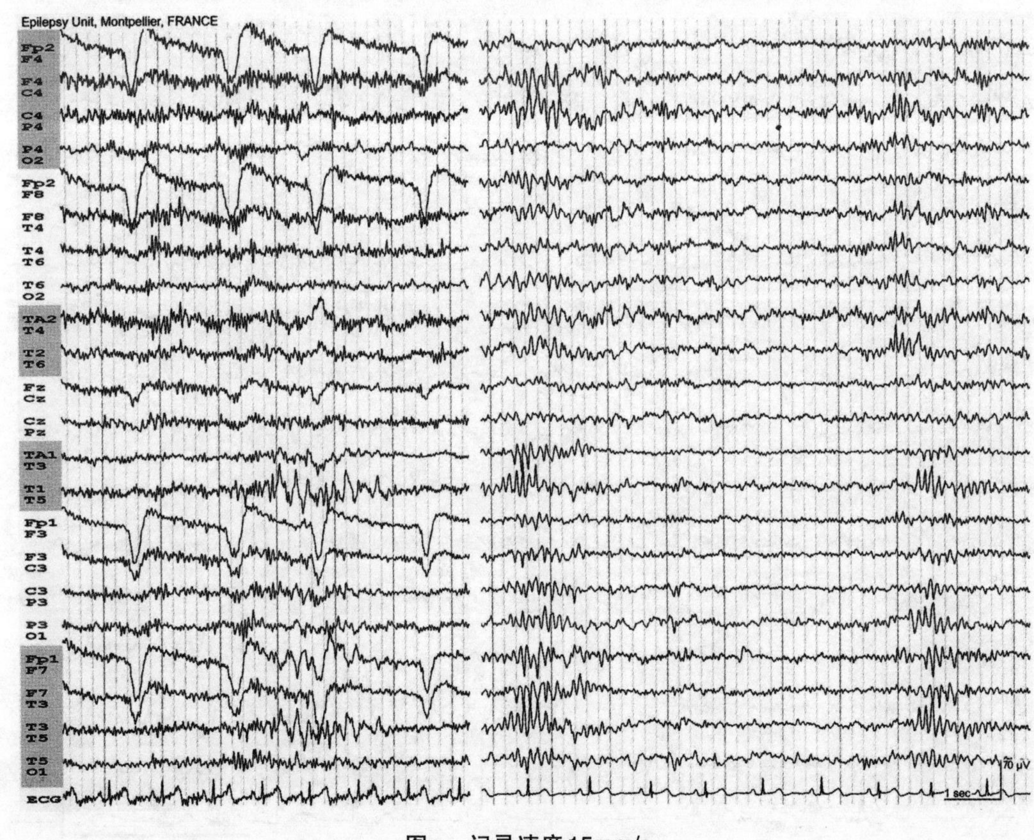

图a　记录速度15mm/s

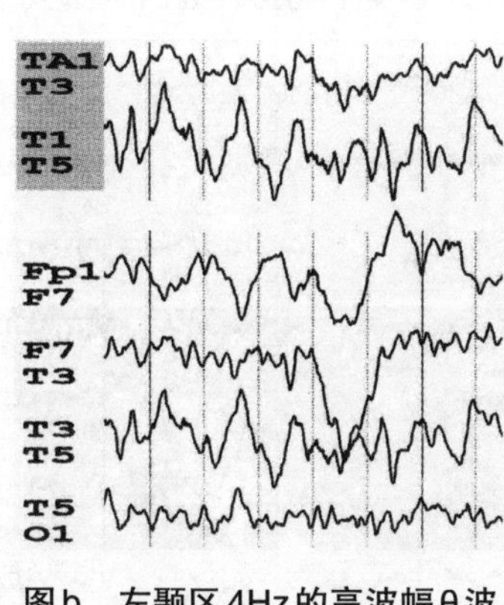

图b　左颞区4Hz的高波幅θ波

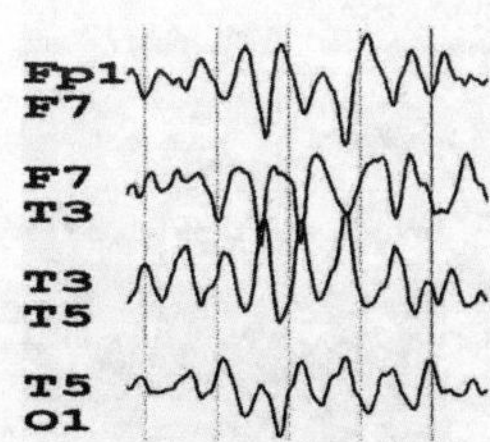

图c　NREM睡眠2期典型门状棘波

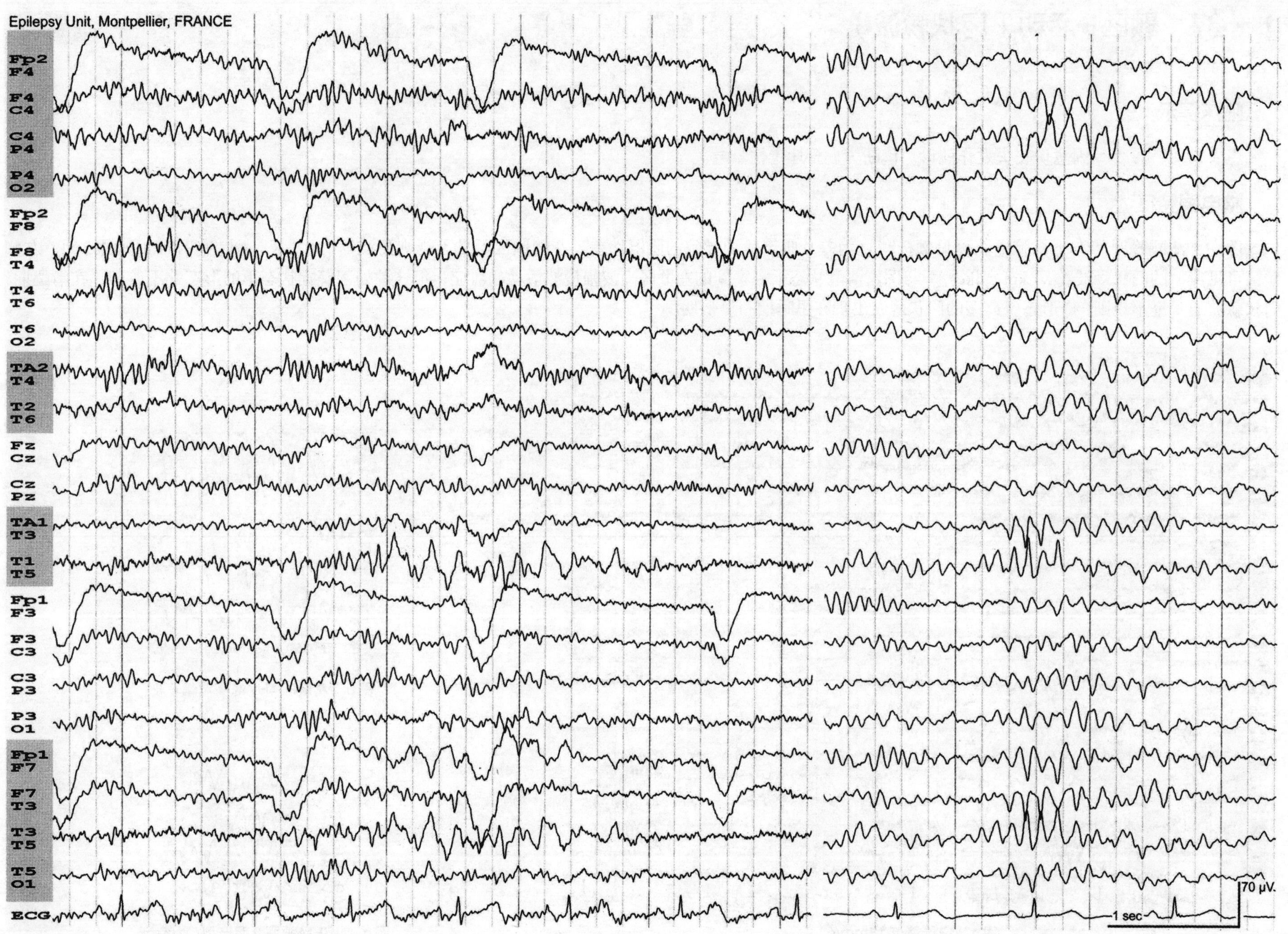
Epilepsy Unit, Montpellier, FRANCE
Fp2 F4
F4 C4
C4 P4
P4 O2
Fp2 F8
F8 T4
T4 T6
T6 O2
TA2 T4
T2 T6
Fz Cz
Cz Pz
TA1 T3
T1 T5
Fp1 F3
F3 C3
C3 P3
P3 O1
Fp1 F7
F7 T3
T3 T5
T5 O1
ECG
70 μV.
1 sec

I · 28　颞区θ-δ活动（门状棘波）

临床提示

患者，女，60岁。因数次意识丧失发作就诊。

脑电图特征

图左，清醒闭眼状态下（后头部α背景节律），右颞区可见短周期θ-δ活动暴发，因叠加了α成分而出现“切迹”。图中和图右，NREM睡眠2期，分别可见右颞和左颞区门状棘波。

这里注意脑电图中有趣的现象，清醒期右颞区慢波与睡眠期门状棘波相对应，且并非病理性活动。

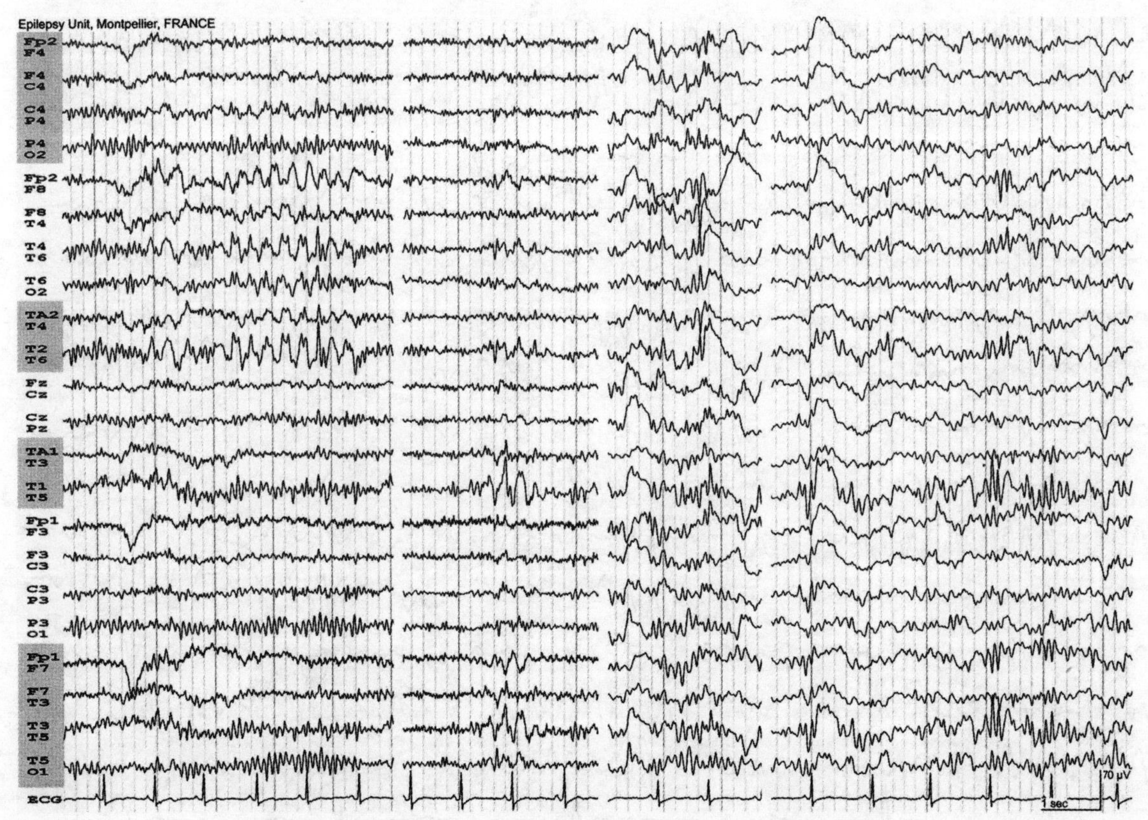

图a　记录速度15mm/s。图中可见睁眼状态下左颞区尖波发放

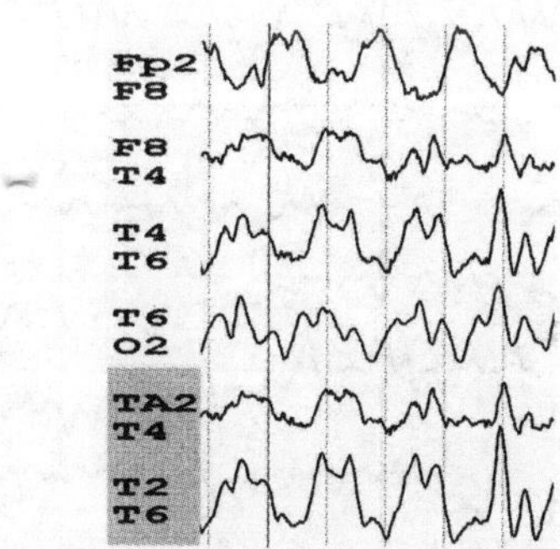

图b　图a左侧中右颞区慢波的缩放。注意如果单独看终末部分，容易被误认为“癫痫样”棘波，但如果在睡眠中，则易被辨识为门状棘波

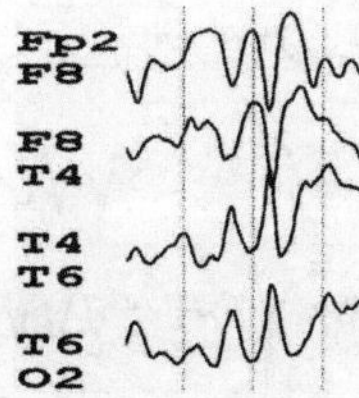

图c　图a右侧中右颞区门状棘波的缩放

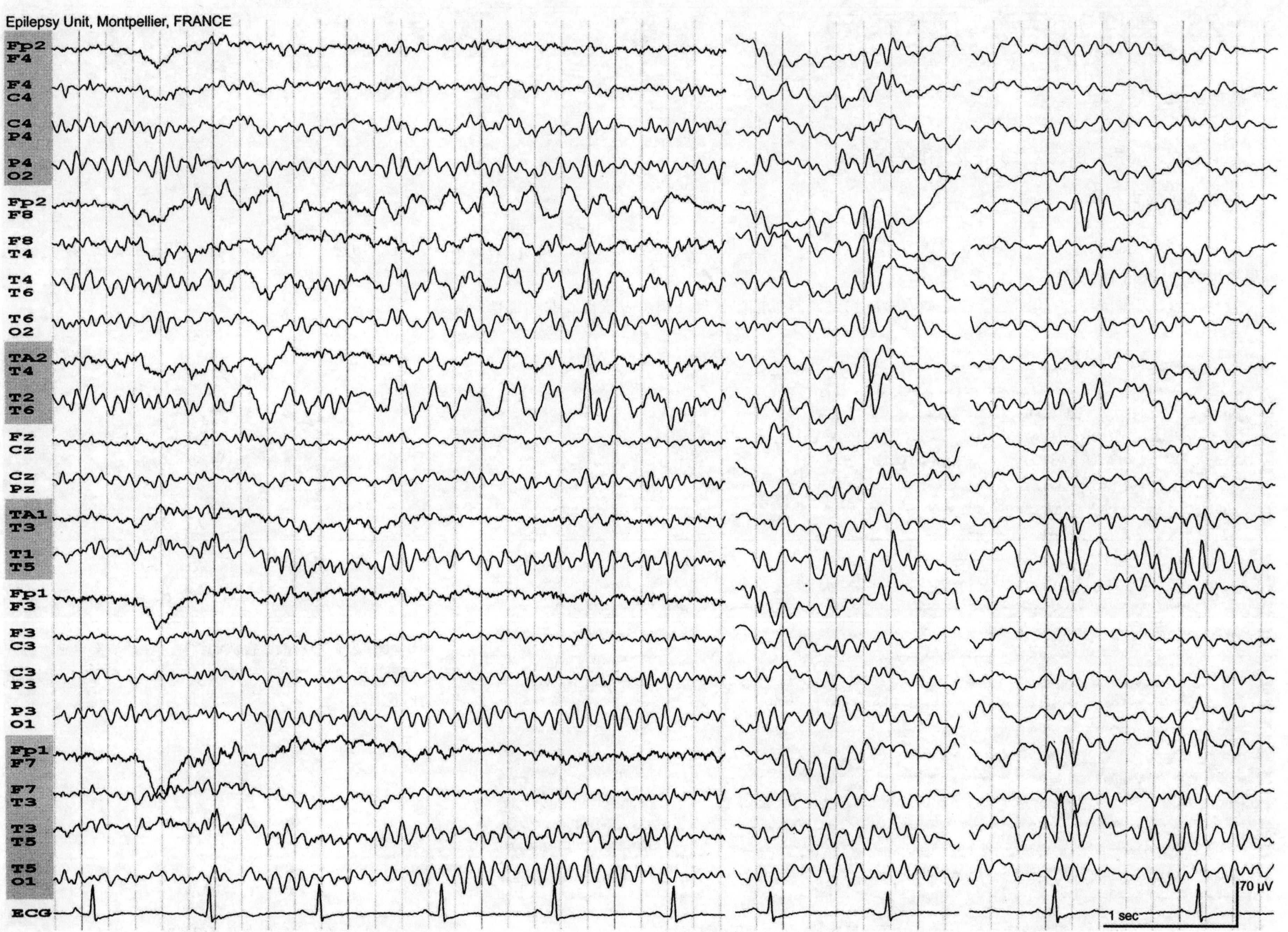
Epilepsy Unit, Montpellier, FRANCE
Fp2 F4
F4 C4
C4 P4
P4 O2
Fp2 F8
F8 T4
T4 T6
T6 O2
TA2 T4
T2 T6
Fz Cz
Cz Pz
TA1 T3
T1 T5
Fp1 F3
F3 C3
C3 P3
P3 O1
Fp1 F7
F7 T3
T3 T5
T5 O1
ECG
70 µV
1 sec

I · 29　颞区θ-δ活动（节律性中颞区放电）

临床提示

患者，女，43岁。因颞叶癫痫就诊。

脑电图特征

A：清醒状态下，脑电图可见右颞4Hz θ活动。很难仅根据本图来确定这种活动是非特异性改变的还是病理性的（如颞叶癫痫患者发作间期异常放电），尽管单形和双相的特征更支持前者。在鉴别困难的情况下，结合睡眠脑电进行区分是必要的。该患者在困倦和睡眠中可见典型的节律性中颞区放电，与清醒期观察到的节律性中颞区放电相对应。B：REM睡眠期，脑电图可见双侧颞区典型的节律性中颞区放电。应格外注意肌肉抽动伪差及μ节律。

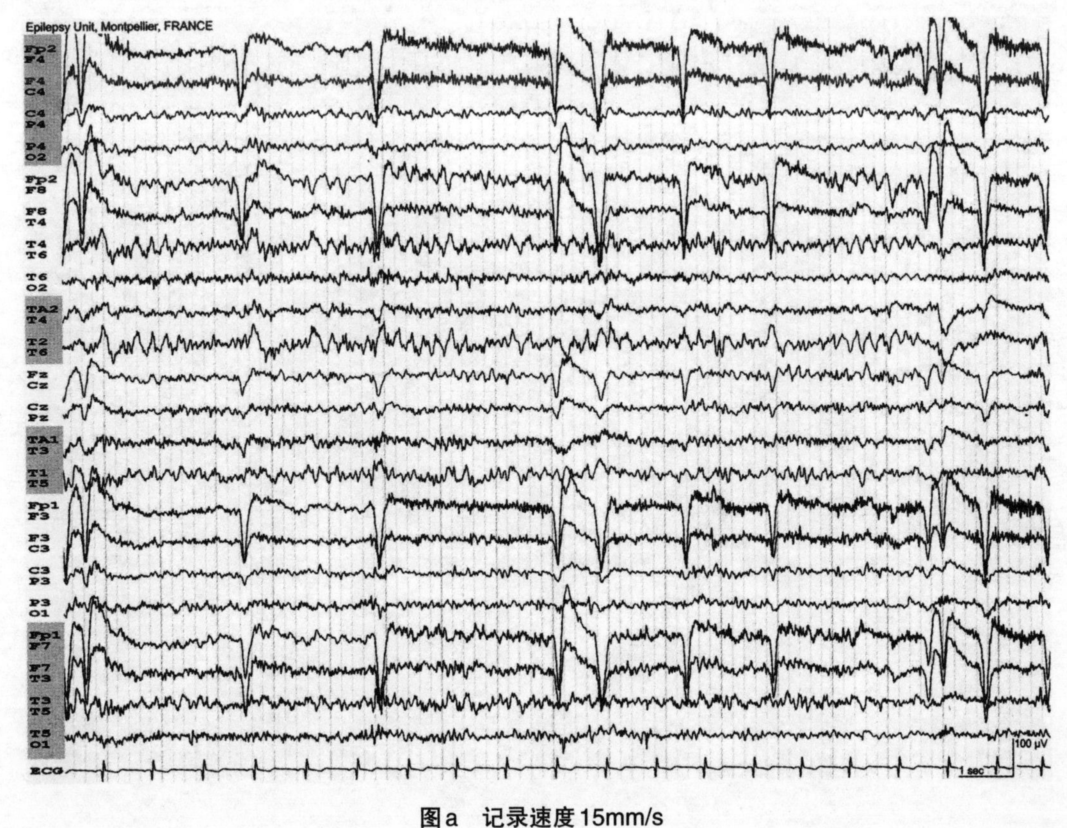

图a　记录速度15mm/s

Fp2 F8
F8 T4
T4 T6
T6 O2

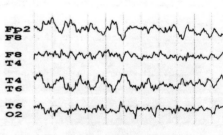

图b　图A中右颞4Hz慢波

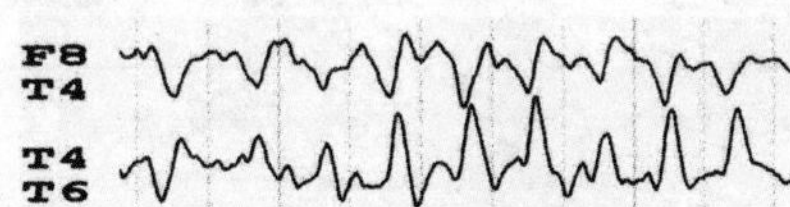

图c　图B中典型的节律性中颞区放电

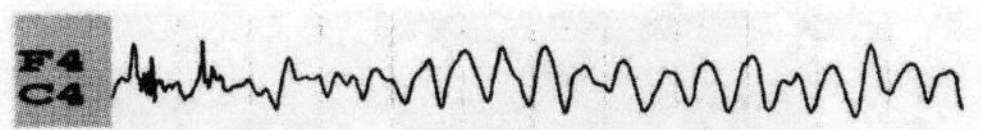

图d　图B中肌肉抽动伪差和μ节律

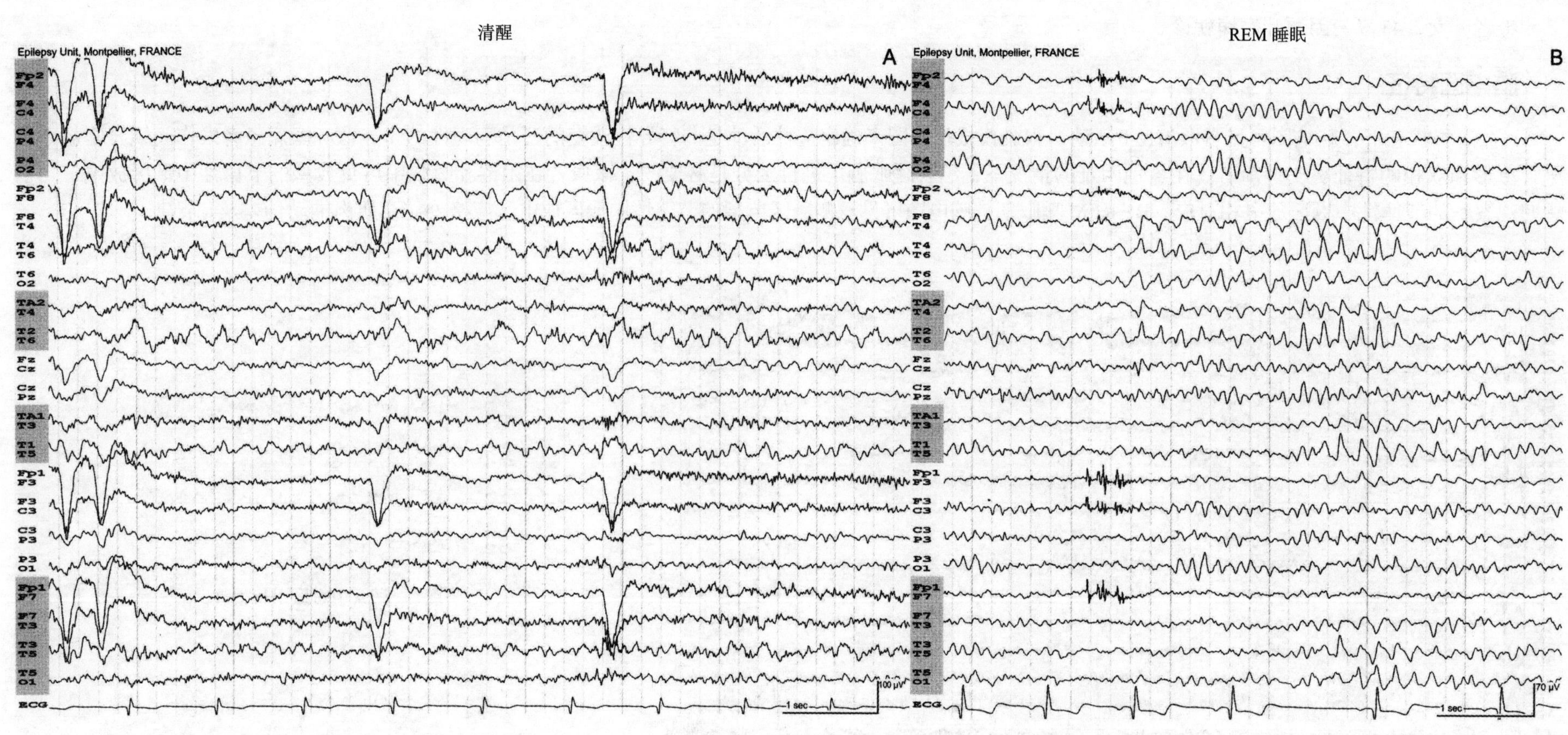
清醒
Epilepsy Unit, Montpellier, FRANCE
A
REM 睡眠
Epilepsy Unit, Montpellier, FRANCE
B
Fp2 F4
F4 C4
C4 P4
P4 O2
Fp2 F8
F8 T4
T4 T6
T6 O2
TA2 T4
T2 T6
Fz Cz
Cz Pz
TA1 T3
T1 T5
Fp1 F3
F3 C3
C3 P3
P3 O1
Fp1 F7
F7 T3
T3 T5
T5 O1
ECG
1 sec
100 μV
70 μV

I · 30 缺口节律（1）

临床提示

患者，女，35岁。因左顶叶脑膜瘤术后复查就诊。

脑电图特征

背景活动可见左侧顶叶高波幅9.5Hz节律，即由于颅骨缺损被增强的α节律（缺口节律），在睁眼时消失。注意额极为著的瞬目伪差。

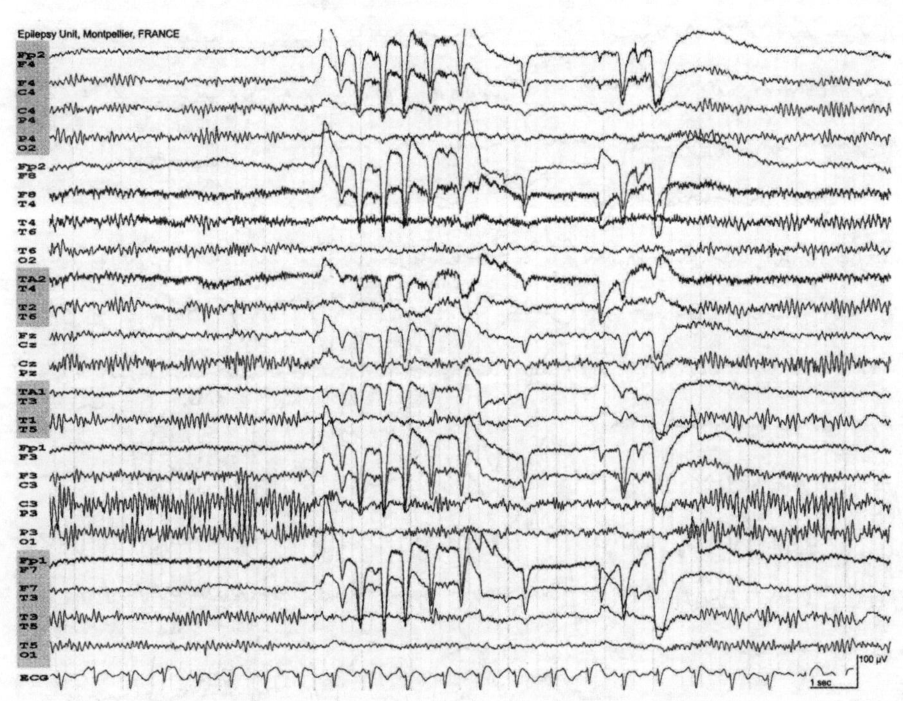

图a 记录速度15mm/s，注意睁、闭眼状态缺口节律的变化

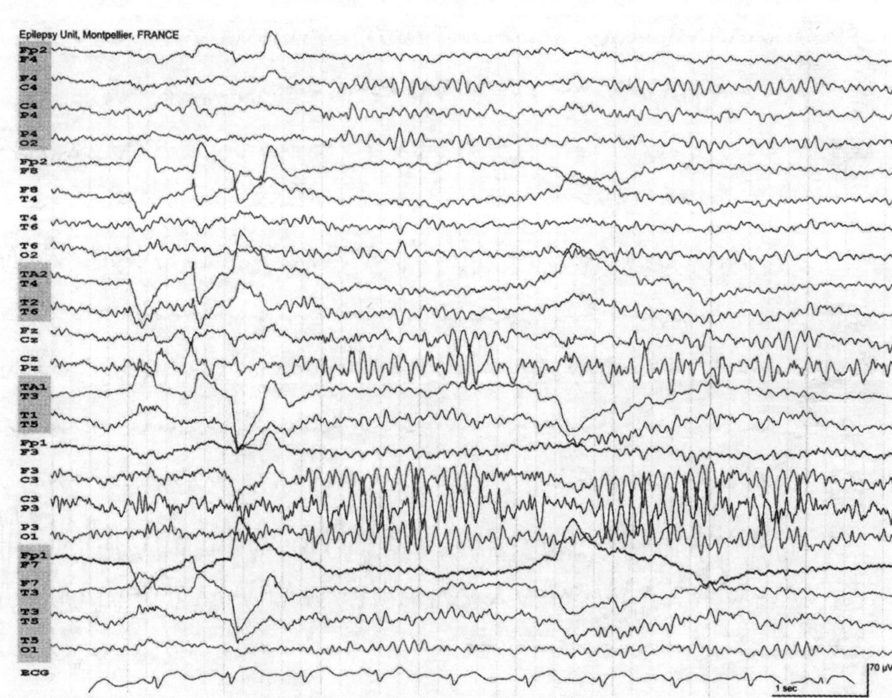

图b REM睡眠期额极为主的快速眼动伪差；注意左侧顶区的缺口节律

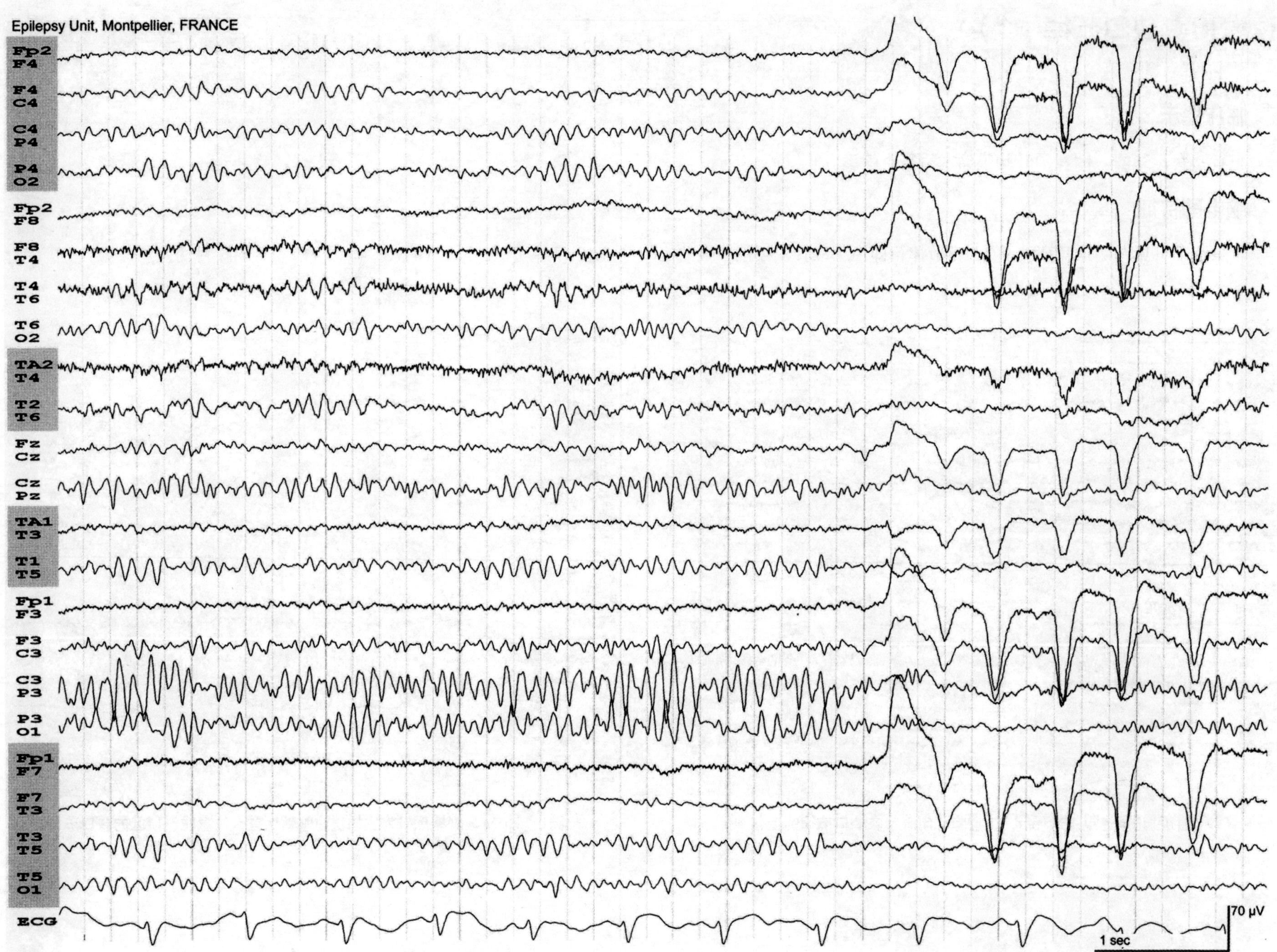
Epilepsy Unit, Montpellier, FRANCE
Fp2 F4
F4 C4
C4 P4
P4 O2
Fp2 F8
F8 T4
T4 T6
T6 O2
TA2 T4
T2 T6
Fz Cz
Cz Pz
TA1 T3
T1 T5
Fp1 F3
F3 C3
C3 P3
P3 O1
Fp1 F7
F7 T3
T3 T5
T5 O1
ECG
70 μV
1 sec

I · 31 缺口节律（2）

临床提示

患者，男，69岁。3年前行右中央区脑膜瘤切除术，术后癫痫控制良好。

脑电图特征

在中央区的C4导联（双极横联）可见高波幅的8Hz弓形波，即由于颅骨缺损而被增强的μ节律。缺口节律向右顶区扩散。

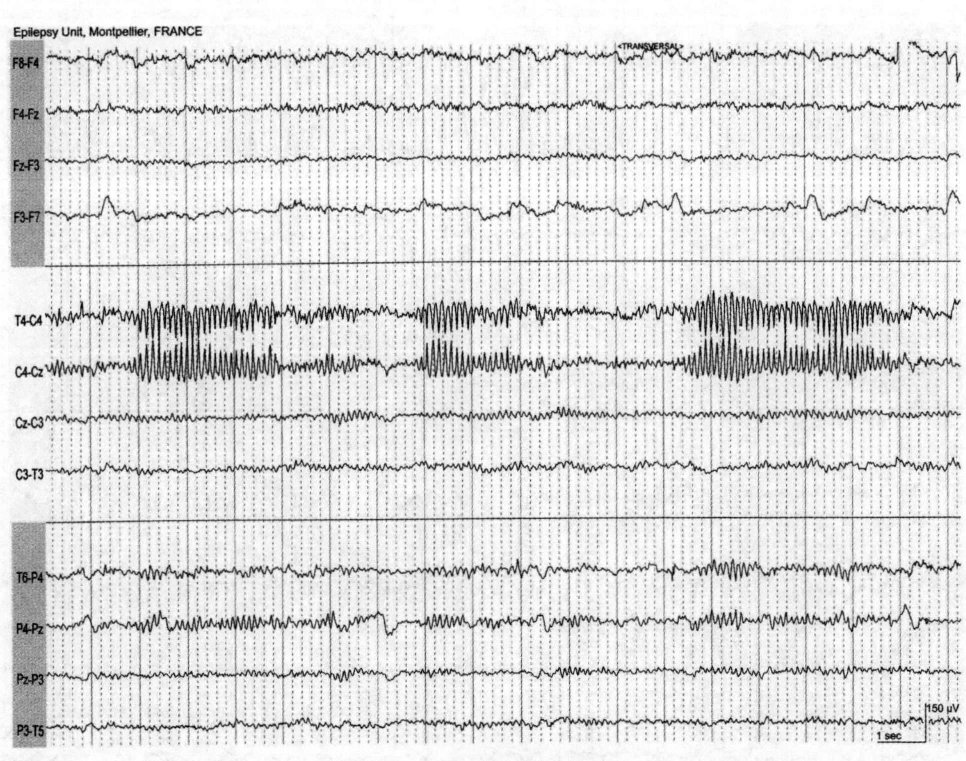

图a　记录速度15mm/s

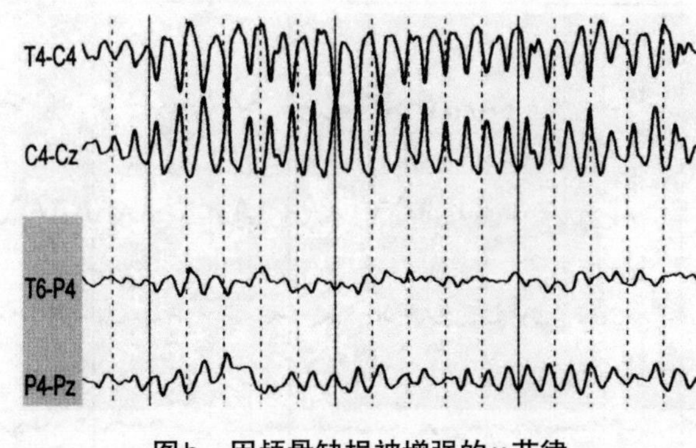

图b　因颅骨缺损被增强的μ节律

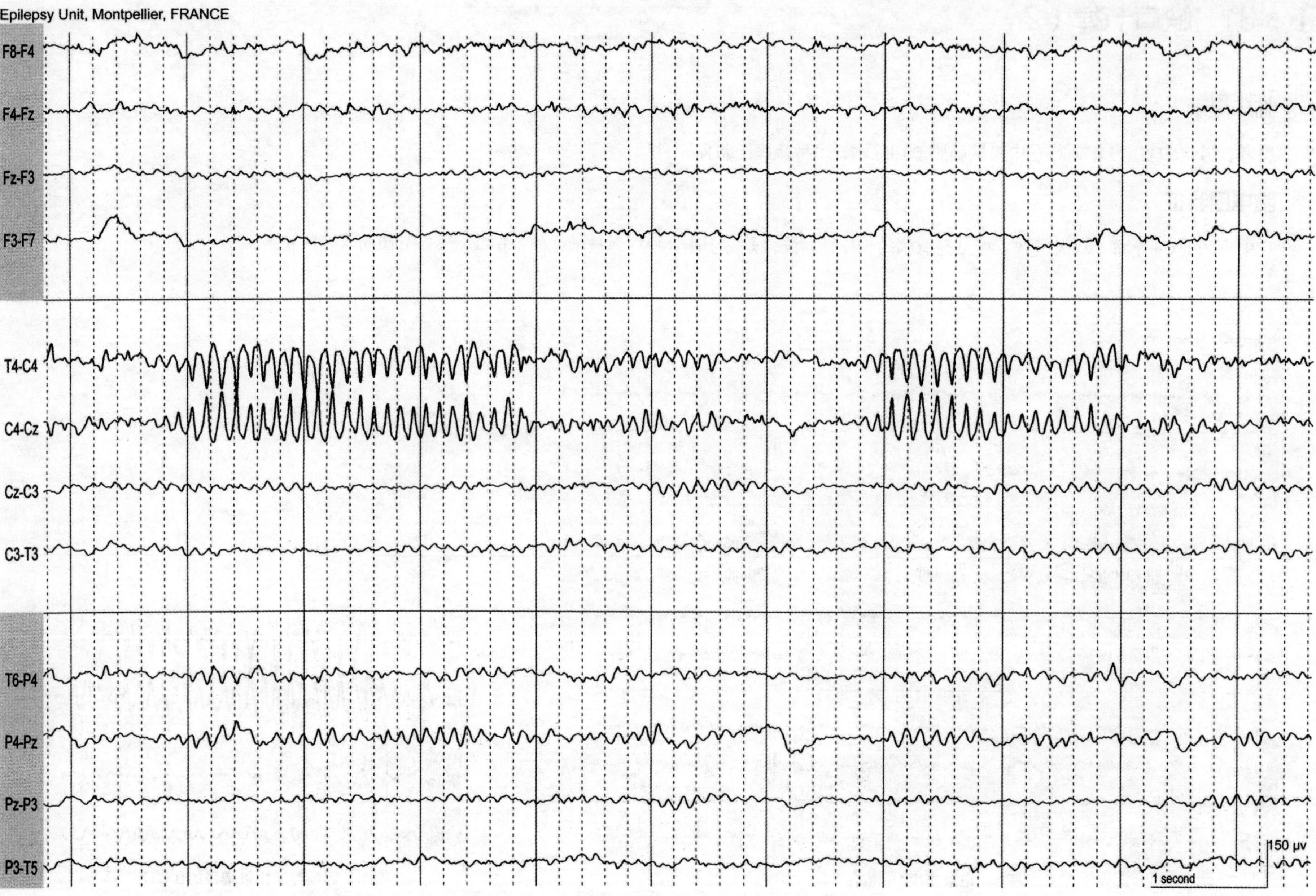
Epilepsy Unit, Montpellier, FRANCE
F8-F4
F4-Fz
Fz-F3
F3-F7
T4-C4
C4-Cz
Cz-C3
C3-T3
T6-P4
P4-Pz
Pz-P3
P3-T5
150 μv
1 second

I · 32　缺口节律（3）

临床提示

患者，女，49岁。患有颞叶内侧癫痫，5年前行右侧海绵窦区脑膜瘤手术。

脑电图特征

睁眼状态下，右颞区可见明显高于背景活动、波形尖锐的9Hz电活动，在T4导联位相倒置。应注意这不是异常的癫痫样放电，而是类似门状棘波的典型缺口节律。

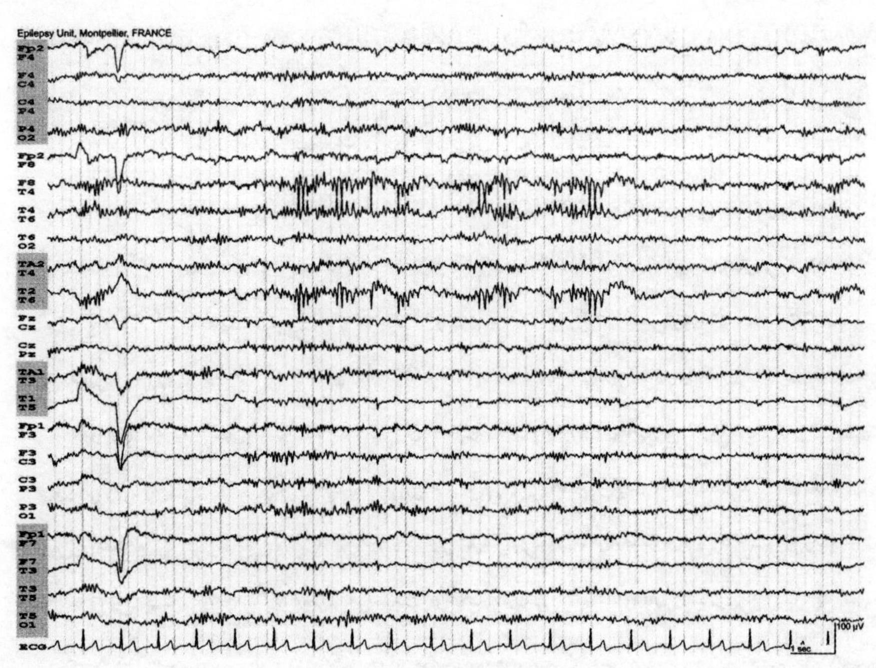

图a　记录速度15mm/s

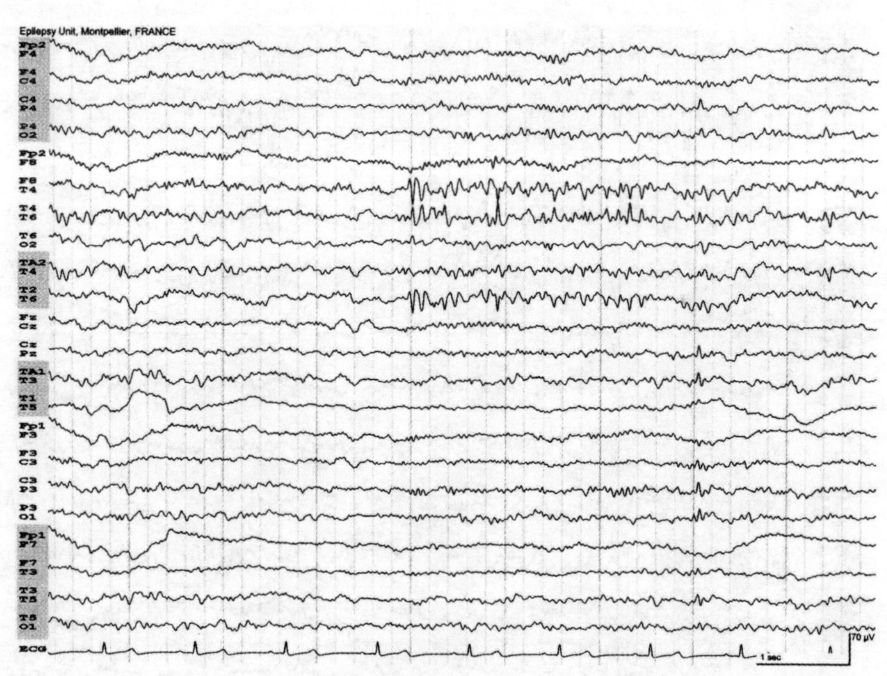

图b　起始处可见REM睡眠期快速眼动伪差，右颞区可见高波幅缺口节律

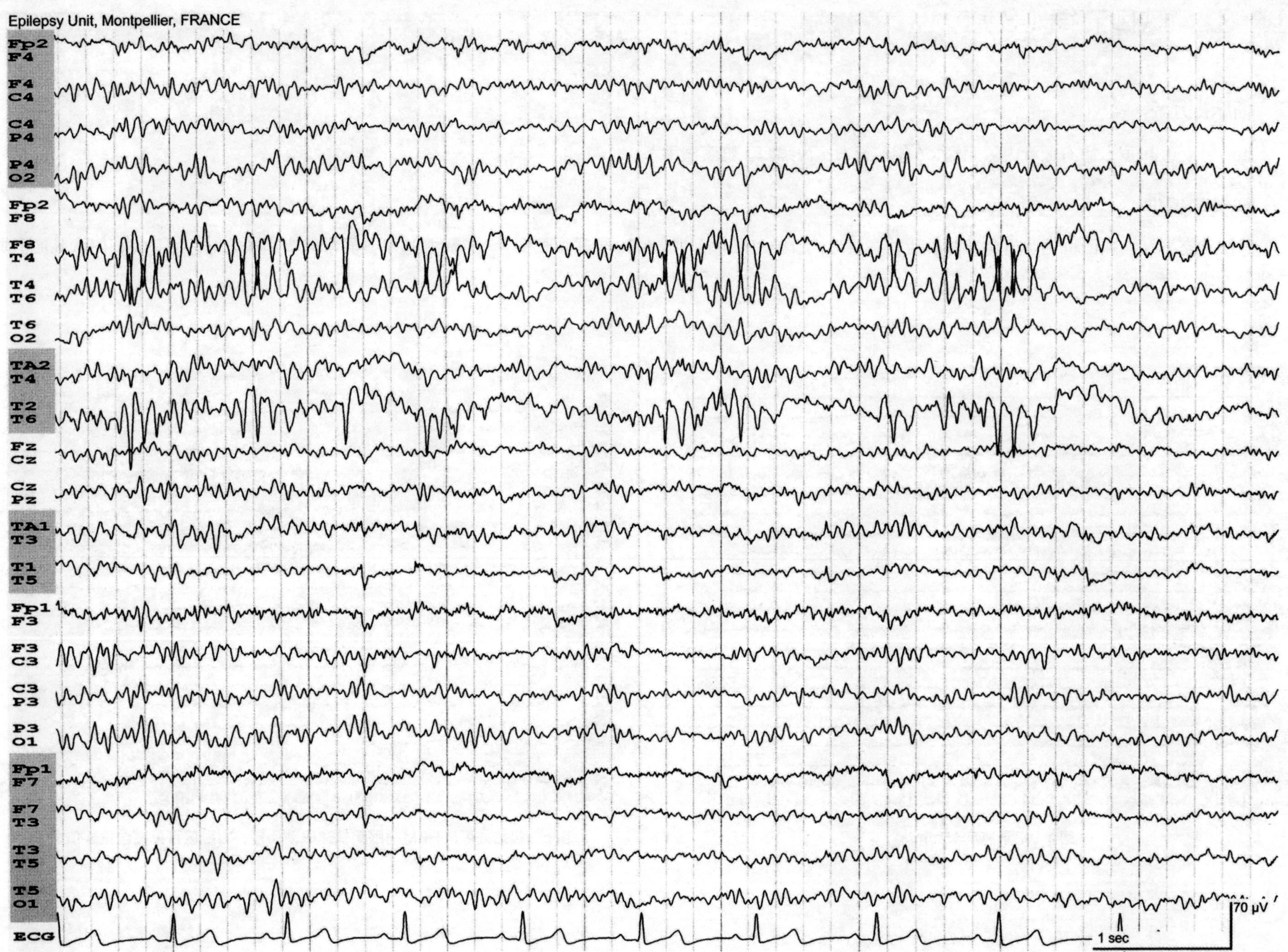
Epilepsy Unit, Montpellier, FRANCE
Fp2 F4
F4 C4
C4 P4
P4 O2
Fp2 F8
F8 T4
T4 T6
T6 O2
TA2 T4
T2 T6
Fz Cz
Cz Pz
TA1 T3
T1 T5
Fp1 F3
F3 C3
C3 P3
P3 O1
Fp1 F7
F7 T3
T3 T5
T5 O1
ECG
70 μV
1 sec

I·33 缺口节律（4）

临床提示

患者，女，38岁。左侧颞叶癫痫术后，有非痫性发作史（心因性发作）。

脑电图特征

图示清醒状态下患者由睁眼到闭眼（闭目伪差）。闭眼状态下，可见后头部α波（9～10Hz）右侧波幅更高，而睁眼状态下，β节律左侧波幅更高。缺口节律可见左侧额颞区高波幅、几乎持续发放的尖锐电活动（F7-T3），相比之下，右侧额区波幅则较低（Fp2-F8）。缺口节律的这种形态在清醒期并不典型，而在NREM睡眠期更典型（图b）。

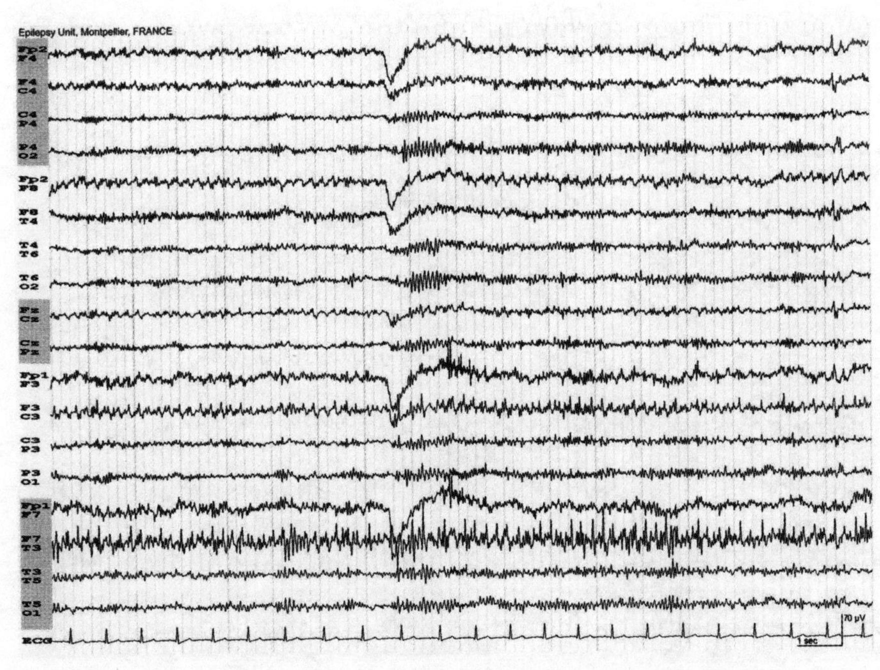

图a　记录速度15mm/s。缺口节律呈单一波形，闭眼无变化

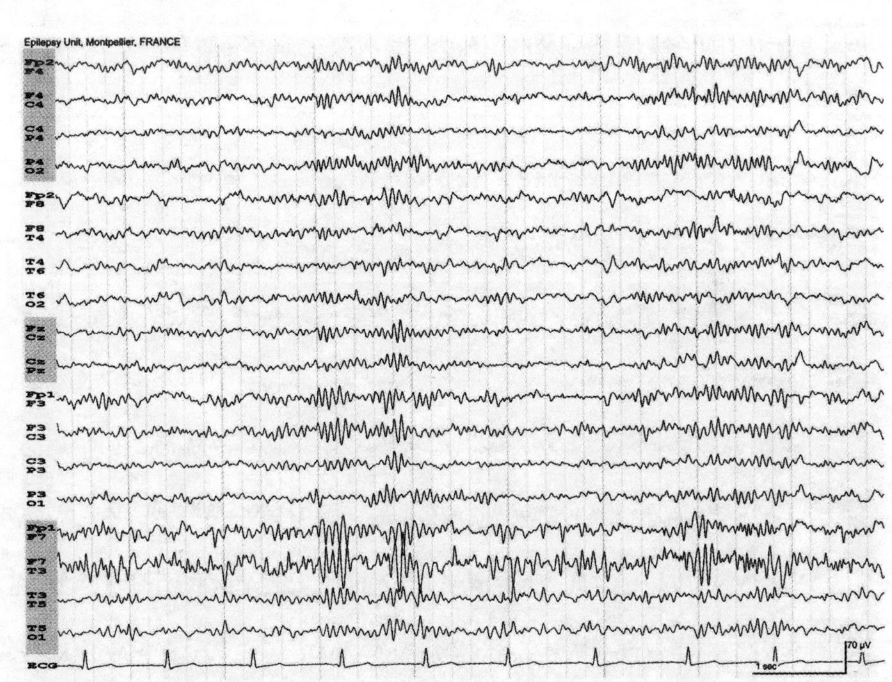

图b　记录速度30mm/s。患者处于NREM睡眠期（额-中央区可见睡眠纺锤波，左侧为著）。在Fp1-F7导联和F7-T3导联可见近持续发放的尖波和丰富的电活动混合，即典型的缺口节律

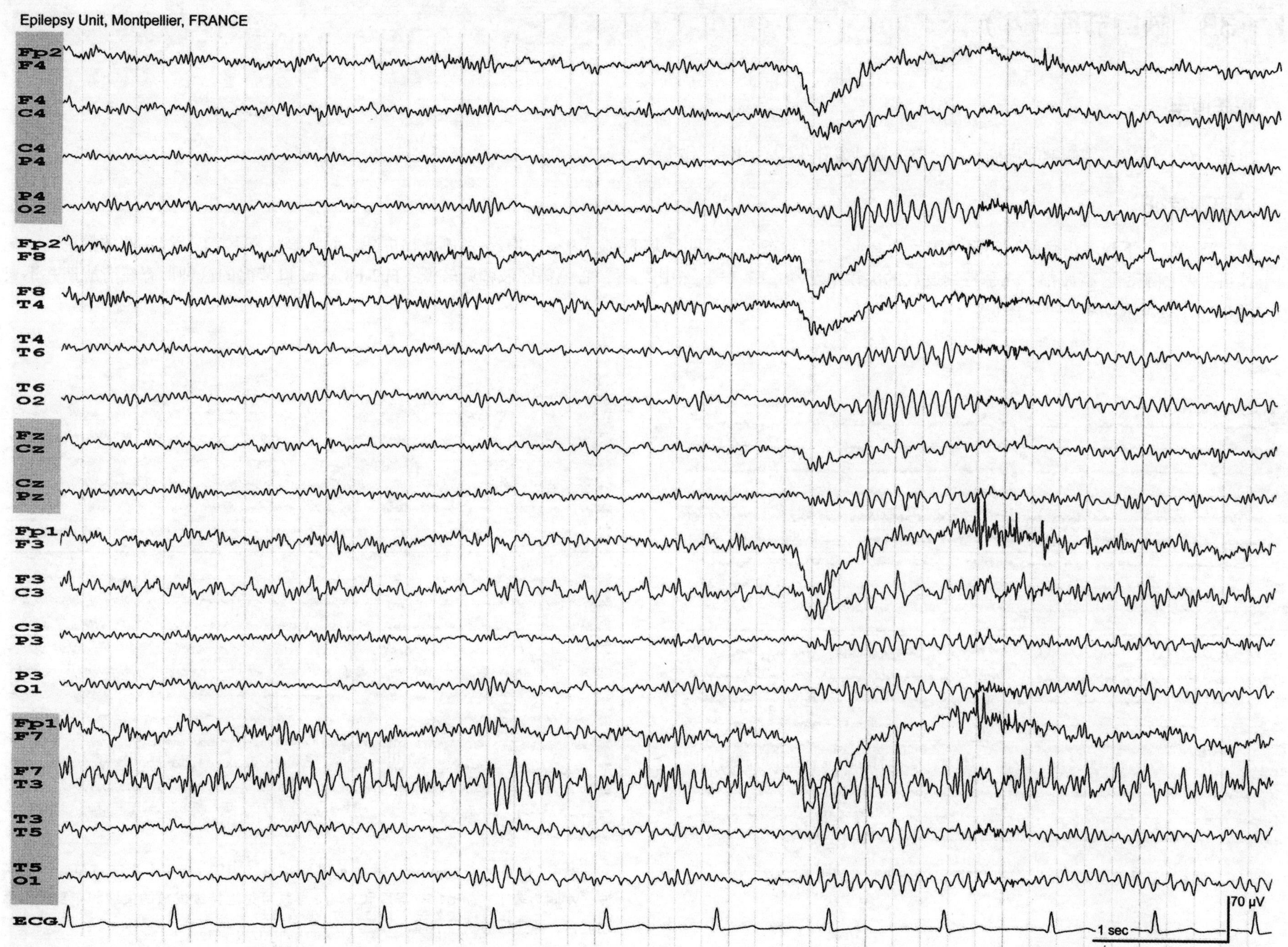
Epilepsy Unit, Montpellier, FRANCE
Fp2 F4
F4 C4
C4 P4
P4 O2
Fp2 F8
F8 T4
T4 T6
T6 O2
Fz Cz
Cz Pz
Fp1 F3
F3 C3
C3 P3
P3 O1
Fp1 F7
F7 T3
T3 T5
T5 O1
ECG
70 μV
1 sec

I · 34　易混淆的脑电类型——不伴癫痫的良性棘慢波（1）

临床提示

患儿，男，3岁。因典型血管迷走性晕厥就诊。

脑电图特征

清醒闭眼状态下，脑电图可见枕区8Hz的α节律与后头部慢波叠加，额极可见不规则的眼动伪差。脑电图可见右中央区孤立或暴发的双相棘慢波，并扩散到右侧中颞区。这种脑电图特征符合特发性伴中央–颞区棘波的局灶性癫痫的特征，而该患儿并无癫痫发作，且精神运动发育正常。这种棘慢波是年龄相关的功能性电活动，也可出现于未患癫痫的儿童，并常在青春期消失。

评注

Beaussart（1972）报道了315名有Rolandic区棘波的儿童，其中16%的儿童没有癫痫；Cavazzuti等（1980）在对3726名健康儿童的研究中发现有2.3%的儿童出现了Rolandic区棘波。

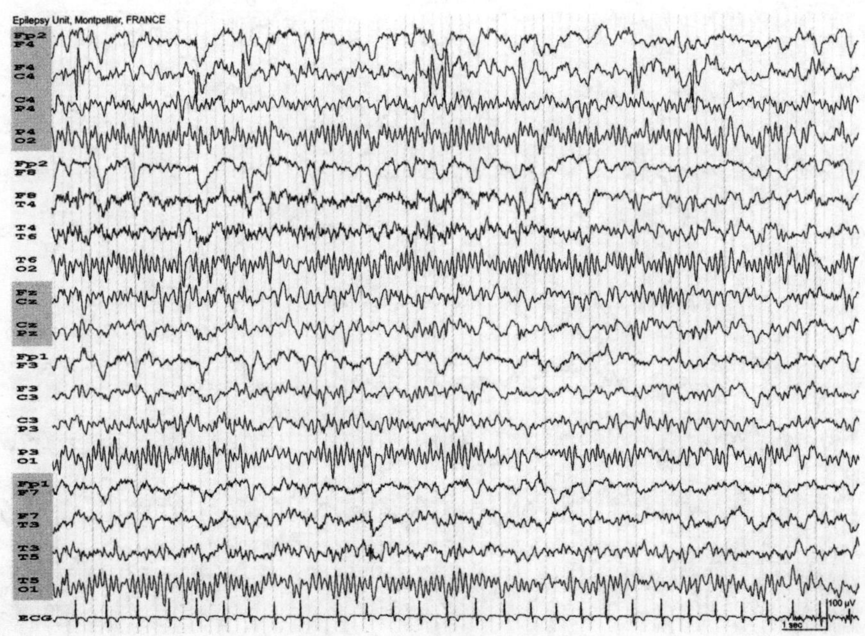

图a　记录速度15mm/s

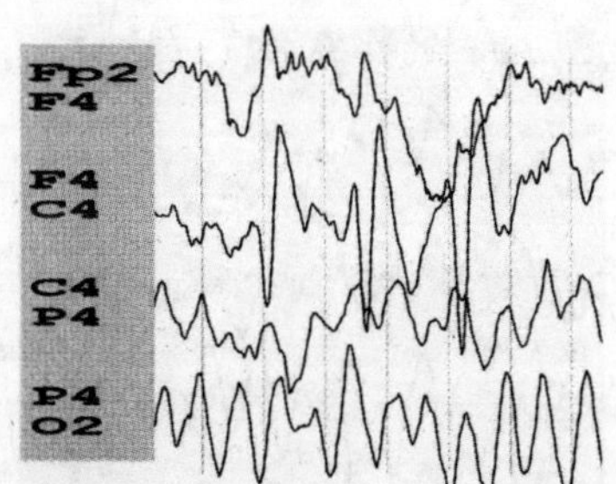

图b　双向棘慢波暴发（F4-C4导联），背景为8Hz的α节律（P4-O2）

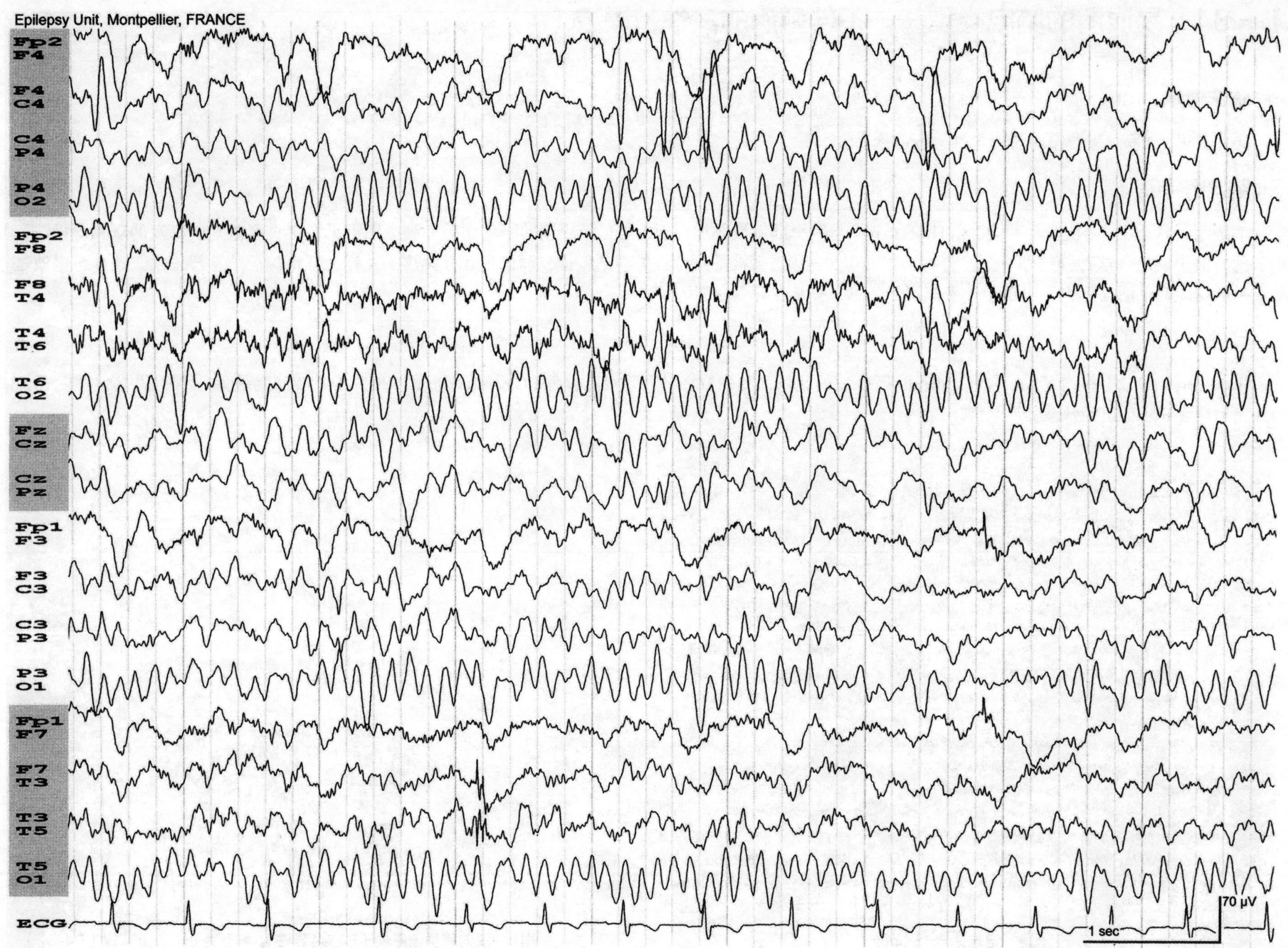
Epilepsy Unit, Montpellier, FRANCE
Fp2 F4
F4 C4
C4 P4
P4 O2
Fp2 F8
F8 T4
T4 T6
T6 O2
Fz Cz
Cz Pz
Fp1 F3
F3 C3
C3 P3
P3 O1
Fp1 F7
F7 T3
T3 T5
T5 O1
ECG
70 μV
1 sec

I · 35　易混淆的脑电类型——不伴癫痫的良性棘慢波（2）

临床提示

患儿，男，3岁。因典型血管迷走性晕厥就诊。

脑电图特征

波幅15μV/mm。脑电图前6.5秒为闭眼状态下，背景可见6～7Hz的θ节律，睁眼（额极瞬目伪差）阻滞。

闭眼状态下，可见由右枕区向左枕区扩散的高波幅棘慢波，睁眼阻滞。这种棘慢波形态和睁眼阻滞的特点符合儿童特发性局灶性癫痫（Panayiotopoulos综合征）的特点，而患儿在3年的随访中并未出现癫痫发作，晕厥发作多由急性疼痛诱发且临床表现典型，不符合Panayiotopoulos综合征发作性晕厥的特点。心脏评估正常。

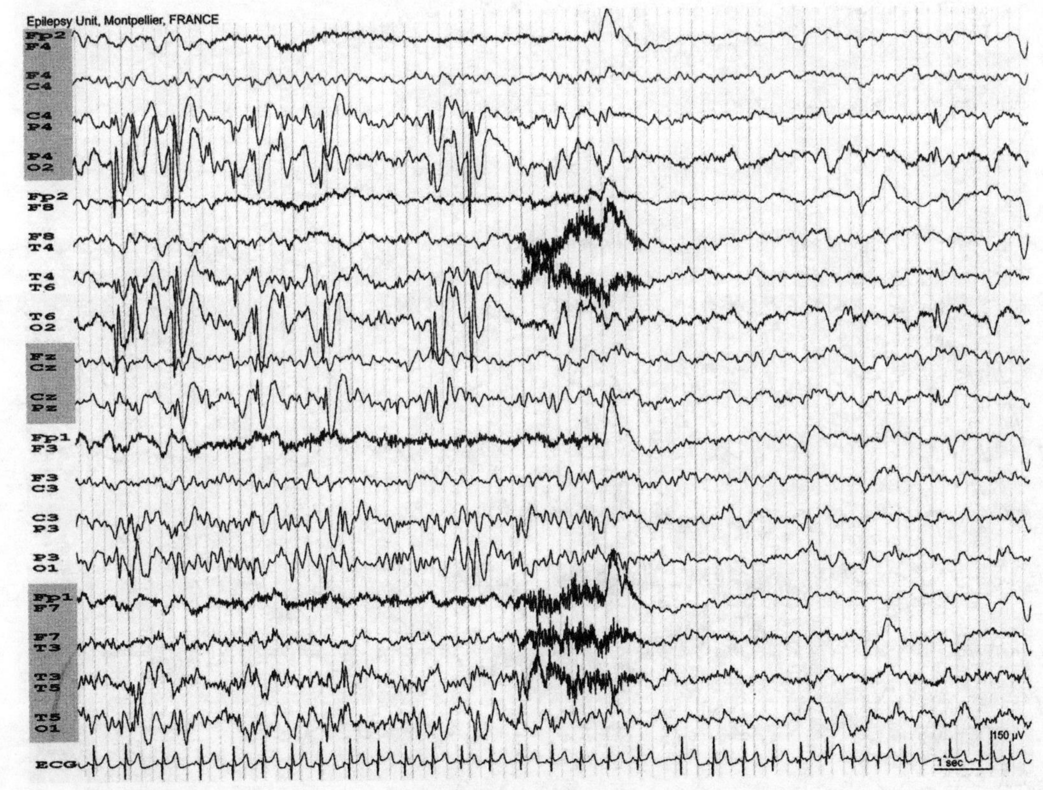

图a　记录速度15mm/s

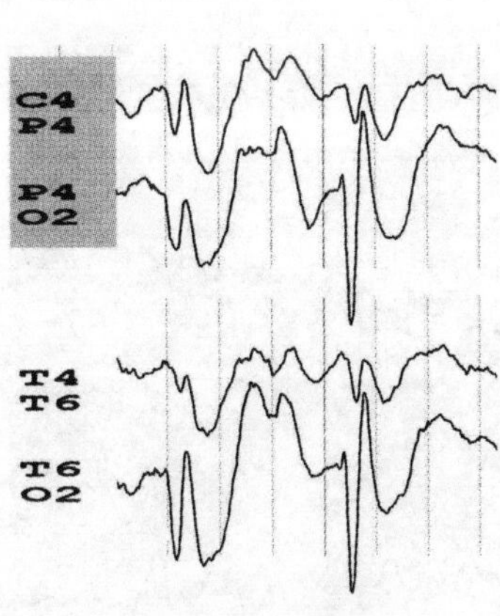

图b　双相棘慢波

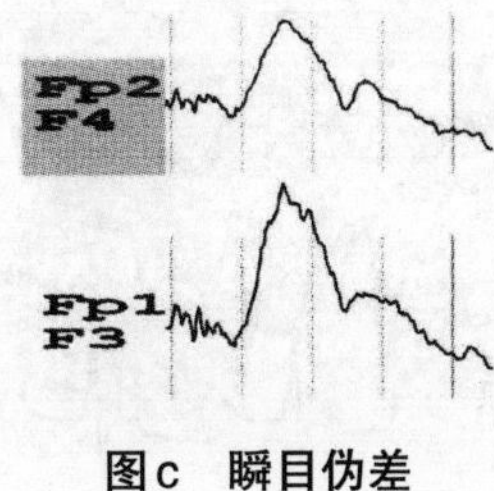

图c　瞬目伪差

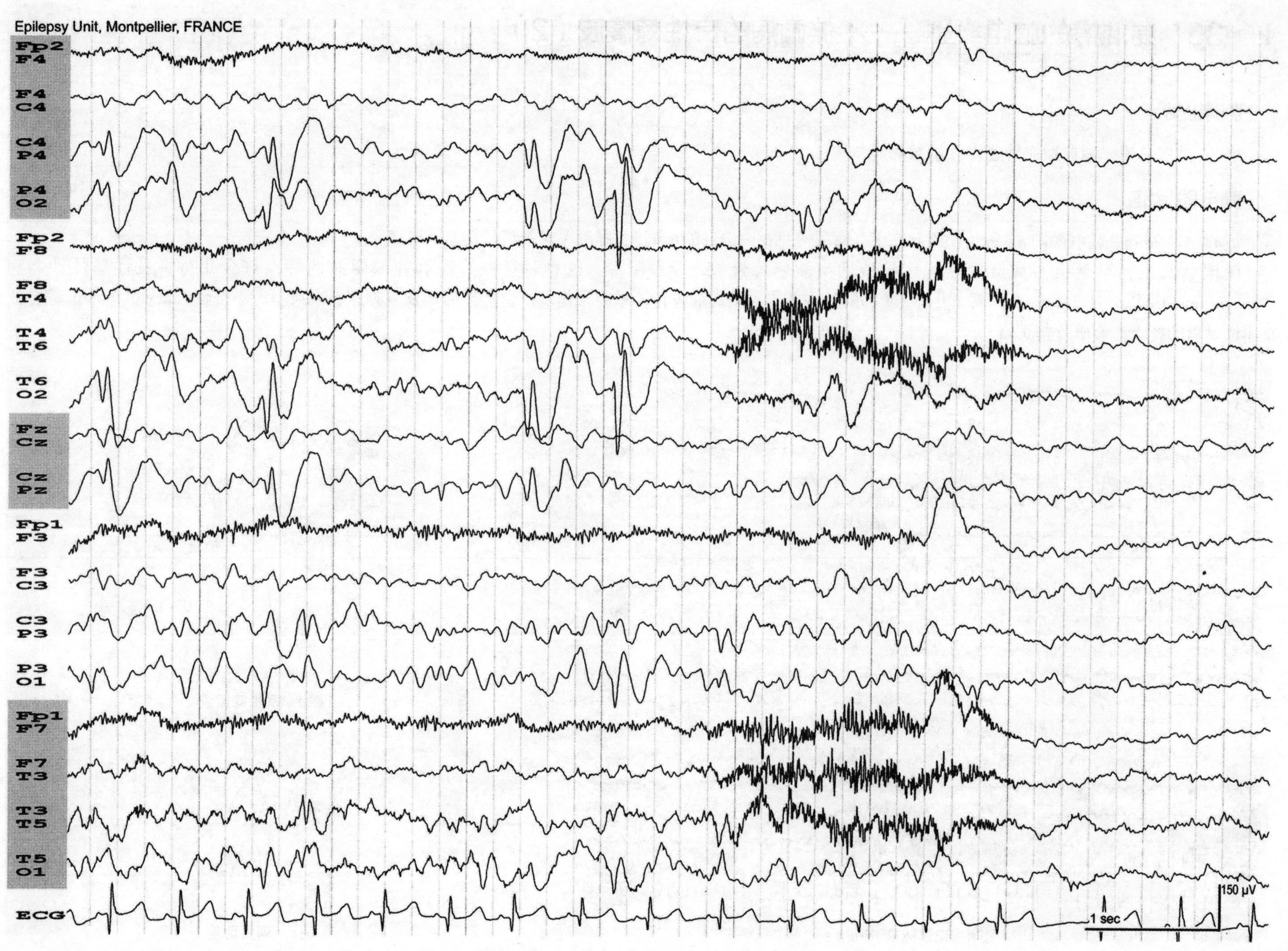
Epilepsy Unit, Montpellier, FRANCE
Fp2 F4
F4 C4
C4 P4
P4 O2
Fp2 F8
F8 T4
T4 T6
T6 O2
Fz Cz
Cz Pz
Fp1 F3
F3 C3
C3 P3
P3 O1
Fp1 F7
F7 T3
T3 T5
T5 O1
ECG
150 μV
1 sec

Ⅰ·36　易混淆的脑电类型——不伴癫痫的全面性棘慢波

临床提示

患者，女，19岁。因典型的血管迷走性晕厥就诊。

脑电图特征

睁眼状态下，脑电图可见广泛的棘慢波暴发，这种脑电特征往往提示特发性全面性癫痫，但该患者从未有过癫痫发作（肌阵挛、失神发作或全身性强直-阵挛发作）。

患者有典型的血管迷走性晕厥，曾误诊为癫痫发作，并在首次脑电图显示全面性棘慢波暴发后接受了抗癫痫发作药治疗。该患者虽有特发性全面性癫痫的遗传易感性，但未患癫痫，在本次脑电图检查后停药，仅被建议避免睡眠剥夺和酗酒。

评注

Ⅰ·34～Ⅰ·36这3个病例表明，在进行脑电图结果判读时临床病史的重要性，棘波或棘慢波的出现并不一定表明患者有癫痫。

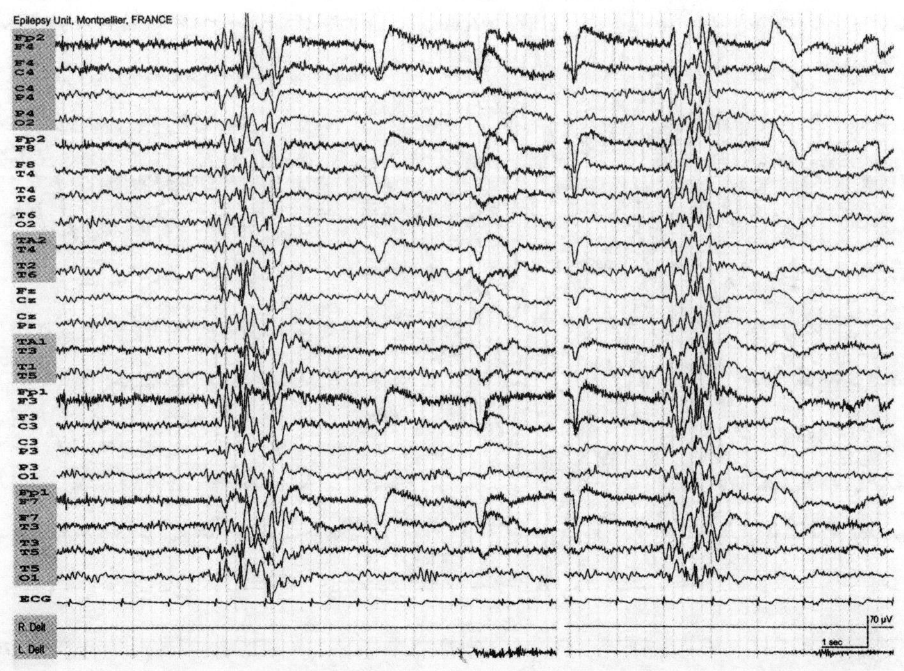

图a　记录速度15mm/s。图右所示为同一次监测中记录到的另一次广泛性棘慢波暴发

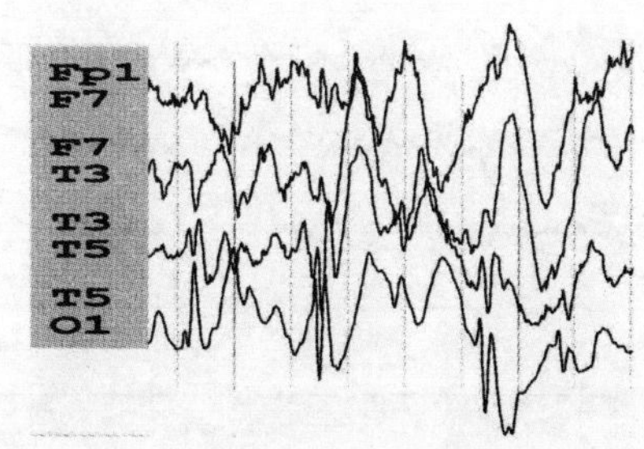

图b　后头部为著的棘慢波暴发

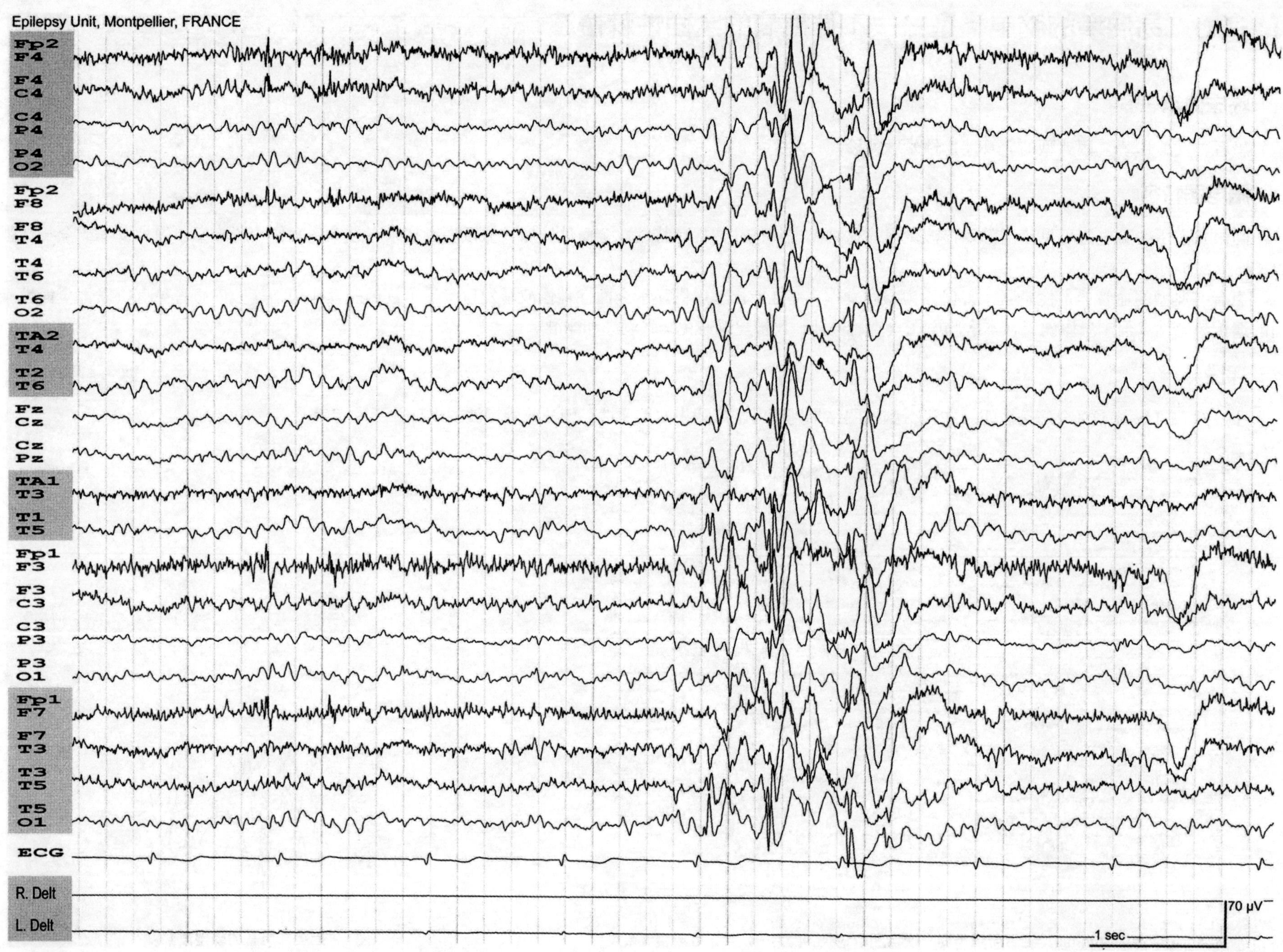
Epilepsy Unit, Montpellier, FRANCE
Fp2 F4
F4 C4
C4 P4
P4 O2
Fp2 F8
F8 T4
T4 T6
T6 O2
TA2 T4
T2 T6
Fz Cz
Cz Pz
TA1 T3
T1 T5
Fp1 F3
F3 C3
C3 P3
P3 O1
Fp1 F7
F7 T3
T3 T5
T5 O1
ECG
R. Delt
L. Delt
70 μV
1 sec

第二章 诱发试验

过度换气

过度换气（hyperventilation）通常要求患者深快呼吸，直到呼吸频率达20次/分。由于过度换气可增加异常放电的可能性，因此，通常被认为是一种激发试验。深呼吸时，更多的呼气可诱导低碳酸血症。

机制

目前，过度换气引起脑电图改变的确切机制尚不清楚。推测可能是由低碳酸血症引起的血管收缩从而导致一定程度的缺氧。

方法

·禁忌证

在过度换气诱发试验之前，须排除禁忌证。绝对禁忌证包括近期蛛网膜下腔出血（动脉痉挛的风险）、颅内高压、镰状细胞病史或家族史及烟雾病等。相对禁忌证包括心脏功能不全、呼吸功能不全及部分高龄等情况。

·过度换气步骤

深呼吸，且呼气必须深于吸气，呼吸频率逐渐达到20次/分。在开始检查之前，通常有必要进行一个简短的测试，以确保患者已经理解过度换气的步骤，也可以向患者示范如何吸气和呼气。另外，由于进行符合规范的过度换气很无聊，因此，可以给予患者一些积极的鼓励。

过度换气应至少持续3分钟，但如果患者觉得明显不适可以适当缩短；部分情况下可延长至5分钟；超过5分钟会有疲劳甚至短暂昏厥的风险，导致过度换气无法正常进行。过度换气还可能诱发手指和/或颊周的感觉异常及焦虑发作。

建议在记录结束时再次进行过度换气，有时可能需要第3次甚至第4次过度换气（如此前过度换气欠佳或怀疑儿童失神癫痫的情况），在最后一次过度换气结束后应再继续记录几分钟。

对于4岁甚至3岁合作欠佳的孩子，在情绪稳定的情况下，可以逗引其吹风车，或想象自己正在吹蜡烛。非常年幼的儿童经常在脑电图记录过程中哭泣，也可以提供非常好的过度换气状态。

·应该中断的情况

患者出现如心律失常、感觉不适等情况或发生了急性事件。

脑电图上观察到了慢波和阵发性放电

低氧血症可以激活无论生理性或病理性的局灶性或广泛性慢波、阵发性痫性放电或局灶性或全面性癫痫发作。

·脑电图背景活动慢化

脑电图背景活动慢化表现为θ波和δ波波幅增高。在成人中，它们通常在前头部突出，而在儿童中，慢波可在后头部或前头部突出。

虽然脑电图背景活动慢化在癫痫患者中很常见，但仅有脑电图背景慢化不能作为癫痫的诊断标准。在3～5岁的癫痫儿童和正常儿童中，分别有97%和70%可出现脑电图背景活动慢化；在20岁以上的成年癫痫患者和正常成人中，则分别有40%和10%的比例出现脑电图背景活动慢化（Gibbs，et al，1943）。

深呼吸、低血糖（患者空腹进行脑电图检查）和长时间站立都会增加脑电图背景活动慢化的可能性。过度换气终止后，脑电图背景活动慢化可能仍在继续。虽然这种延后在正常成人也可以持续30～60秒，但即刻停止的情况更支持生理性改变的情况。超同步过度换气（hypersynchrony hyperventilation）这一概念被用于描述主要在儿童诱发出的典型的高波幅生理性慢波。

·癫痫样活动

在全面性或局灶性癫痫患者中，过度换气可以诱发癫痫样放电，表现为发作间期不同的异常放电模式（棘波、棘慢波、多棘波、多棘慢波等），有时甚至可诱发癫痫发作。过度换气对于诱发儿童或青少年的典型失神发作尤为有效，因此，对于诊断为儿童失神癫痫的患者，如果在一次脑电图记录过程中，在进行了3次符合的过度换气的情况下仍没有观察到失神发作，则应重新考虑诊断是否成立。

间断闪光刺激

间断闪光刺激（IPS）是以不同频率光对患者进行刺激。光刺激对诱导和记录生理或病理性光敏反应尤为有效。

方法

·禁忌证

间断闪光刺激的绝对禁忌证包括近期视网膜脱落史、眼科手术史、角膜炎和瞳孔散大。

·设备和程序

使用频闪闪光灯发出白色、黄色或橙色闪光进行闪光刺激，每次闪光持续200ms，频率为0.5～60Hz。需要注意的是，闪光刺激的脑电记录应必须包含枕区电极。此外，在闪光刺激的同时建议进行多导肌电图记录以检测肌阵挛发作。

有几种闪光刺激程序曾经被使用。在Brickford 1979年提出的方案中，闪光刺激在光线昏暗的房间里进行，频闪仪放置于患者眼前20～30cm的位置，使用的频率序列为1、3、6、9、10、15、20和30Hz。在Kasteleijn-Nolst Trenite等2012年发表的方案中，同样在昏暗的房间里进行，频闪仪放置于鼻根前方30cm，闪光序列持续5秒，间隔5秒，频率序列为1、2、8、10、15、18、20、25、40、50和60Hz，分别在合眼、闭眼和睁眼这三种眼状态下进行。如果没有足够的时间，则只在闭眼状态下进行，每种闪光频率刺激7秒，如果要确定某个频率是否引发了广泛的反应，则在休息10秒后重复该频率，或给予频率相差1Hz的刺激。

我们使用的程序为5秒刺激－7秒间隔的模式，频率以2Hz的间隔从1Hz至30Hz逐级递增，然后以相同的间隔从30Hz至1Hz逐级递减；频率增加阶段，患者全程闭眼；频率降低阶段，患者在每段刺激开始时闭眼结束时睁眼（合眼）。一旦记录到棘波、棘慢波或多棘慢波，立即停止闪光序列，并开始光敏感性方案。

在光敏感性方案中，频率递增和频率递减时每个序列的刺激，分别在睁眼、闭眼及合眼情况下进行。

光敏试验的目的是获得三种情况下的最高和最低频率（发生异常放电时）。

· 闪光刺激程序

为避免患者受到惊吓，应当提醒他在记录过程中会有灯光闪烁，并将要求他睁眼和闭眼，并且避免额外的眼睑运动。闪光刺激通常在两次过度换气之间进行。在某些情况下，为将两种诱发试验结合，闪光刺激可以在过度换气后立即进行。

· 应该中断的情况

如果出现光阵发性反应，脑电图技师应终止闪光刺激。一旦确定了光敏感范围或已诱发出癫痫，则必须立即终止闪光刺激。

观察到的特征

闪光试验中，可以观察到几种类型的反应：包括生理性反应，即光驱动或光肌源性反应，以及异常反应，即阵发性感光反应（光阵发性反应）和癫痫发作。

· 光驱动反应

光驱动反应（photic driving response）即顶枕区域出现与闪光电刺激同步的节律性波形。光驱动反应可在多个频率刺激下出现。其出现率随年龄而变化，在6岁至青春期呈增加趋势，在成人中随年龄增长而减少，在老年人中则再次增加。

光驱动反应通常是对称的。然而，就像正常人的背景活动也可能略有不对称一样，光驱动反应在正常人也可出现轻度波幅不对称。不对称的光驱动反应也见于脑损伤或癫痫患者。

脑损伤一侧的驱动波幅可能低于对侧，但在癫痫患者驱动波形高于对侧或仅出现在致痫灶一侧。偏头痛患者的驱动波幅高于一般人群。在幼儿中，经常观察到低频的非病理性光驱动波。

然而，光驱动反应不总是生理性的。低频刺激出现的光驱动反应可以提示老年人患有脑血管病，也可见于肾衰竭、代谢性疾病和服用锂盐的患者。在引起进行性肌阵挛的疾病如Unverricht-Lundborg病（Unverricht肌阵挛癫痫综合征）、Lafora病（肌阵挛癫痫-Lafora小体综合征）、蜡样质脂褐质沉积症，以及克雅病中可见高波幅驱动波形。

· 光肌源性反应

光肌源性反应（photomyogenic responses）是指由闪光刺激引起的面部和眼睑肌肉出现与刺激有锁时关系的节律性收缩，可延伸到头部和颈部的其他肌肉。随着刺激的持续，收缩逐渐增强，并随着刺激的终止而停止。当患者闭上眼睛时，可观察到光肌源性反应。称光肌阵挛反应或额极反应。不到0.3%的正常人和3%的癫痫患者会出现这种现象。光肌源性反应更多见于脑干损伤的患者、患有精神障碍的患者、老年人、酗酒者、戒断期间（酒精、巴比妥类、精神药物），通常发生在闪光频率12～18Hz的范围内。

· 阵发性光敏感反应（光阵发性反应）

阵发性光敏感反应（parosysmal photosensitivie responses）或光阵发性反应（photo paroxysmal responses），又称光惊厥反应，是皮质产生的反应，为间断闪光刺激诱发出的全导广泛性棘波、棘慢波或多棘慢波的皮质反应。通常在闪光刺激频率为10～30Hz时被诱发。

20%～40%的特发性全面性癫痫患者可观察到诱发出的广泛性分布的多棘慢波、肌阵挛，失神或全面强直阵挛发作。3%的局灶性癫痫患者和1%的正常人也可见光阵发性反应。因此，观察到光阵发性反应不能单独用于诊断癫痫。然而，当刺激终止后仍持续出现异常放电时（后发放反应），则对癫痫诊断具有较强的提示意义。在正常人中，停用精神药物也会引起光阵发性反应。

光敏性检测的其他程序

图案刺激也可以用来激发光敏性。嘱患者在直径不断增大的圆盘上（6、12、24和48cm）用2mm宽的黑白条纹按照横向和纵向绘制几何图案，或者也可以通过看电视、将手放在眼前晃过或反复眨眼触发光阵发性反应。后两种方式有时诱发癫痫发作。

眼球压迫

眼球压迫可使迷走神经过度活跃诱发晕厥。

方法

· 禁忌证

接受过白内障手术或有严重眼部疾病史的患者禁止使用该操作。如果患者有严重心脏疾病的病史，则应在病房由心脏内科医生进行眼部按压。眼部压迫操作前应嘱患者取下隐形眼镜。

· 眼球压迫的方法

准备好阿托品后向患者解释操作过程。嘱患者闭上双眼后，医生用力按压眼球10秒，压力标准以医生指甲上出现2mm的白斑为达标，强度必须从一开始就达到最大。观察患者状态，如果出现窦性停搏，则立即停止眼部按压以避免晕厥。

观察到的特征

在迷走神经过度激活的患者中，眼球受压会诱发心动过缓及其他不同程度的临床症状，最重表现为晕厥。心动过缓可在眼球受压终止后几秒延迟出现。因此，眼球停止受压后也应继续记录患者状态。

根据受试者操作特征曲线，有人认为异常反应时间为6秒（Stephenson，1990）。然而，如果有研究对象证实症状发生与自发事件相似并伴有3～5秒的心动过缓或心脏停搏，可被认为是阳性的。

很久以前，就有学者对心脏停搏患者脑电图进行记录（Gastaut和Fischer-Williams，1956、1957），发现该模式是一个逐渐变慢的电活动，先出现缓慢的θ波，随后是弥漫的δ波。如果心脏停搏持续，脑电图将变为等电线，脑电活动消失，并显示出由于强直性肌肉收缩引起的肌电伪差。Gastaut和Fischer

Williams（1956、1957）研究了20个因眼球受压（15秒）引起晕厥的病例后对该反应进行清晰描述，心脏停搏6秒内脑电图暂无明显变化，6秒后出现全导广泛性慢波，其振幅和持续时间在几秒内达峰。如果心脏停搏不超过10秒，脑电图表现仅限于这种“超同步化”慢波，以及或多或少程度的意识不清（意识模糊）。如果心脏停搏持续13秒以上，则会出现1～2次双侧肢体抽搐，在此之前会表现为角弓反张，抽搐通常伴有头部偏转，但没有像癫痫发作那样的阵挛性抽搐期。

这种症状与突然取代了超同步阶段的脑电失活阶段有关。心搏在这10～20秒内恢复，随后新一轮的慢波暴发出现，其振幅和持续时间逐渐减少。10～30秒后，缓慢的超同步波被α节律取代，受试者清醒。

其他方式

还可以按摩颈动脉窦。按摩前，临床医生进行相关检查确保没有可能脱落的颈动脉斑块。轻柔的颈动脉按摩可引发严重的心动过缓，诱发晕厥。这种情况与眼球按压诱发的晕厥脑电图特征一致。

译者注：应该注意到，由于眼球压迫和按摩颈动脉窦程序具有较高的风险，并不推荐常规应用。

Ⅱ·1　过度换气中出现的高度同步化（1）

病例提示

患儿，女，7岁。因学习障碍就诊。

脑电图特征

在过度换气期间，轮廓清晰的高波幅慢波暴发，在这种情况下，轮廓清晰的过度换气高度同步化慢波是非病理性的。这种慢波暴发可能被误认为棘慢波放电。

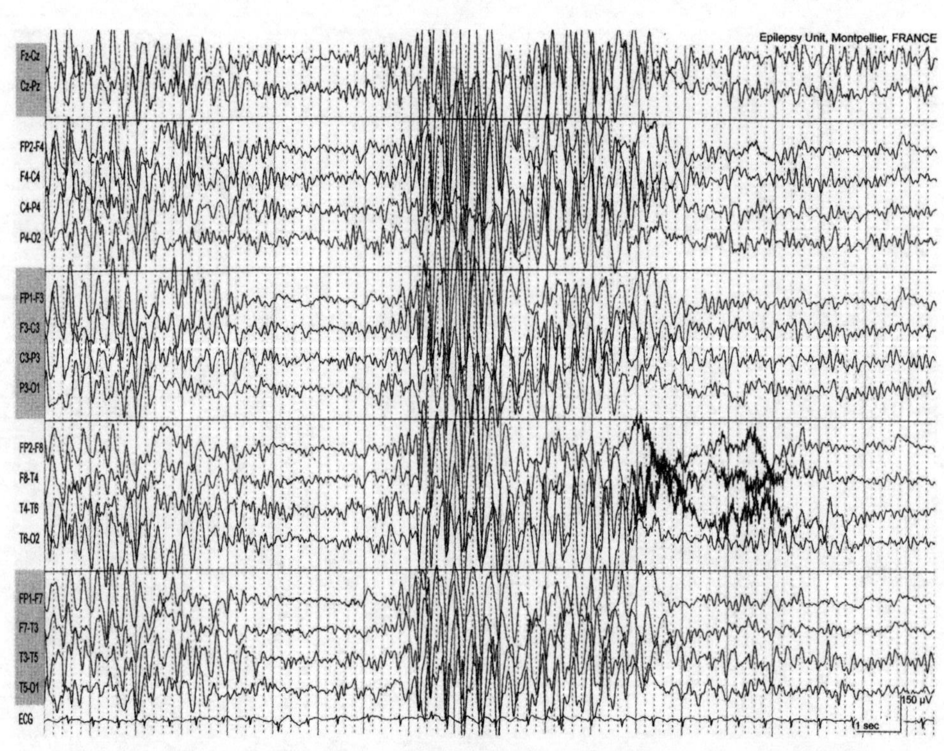

图a　记录速度15mm/s，脑电图起始处可见δ波暴发，3s后再次暴发

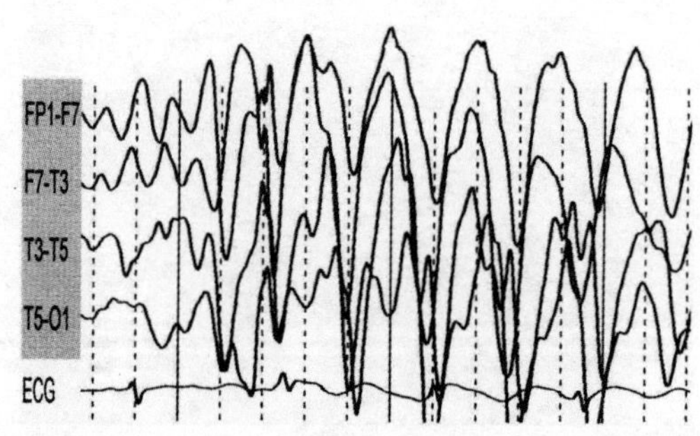

图b　高波幅轮廓清晰的慢波暴发；生理性过度换气高度同步化

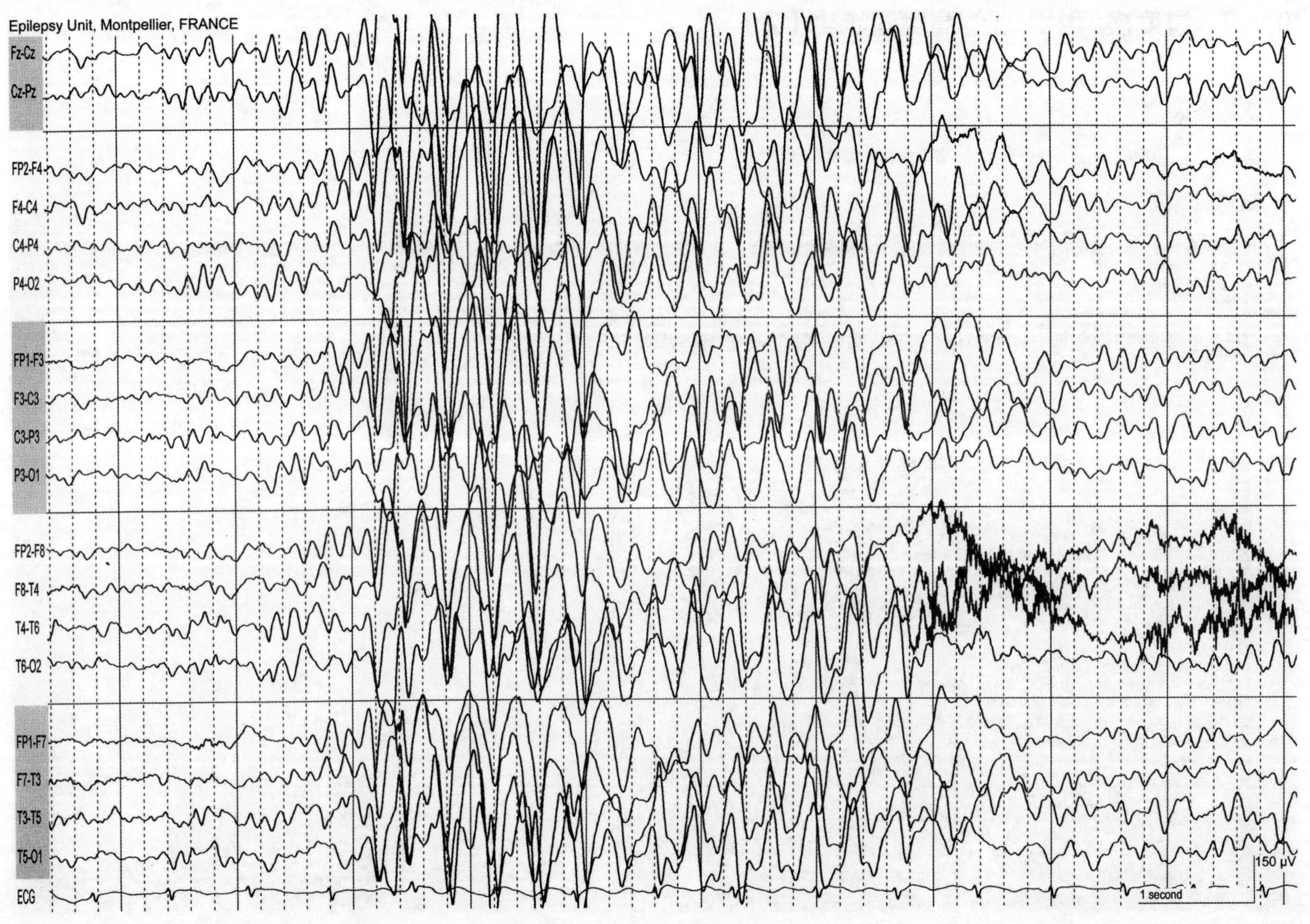
Epilepsy Unit, Montpellier, FRANCE
Fz-Cz
Cz-Pz
FP2-F4
F4-C4
C4-P4
P4-O2
FP1-F3
F3-C3
C3-P3
P3-O1
FP2-F8
F8-T4
T4-T6
T6-O2
FP1-F7
F7-T3
T3-T5
T5-O1
ECG
150 μV
1 second

Ⅱ·2　过度换气中出现的高度同步化（2）

病例提示

患儿，男，10岁。因伴中央-颞区棘波儿童良性癫痫就诊。

脑电图特征

在过度换气期间，脑电图可见弥漫性慢波反应，表现为形态单一的正弦样高波幅3.5Hz δ波。在这种情况下，过度换气高度同步化属于生理性现象。

评注

过度换气高度同步化多见于儿童和青少年，随着年龄增长，这种情况会越来越少。

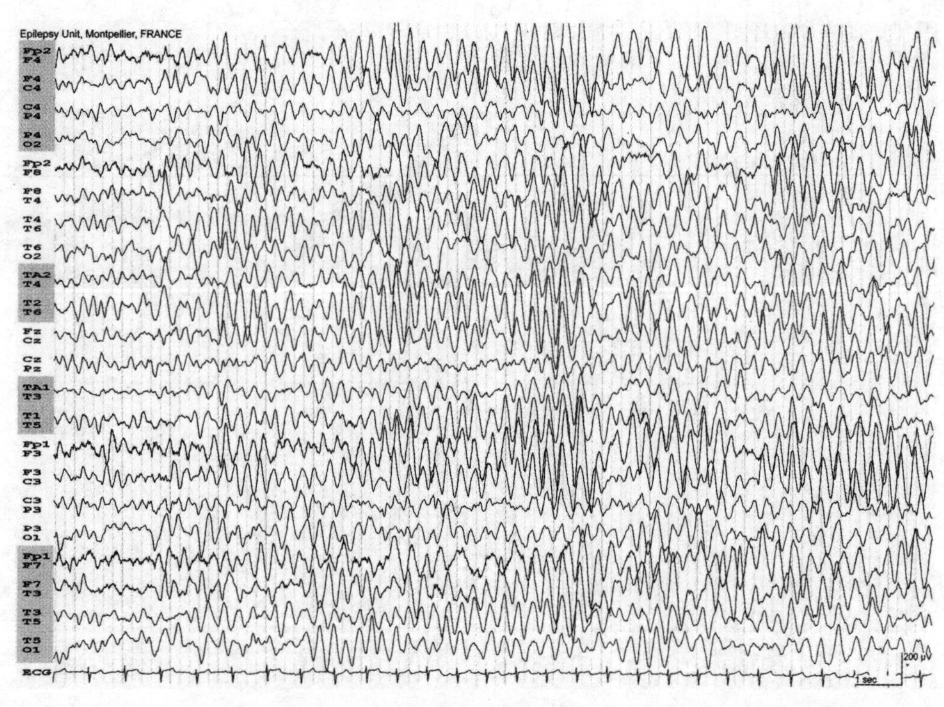

图a　记录速度15mm/s，灵敏度降低到20μV/mm。形态单一的正弦样波

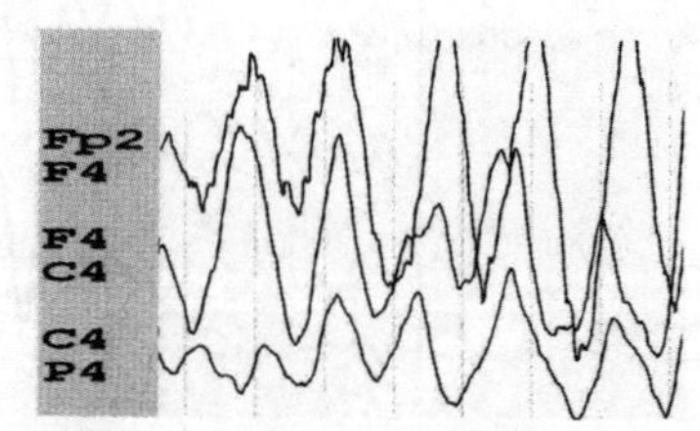

图b　过度换气高度同步化的3.5Hz δ波

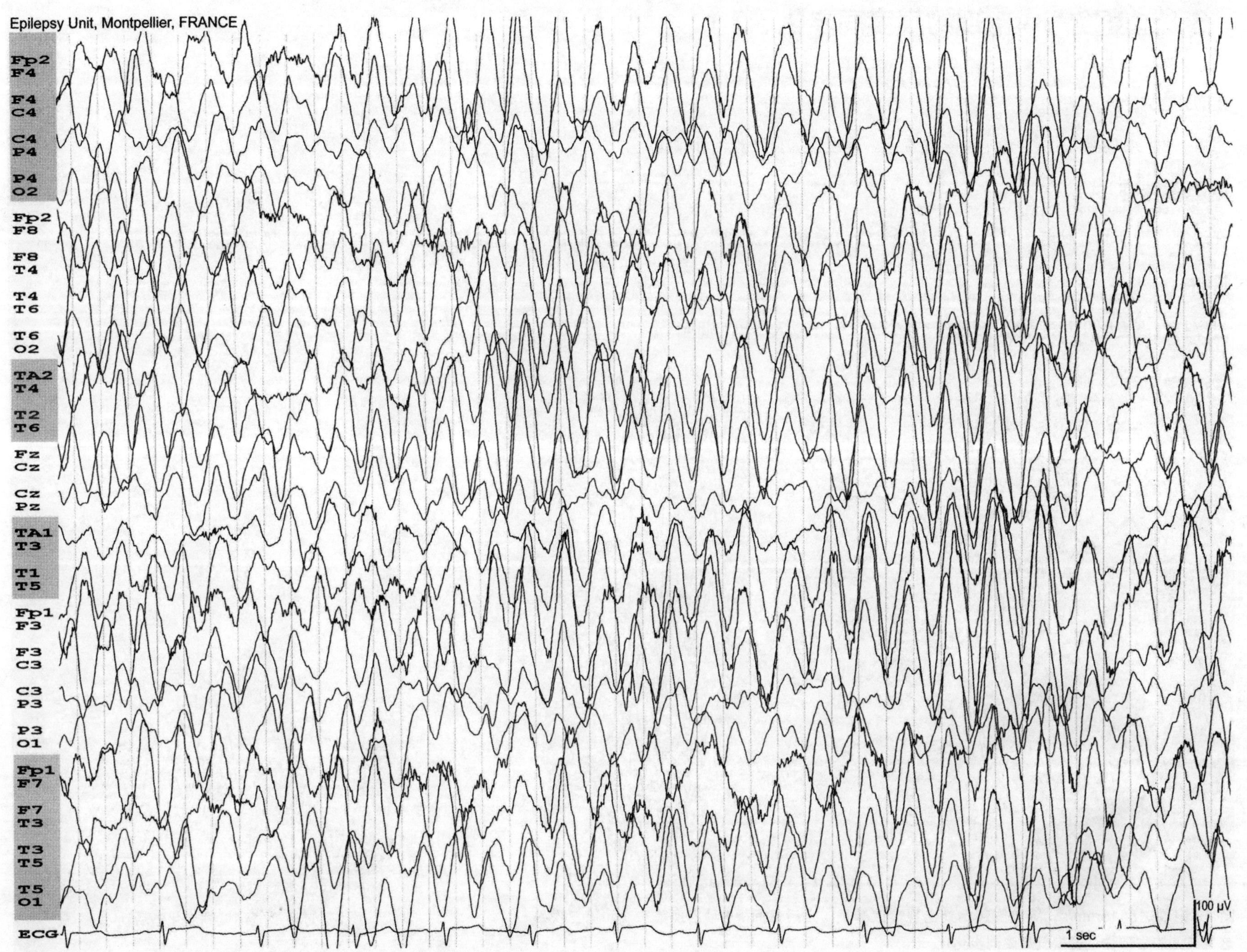
Epilepsy Unit, Montpellier, FRANCE
Fp2
F4
F4
C4
C4
P4
P4
O2
Fp2
F8
F8
T4
T4
T6
T6
O2
TA2
T4
T2
T6
Fz
Cz
Cz
Pz
TA1
T3
T1
T5
Fp1
F3
F3
C3
C3
P3
P3
O1
Fp1
F7
F7
T3
T3
T5
T5
O1
ECG
100 μV
1 sec

Ⅱ·3　过度换气中出现的高度同步化（3）

病例提示

患者，女，38岁。因血管迷走性晕厥就诊。曾误诊为药物难治性癫痫。

脑电图特征

在过度换气期间，脑电图可见2.5Hz弥漫性慢波暴发，无棘波。因此，在这种情况下，过度换气高度同步化属于生理性现象。

评注

过度换气高度同步化通常见于儿童和青少年，但在成人中也可见到。

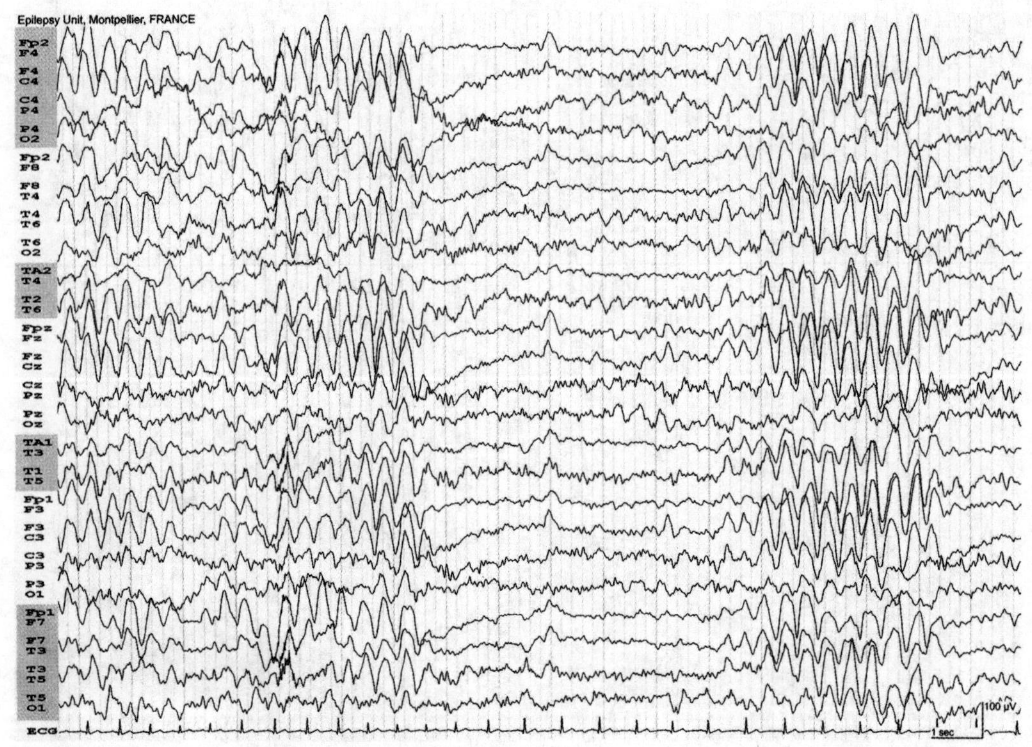

图a　记录速度15mm/s，脑电图起始处出现慢波暴发，之后每间隔6秒出现第二次和第三次暴发。这是典型的生理性过度换气高度同步化

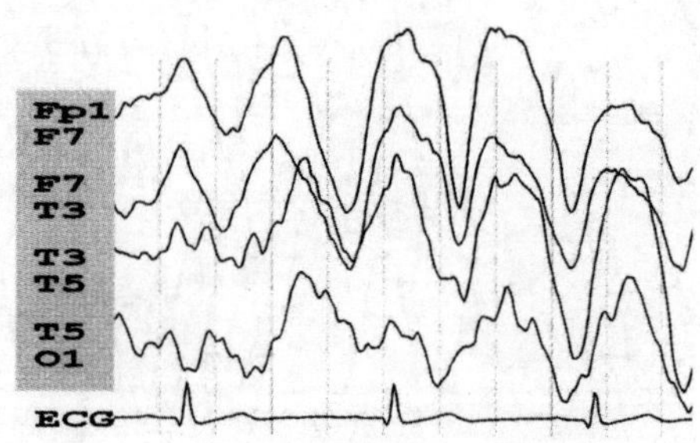

图b　过度换气高度同步化慢活动

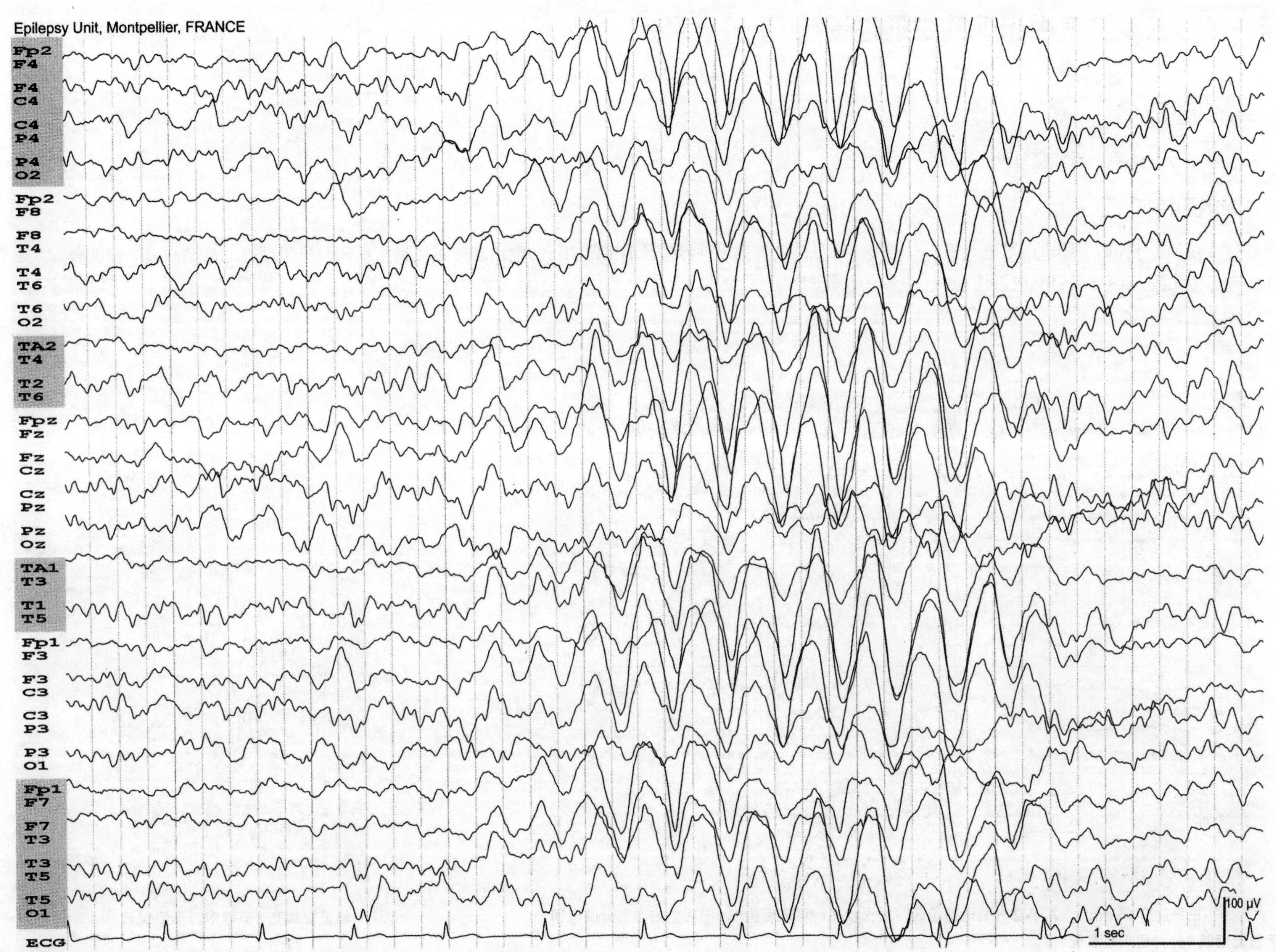
Epilepsy Unit, Montpellier, FRANCE
Fp2 F4
F4 C4
C4 P4
P4 O2
Fp2 F8
F8 T4
T4 T6
T6 O2
TA2 T4
T2 T6
Fpz Fz
Fz Cz
Cz Pz
Pz Oz
TA1 T3
T1 T5
Fp1 F3
F3 C3
C3 P3
P3 O1
Fp1 F7
F7 T3
T3 T5
T5 O1
ECG
100 μV
1 sec

Ⅱ·4　过度换气中出现的生理性慢波

病例提示

患者，男，18岁。因癫痫复诊。

脑电图特征

过度换气3分钟后，脑电图可见背景活动变慢，可见高波幅弥漫性慢波及前头部5Hz的电活动。过度换气期间可见生理性电活动减慢。慢波叠加在α节律中，形似尖波。T3导联可见电极伪差。

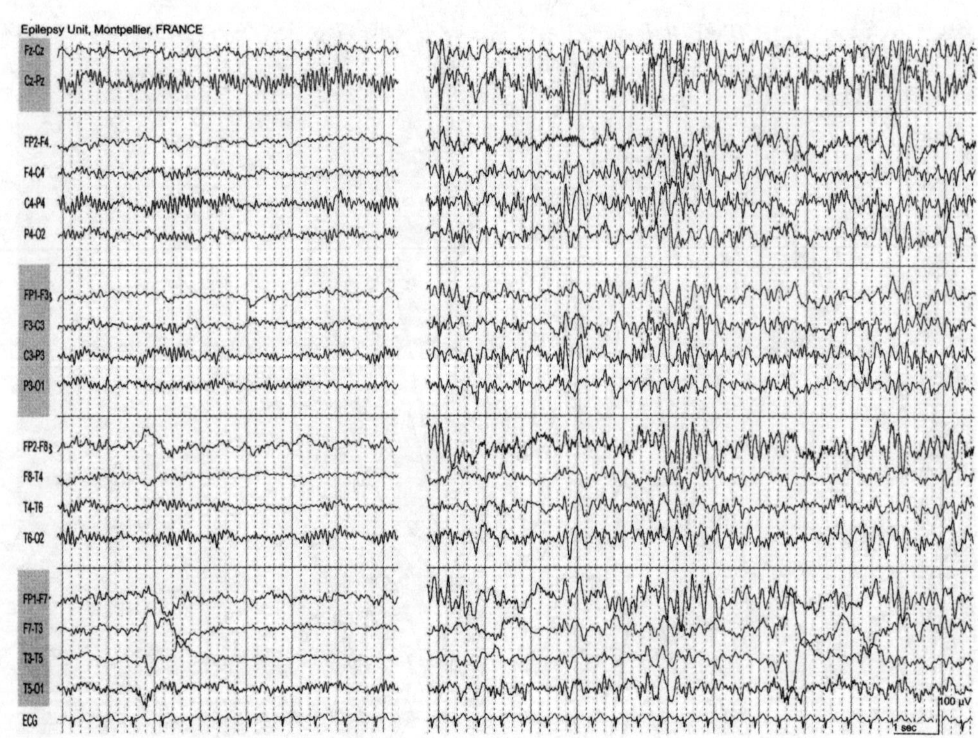

图a　记录速度15mm/s，左半部分脑电图示闭眼放松状态，可见后头部α节律，右半部分脑电图示过度通气3分钟后脑电表现

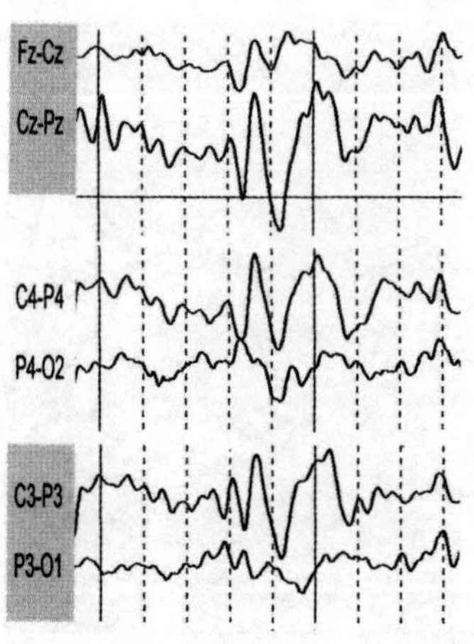

图b　慢波叠加在α节律中，形似尖波

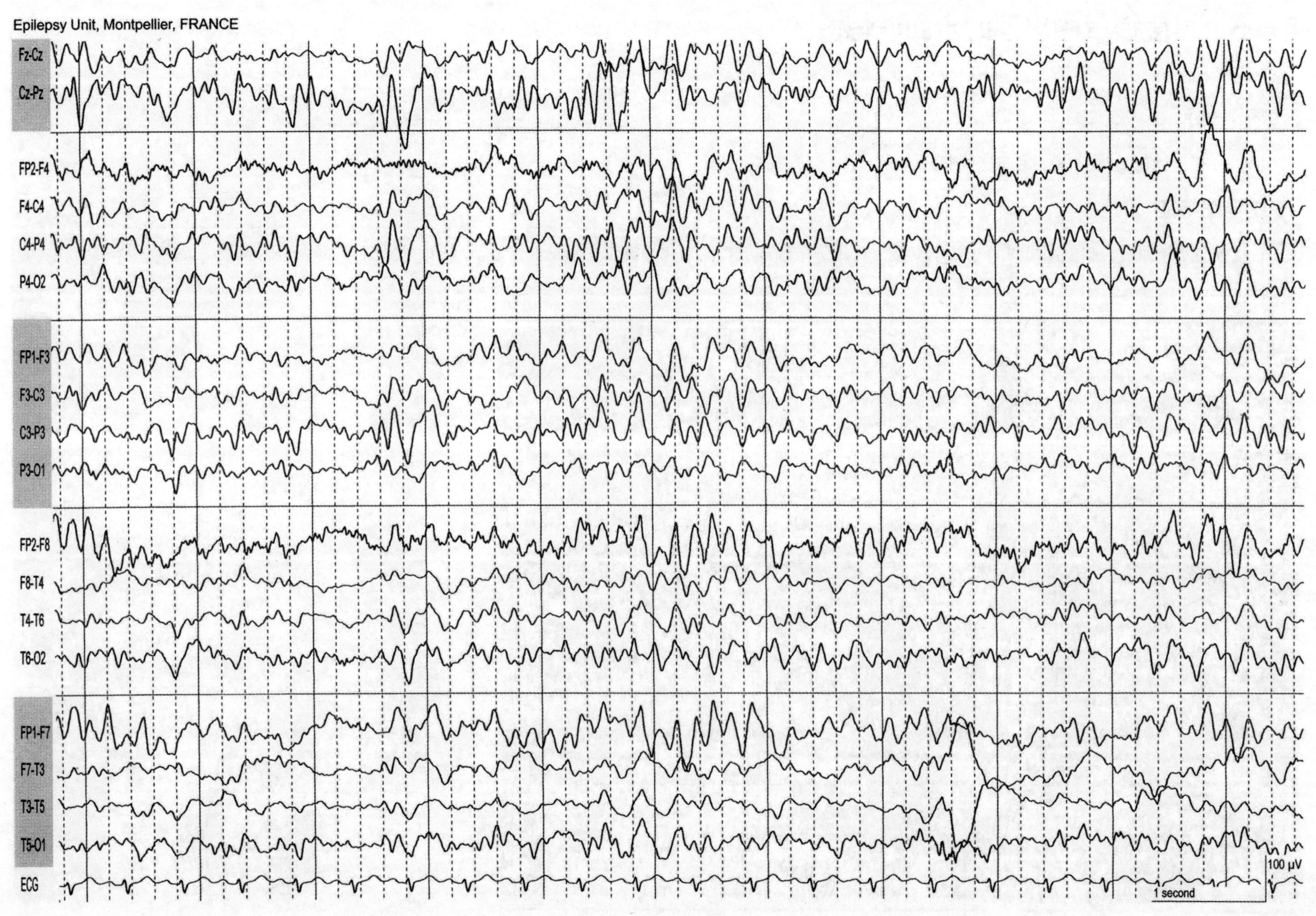
Epilepsy Unit, Montpellier, FRANCE
Fz-Cz
Cz-Pz
FP2-F4
F4-C4
C4-P4
P4-O2
FP1-F3
F3-C3
C3-P3
P3-O1
FP2-F8
F8-T4
T4-T6
T6-O2
FP1-F7
F7-T3
T3-T5
T5-O1
ECG
100 μV
1 second

Ⅱ·5　过度换气中出现的全面性棘慢波

病例提示

患者，女，19岁。因特发性全面性癫痫就诊。

脑电图特征

过度换气2分钟后，脑电图可见背景活动变慢，可见弥散性高波幅同步化慢波。在暴发性慢波活动中，可见后头部为著的棘波，此为异常间期放电。

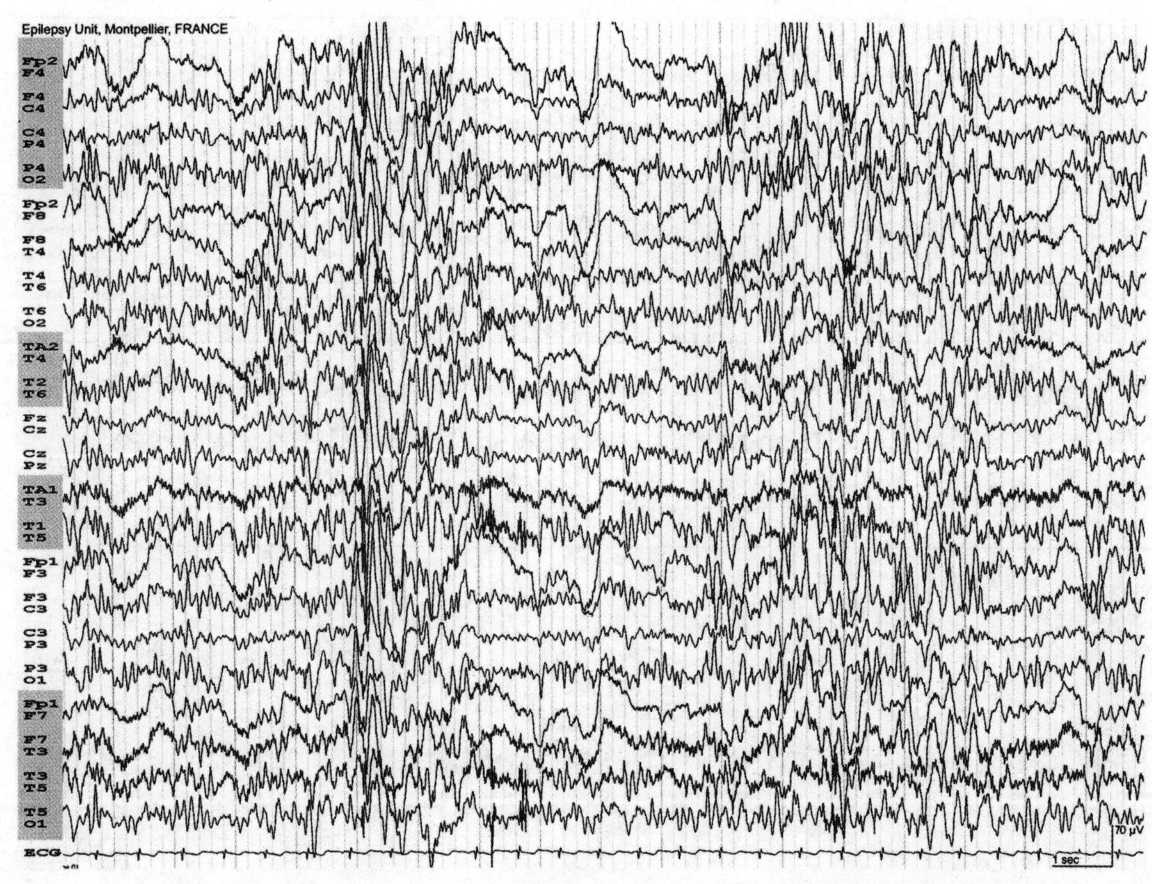

图a　记录速度15mm/s，在弥漫性高波幅慢波暴发中可见带有棘波的典型生理性高度同步化

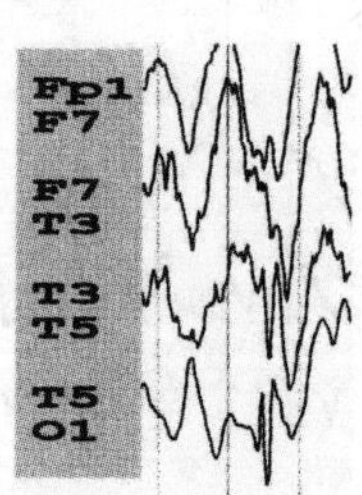

图b　棘波

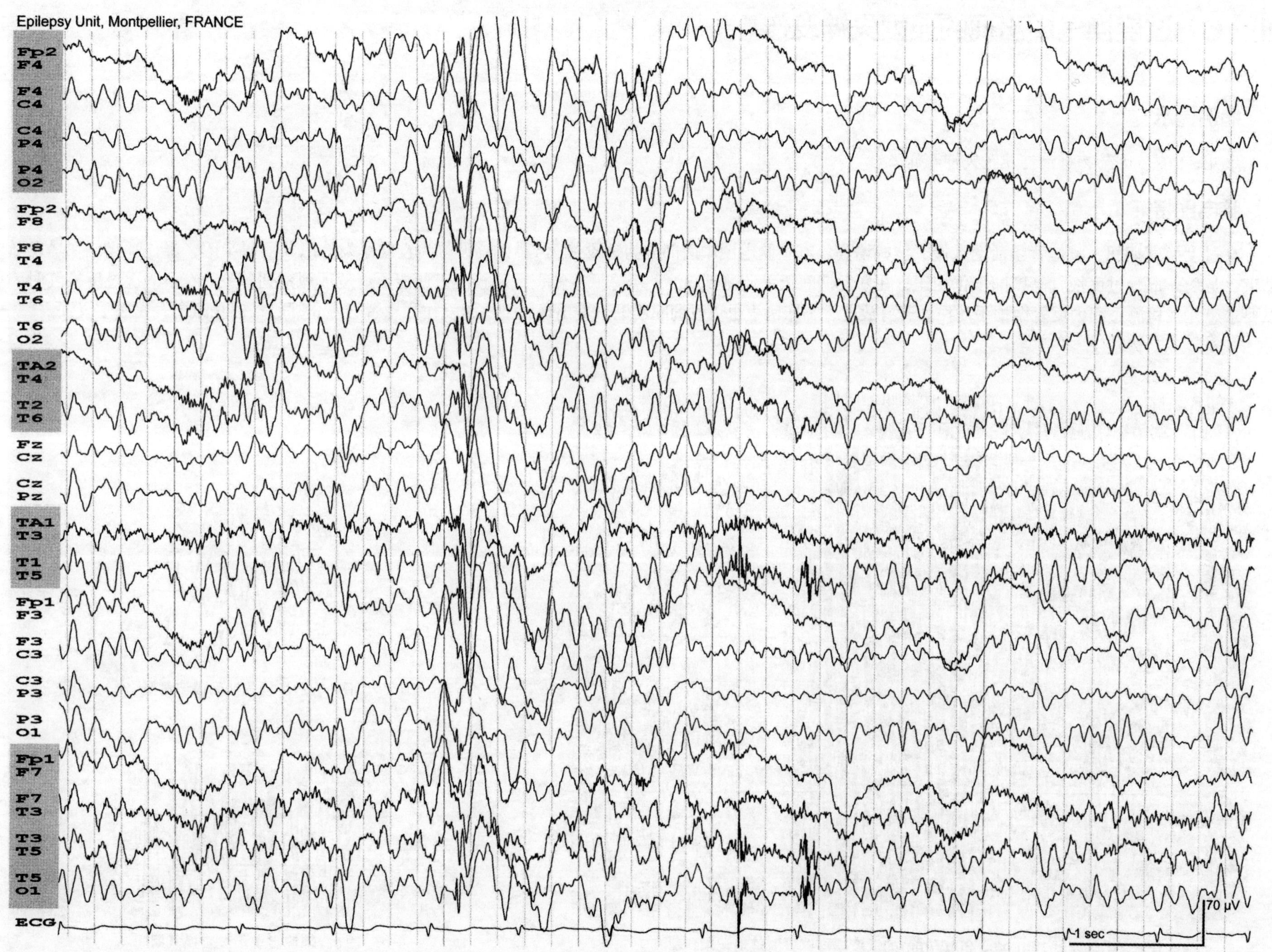
Epilepsy Unit, Montpellier, FRANCE
Fp2 F4
F4 C4
C4 P4
P4 O2
Fp2 F8
F8 T4
T4 T6
T6 O2
TA2 T4
T2 T6
Fz Cz
Cz Pz
TA1 T3
T1 T5
Fp1 F3
F3 C3
C3 P3
P3 O1
Fp1 F7
F7 T3
T3 T5
T5 O1
ECG
70 µV
1 sec

Ⅱ·6　过度换气中出现的典型失神发作

病例提示

患儿，9岁。因药物难治性儿童失神癫痫就诊。

脑电图特征

在过度换气期间，整体背景活动减慢，波幅增高。本页脑电图中间部分为一段持续4秒的高波幅尖慢波暴发。患儿双眼半闭，屏住呼吸，在暴发随即结束。与前一部分过度换气高度同步化相比，在暴发期间仍可监测到棘波。需降低振幅、重新校准以便能更清楚地观察到棘波。在下一次过度换气时，可以要求患儿在检测过程中反复做拍手动作。若有放电，临床医生也可以询问问题。若出现典型失神发作，患者会停止呼吸，停止敲击，无法重复词语。

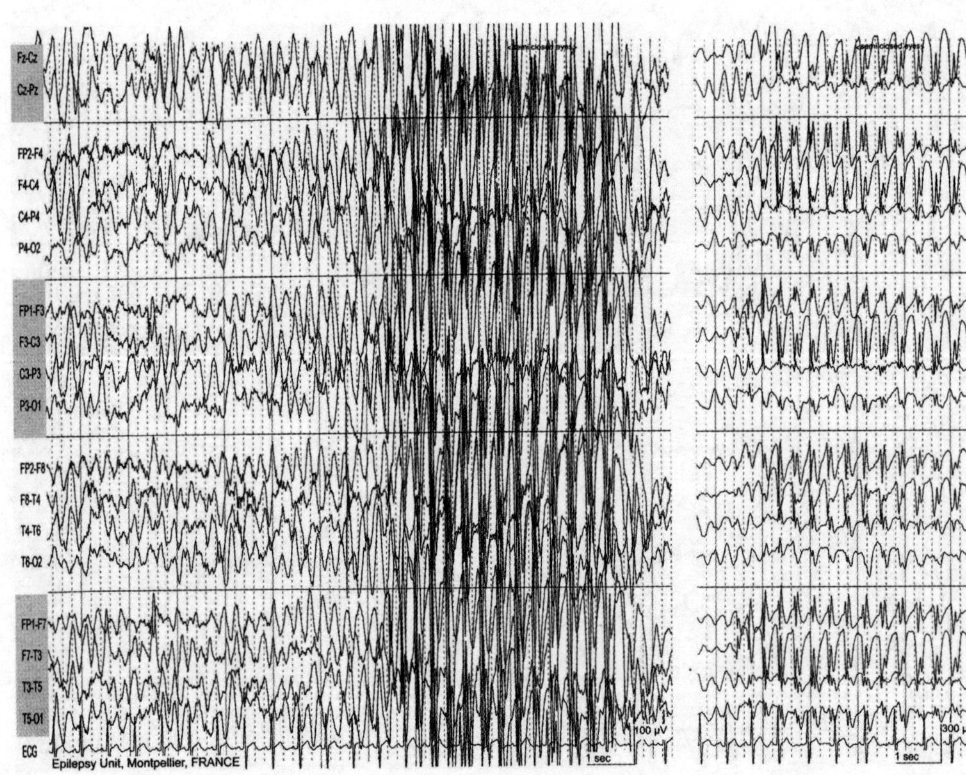

图a　记录速度15mm/s，30μV/mm的低波幅可以更清楚地记录到棘波

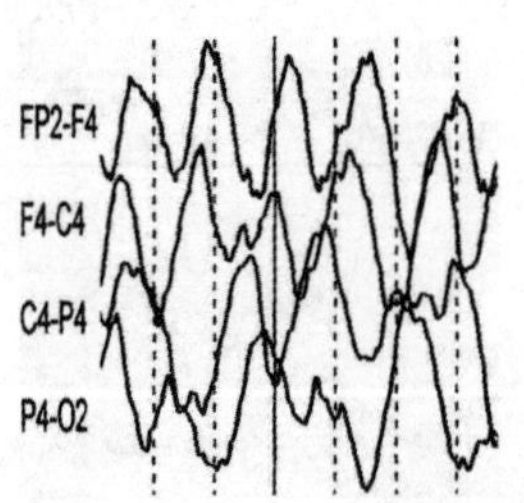

图b　过度换气期间慢波背景

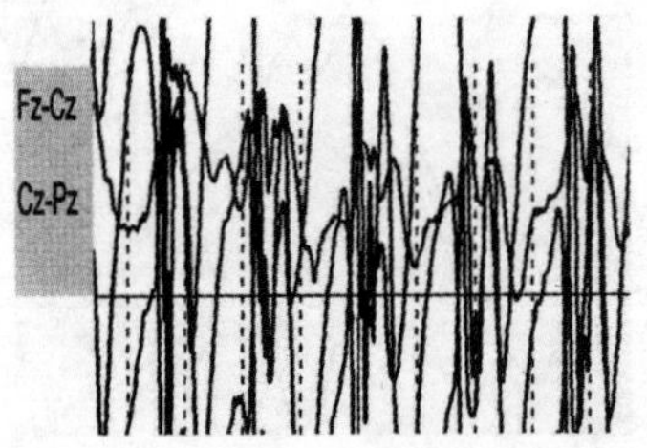

图c　棘波出现于过度换气期间

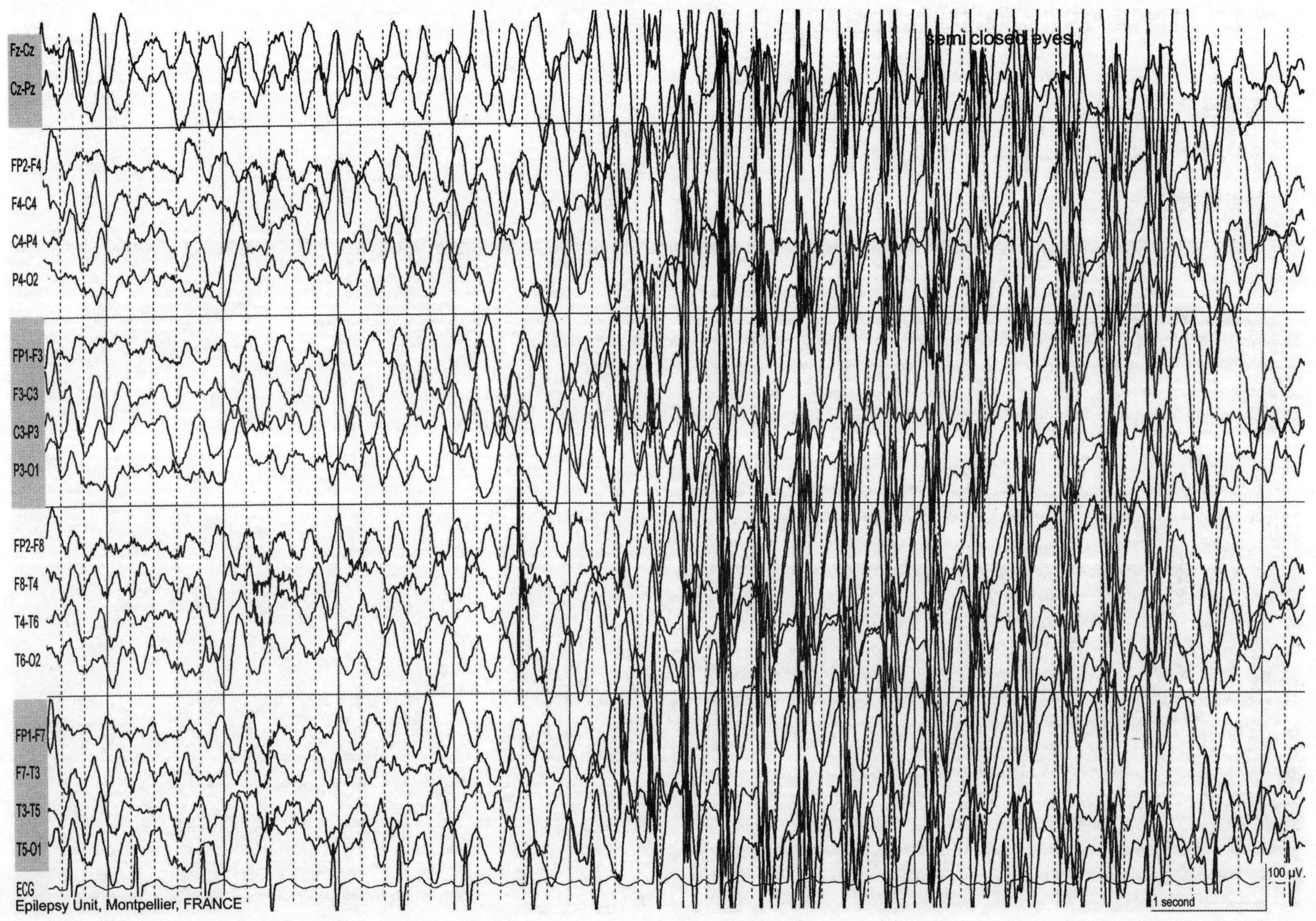
semi closed eyes
Fz-Cz
Cz-Pz
FP2-F4
F4-C4
C4-P4
P4-O2
FP1-F3
F3-C3
C3-P3
P3-O1
FP2-F8
F8-T4
T4-T6
T6-O2
FP1-F7
F7-T3
T3-T5
T5-O1
ECG
100 μV.
1 second
Epilepsy Unit, Montpellier, FRANCE

Ⅱ·7　过度换气中出现的局灶性慢波

病例提示

患者，男，37岁。因颞叶外侧癫痫就诊。

脑电图特征

在过度换气结束时，背景活动呈后头部α节律。左颞区可见非生理性局灶性慢波。在过度换气之前，没有观察到慢波和棘波，仅在NREM睡眠3期可见少量棘波。

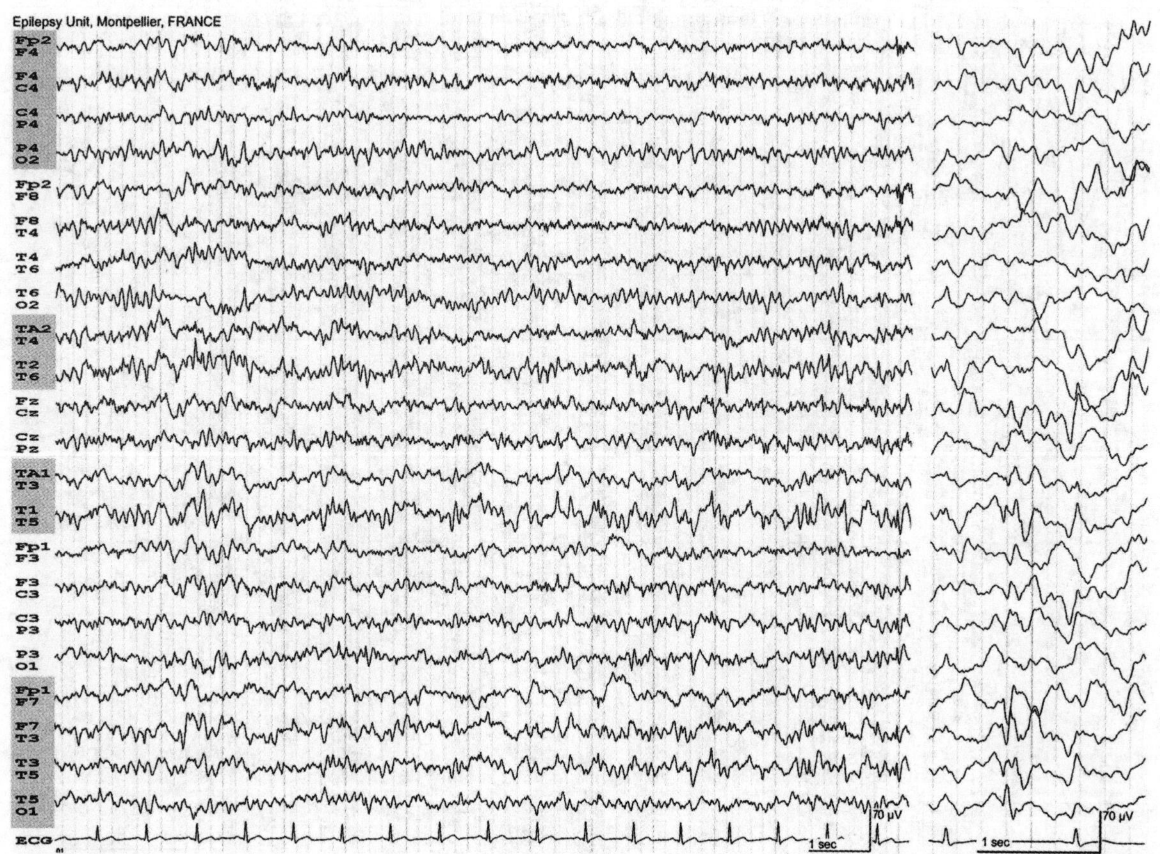

图a　左侧部分记录速度15mm/s，右侧部分记录速度30mm/s，在NREM睡眠3期左侧颞区可见少量棘波

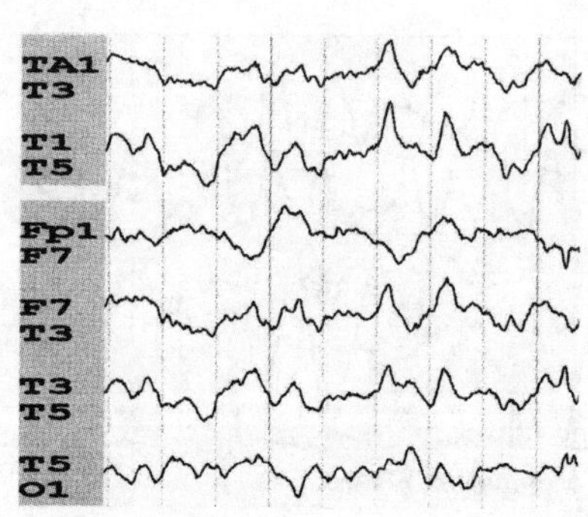

图b　过度换气期间，左侧颞区可见θ波

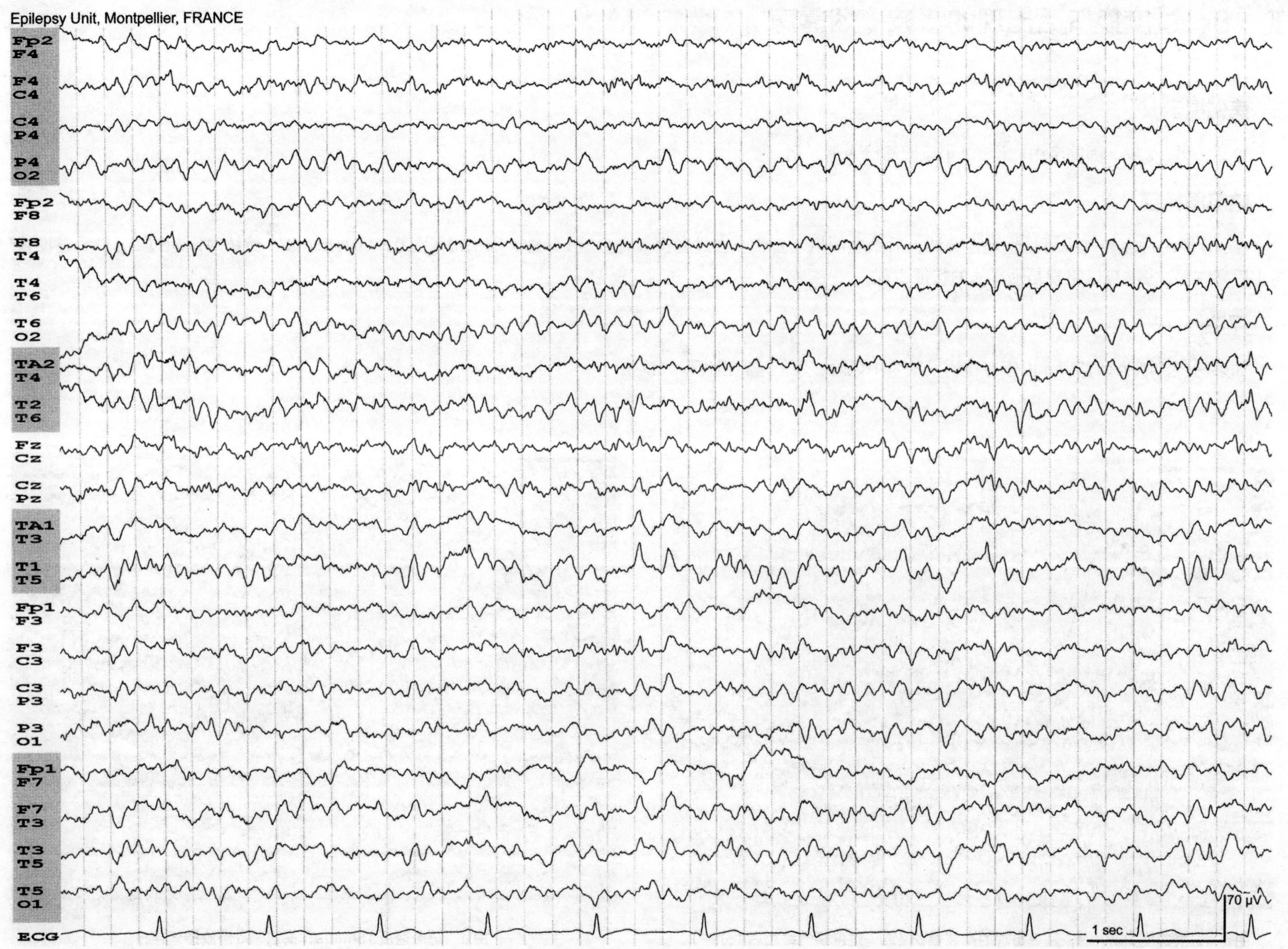
Epilepsy Unit, Montpellier, FRANCE
Fp2 F4
F4 C4
C4 P4
P4 O2
Fp2 F8
F8 T4
T4 T6
T6 O2
TA2 T4
T2 T6
Fz Cz
Cz Pz
TA1 T3
T1 T5
Fp1 F3
F3 C3
C3 P3
P3 O1
Fp1 F7
F7 T3
T3 T5
T5 O1
ECG
70 μV
1 sec

Ⅱ·8 过度换气后出现的慢波（烟雾病）

病例提示

患儿，男，8岁。因脑卒中就诊。2年后被确诊为烟雾病。

脑电图特征

在3分钟的过度换气中可见生理性慢波，后脑电图恢复正常。在过度换气终止后1分钟，前头部可见0.5～1Hz δ波，持续时间超过1分钟。过度换气终止后高波幅δ慢波延迟出现是烟雾病的特征表现。

评注

如果已经诊断为烟雾病，由于存在诱发脑卒中风险，不能进行过度换气试验。

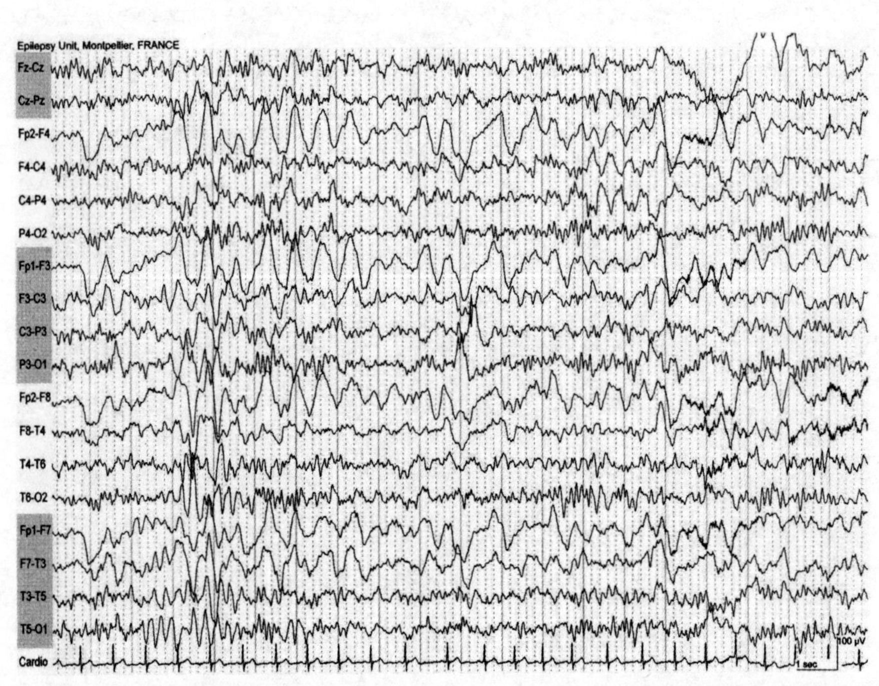

图a 记录速度15mm/s，延迟出现的高波幅δ慢波（过度换气终止后1分钟）

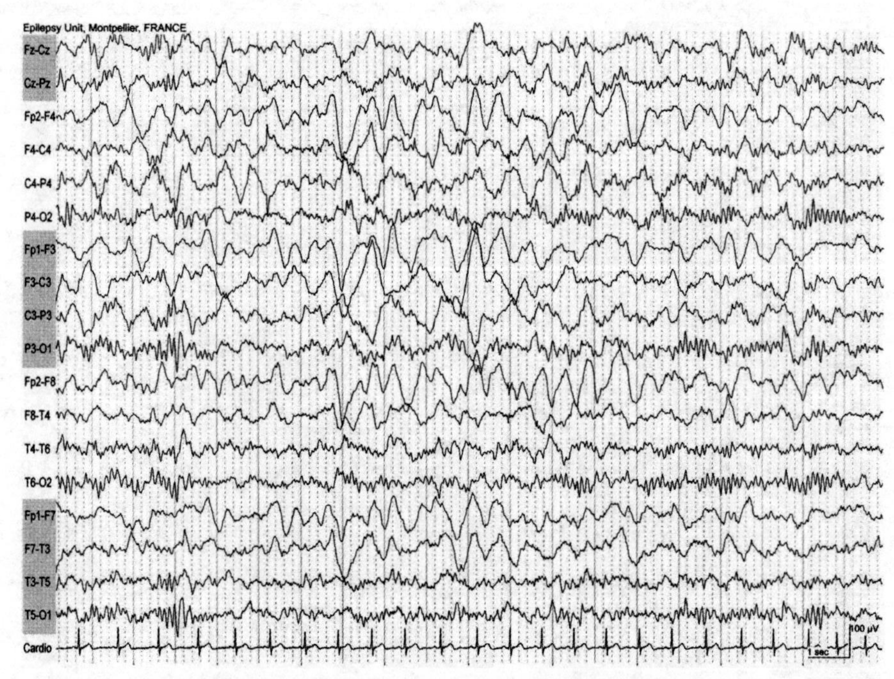

图b 记录速度15mm/s，高波幅δ慢波持续存在

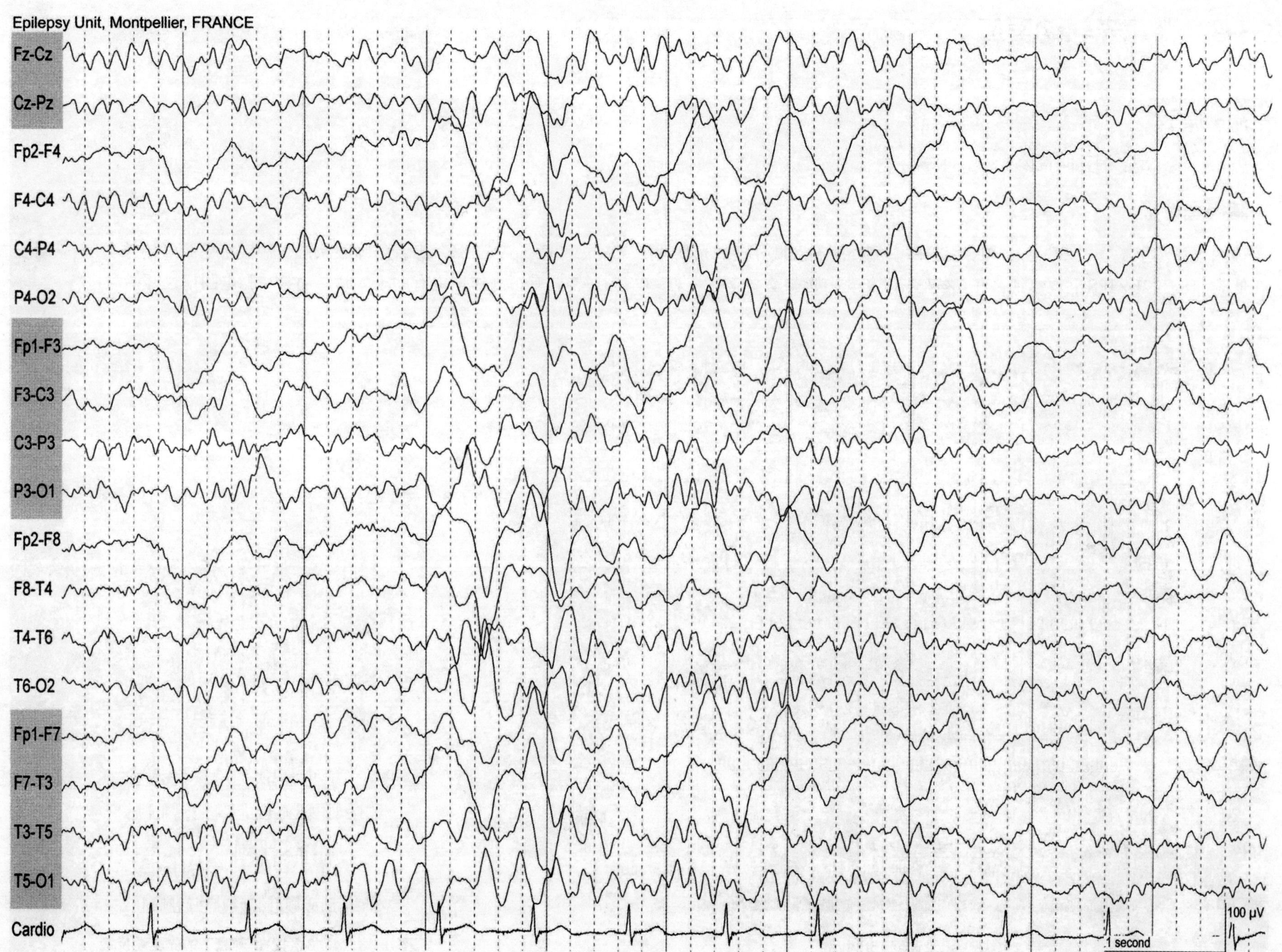
Epilepsy Unit, Montpellier, FRANCE
Fz-Cz
Cz-Pz
Fp2-F4
F4-C4
C4-P4
P4-O2
Fp1-F3
F3-C3
C3-P3
P3-O1
Fp2-F8
F8-T4
T4-T6
T6-O2
Fp1-F7
F7-T3
T3-T5
T5-O1
Cardio
1 second
100 μV

Ⅱ·9 婴儿光驱动反应

病例提示

患儿，24月龄。因癫痫就诊。

脑电图特征

该图仅显示了3、4、8和12Hz IPS引起的右侧外侧裂区域导联的光驱动反应（灵敏度15μV/mm）。患者处睁眼状态（额极可见肌电伪差）。光驱动反应可在低频和8、12Hz IPS下观察到。在6岁左右的儿童中光驱动反应更常见。IPS因对婴儿有镇静作用更有助于入睡，通常在脑电图记录开始时进行。

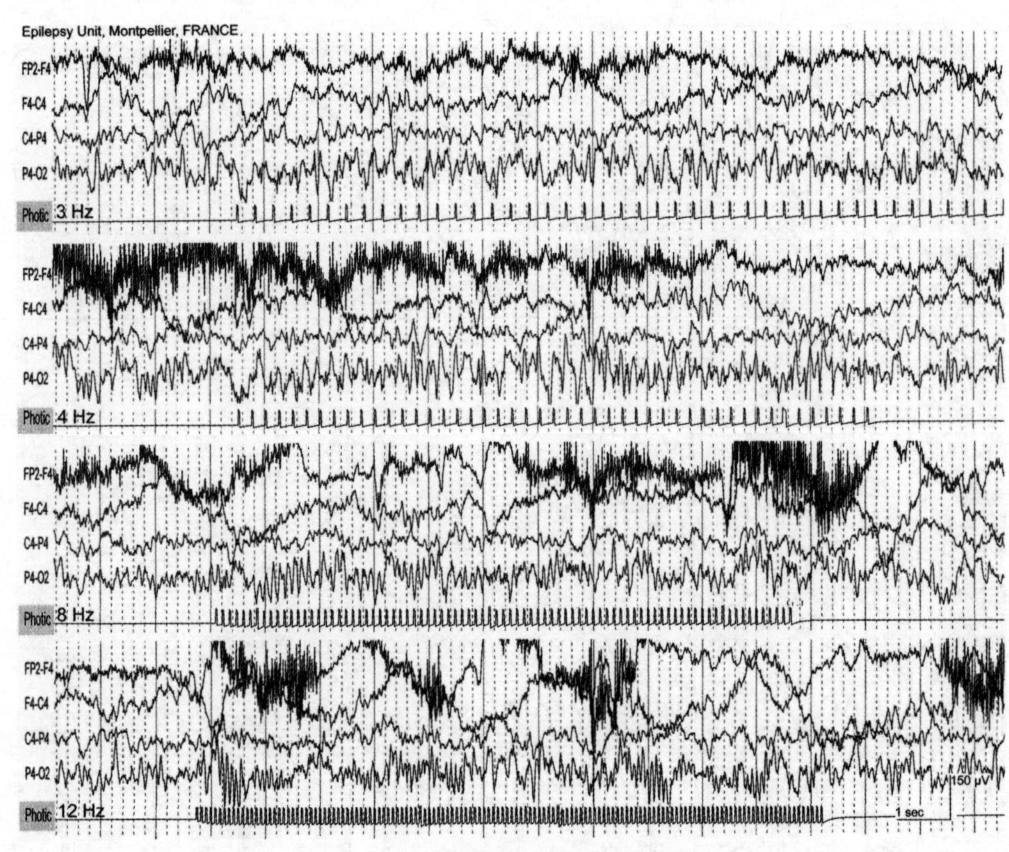

图a 记录速度15mm/s

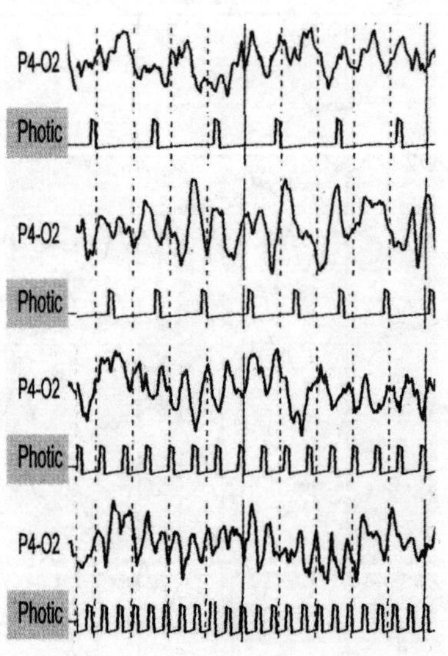

图b 3、4、8、12Hz刺激下的光驱动反应

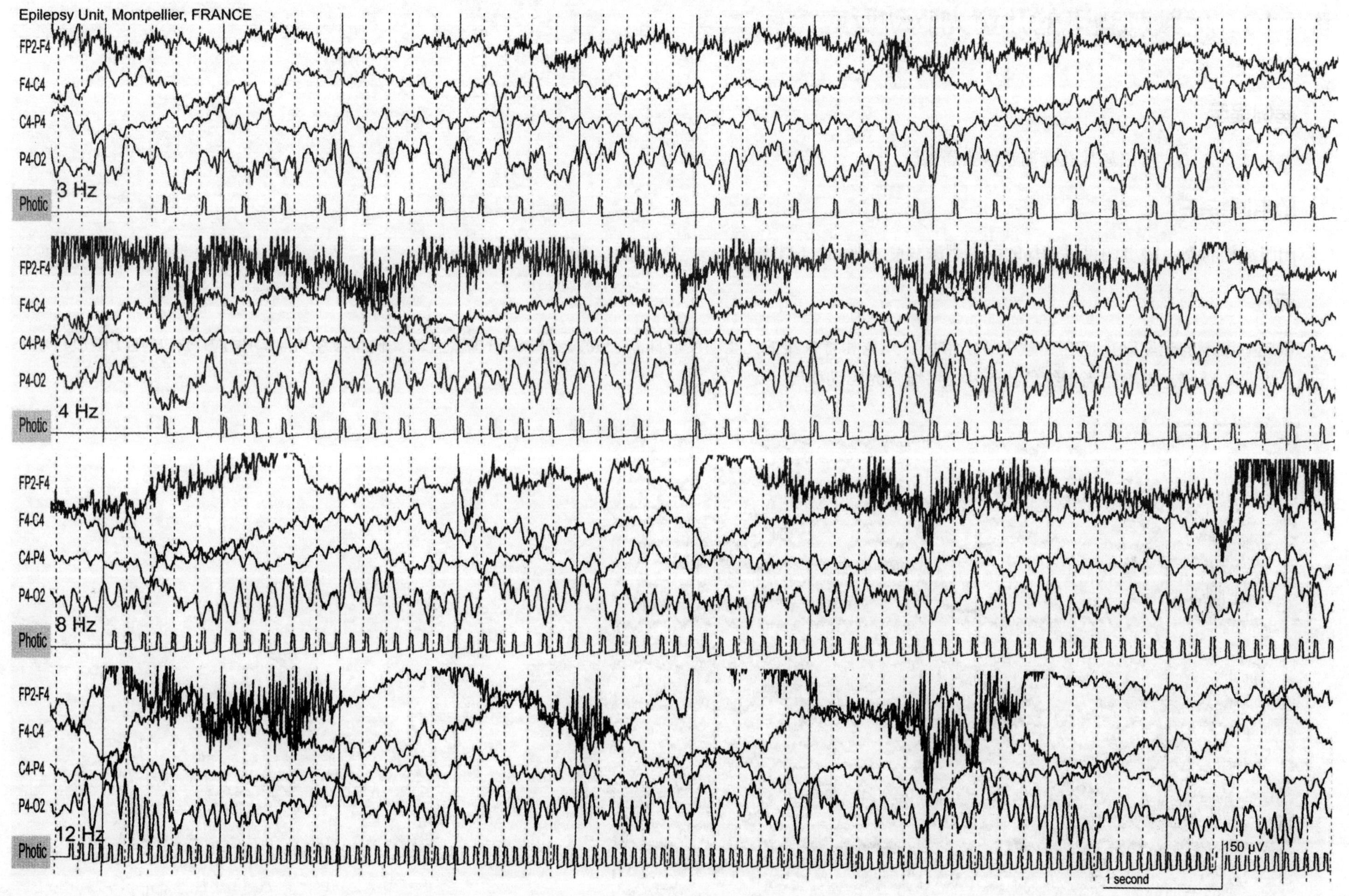
Epilepsy Unit, Montpellier, FRANCE
FP2-F4
F4-C4
C4-P4
P4-O2
3 Hz
Photic
4 Hz
8 Hz
12 Hz
150 μV
1 second

Ⅱ·10　低频刺激下的儿童光驱动反应

病例提示

患儿，女，10岁。因局灶性癫痫及偏头痛就诊。

脑电图特征

闭眼放松状态，脑电图可见3Hz的闪光刺激双侧光驱动反应。

评注

低频刺激下的光驱动反应在儿童中并不常见。儿童和青少年的光驱动反应性高于成人。偏头痛患者有较高概率发生光驱动反应。最好在闭眼放松状态下诱发光驱动反应，眼睑相当于红色滤光片，可增强光驱动反应。

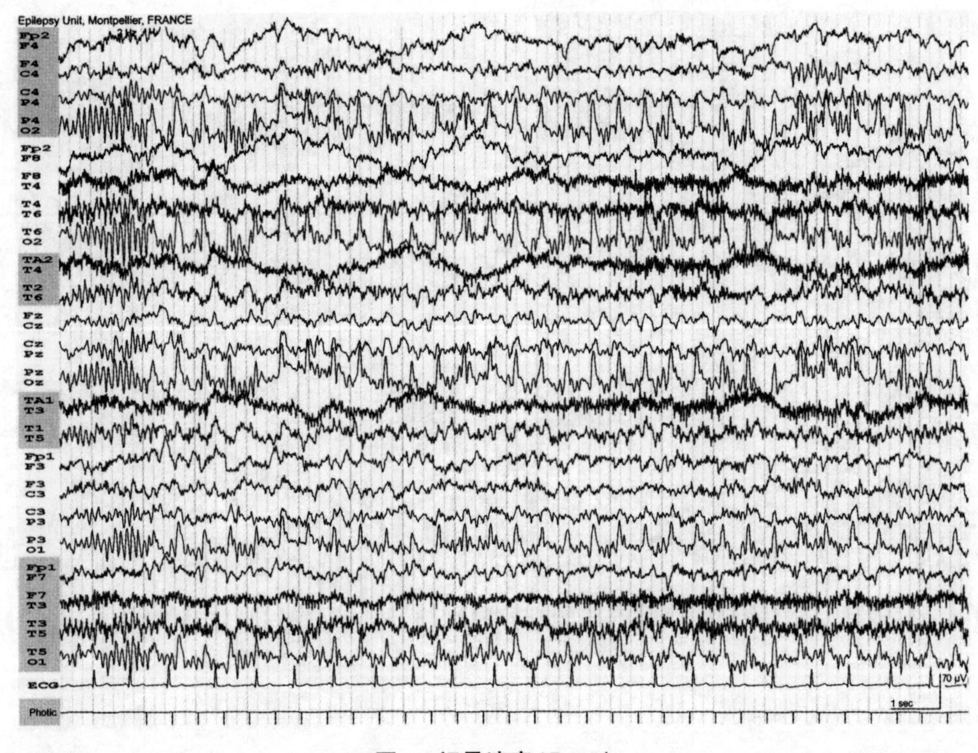

图a　记录速度15mm/s

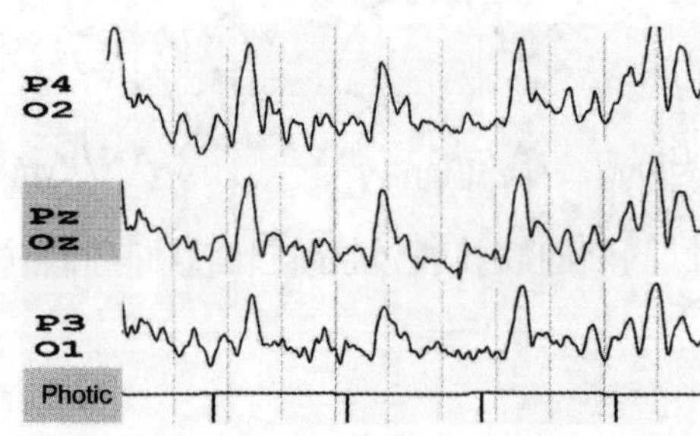

图b　低频刺激下的光驱动反应，注意闪光与光驱动波形之间的时间差

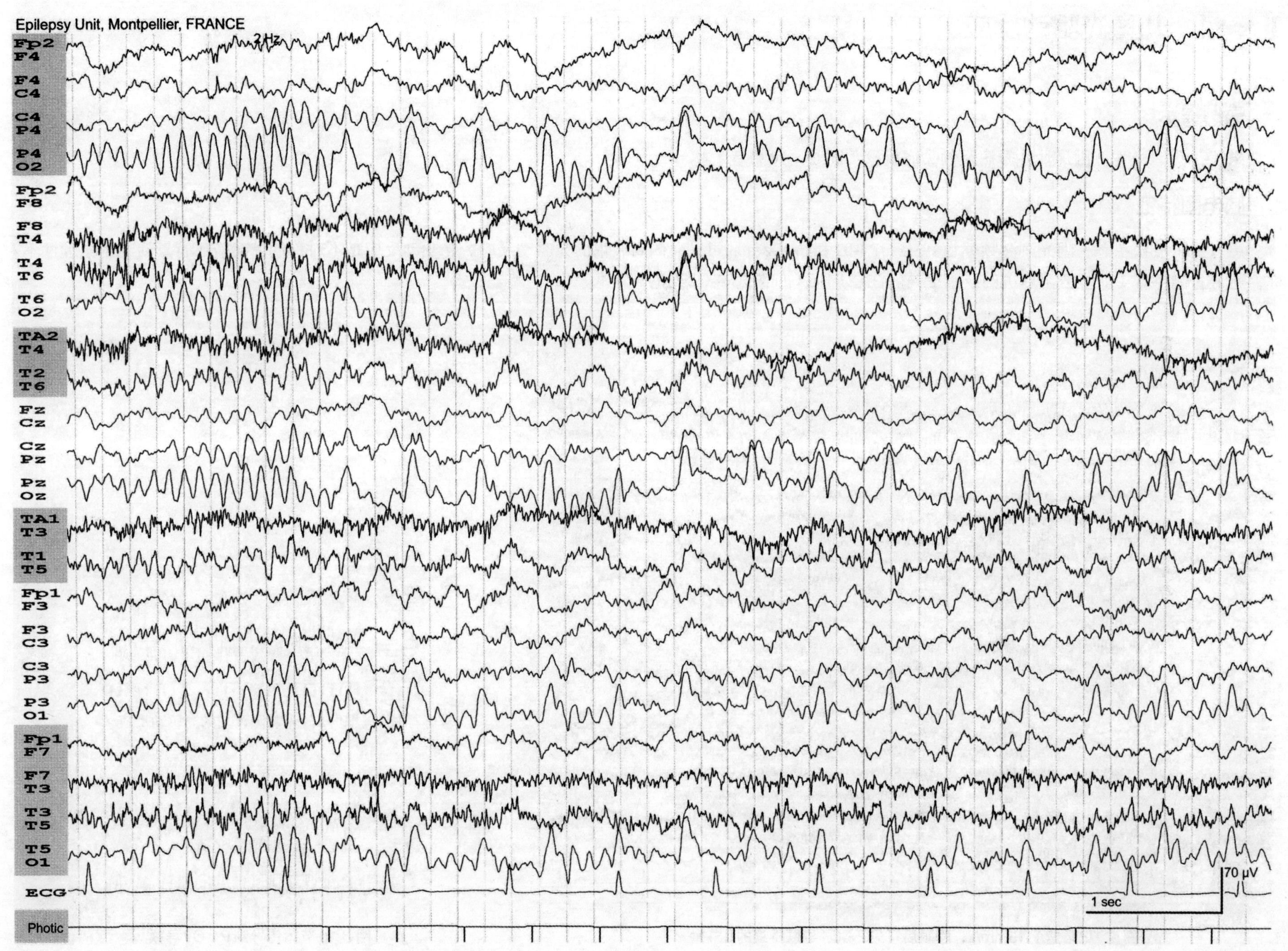
Epilepsy Unit, Montpellier, FRANCE
2 Hz
Fp2 F4
F4 C4
C4 P4
P4 O2
Fp2 F8
F8 T4
T4 T6
T6 O2
TA2 T4
T2 T6
Fz Cz
Cz Pz
Pz Oz
TA1 T3
T1 T5
Fp1 F3
F3 C3
C3 P3
P3 O1
Fp1 F7
F7 T3
T3 T5
T5 O1
ECG
Photic
70 μV
1 sec

Ⅱ·11　儿童光驱动反应

病例提示

患儿，女，10岁。因局灶性癫痫及偏头痛就诊（同Ⅱ·10患者）。

脑电图特征

患者闭眼放松状态，闪光刺激频率为19Hz。P4-02和Pz-Oz导联可见双侧高波幅的光驱动反应。光驱动反应是不对称的，对应于背景活动的生理性不对称，通常右侧半球（非优势半球）的波幅更高。注意F4-C4扩散到P4-O2处的μ节律。

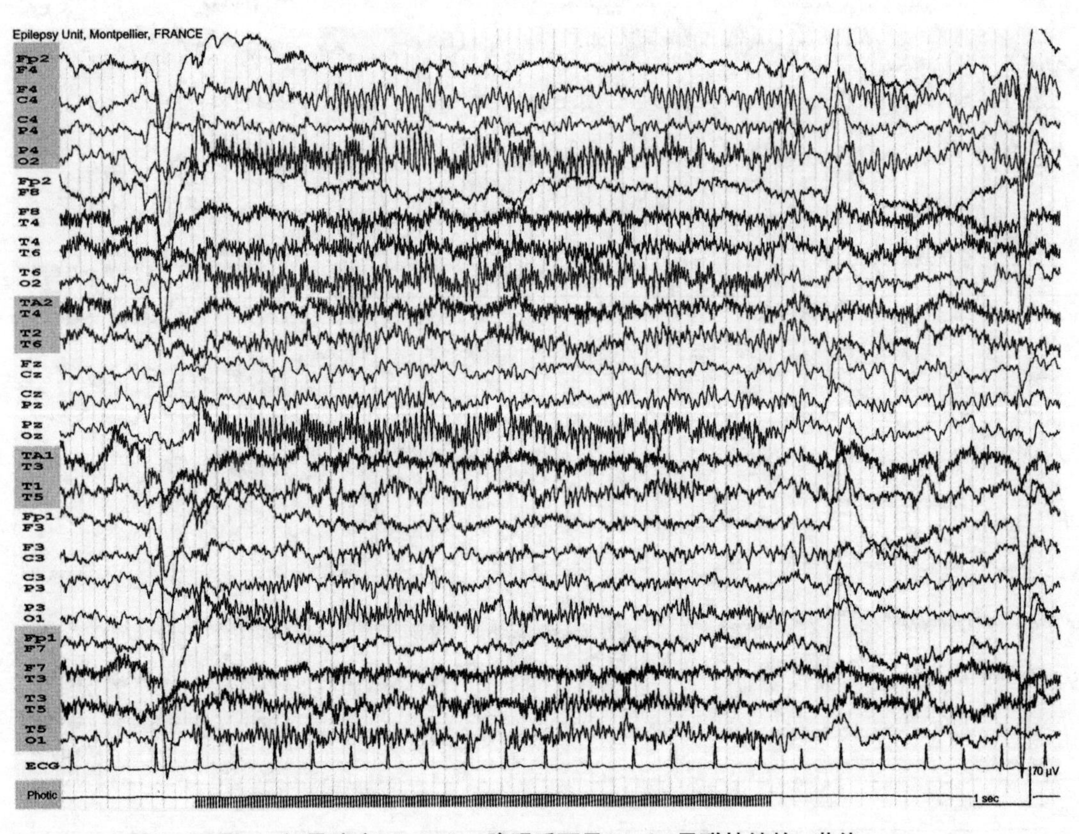

图a　记录速度15mm/s，睁眼后可见F4-C4导联持续的μ节律

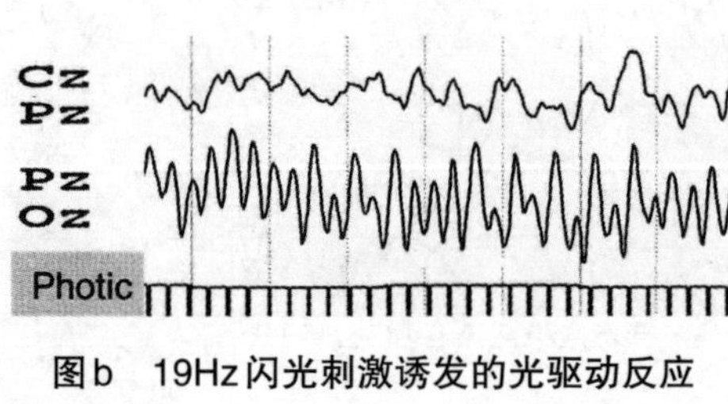

图b　19Hz闪光刺激诱发的光驱动反应

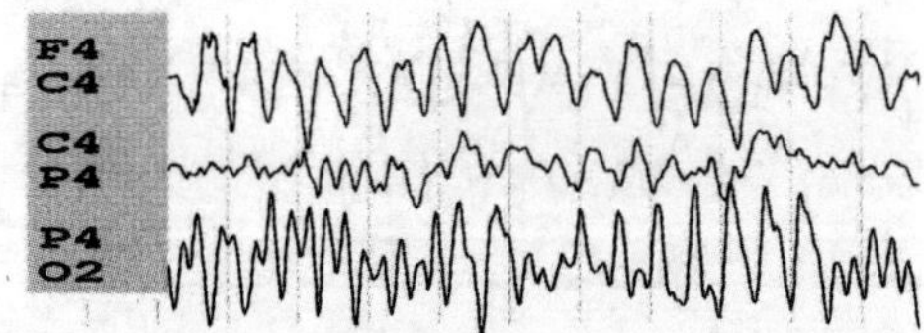

图c　μ节律传导到P4-O2导联

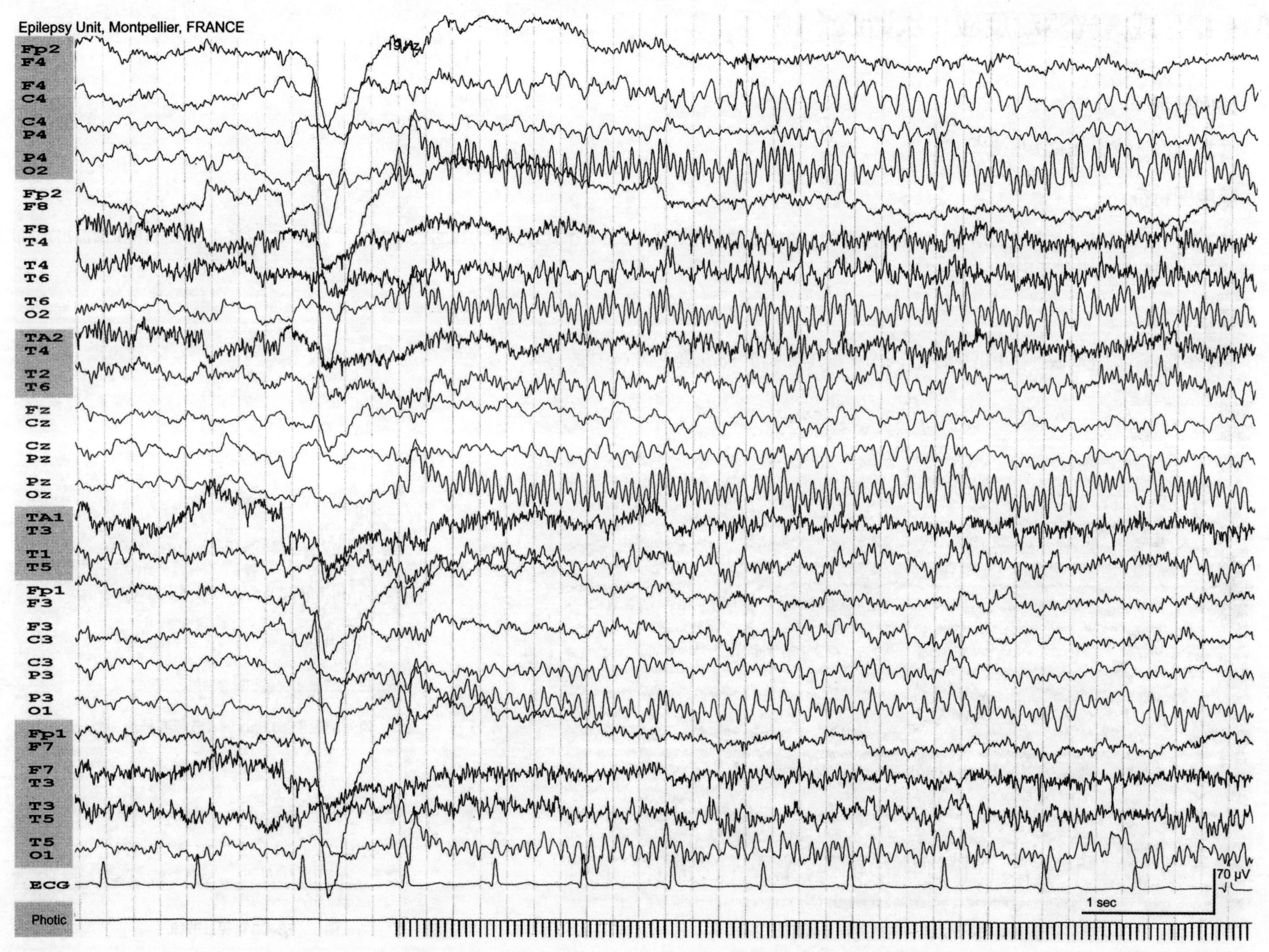
Epilepsy Unit, Montpellier, FRANCE
9 Hz
Fp2 F4
F4 C4
C4 P4
P4 O2
Fp2 F8
F8 T4
T4 T6
T6 O2
TA2 T4
T2 T6
Fz Cz
Cz Pz
Pz Oz
TA1 T3
T1 T5
Fp1 F3
F3 C3
C3 P3
P3 O1
Fp1 F7
F7 T3
T3 T5
T5 O1
ECG
Photic
70 μV
1 sec

Ⅱ·12 成人光驱动反应：次谐波（1）

病例提示

患者，女，18岁。因偏头痛就诊。

脑电图特征

患者处闭眼放松状态，背景活动为10.5Hz的α节律。在5Hz的闪光刺激下，α节律变异出现5Hz的次谐波。注意F3-C3导联上的μ节律和额极出现的眼动伪差。闪光刺激对μ节律无影响。

评注

次谐波是指在闪光刺激过程中出现的变异α节律，其频率相当于患者正常α节律的一半。

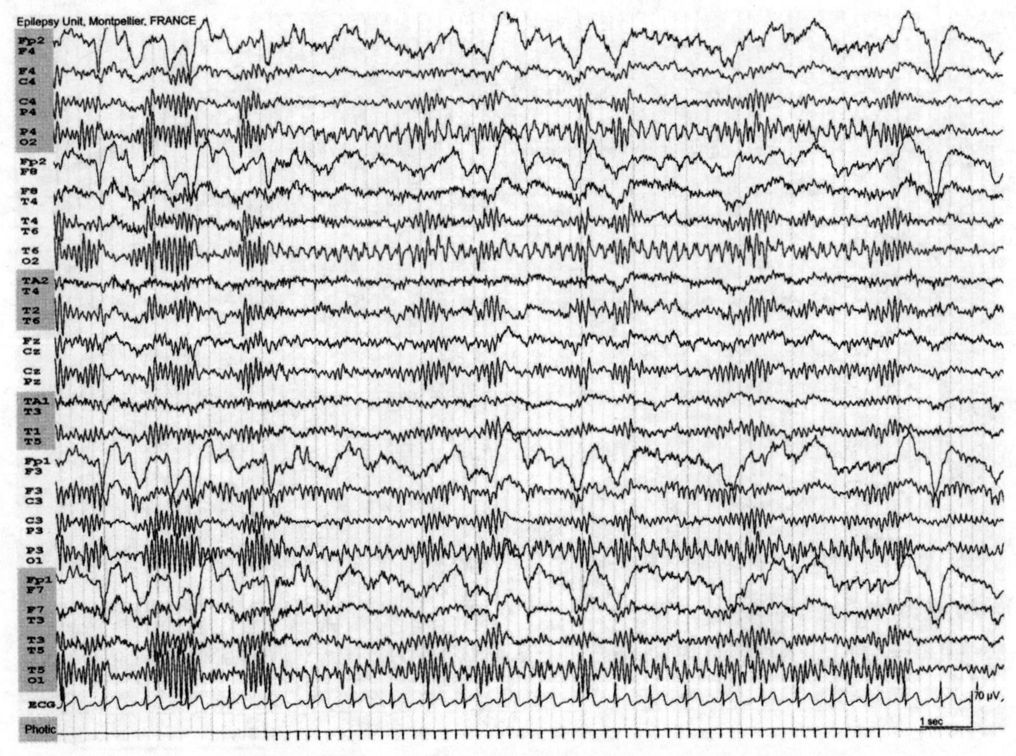

图a 记录速度15mm/s，闪光刺激停止后即出现α节律

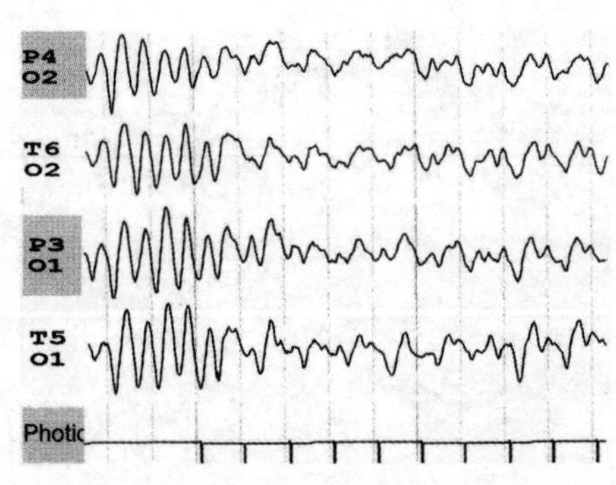

图b 闪光刺激使10.5Hz的α节律变异为5Hz

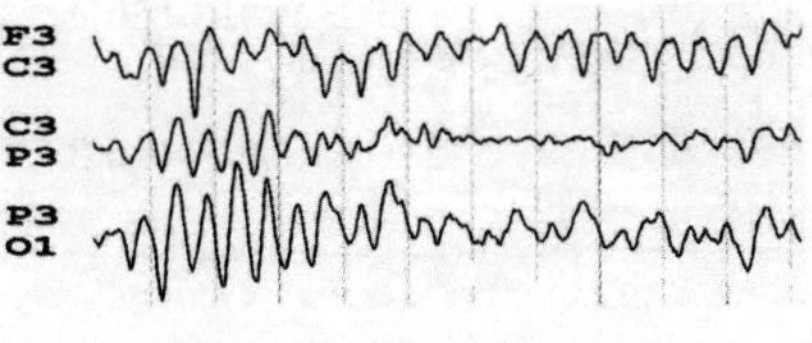

图c F3-C3可见μ节律

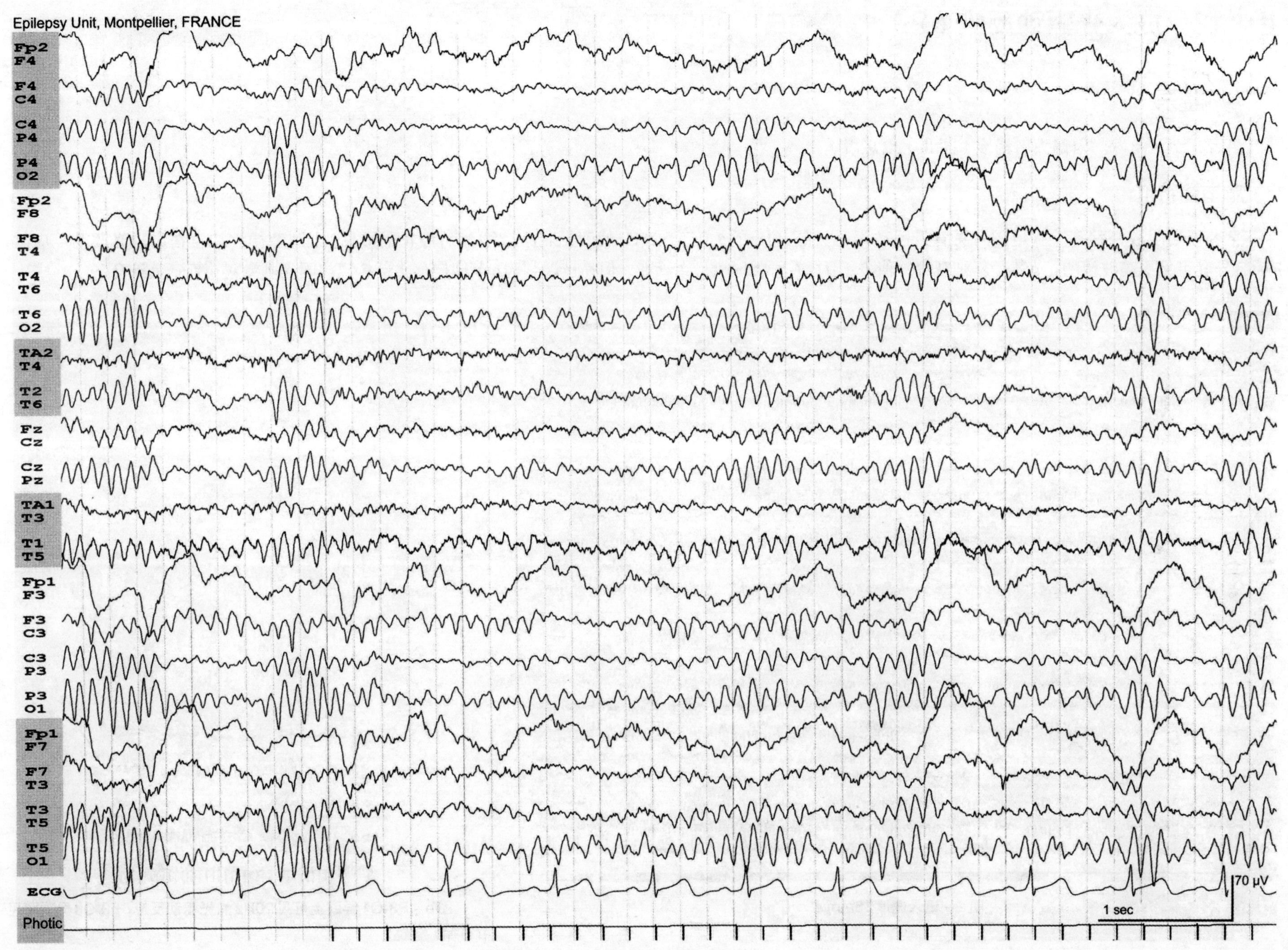
Epilepsy Unit, Montpellier, FRANCE
Fp2 F4
F4 C4
C4 P4
P4 O2
Fp2 F8
F8 T4
T4 T6
T6 O2
TA2 T4
T2 T6
Fz Cz
Cz Pz
TA1 T3
T1 T5
Fp1 F3
F3 C3
C3 P3
P3 O1
Fp1 F7
F7 T3
T3 T5
T5 O1
ECG
Photic
70 μV
1 sec

Ⅱ·13　成人光驱动反应（2）

病例提示

患者，女，18岁。因偏头痛就诊（同Ⅱ·12患者）。

脑电图特征

患者处闭眼放松状态。脑电图可见背景活动为后头部10Hz的α节律。20Hz的闪光刺激持续3s后停止，可见枕区α节律。注意在出现光驱动反应时，F3-C3导联可见更高波幅的μ节律。仔细观察，似乎μ节律在开始时就已经存在，但易被误判为α节律向前头部扩散。闪光刺激对μ节律无影响。

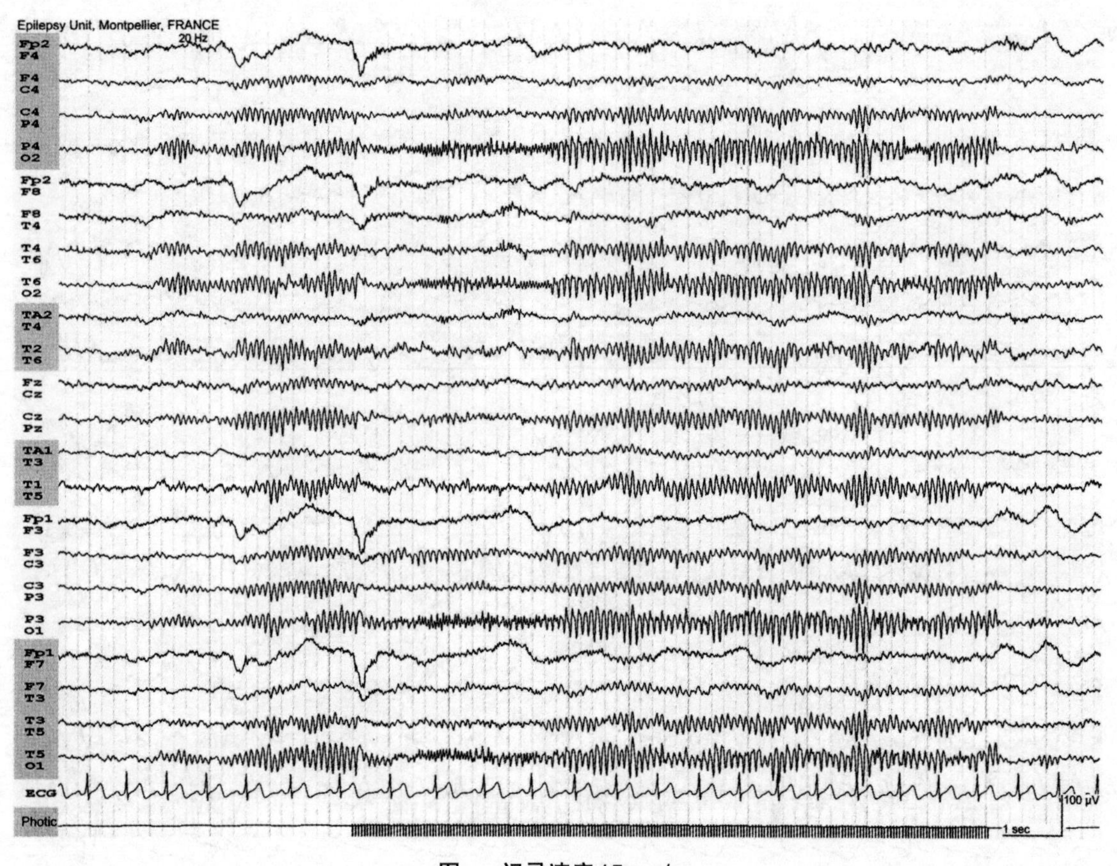

图a　记录速度15mm/s

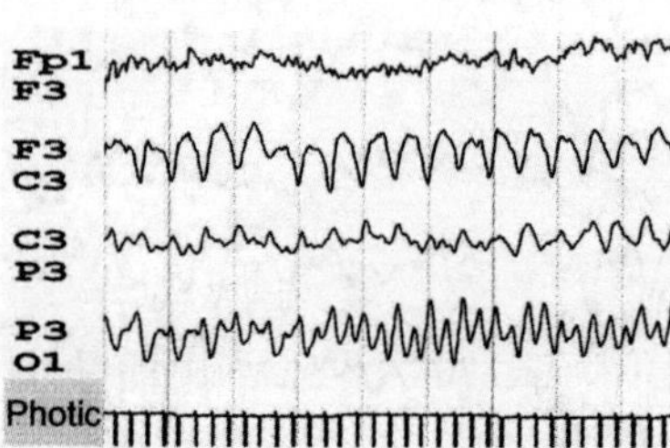

图b　P3-O1导联上可见20Hz的光驱动反应；F3-C3导联可见μ节律

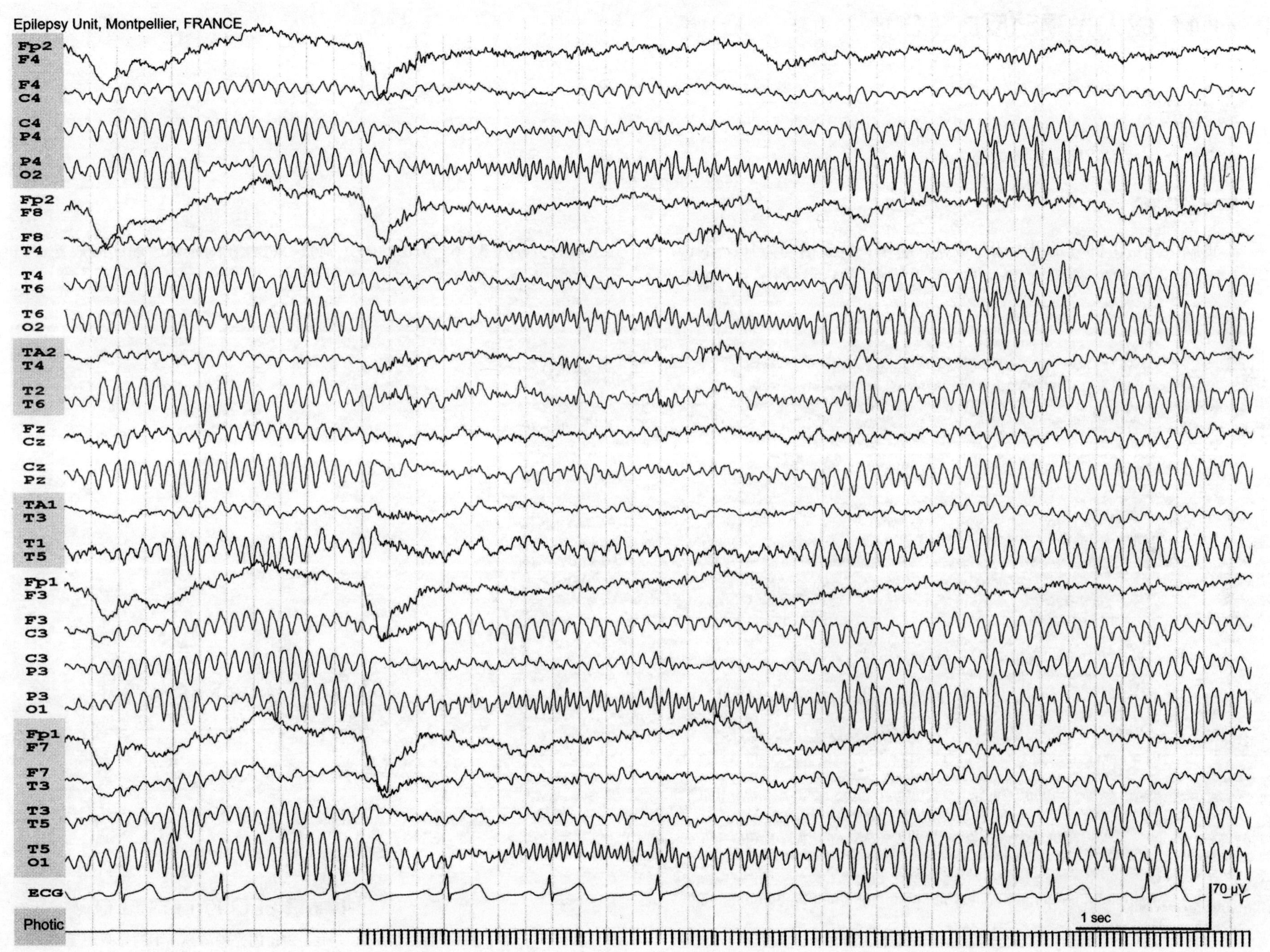
Epilepsy Unit, Montpellier, FRANCE
Fp2 F4
F4 C4
C4 P4
P4 O2
Fp2 F8
F8 T4
T4 T6
T6 O2
TA2 T4
T2 T6
Fz Cz
Cz Pz
TA1 T3
T1 T5
Fp1 F3
F3 C3
C3 P3
P3 O1
Fp1 F7
F7 T3
T3 T5
T5 O1
ECG
Photic
70 μV
1 sec

Ⅱ·14 成人光驱动反应（3）

病例提示

患者，女，22岁。因偏头痛就诊。

脑电图特征

本页脑电图最上部分示患者闭眼放松状态下，背景活动为10Hz的α节律。其余部分分别示3、5、9Hz的闪光刺激。患者在闪光刺激前闭眼放松，可见α节律，随后出现光驱动反应。波形与闪光刺激频率具有锁时关系。偏头痛患者有更高的概率出现光驱动反应。

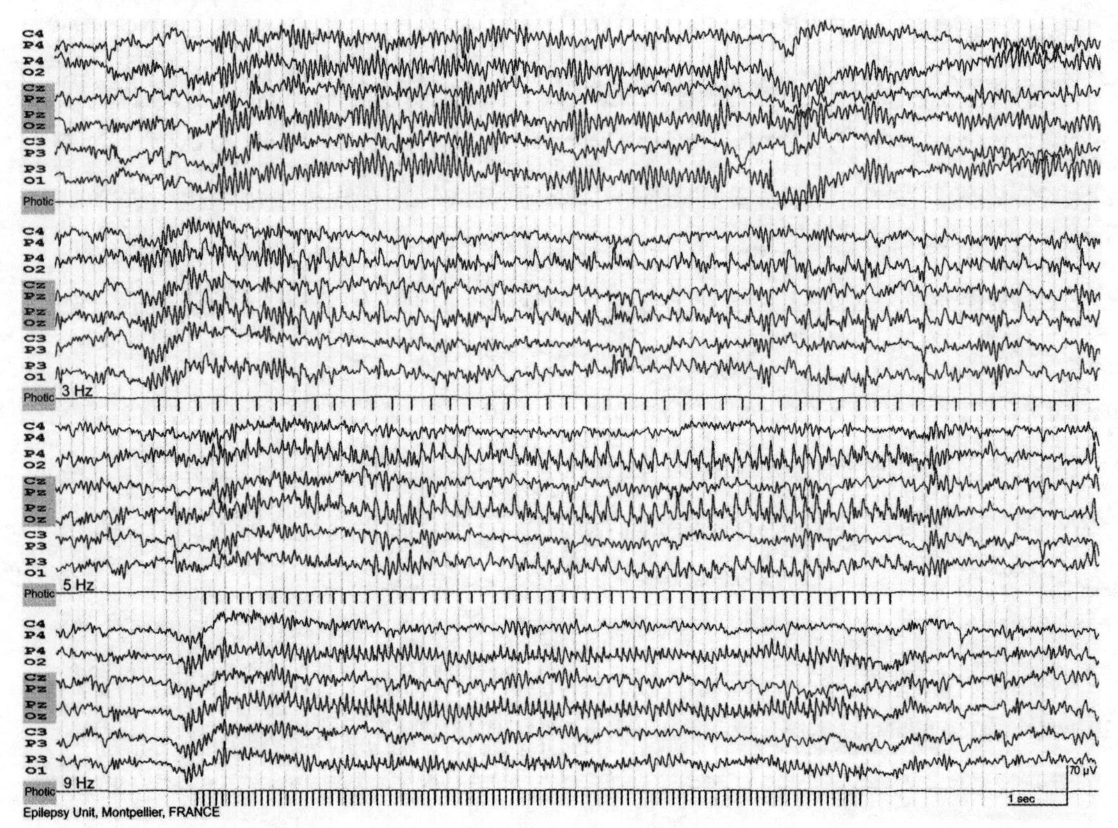

图a　记录速度15mm/s

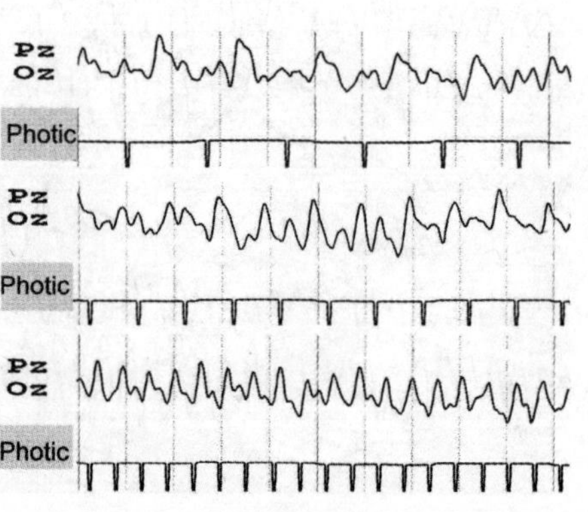

图b　3Hz、5Hz、9Hz闪光刺激频率下的光驱动反应

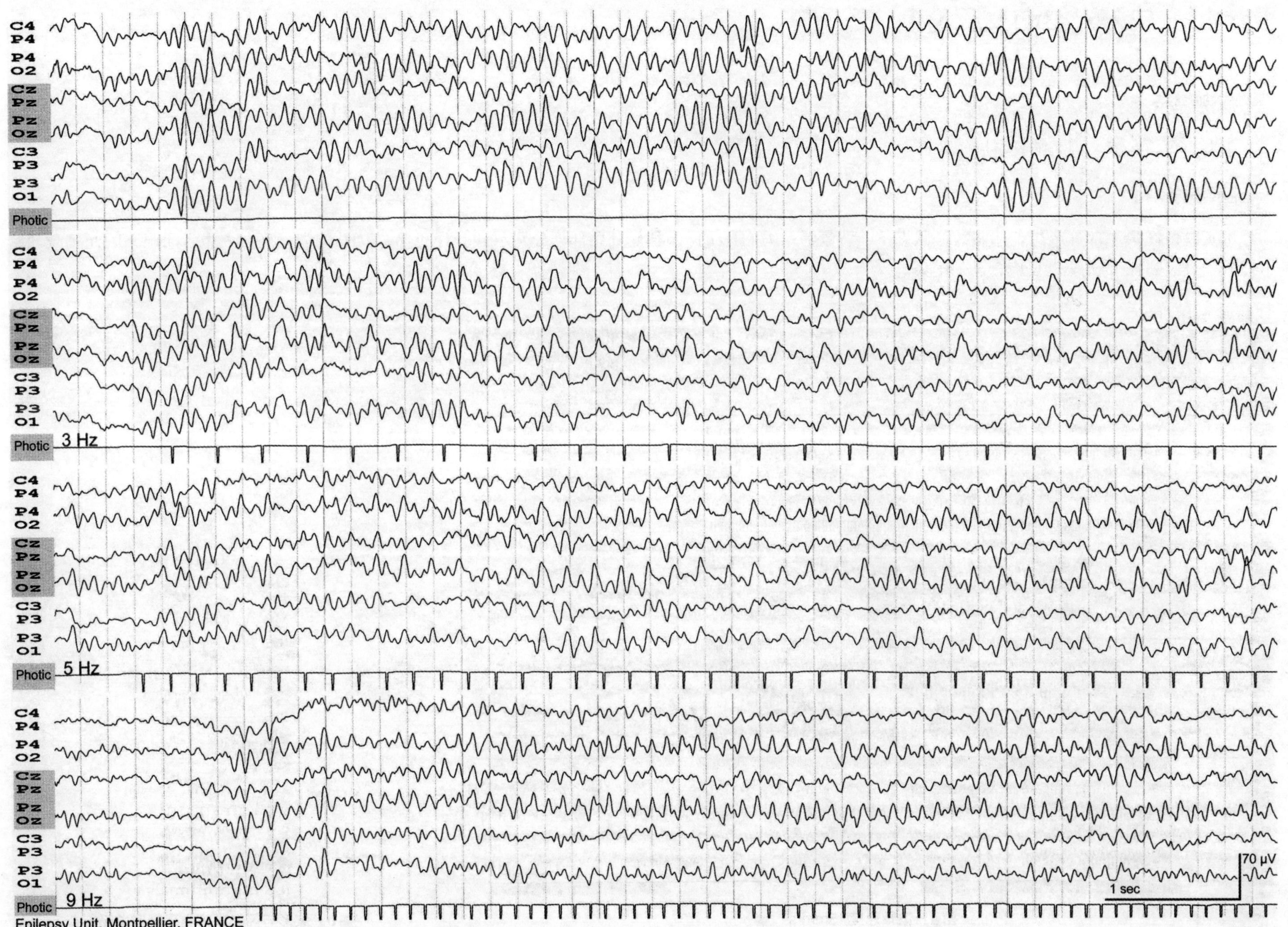
C4
P4
P4
O2
Cz
Pz
Pz
Oz
C3
P3
P3
O1
Photic
3 Hz
5 Hz
9 Hz
70 μV
1 sec
Epilepsy Unit, Montpellier, FRANCE

Ⅱ·15　成人光驱动反应（4）

病例提示

患者，女，44岁。因大脑胶质瘤就诊。

脑电图特征

本页脑电图最上部分示患者闭眼放松状态下，背景活动为11Hz的α节律。其余部分分别示12、16、18、21Hz的闪光刺激。患者闭眼，闪光刺激开始出现16、18、21Hz的光驱动反应，随后消失。

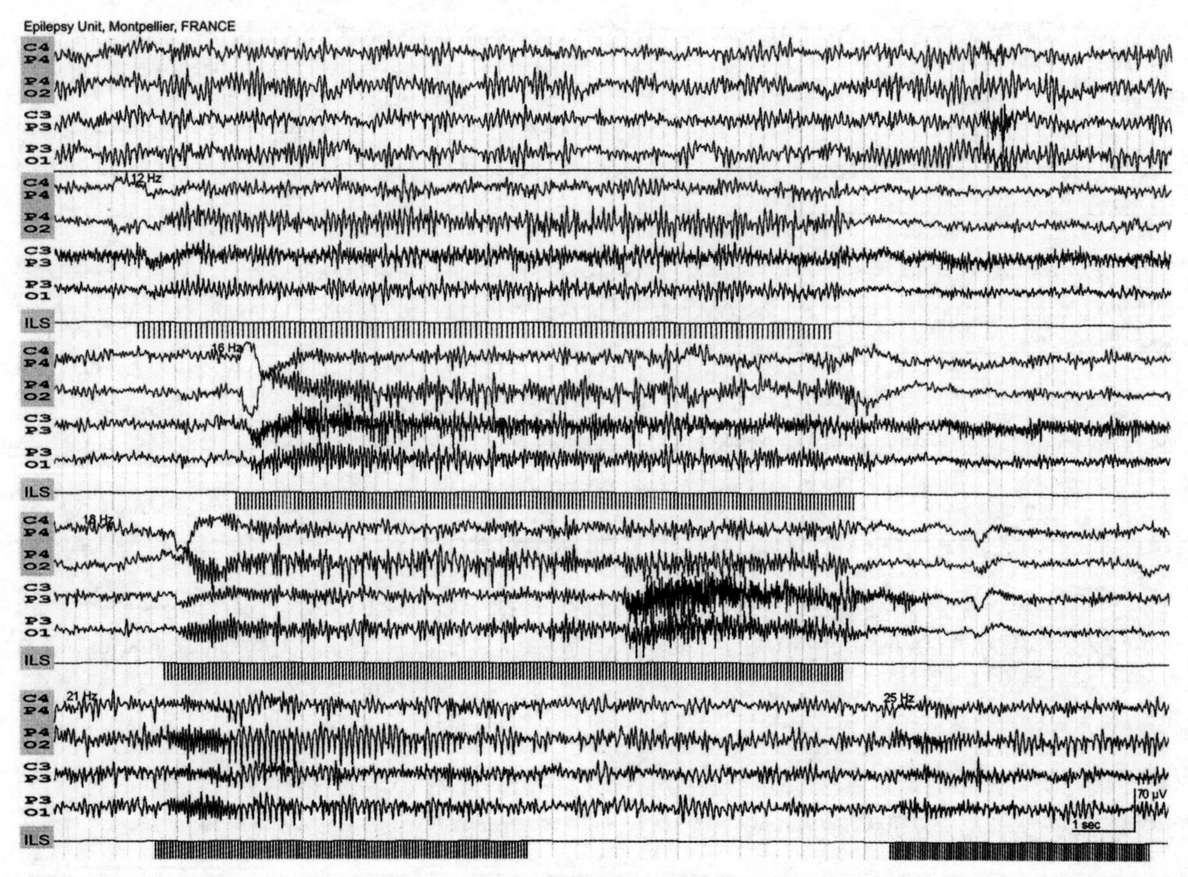

图a　记录速度15mm/s

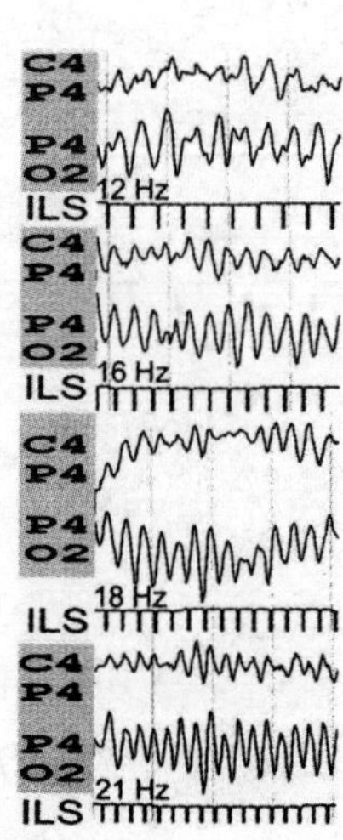

图b　波形与闪光频率呈现锁时关系

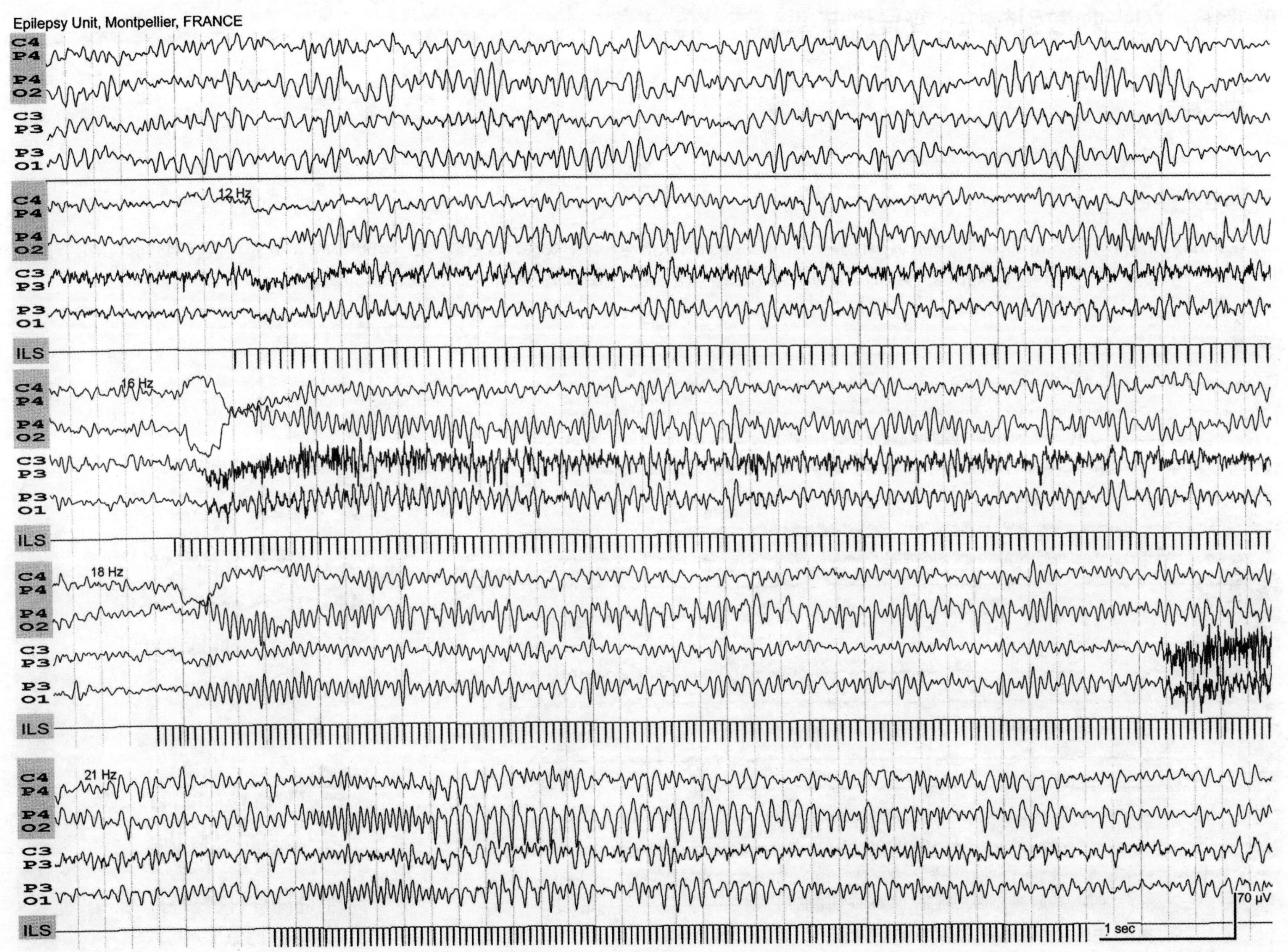
Epilepsy Unit, Montpellier, FRANCE
C4 P4
P4 O2
C3 P3
P3 O1
12 Hz
ILS
16 Hz
18 Hz
21 Hz
70 μV
1 sec

Ⅱ · 16　闪光刺激引起快α变异型节律

病例提示

患者，女，58岁。因发作性意识丧失就诊。

脑电图特征

在11Hz闪光刺激下诱发出20Hz（将所有波形计算在内）的后头部背景活动。仔细观察，这些波形是“有切迹的”。这是由闪光刺激诱发出α节律中的快α变异型。对于该患者来讲，所有刺激频率均可诱发20Hz的后头部节律，但在11Hz的刺激频率下“叉状波”最清晰可见。

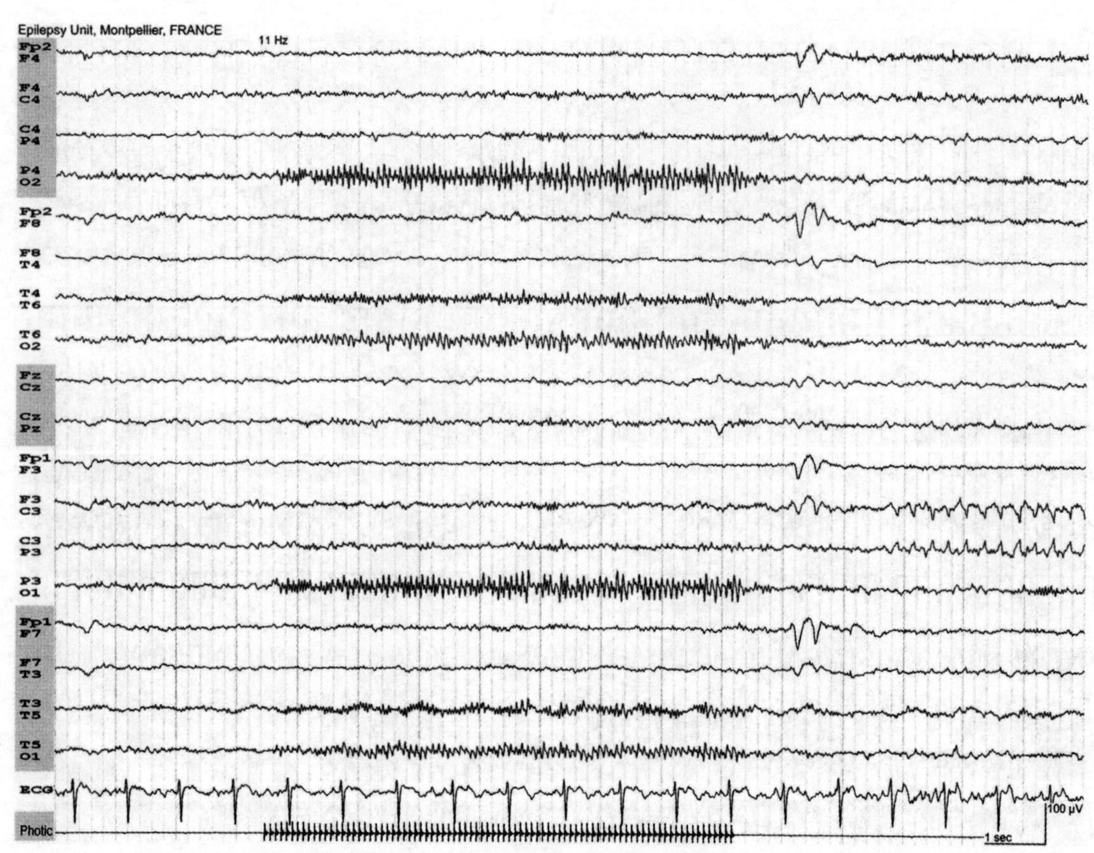

图a　记录速度15mm/s。注意在脑电图末端，C3导联出现电极伪差

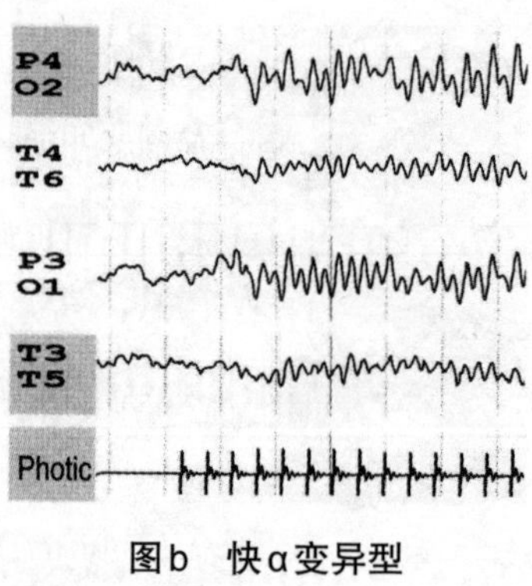

图b　快α变异型

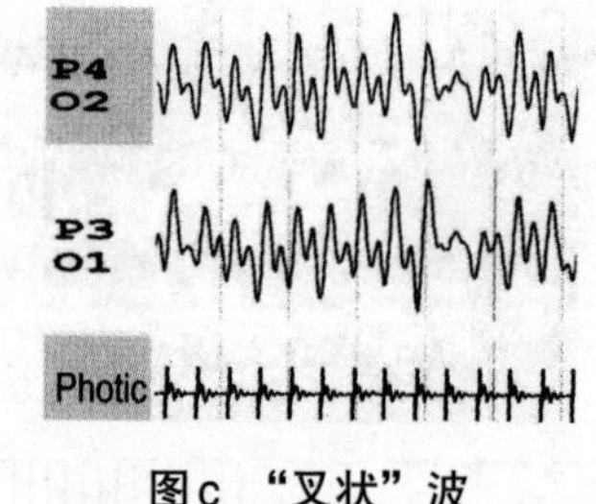

图c　“叉状”波

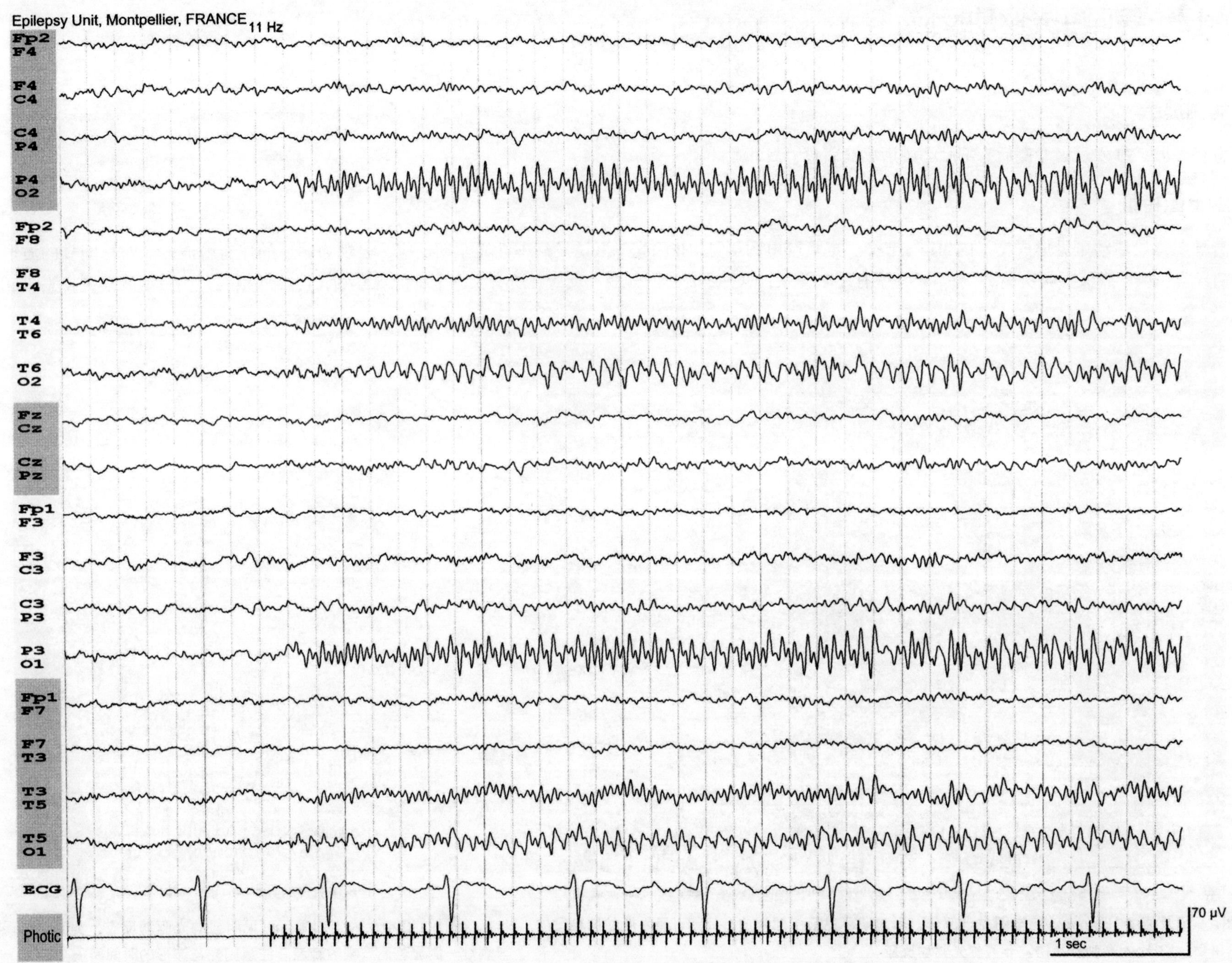
Epilepsy Unit, Montpellier, FRANCE
11 Hz
Fp2 F4
F4 C4
C4 P4
P4 O2
Fp2 F8
F8 T4
T4 T6
T6 O2
Fz Cz
Cz Pz
Fp1 F3
F3 C3
C3 P3
P3 O1
Fp1 F7
F7 T3
T3 T5
T5 O1
ECG
Photic
70 μV
1 sec

Ⅱ · 17　病理性光驱动反应

病例提示

患者，男，91岁。因左侧后头部脑卒中后癫痫就诊。

脑电图特征

清醒期背景活动可见形成良好的9Hz α节律。本页脑电图可见4Hz闪光刺激诱发病理性光驱动反应，表现为明显的伴有棘波的非对称同步的波形（发作间期异常一侧的棘波振幅更高），与闪光频率有锁时关系，这种不对称的光驱动反应在所有频率下都能观察到，但在低频闪光刺激下波幅更高（图a）。

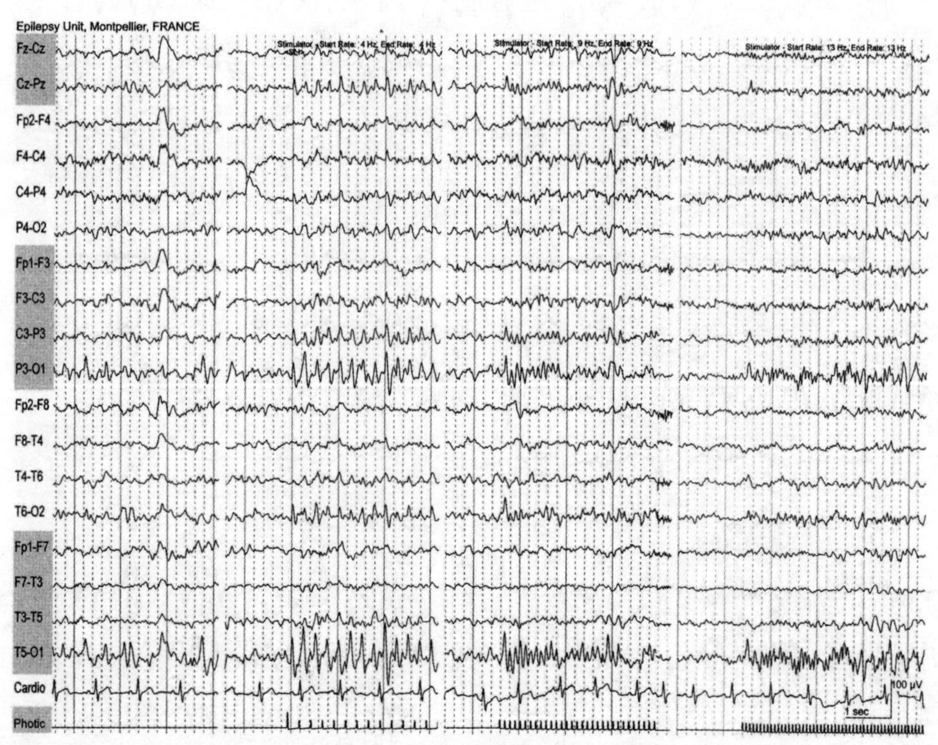

图a　记录速度15mm/s。脑电图左半部分，思睡期可见前头部慢波，间期可见左侧枕区棘慢波。4Hz、9Hz、13Hz闪光刺激可诱发非对称光驱动反应

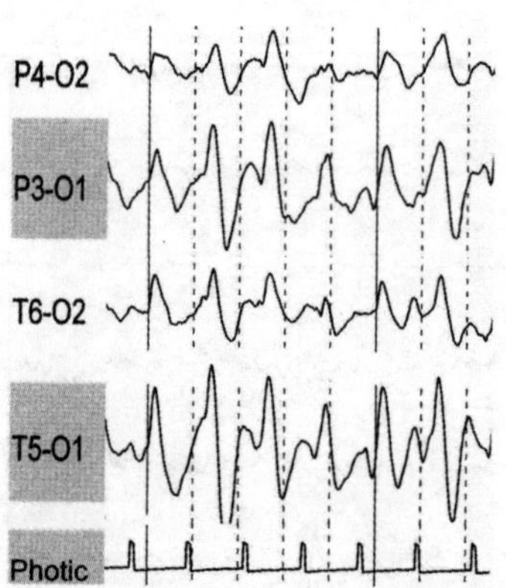

图b　在4Hz闪光刺激下可见明显的光驱动反应，类似于出现在癫痫灶一侧显著高波幅的棘波。注意闪光与波形的时间间隔

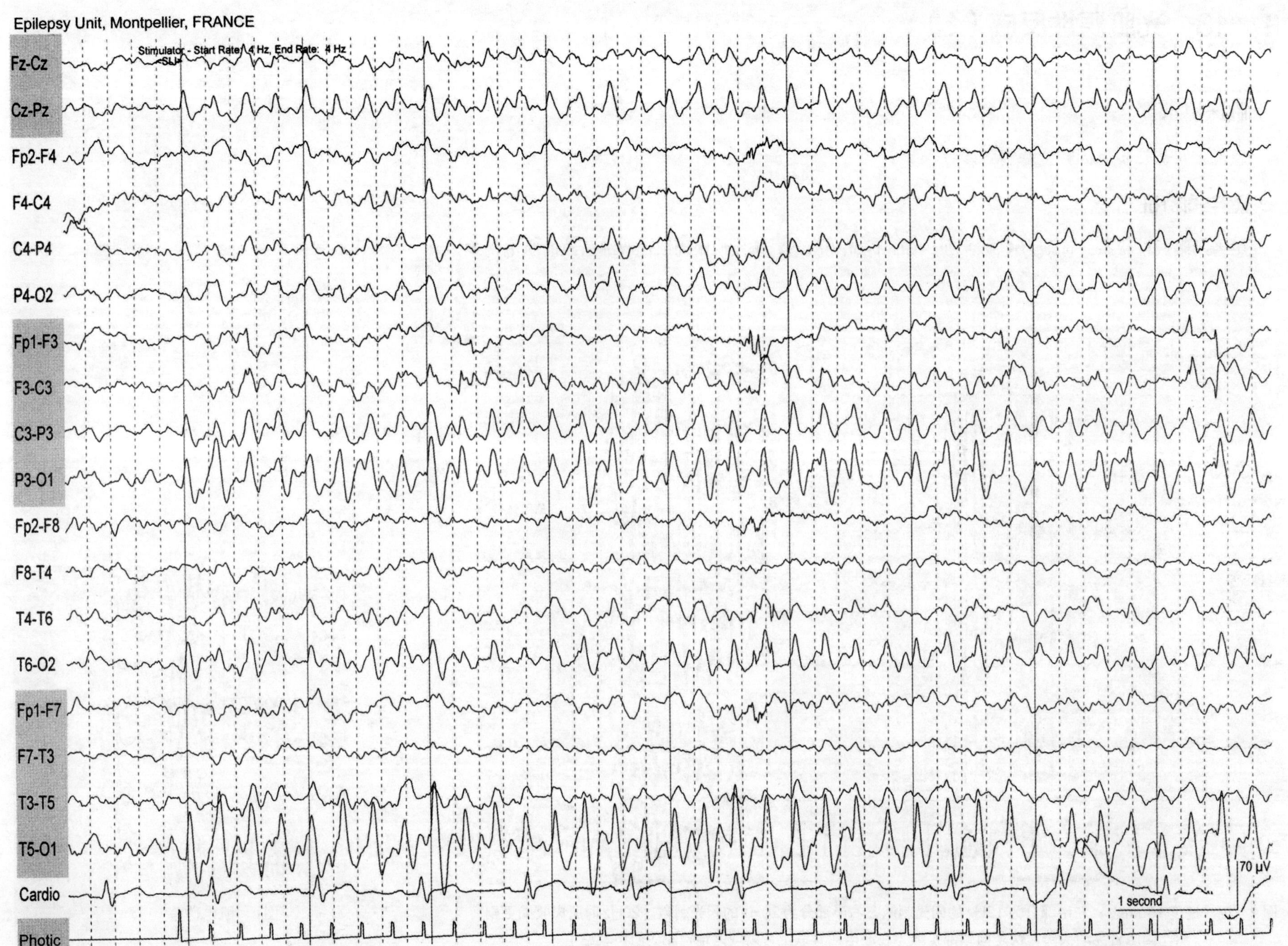
Epilepsy Unit, Montpellier, FRANCE
Stimulator - Start Rate: 4 Hz, End Rate: 4 Hz
Fz-Cz
Cz-Pz
Fp2-F4
F4-C4
C4-P4
P4-O2
Fp1-F3
F3-C3
C3-P3
P3-O1
Fp2-F8
F8-T4
T4-T6
T6-O2
Fp1-F7
F7-T3
T3-T5
T5-O1
Cardio
Photic
70 μV
1 second

临床提示

患者，女，72岁。因帕金森病就诊。

脑电图特征

患者闭眼放松状态，背景为慢波活动。12Hz闪光刺激下，诱发出眼周肌肉收缩所致的肌电伪差。

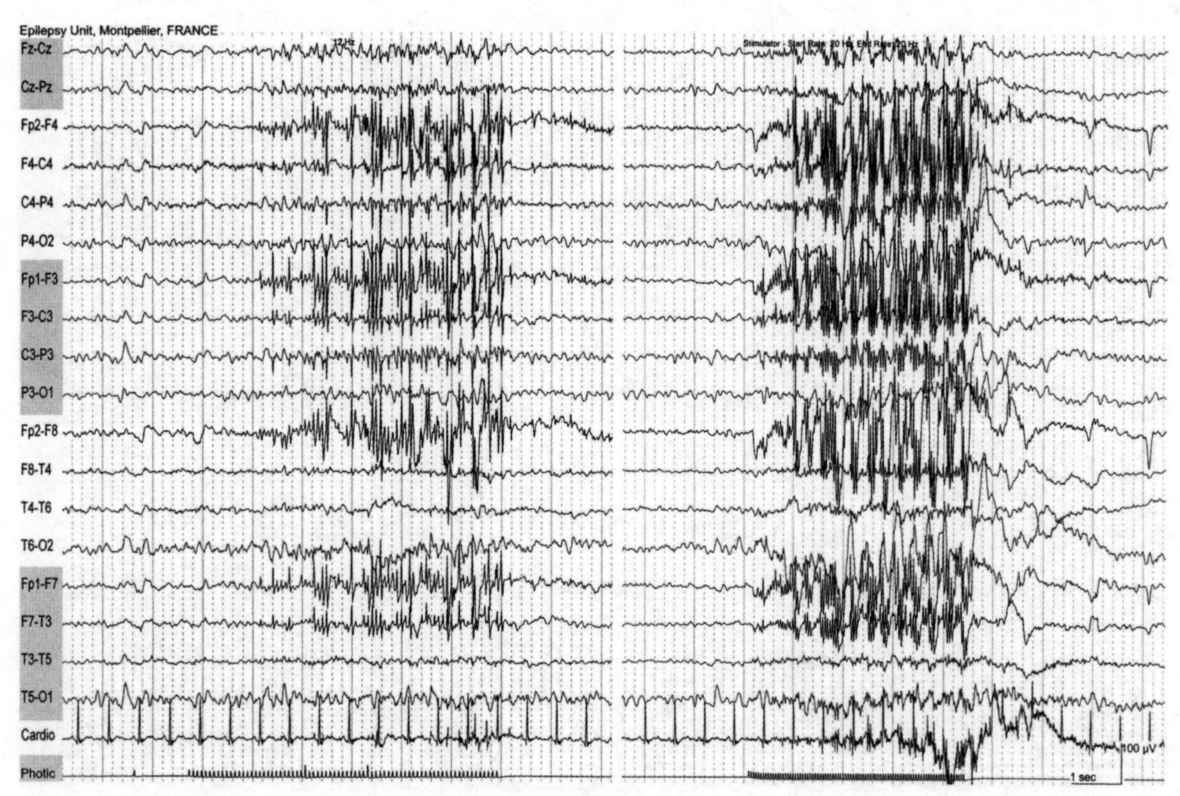

图a　记录速度15mm/s，左半部分为12Hz的闪光刺激，右半部分为20Hz的闪光刺激。20Hz时肌肉收缩更剧烈，因患者晃动头部，伪差向颈部扩散（在心电图导联上可以清楚地检测到肌肉收缩）

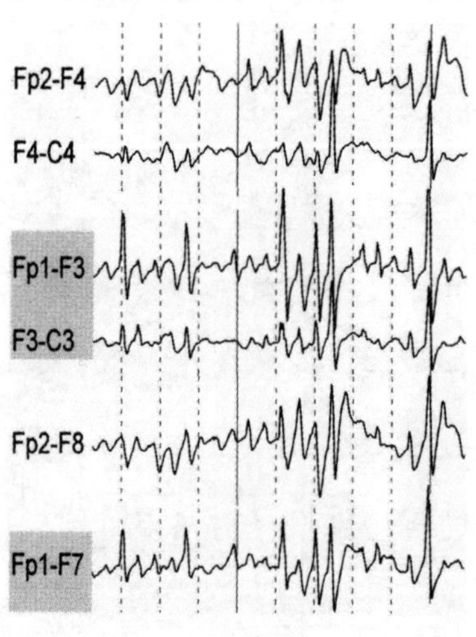

图b　肌电伪差

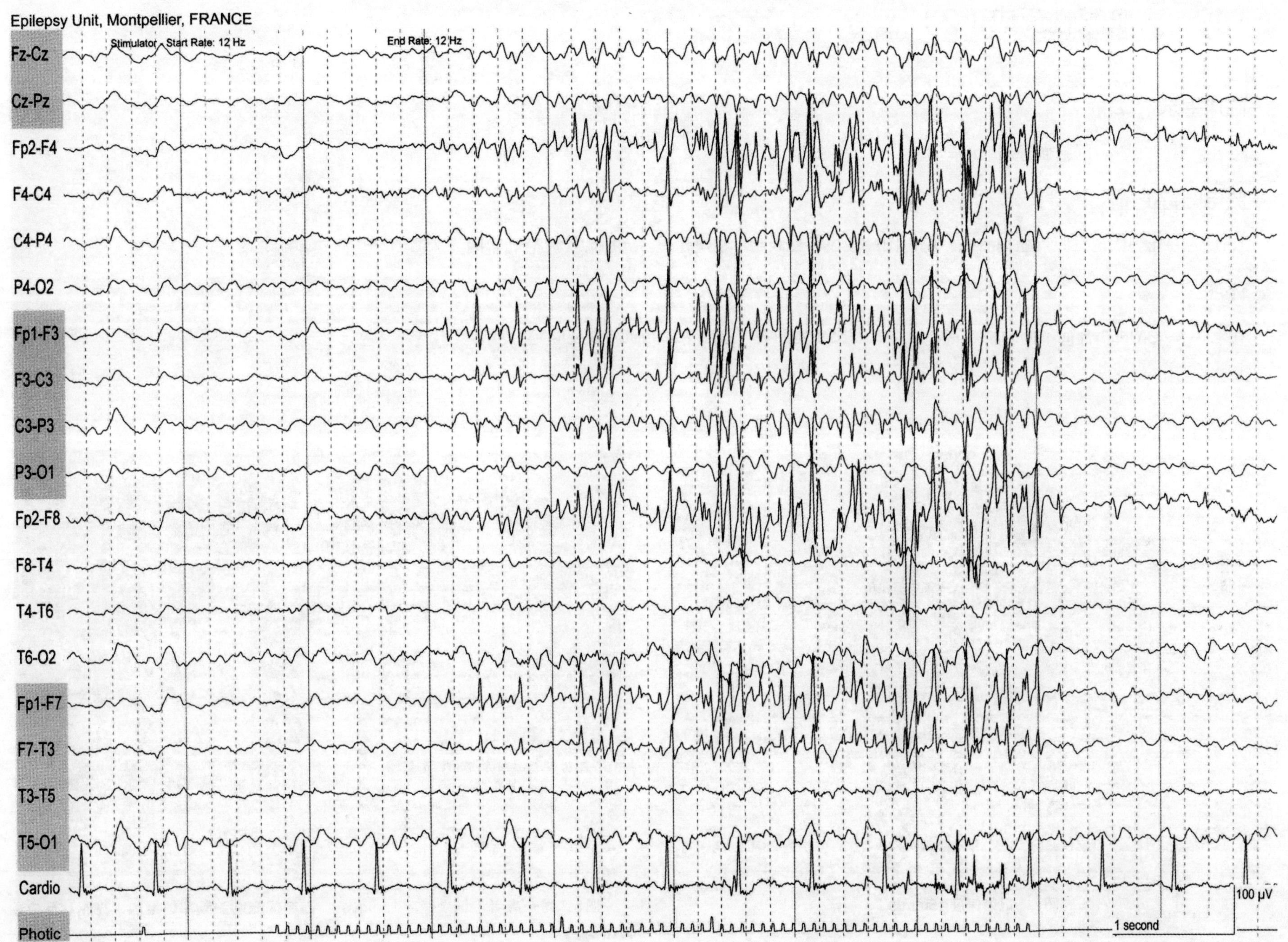
Epilepsy Unit, Montpellier, FRANCE
Stimulator Start Rate: 12 Hz
End Rate: 12 Hz
Fz-Cz
Cz-Pz
Fp2-F4
F4-C4
C4-P4
P4-O2
Fp1-F3
F3-C3
C3-P3
P3-O1
Fp2-F8
F8-T4
T4-T6
T6-O2
Fp1-F7
F7-T3
T3-T5
T5-O1
Cardio
Photic
100 μV
1 second

Ⅱ·19　光肌源性反应（2）

临床提示

患者，男，79岁。因脑血管病就诊。

脑电图特征

16Hz的闪光刺激诱发眼周肌肉收缩，脑电图前额极可见眼睑和肌电伪差。光肌源性反应随着闪光刺激的终止而立即消失。

评注

在老年人及戒断综合征（如酒精、精神药物、巴比妥类药物）患者中，光肌源性反应尤为常见。

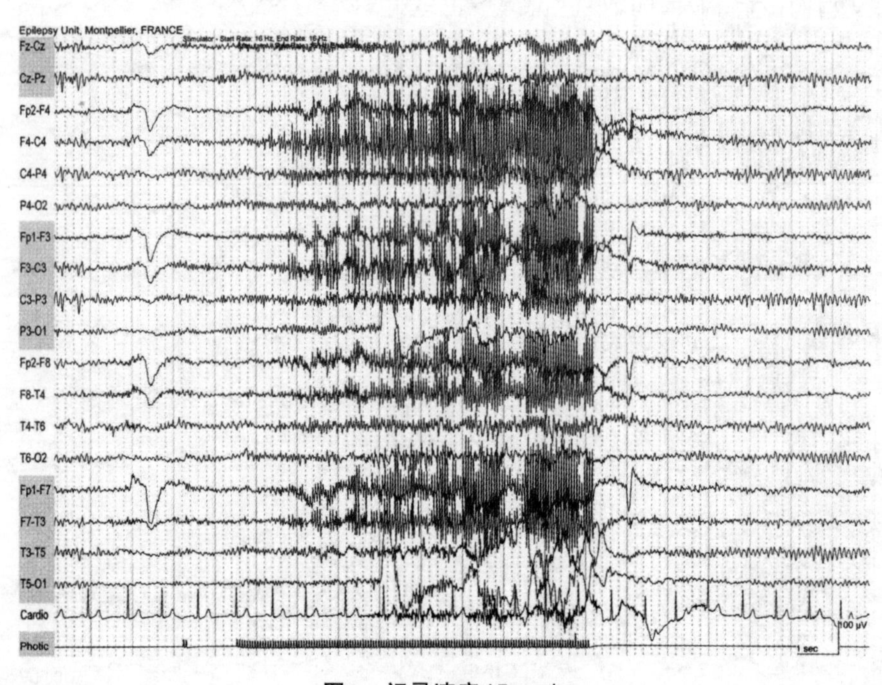

图a　记录速度15mm/s

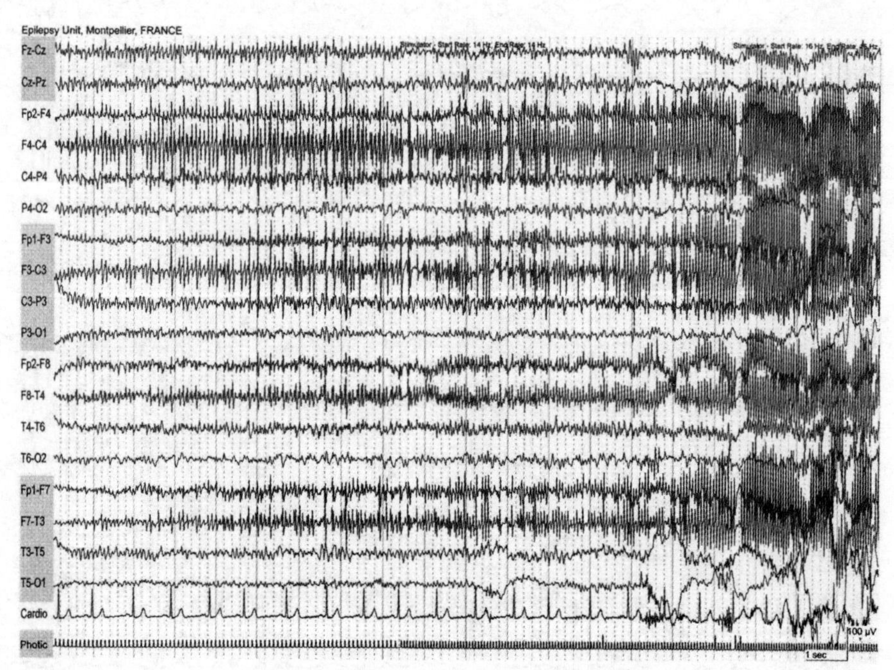

图b　同一患者（记录速度15mm/s）。随着闪光刺激频率的增加，光驱动反应逐渐出现

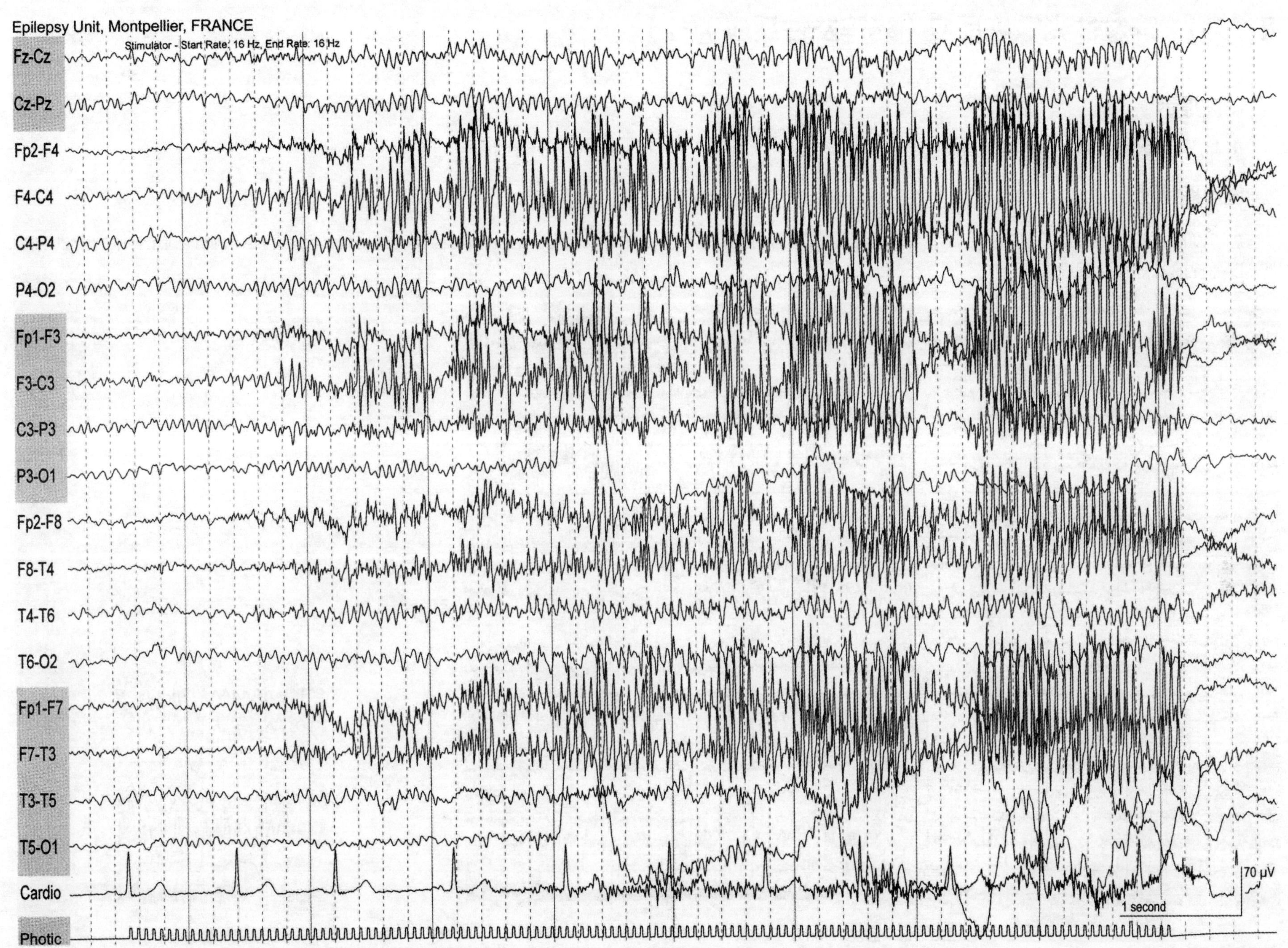
Epilepsy Unit, Montpellier, FRANCE
Stimulator - Start Rate: 16 Hz, End Rate: 16 Hz
Fz-Cz
Cz-Pz
Fp2-F4
F4-C4
C4-P4
P4-O2
Fp1-F3
F3-C3
C3-P3
P3-O1
Fp2-F8
F8-T4
T4-T6
T6-O2
Fp1-F7
F7-T3
T3-T5
T5-O1
Cardio
Photic
70 μV
1 second

Ⅱ · 20　阵发性光敏感反应（光阵发性反应）（1）

临床提示

患者，女，22岁。因特发性全面性癫痫就诊。

脑电图特征

患者睁眼状态，再闭眼放松2秒后给予19Hz闪光刺激。脑电图在3秒内可见局限于枕区的不规则棘波迅速出现，随后可再次观察到α节律的背景活动，即难以捕捉的光阵发性反应。

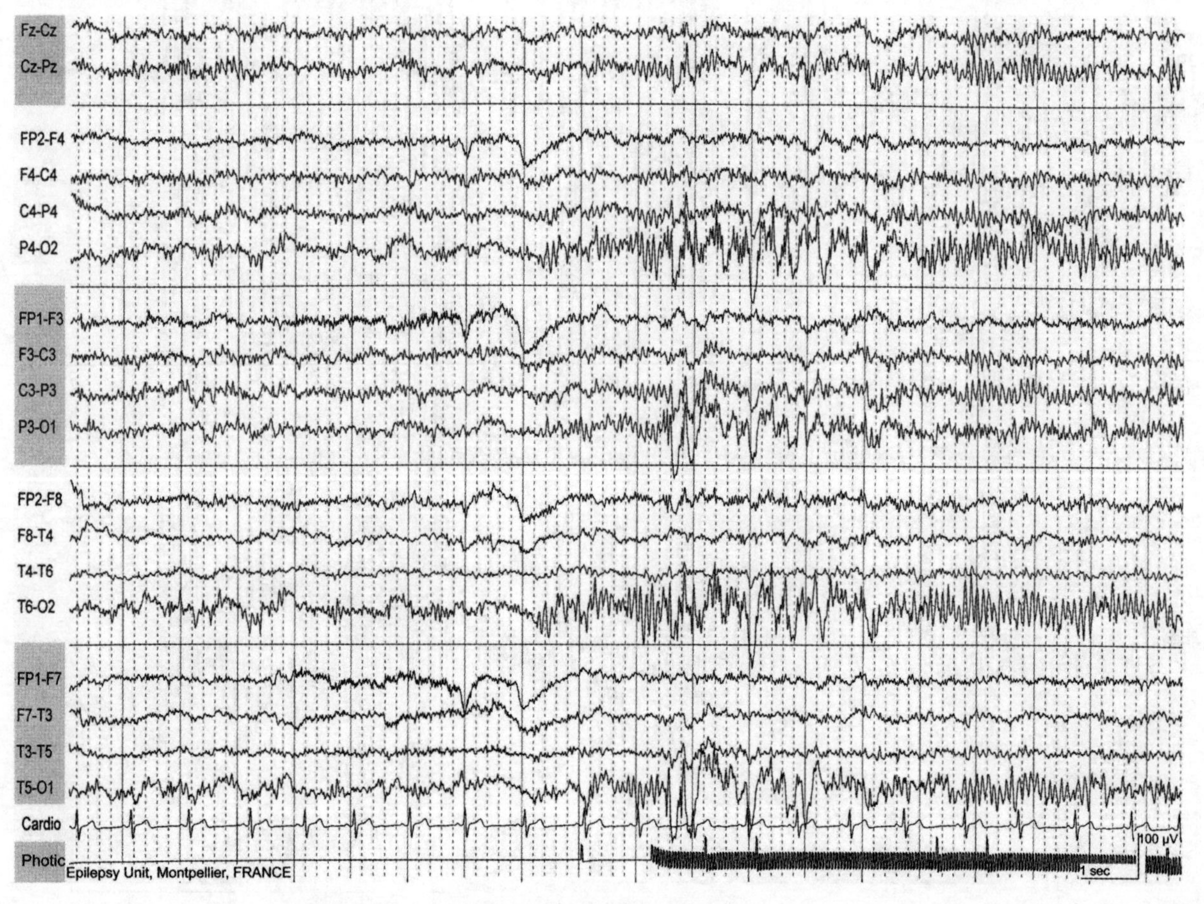

图a　记录速度15mm/s

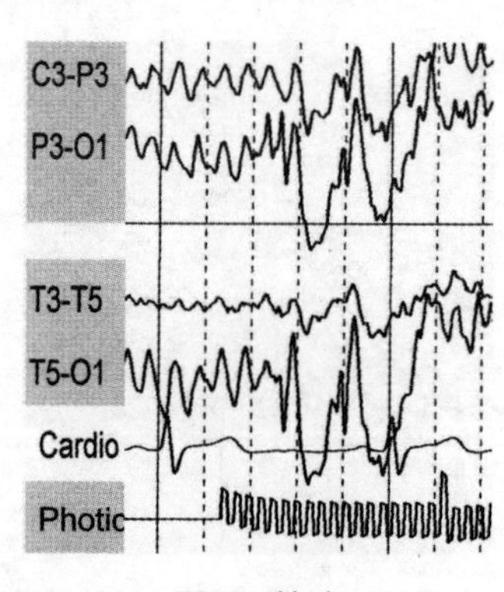

图b　棘波

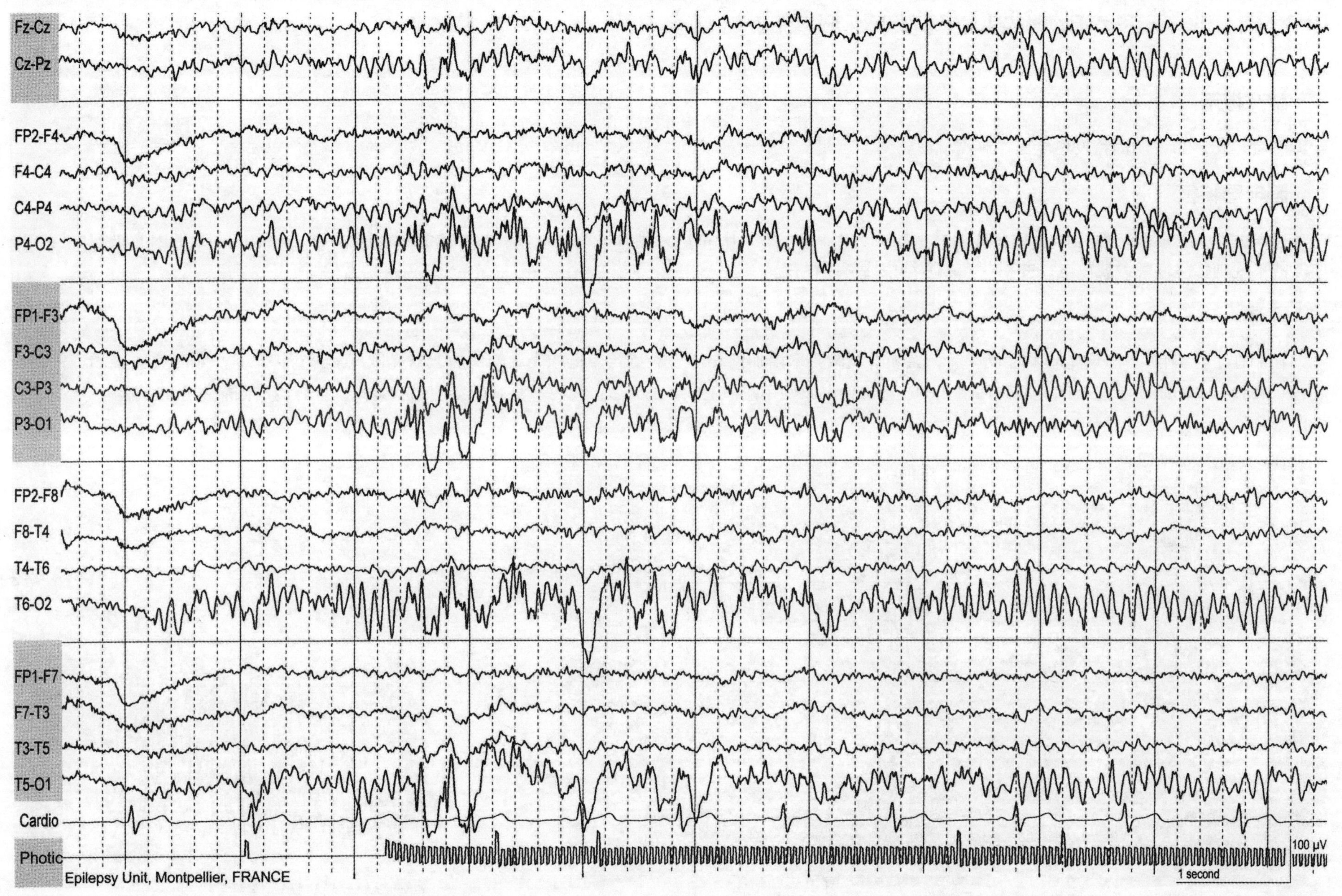
Fz-Cz
Cz-Pz
FP2-F4
F4-C4
C4-P4
P4-O2
FP1-F3
F3-C3
C3-P3
P3-O1
FP2-F8
F8-T4
T4-T6
T6-O2
FP1-F7
F7-T3
T3-T5
T5-O1
Cardio
Photic
Epilepsy Unit, Montpellier, FRANCE
100 μV
1 second

Ⅱ·21 阵发性光敏感反应（光阵发性反应）（2）

临床提示

患者，女，20岁。因特发性全面性癫痫就诊。

脑电图特征

患者闭眼放松状态，脑电图可见对称的后头部α节律。图左示11Hz的闪光刺激可诱发不规则的弥漫性棘慢波放电。图右示13Hz的闪光刺激可诱发更广泛的不规则弥漫性棘慢波放电，并在闪光刺激结束后持续存在。

评注

在11Hz闪光刺激下出现光阵发性反应后，无须将刺激频率增加到13Hz。在确定较低的光敏阈值后，对光敏范围进行评估是一项很有意义的工作。为此，在高频率（60Hz）下进行闪光刺激后将频率逐渐降低，以确定阈值上限。在光敏区间内重复刺激会使患者紧张，且有诱发癫痫发作的风险。

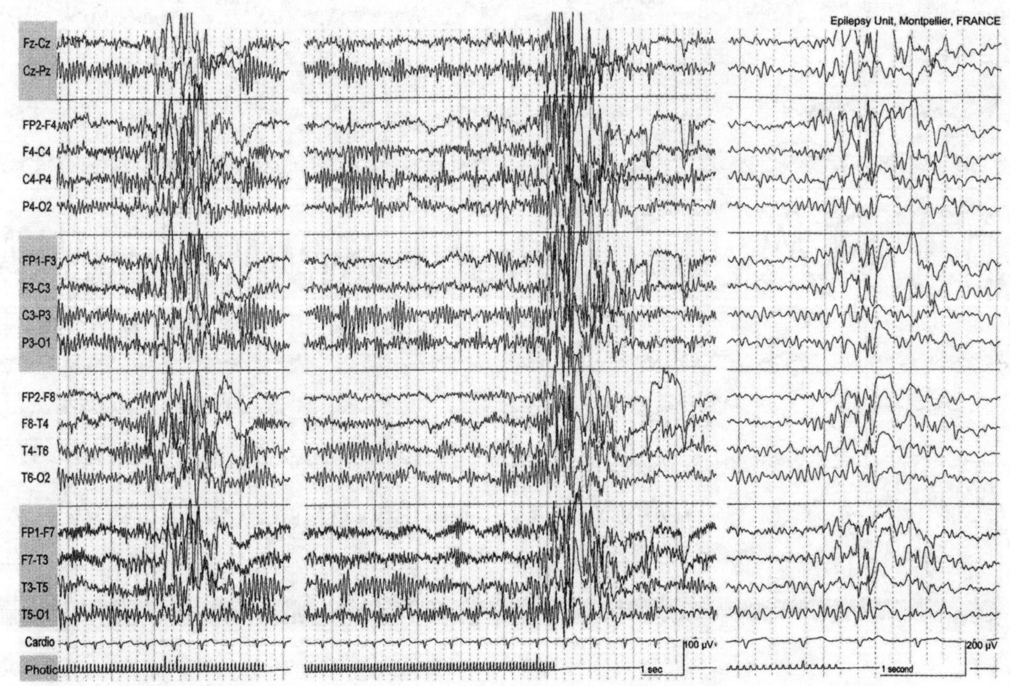

图a　在左侧及中间部分，记录速度15mm/s。在右侧部分，重新校准后棘波清晰可见（灵敏度20μV/mm，记录速度15mm/s）

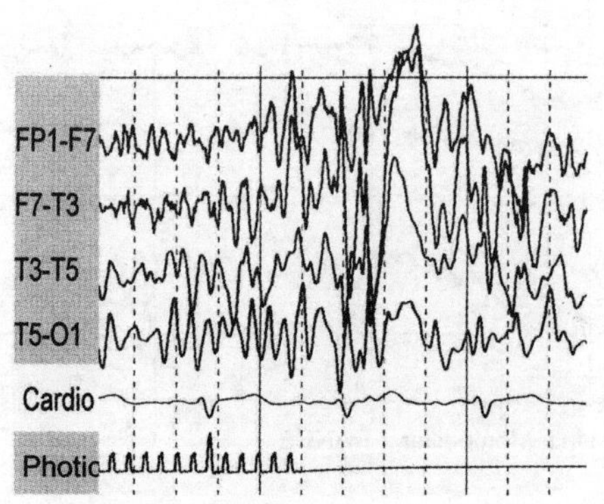

图b　13Hz的间断闪光刺激诱发的棘慢波放电

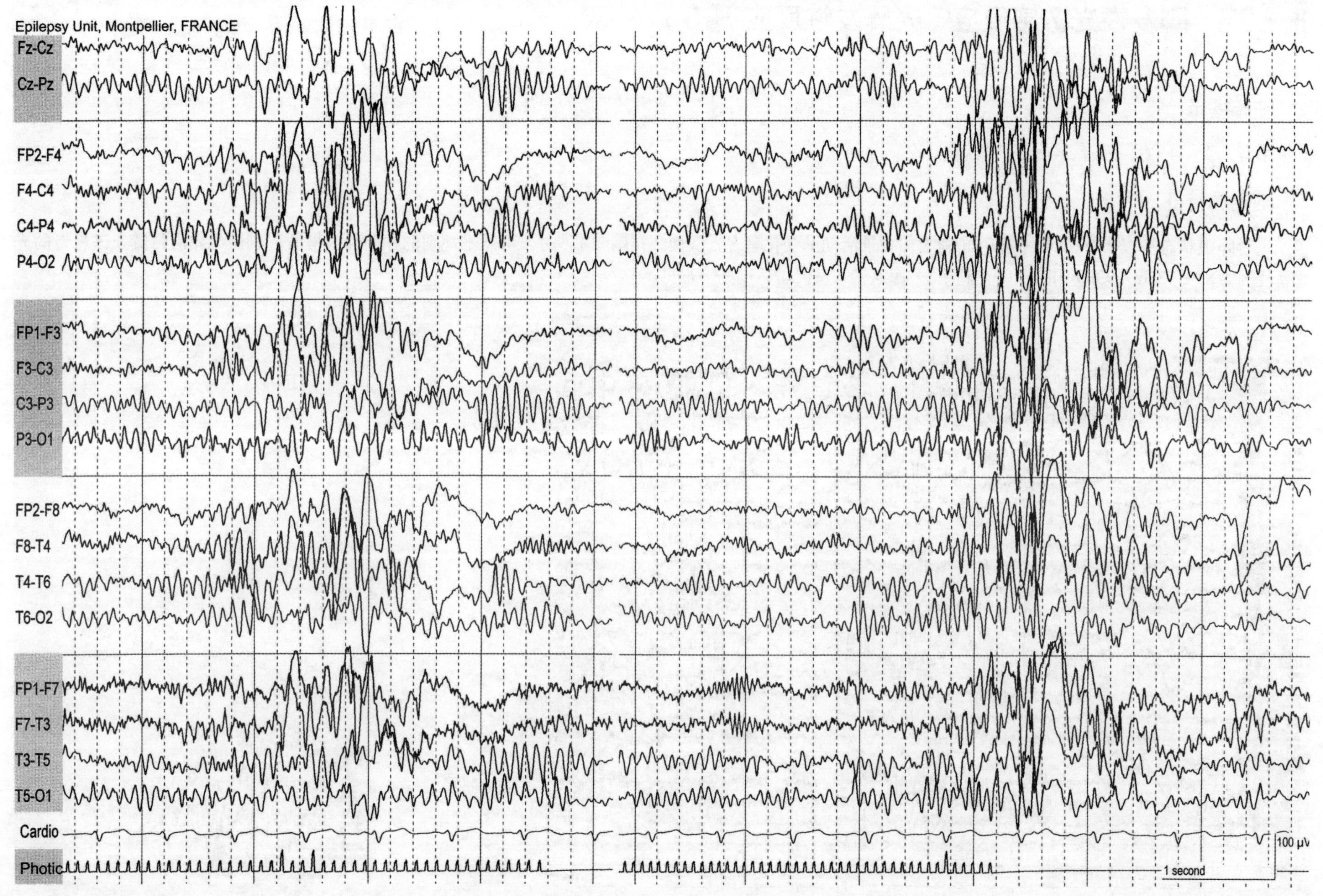
Epilepsy Unit, Montpellier, FRANCE
Fz-Cz
Cz-Pz
FP2-F4
F4-C4
C4-P4
P4-O2
FP1-F3
F3-C3
C3-P3
P3-O1
FP2-F8
F8-T4
T4-T6
T6-O2
FP1-F7
F7-T3
T3-T5
T5-O1
Cardio
Photic
100 µV
1 second

Ⅱ·22　阵发性光敏感反应（光阵发性反应）（3）

临床提示

患者，女，45岁。因青少年肌阵挛癫痫就诊。

脑电图特征

患者睁眼状态。以92Hz的频率行闪光刺激，背景活动的变化呈现光敏性。在刺激4秒时，可见不规则的弥漫性棘慢波，刺激终止后持续。该患者的光敏度范围为8～93Hz（93Hz的间断闪光刺激），像这样大的光敏区间并不常见。

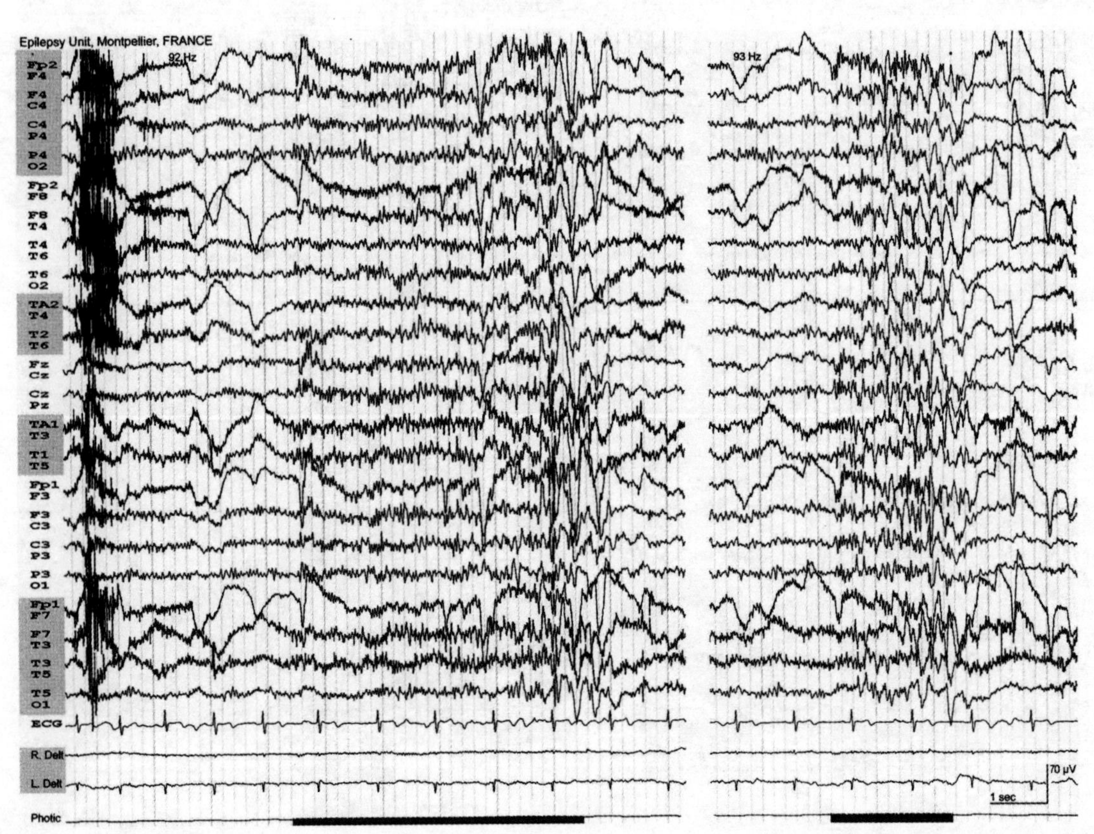

图a　记录速度15mm/s，图右所示93Hz间断闪光刺激出现的阵发性光敏感反应

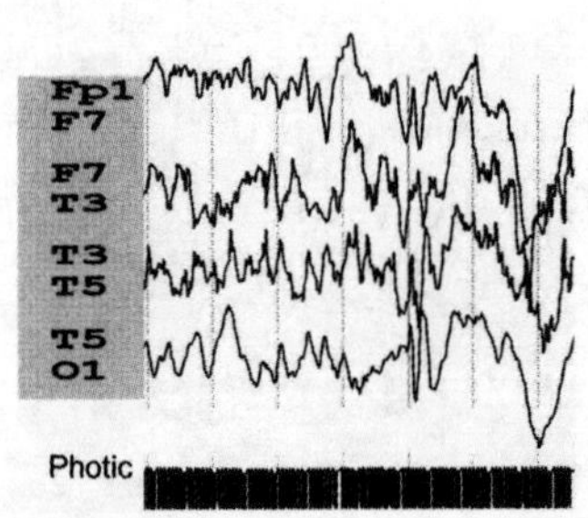

图b　92Hz间断闪光刺激出现的不规则棘波

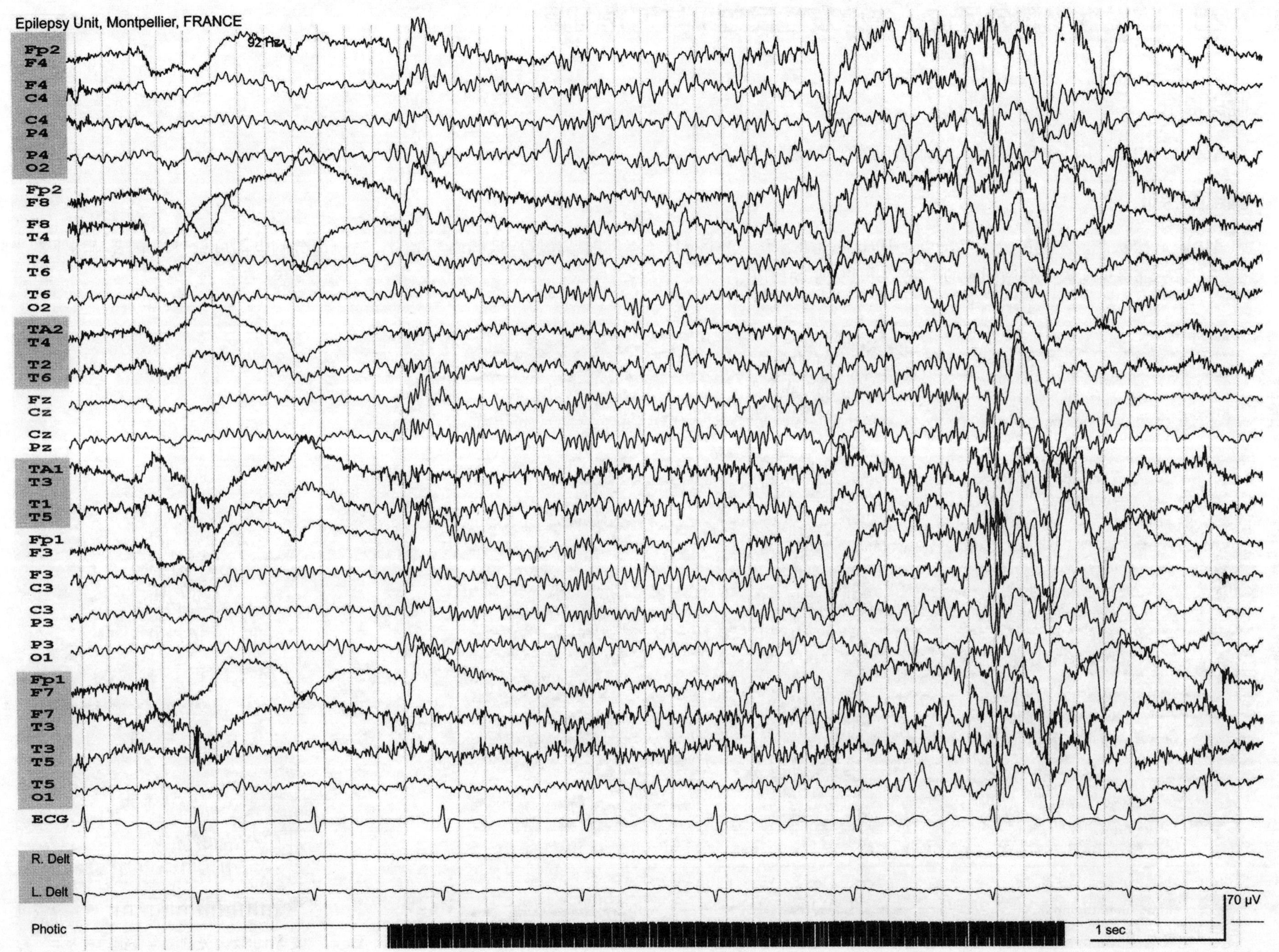
Epilepsy Unit, Montpellier, FRANCE
92 Hz
Fp2 F4
F4 C4
C4 P4
P4 O2
Fp2 F8
F8 T4
T4 T6
T6 O2
TA2 T4
T2 T6
Fz Cz
Cz Pz
TA1 T3
T1 T5
Fp1 F3
F3 C3
C3 P3
P3 O1
Fp1 F7
F7 T3
T3 T5
T5 O1
ECG
R. Delt
L. Delt
Photic
70 µV
1 sec

临床提示

患者，女，19岁。因Jeavons综合征（眼睑肌阵挛性癫痫）就诊。

脑电图特征

患者闭眼放松状态。左侧部分脑电图可见10Hz闪光刺激诱发枕区α样节律，可见光反应波幅逐渐增高。右侧部分脑电图可见18Hz闪光刺激下的光阵发性反应，后头部可见与闪光刺激同频的棘波，并非光驱动反应。

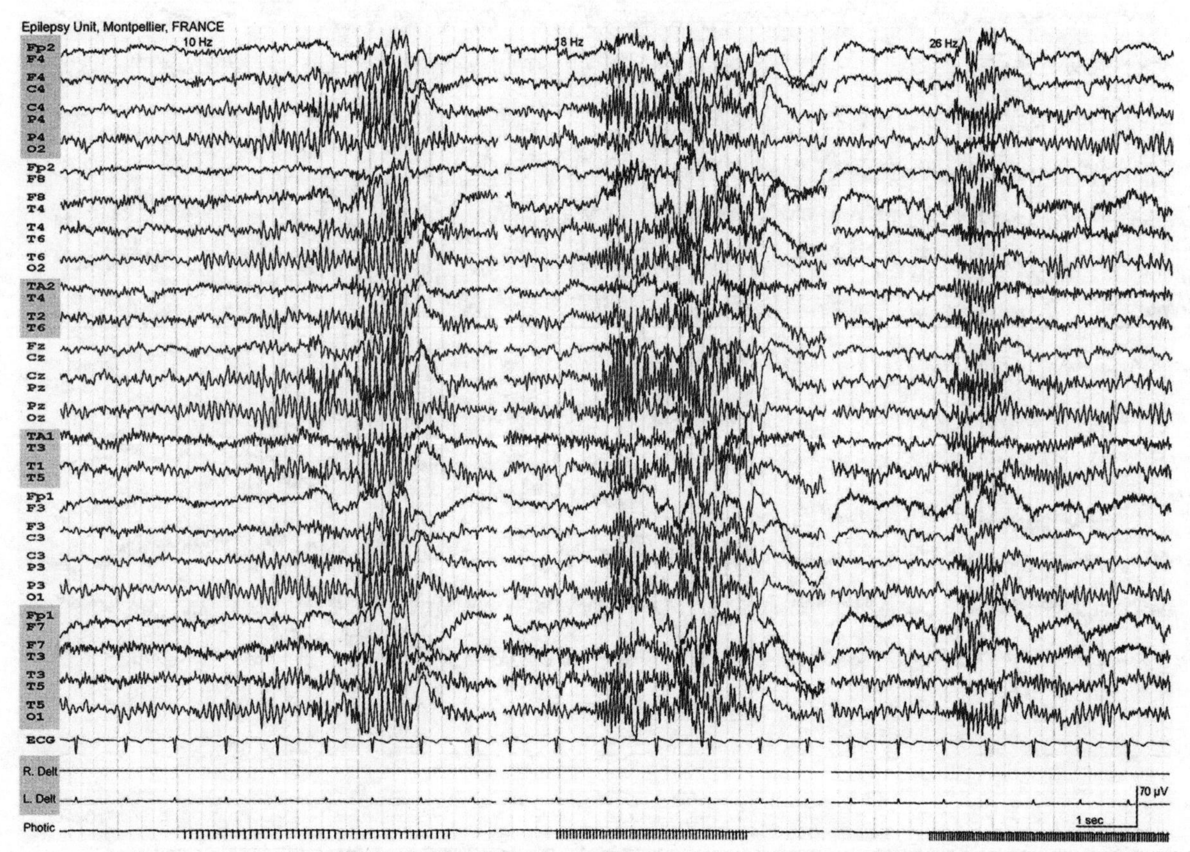

图a 记录速度15mm/s。右半幅：在0.5秒内，26Hz的间断闪光刺激诱发26Hz的棘波。随后消失

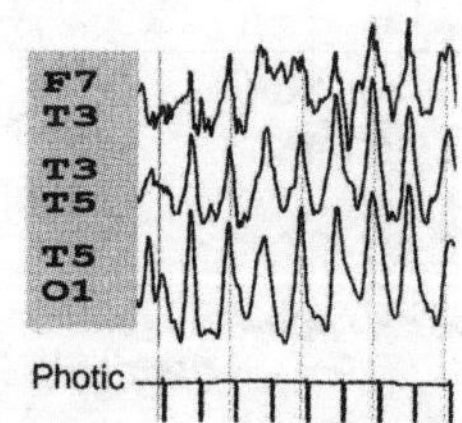

图b 棘波与10Hz闪光刺激存在锁时关系

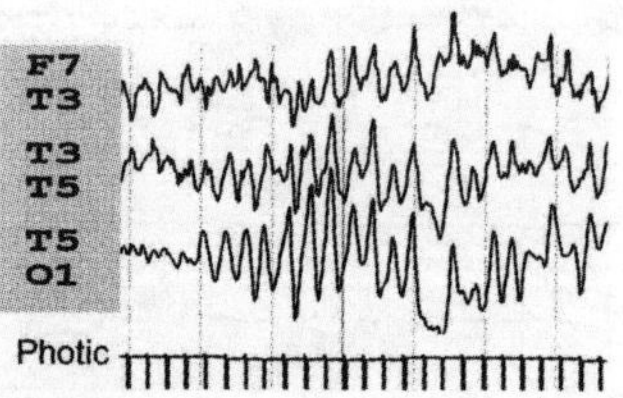

图c 棘波与18Hz闪光刺激存在锁时关系

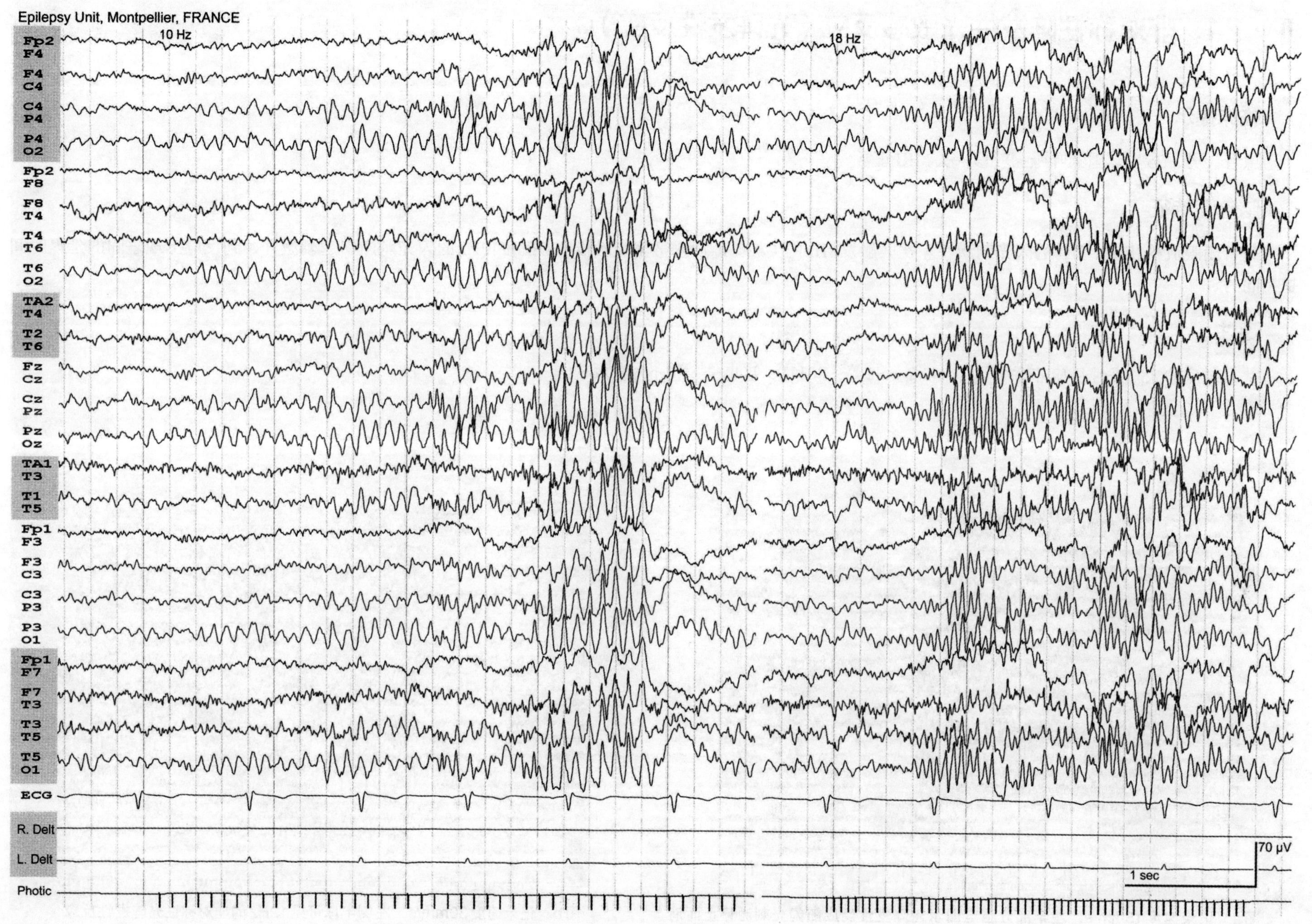
Epilepsy Unit, Montpellier, FRANCE
10 Hz
18 Hz
Fp2 F4
F4 C4
C4 P4
P4 O2
Fp2 F8
F8 T4
T4 T6
T6 O2
TA2 T4
T2 T6
Fz Cz
Cz Pz
Pz Oz
TA1 T3
T1 T5
Fp1 F3
F3 C3
C3 P3
P3 O1
Fp1 F7
F7 T3
T3 T5
T5 O1
ECG
R. Delt
L. Delt
Photic
70 μV
1 sec

Ⅱ · 24 非对称性阵发性光敏感反应（光阵发性反应）

临床提示

患者，男，25岁。因额叶癫痫就诊。头MRI正常。

脑电图特征

患者闭眼放松状态。8Hz的闪光刺激在左枕区触发8Hz的尖波，随后扩散至左额极。8Hz和12Hz的闪光刺激引起刺激开始到反应出现之间的延迟时间是相同的。

评注

枕外癫痫的光阵发性反应非常罕见（Jukkarwala等，2011），这也是一种不对称反应。

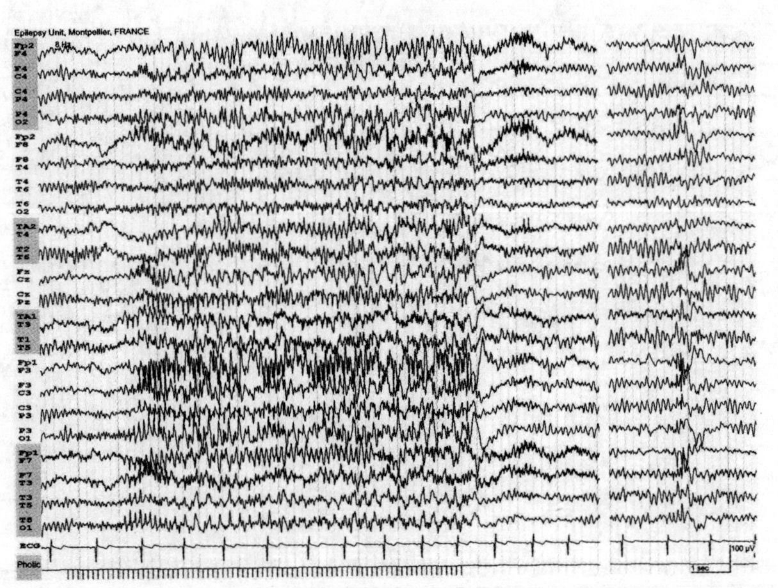

图a　记录速度15mm/s，左半部分脑电图示光阵发性反应随闪光刺激停止而消失。右半部分脑电图示左额区发作间期可见棘波

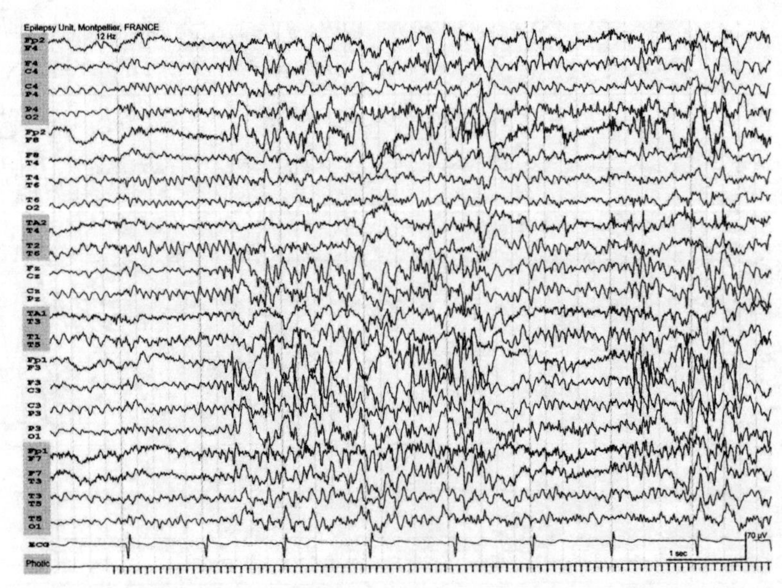

图b　记录速度30mm/s，左侧半球可见12Hz的非对称性光阵发性反应

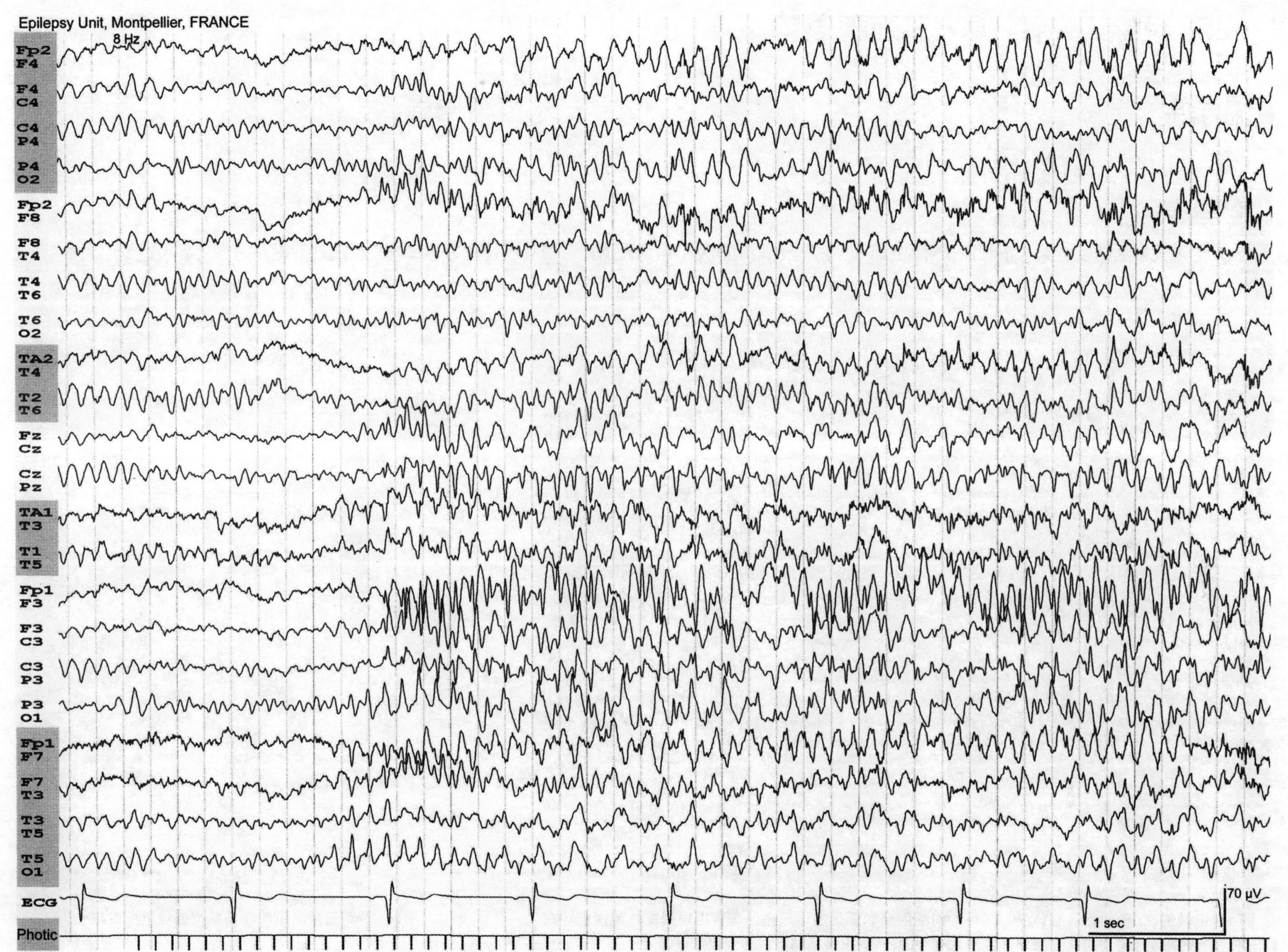
Epilepsy Unit, Montpellier, FRANCE
8 Hz
Fp2 F4
F4 C4
C4 P4
P4 O2
Fp2 F8
F8 T4
T4 T6
T6 O2
TA2 T4
T2 T6
Fz Cz
Cz Pz
TA1 T3
T1 T5
Fp1 F3
F3 C3
C3 P3
P3 O1
Fp1 F7
F7 T3
T3 T5
T5 O1
ECG
Photic
70 μV
1 sec

Ⅱ · 25　间断闪光刺激诱发肌阵挛发作

临床提示

患者，女，18岁。因青少年肌阵挛癫痫就诊。

脑电图特征

15Hz的闪光刺激诱发右侧三角肌抽动对应的不规则广泛性棘波暴发。据患者描述，当其通过树荫与日光交替出现的道路时，会有不适及肌肉抽动。

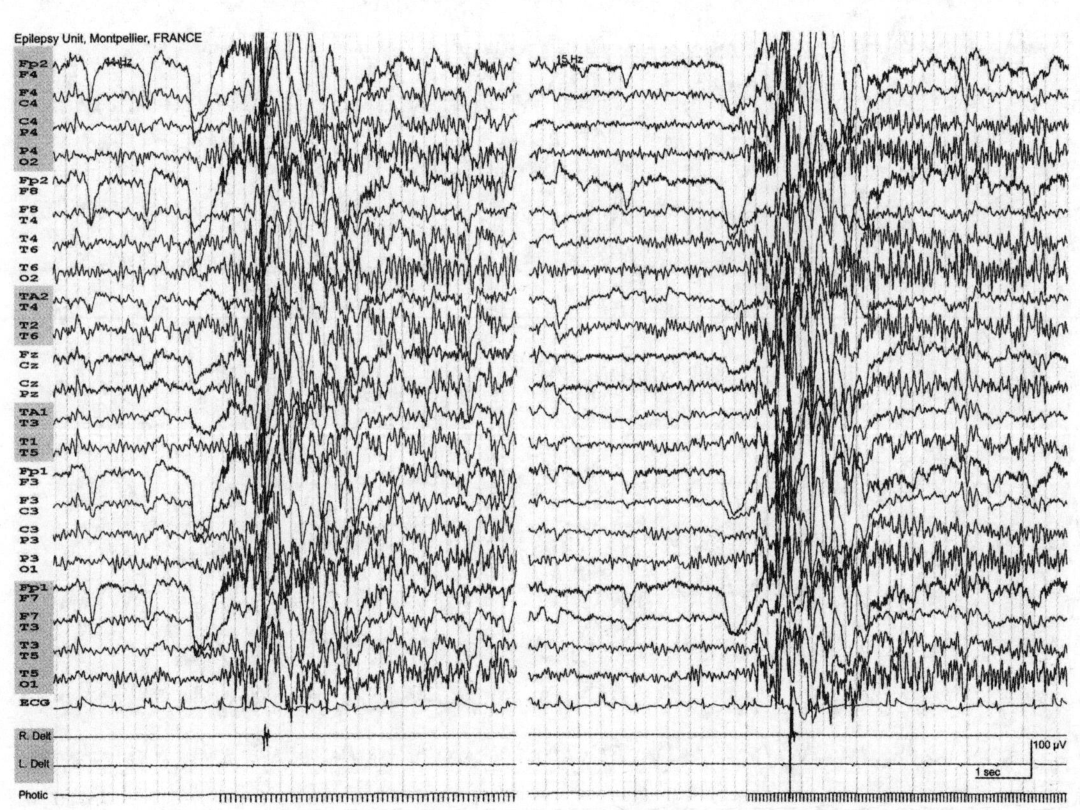

图a　记录速度15mm/s，11Hz和15Hz的间断闪光刺激，右侧三角肌阵挛出现暴发性棘慢波。在11Hz下出现光阵发性反应后，无须将频率增加到15Hz，当出现抽搐时，应立即停止刺激

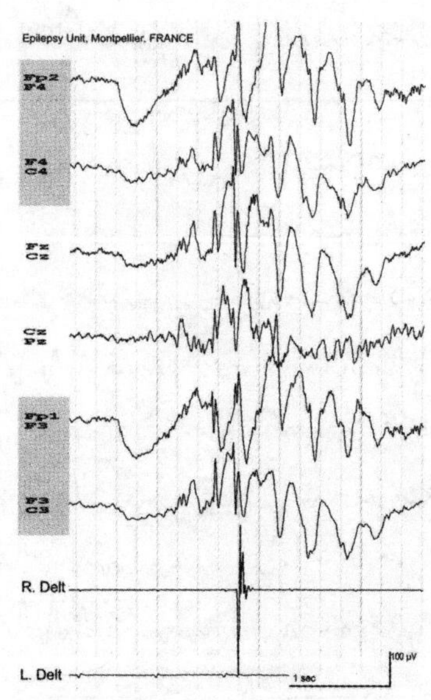

图b　右侧三角肌肌阵挛与棘慢波放电相对应

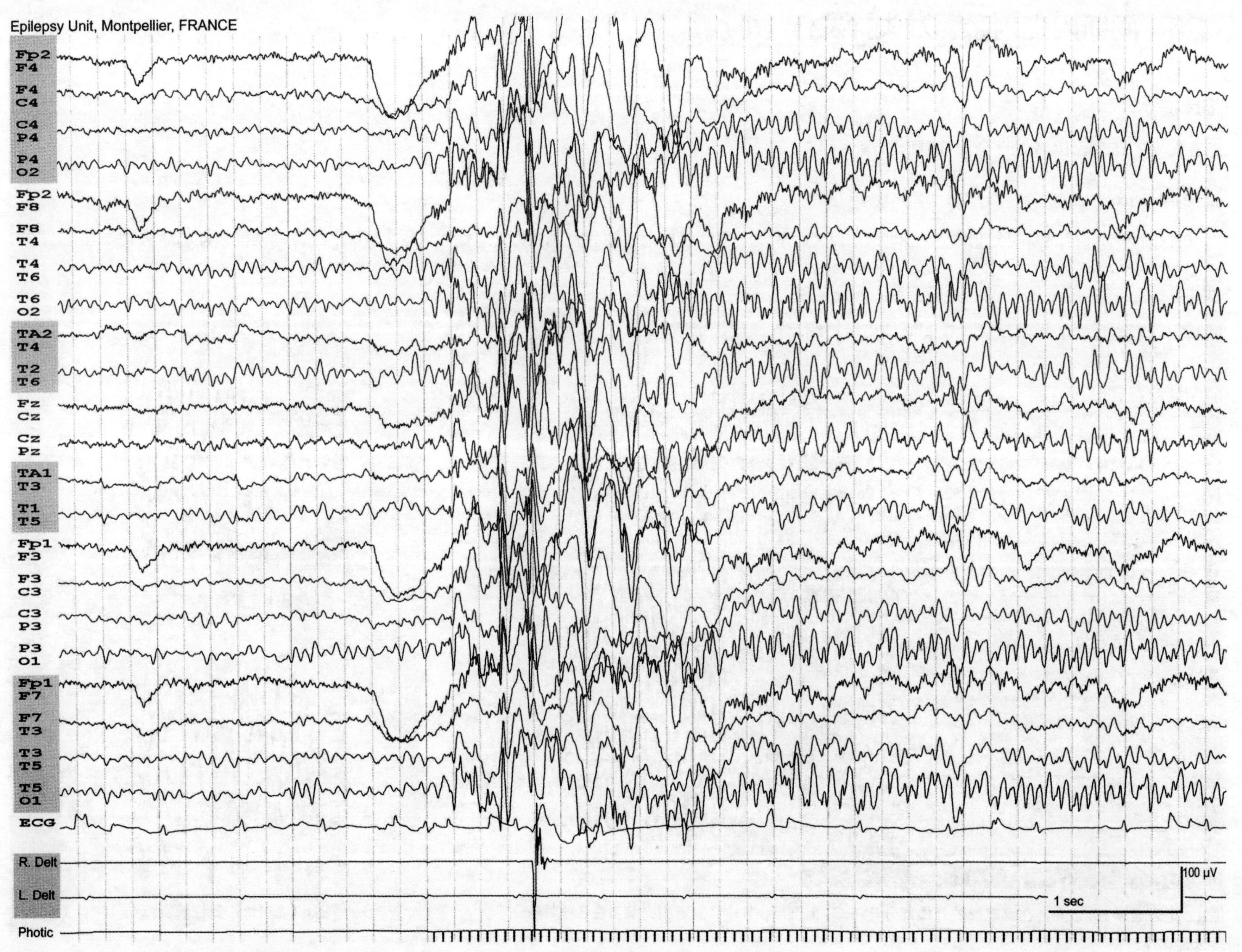
Epilepsy Unit, Montpellier, FRANCE
Fp2 F4
F4 C4
C4 P4
P4 O2
Fp2 F8
F8 T4
T4 T6
T6 O2
TA2 T4
T2 T6
Fz Cz
Cz Pz
TA1 T3
T1 T5
Fp1 F3
F3 C3
C3 P3
P3 O1
Fp1 F7
F7 T3
T3 T5
T5 O1
ECG
R. Delt
L. Delt
Photic
100 μV
1 sec

Ⅱ·26 间断闪光刺激诱发失神发作（1）

临床提示

患者，女，15岁。因特发性全面性癫痫就诊。

脑电图特征

以30Hz的频率进行间断闪光刺激，在8秒（图a）后触发多棘慢波放电，随后在刺激停止5秒后出现3.5Hz广泛性棘慢波，即临床失神发作。

评注

间断闪光刺激诱发的异常反应，在刺激结束后持续存在高度提示癫痫。

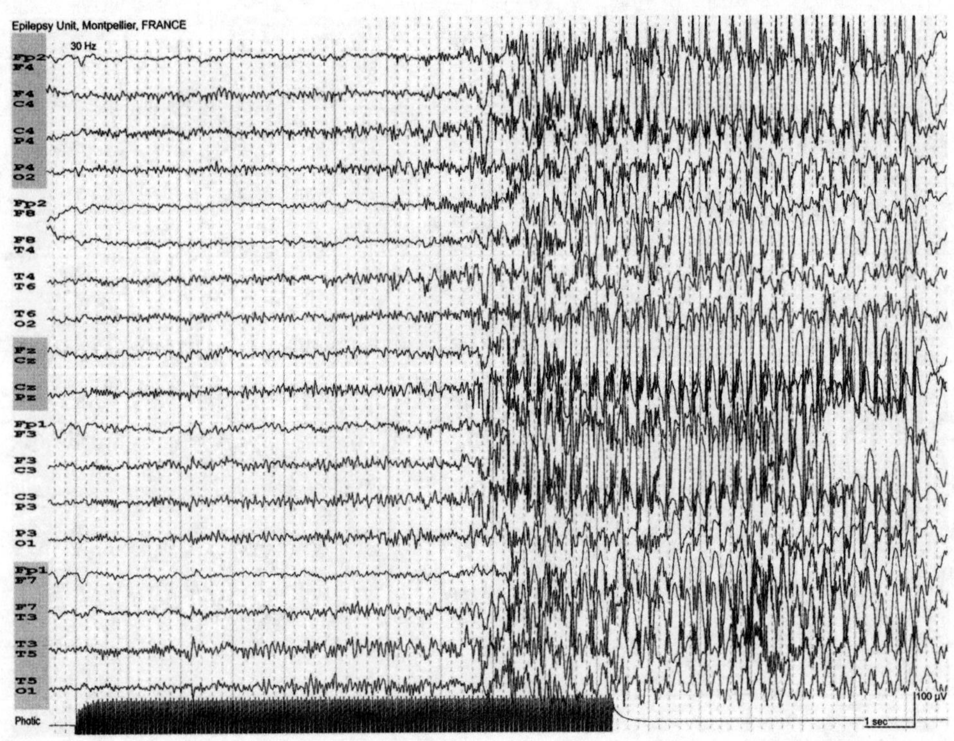

图a 记录速度15mm/s，在脑电图的开始部分F4—C4上可见μ节律。间断闪光刺激在8秒时诱发临床失神发作

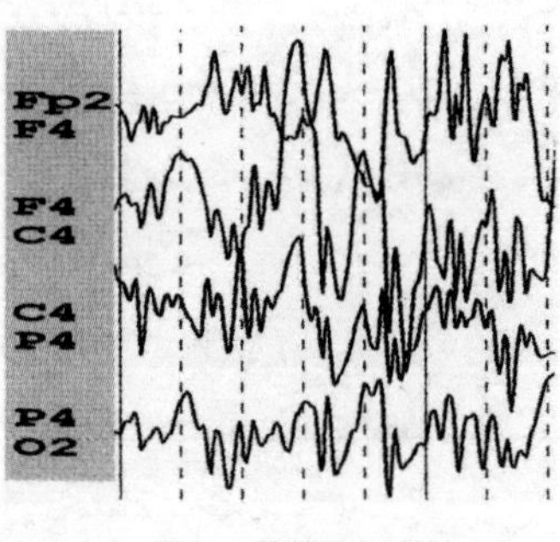

图b 多棘慢波

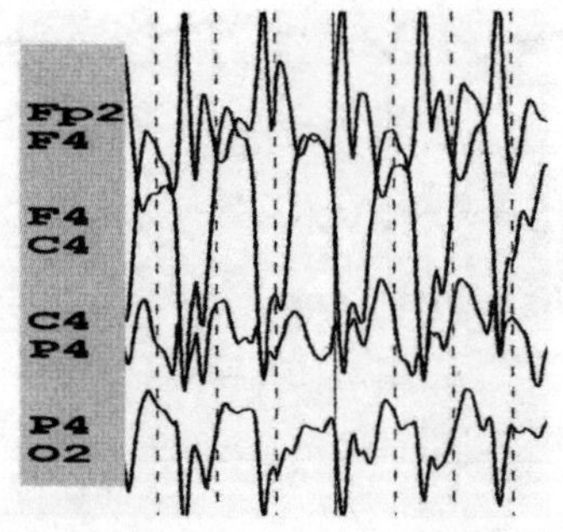

图c 3.5Hz广泛性棘慢波

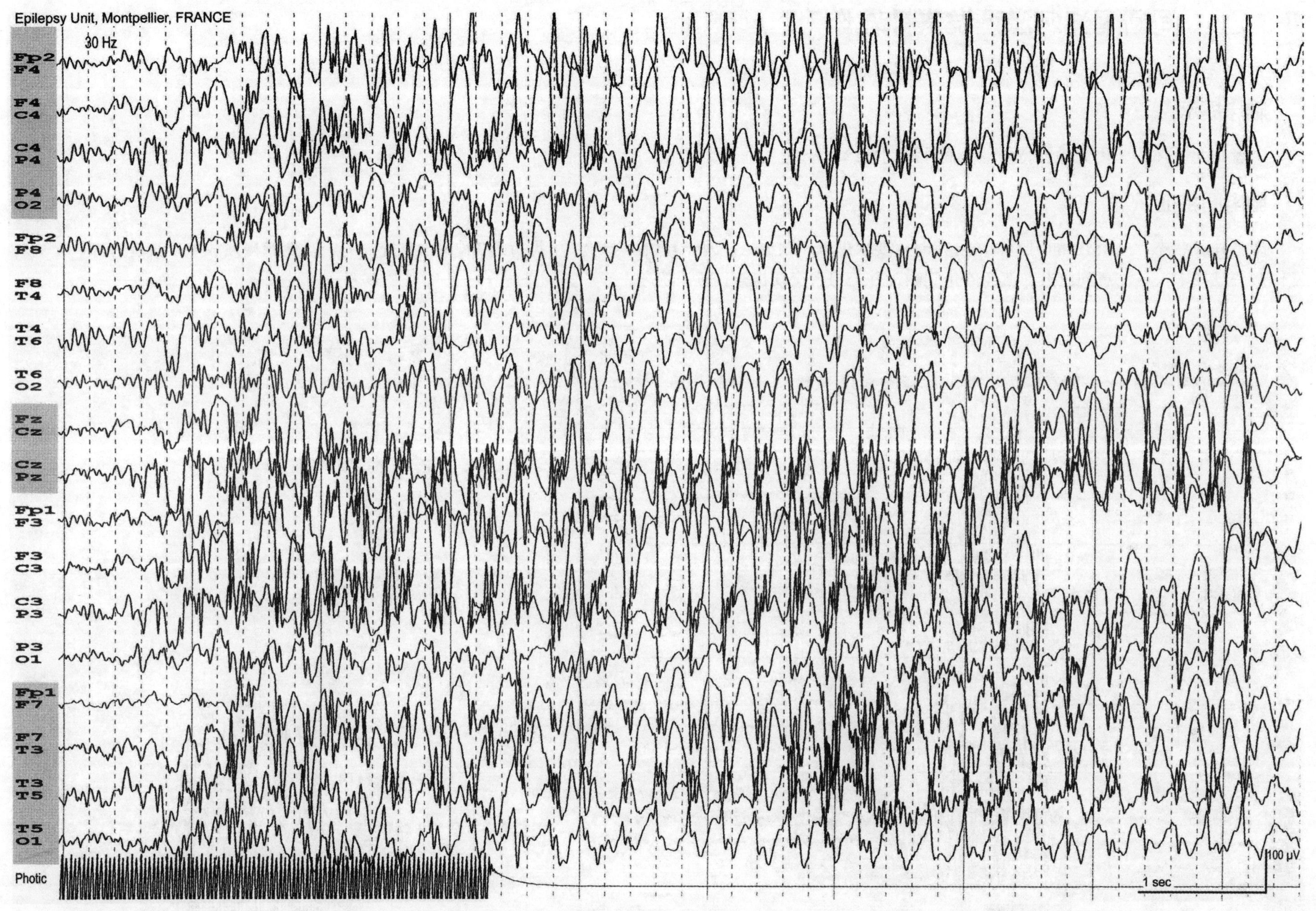
Epilepsy Unit, Montpellier, FRANCE
30 Hz
Fp2 F4
F4 C4
C4 P4
P4 O2
Fp2 F8
F8 T4
T4 T6
T6 O2
Fz Cz
Cz Pz
Fp1 F3
F3 C3
C3 P3
P3 O1
Fp1 F7
F7 T3
T3 T5
T5 O1
Photic
100 μV
1 sec

Ⅱ · 27　间断闪光刺激诱发失神发作（2）

临床提示

患者，女，16岁。因光敏性特发性全面性癫痫就诊。

脑电图特征

患者睁眼状态，在15Hz的闪光刺激开始时，要求患者闭眼放松。闪光开始后半秒，可见持续3秒的3Hz规则的广泛性棘慢波放电，该反应即一次失神发作。一旦技术人员注意到放电，就应停止刺激，并与患者交谈检查其意识状态。

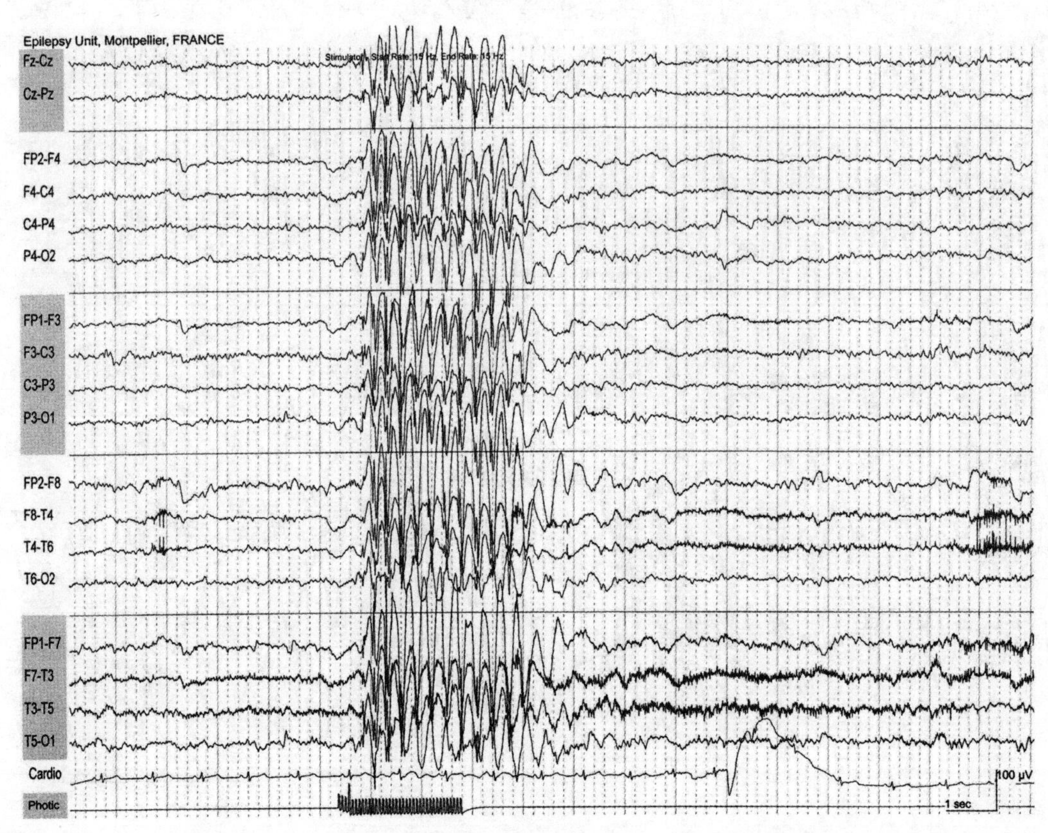

图a　记录速度15mm/s

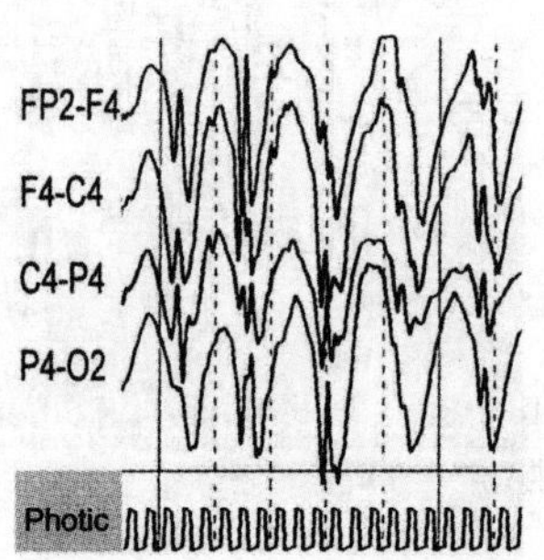

图b　广泛性棘慢波放电（间断闪光刺激诱发失神）

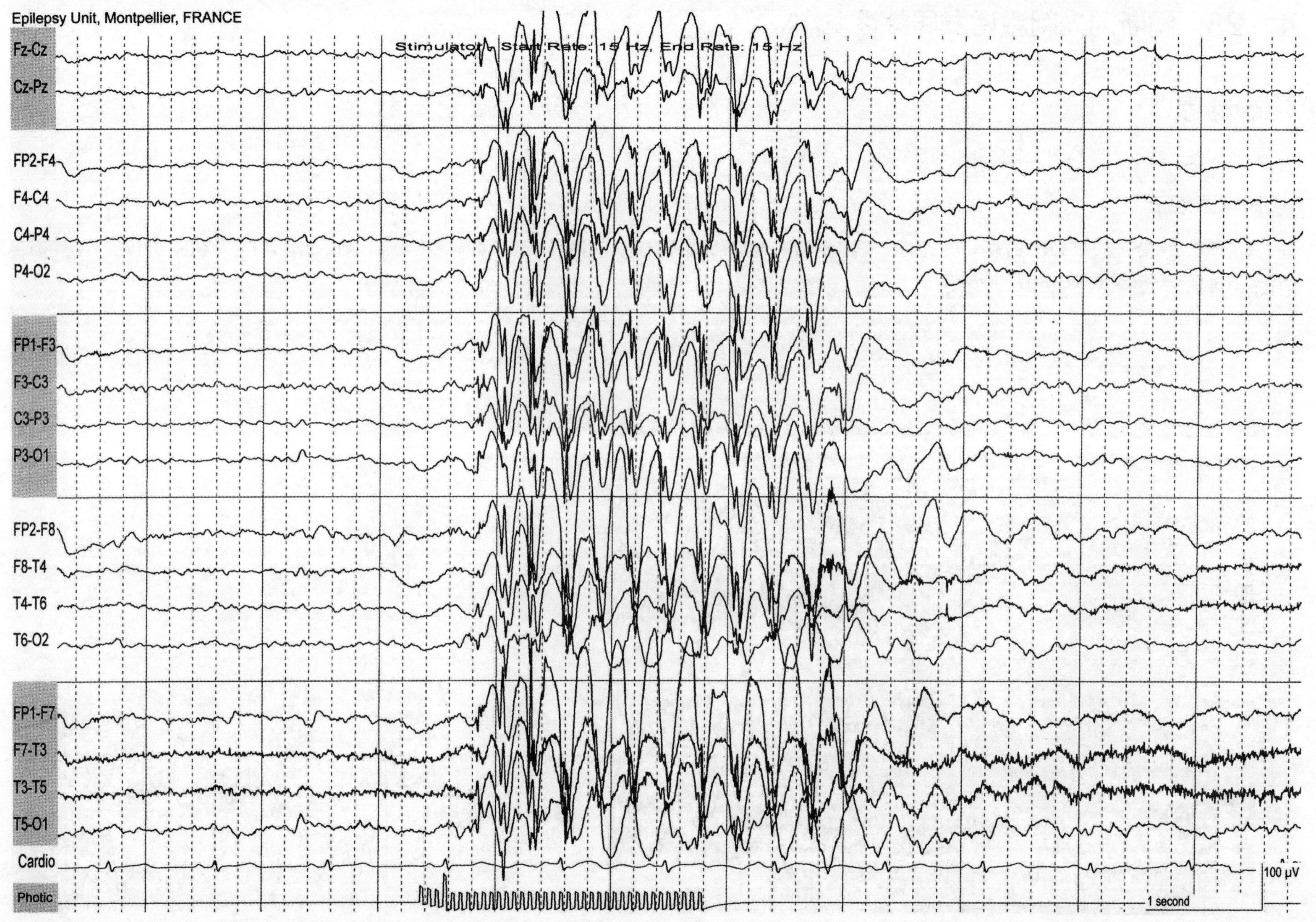
Epilepsy Unit, Montpellier, FRANCE
Stimulator - Start Rate: 15 Hz, End Rate: 15 Hz
Fz-Cz
Cz-Pz
FP2-F4
F4-C4
C4-P4
P4-O2
FP1-F3
F3-C3
C3-P3
P3-O1
FP2-F8
F8-T4
T4-T6
T6-O2
FP1-F7
F7-T3
T3-T5
T5-O1
Cardio
Photic
100 μV
1 second

Ⅱ · 28 间断闪光刺激诱发局灶性发作

临床提示

患者，女，25岁。因14岁时脑脓肿引起症状性枕叶癫痫就诊。

脑电图特征

患者闭眼放松状态。以19Hz的频率进行闪光刺激，间断闪光刺激开始后2秒，右颞区出现高波幅棘波发放，随后出现发作性放电，并传播到整个右半球。随后可观察到继发全身性强直-阵挛发作。

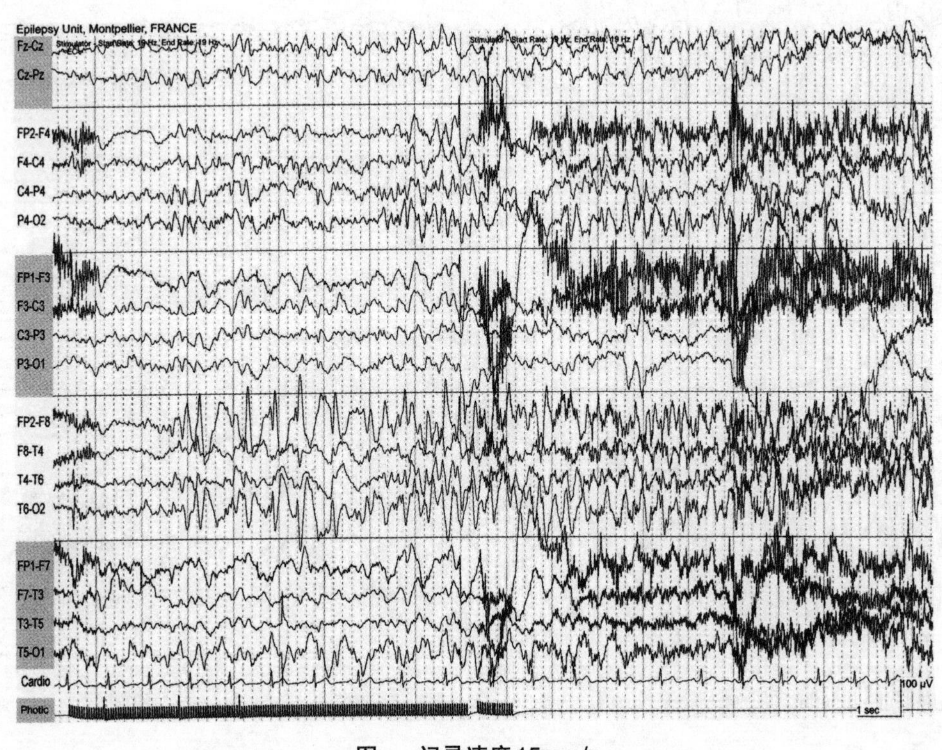

图a　记录速度15mm/s

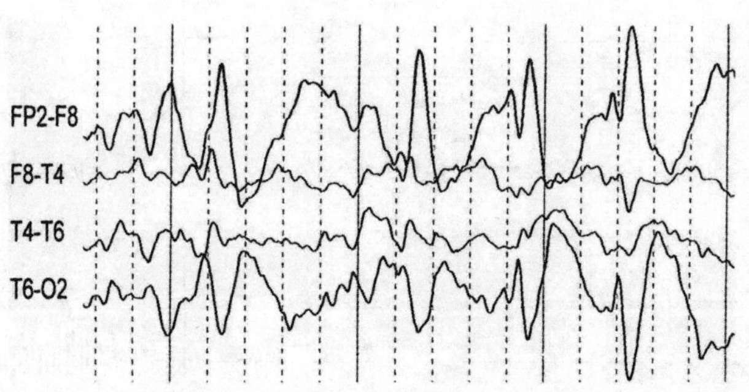

图b　在间断闪光刺激期间右侧颞区出现高波幅棘波

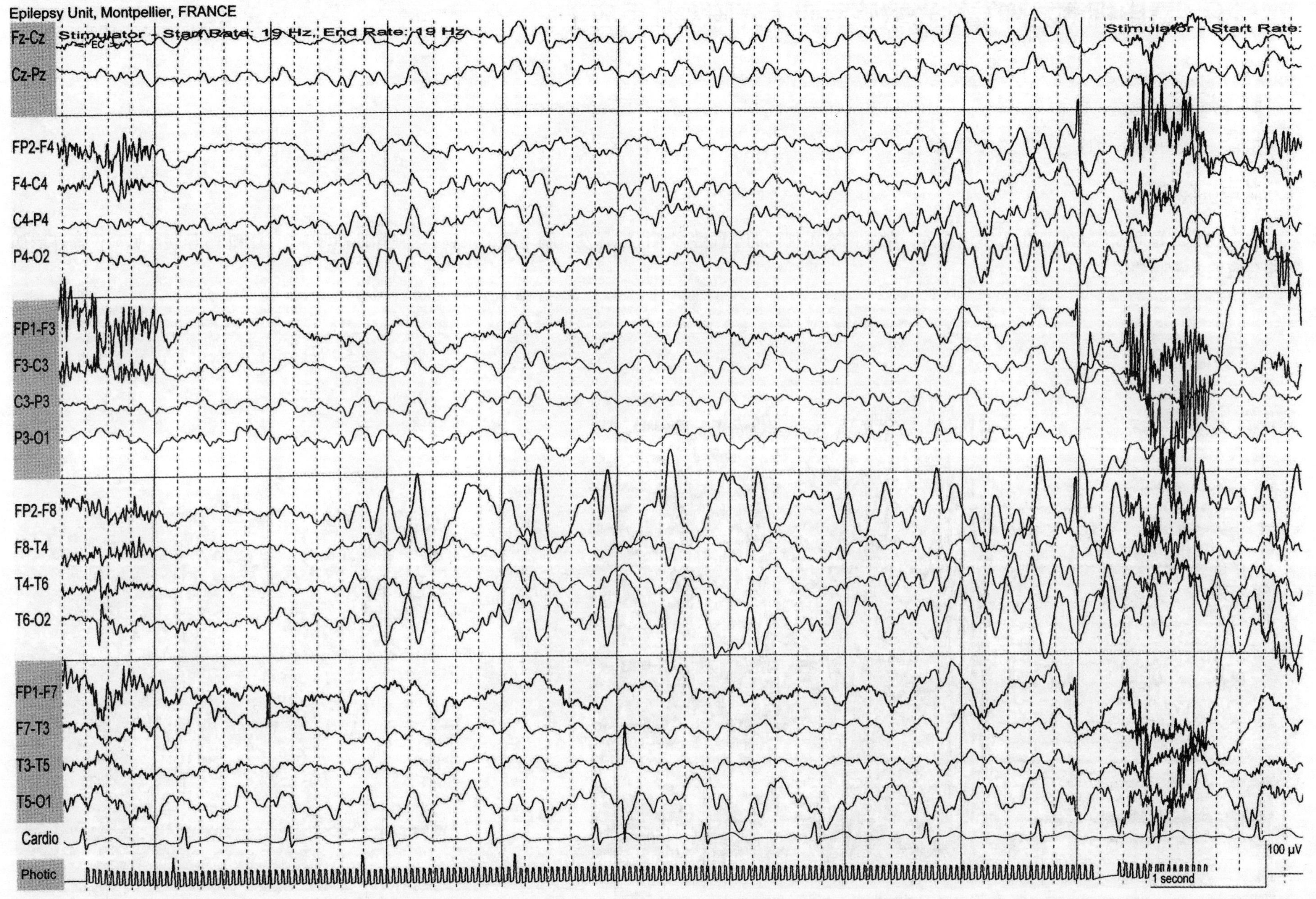
Epilepsy Unit, Montpellier, FRANCE
Stimulator - Start Rate: 19 Hz, End Rate: 19 Hz
Stimulator - Start Rate:
Fz-Cz
Cz-Pz
FP2-F4
F4-C4
C4-P4
P4-O2
FP1-F3
F3-C3
C3-P3
P3-O1
FP2-F8
F8-T4
T4-T6
T6-O2
FP1-F7
F7-T3
T3-T5
T5-O1
Cardio
Photic
100 μV
1 second

Ⅱ·29　看电视诱发阵发性光敏感反应（光阵发性反应）

临床提示

患者，女，19岁。因青少年肌阵挛癫痫就诊。

脑电图特征

患者观看红色间断闪光刺激的日本动画片，触发两次不规则的全面性多棘慢波暴发。脑电图记录到2次三角肌肌阵挛，O2和T5导联可见与仪器环境伪差相对应的大量高幅尖波。

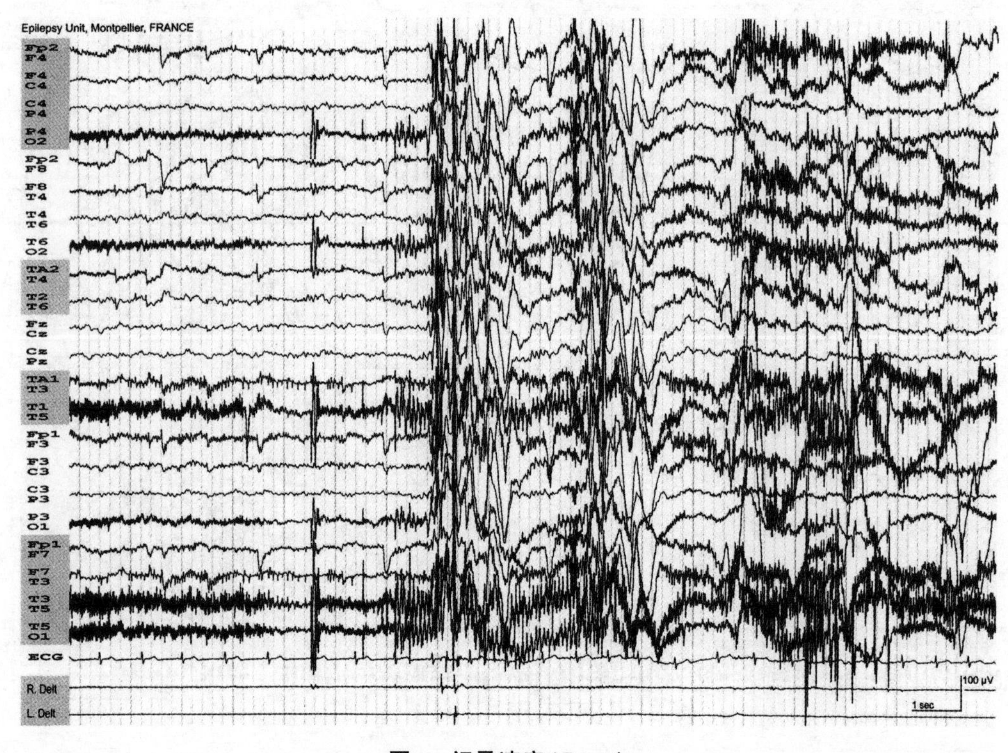

图a　记录速度15mm/s

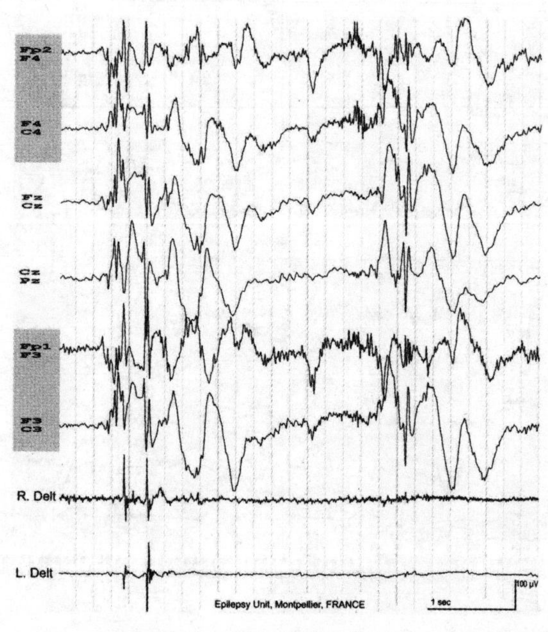

图b　2次肌阵挛，2次多棘慢波暴发，间隔2秒

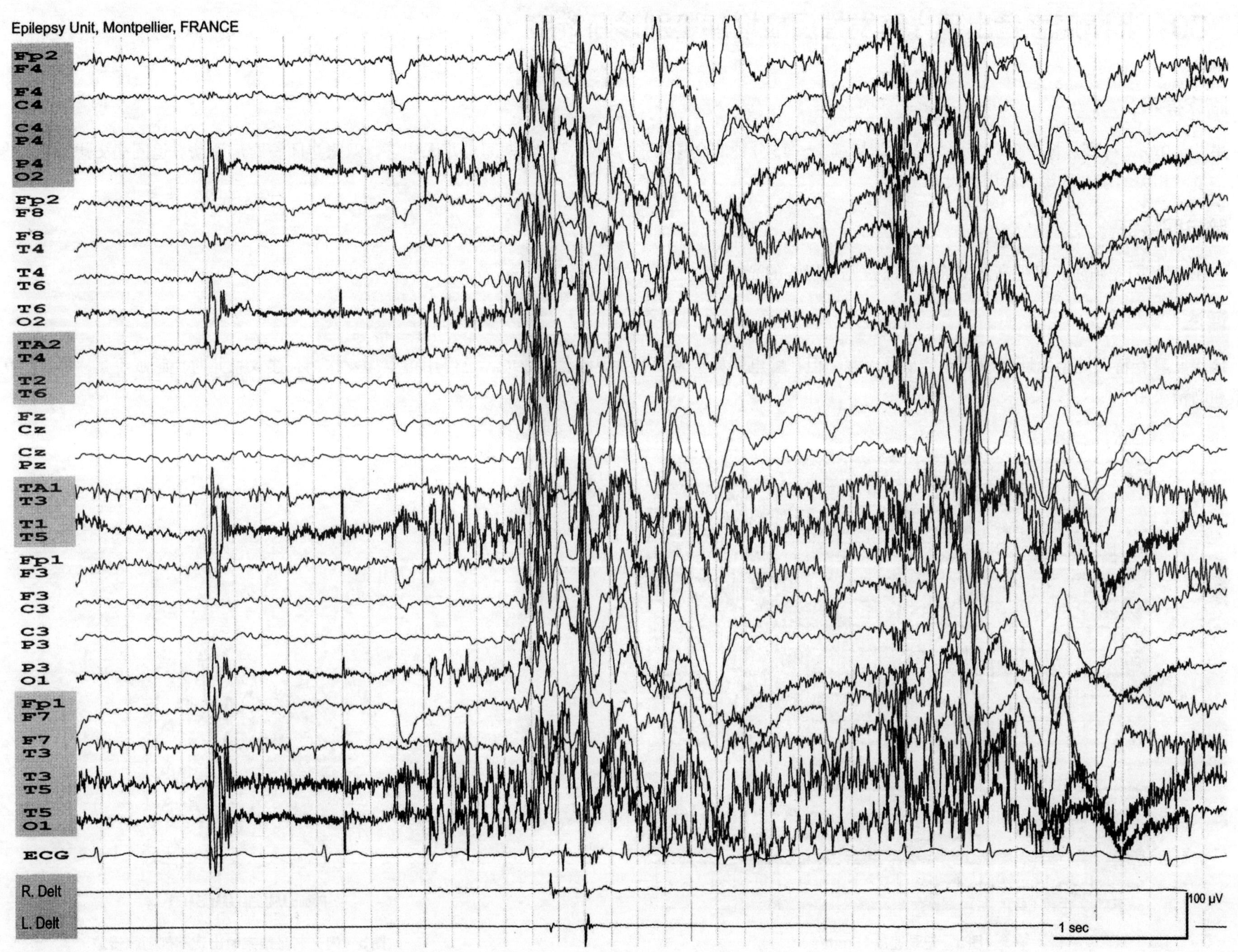
Epilepsy Unit, Montpellier, FRANCE
Fp2 F4
F4 C4
C4 P4
P4 O2
Fp2 F8
F8 T4
T4 T6
T6 O2
TA2 T4
T2 T6
Fz Cz
Cz Pz
TA1 T3
T1 T5
Fp1 F3
F3 C3
C3 P3
P3 O1
Fp1 F7
F7 T3
T3 T5
T5 O1
ECG
R. Delt
L. Delt
100 μV
1 sec

Ⅱ · 30　非癫痫患者出现光阵发性反应增加鉴别诊断难度

临床提示

患儿，9岁。有高热惊厥史，症状学表现为持续5～15分钟的全身肌张力增高，发作期间患儿无应答，双眼半闭，腹部浮动。追问病史患儿发作与父母离婚争吵相关，后被确诊为心因性发作。

脑电图特征

16Hz间断闪光刺激，可见高波幅弥漫性不规则棘慢波的光敏反应。

评注

该患儿具有特发性全面性癫痫的遗传易感因素，但在脑电图检查时没有发现癫痫样放电，已停用抗癫痫发作药，建议患儿避免睡眠不足、间断性闪光刺激和酒精滥用。

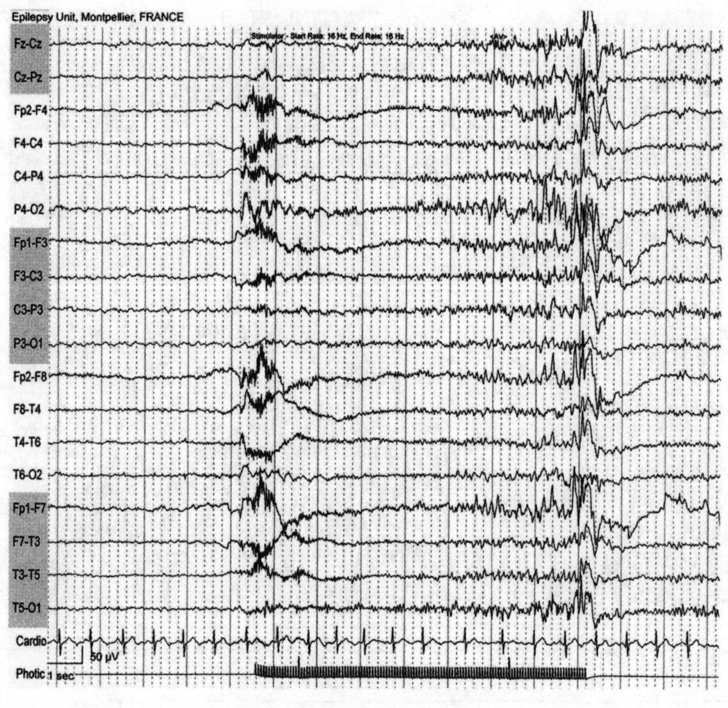

图a　记录速度15mm/s

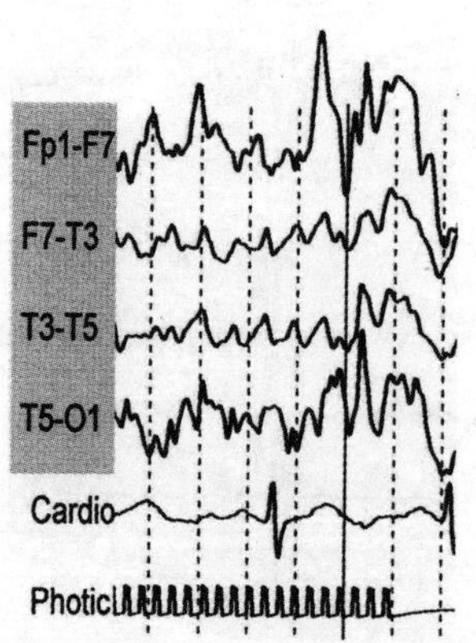

图b　闪光刺激结束时出现不规则棘慢波

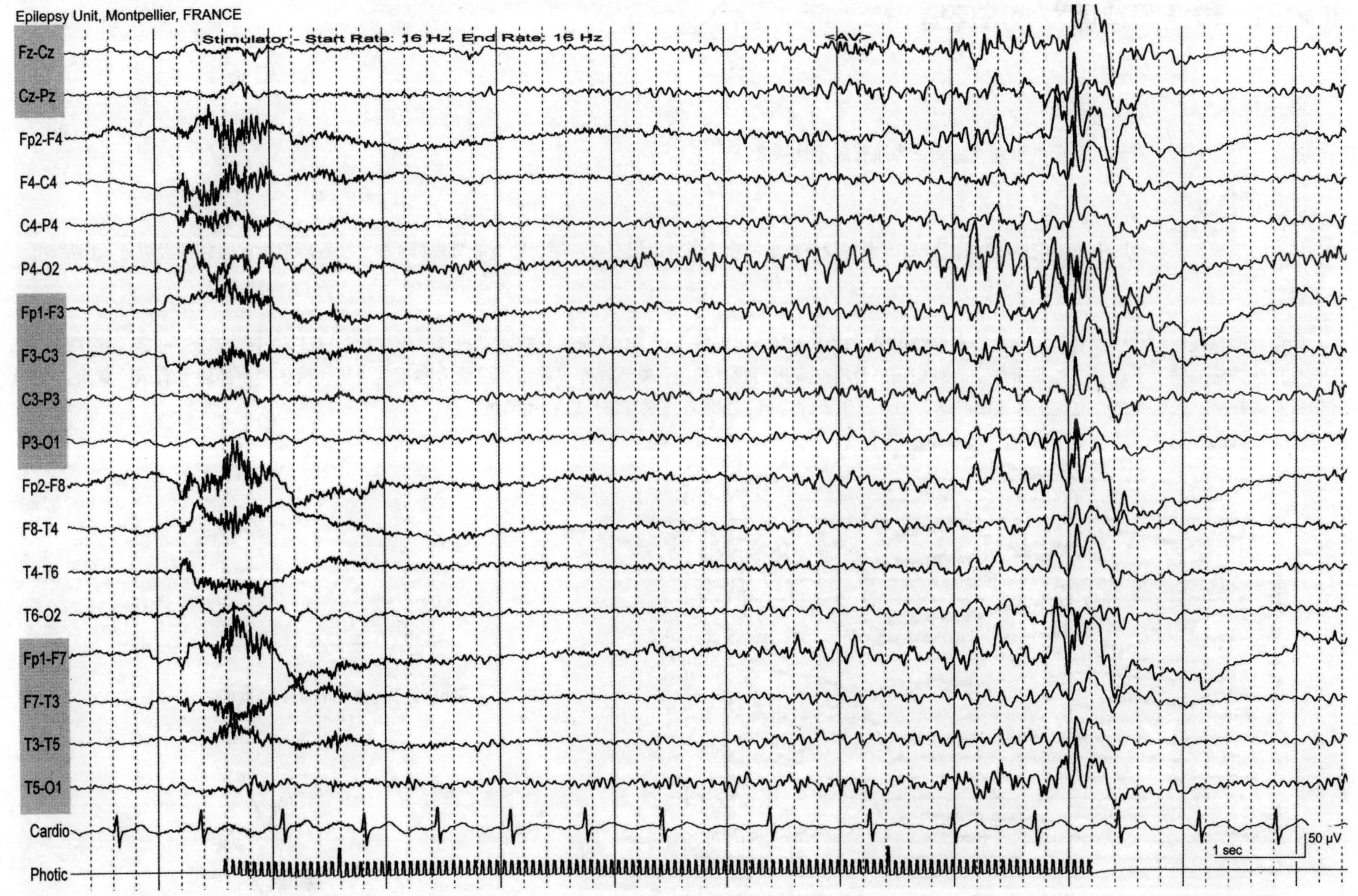

Epilepsy Unit, Montpellier, FRANCE
Stimulator - Start Rate: 16 Hz, End Rate: 16 Hz
<AV>
Fz-Cz
Cz-Pz
Fp2-F4
F4-C4
C4-P4
P4-O2
Fp1-F3
F3-C3
C3-P3
P3-O1
Fp2-F8
F8-T4
T4-T6
T6-O2
Fp1-F7
F7-T3
T3-T5
T5-O1
Cardio
Photic
1 sec
50 μV

按压眼球诱发心脏停搏

临床提示

患者，男，44岁。首诊为耐药性癫痫，后确诊为血管迷走性晕厥。

脑电图特征

患者闭眼放松状态。医生用力按压眼球，7秒后因患者身体不适停止。患者出现心动过缓，随后心脏停搏4秒。注意压迫眼球时，额极可见肌肉活动。

评注

即使在眼球按压过程中没有反应，也需要继续记录，因为在终止眼球按压后仍会有延迟出现心动过缓。眼部按压已证实可引起迷走神经过度兴奋，需在具有预防措施的情况下进行。如果有严重心脏病病史且有必要进行眼球按压，则该操作只能由心脏病专科医生进行。医生应有经验，有风险意识，手边必须备有阿托品。医生通过心电监护来监测心率，如果发生窦性停搏，必须停止眼球按压以避免晕厥。

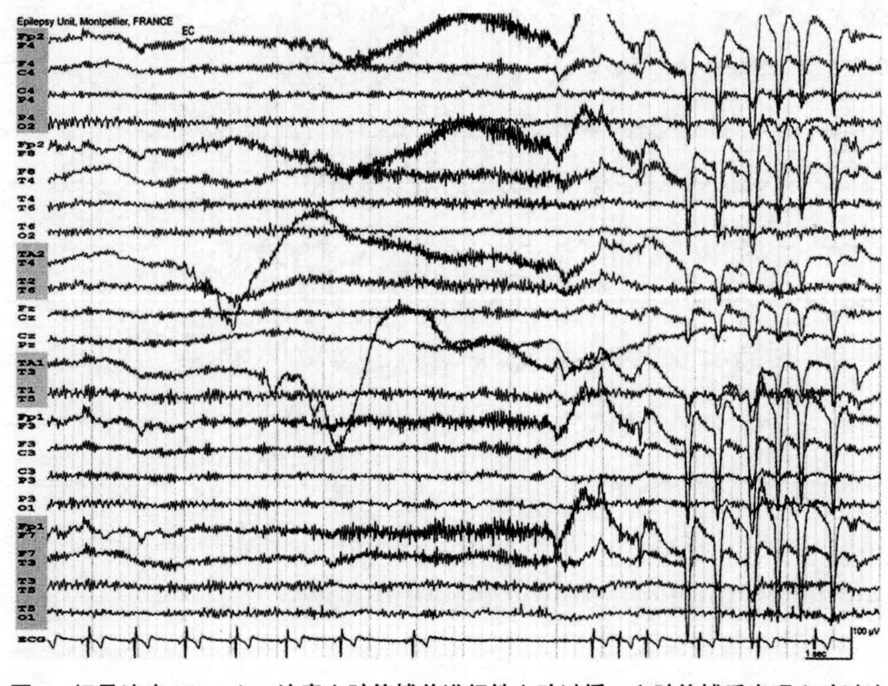

图a　记录速度15mm/s，注意心脏停搏前进行性心动过缓，心脏停搏后出现心动过速

EC：眼球按压

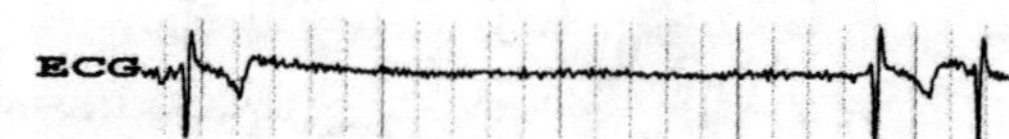

图b　记录速度15mm/s，心电可见4秒心脏停搏

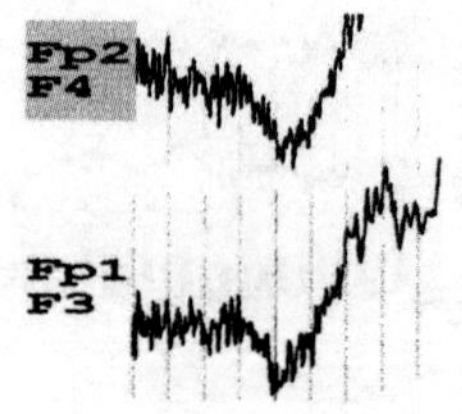

图c　眼球按压引起的肌电伪差

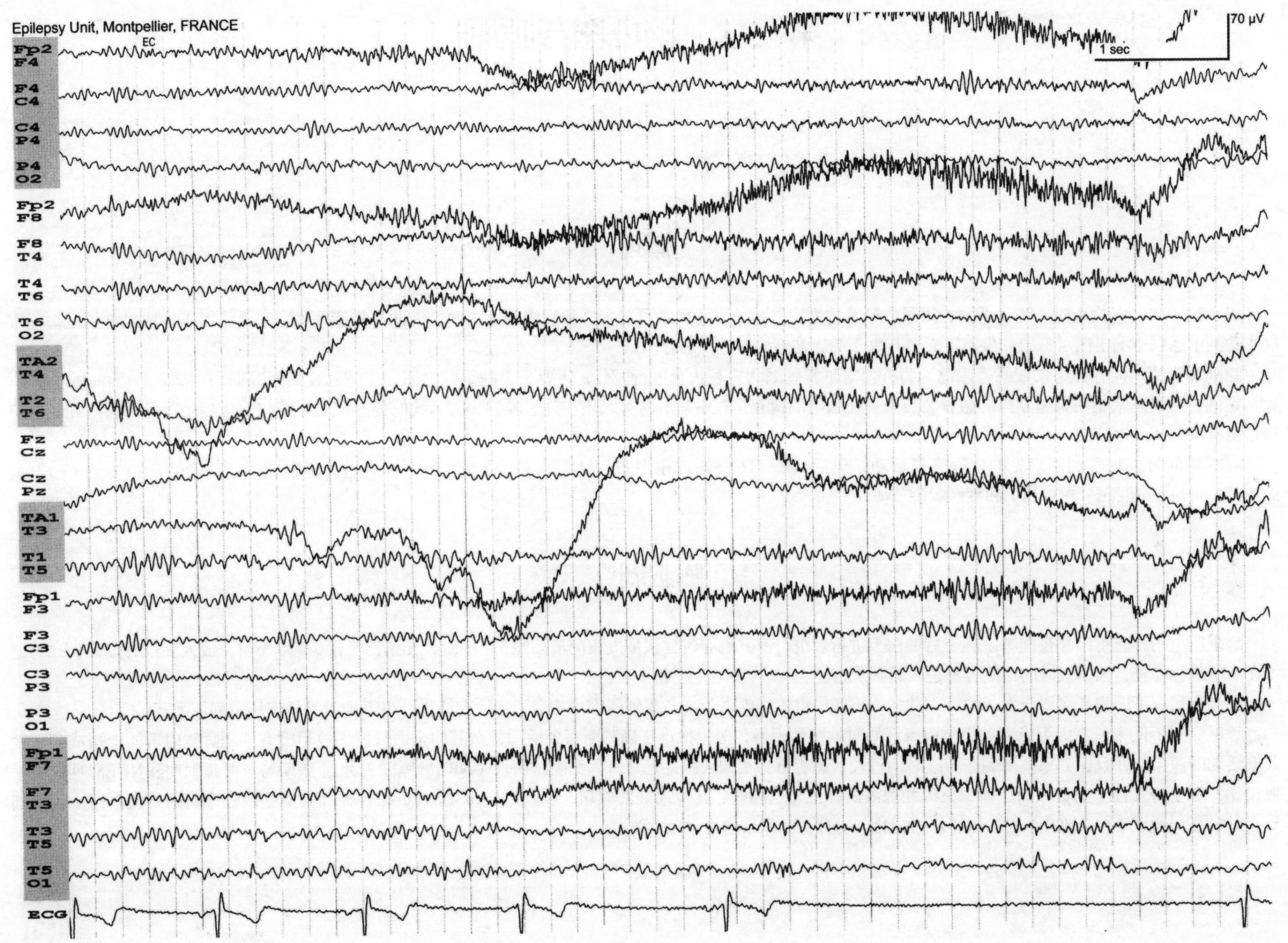

Epilepsy Unit, Montpellier, FRANCE
EC
70 μV
1 sec
Fp2 F4
F4 C4
C4 P4
P4 O2
Fp2 F8
F8 T4
T4 T6
T6 O2
TA2 T4
T2 T6
Fz Cz
Cz Pz
TA1 T3
T1 T5
Fp1 F3
F3 C3
C3 P3
P3 O1
Fp1 F7
F7 T3
T3 T5
T5 O1
ECG

第三章　脑电图与睡眠

概述

患者进行脑电图检查时，闭目平躺，闭眼放松及过度通气状态下，患者可能会感到困倦甚至入睡。因此，临床医生有必要了解正常或异常的生理睡眠模式，其中睡眠中脑电图可见的“尖波”需要与真正的异常癫痫波进行区分。

睡眠和癫痫之间存在密切联系，因此，为方便对正常睡眠和病理状态进行区分，需要记录睡眠脑电图。午睡和夜间睡眠期均可满足睡眠脑电图检查，尤其是既往有过睡眠相关癫痫发作的患者。当患者在脑电图检查过程中睡着时旁人不应刻意唤醒，因为此时的睡眠脑电不仅可以提供与发作高度相关的信息，更有可能诱发癫痫发作或得到零伪差的记录。

睡眠期间可以观察到不常见的生理变异活动，包括14Hz和6Hz的正相尖波、门状棘波、中颞区节律性放电，睡眠期枕区一过性正相尖波（positive occipital sharp transients，POSTs）和额区觉醒节律。

睡眠剥夺

睡眠脑电图检查可以在夜间睡眠剥夺后的白天进行。进行睡眠剥夺时建议成人夜间最多睡5个小时，儿童比平常少睡2小时。成人在没有睡眠剥夺时建议在下午进行检查，因为该时间段更容易进入睡眠状态。

大多数情况下，患者可以自发入睡，因此，不需要提供镇静催眠药。考虑到药物可能会影响检查结果，也不推荐常规使用镇静催眠药。

睡眠剥夺不能太长，因为患者如果从检查开始时就感到困倦，医生很难正确判断背景活动，杂乱的全面慢波发放但没有伴随睡眠时可能会造成病理性背景活动的假象。并且，如果睡眠剥夺持续时间过长，患者就会很快入睡并迅速进入深睡眠阶段（NREM睡眠3期）。该期与过渡睡眠期和NREM期的浅睡眠相比，发生特发性全面性癫痫、伴中央区颞棘波的良性儿童癫痫、其他局灶性癫痫，以及Lennox-Gastaut综合征和其他脑病性癫痫的可能性很小。特别是，对NREM睡眠1～2期存在的生理特征可视化，对分析睡眠结构也十分重要。

睡眠的不同阶段

思睡期（drowsiness）

背景活动（儿童的θ波，成人的α波）向前头部扩散，随后波幅下降和逐步消失，逐渐变为阵发性的缓慢单相弥散电活动（成人为θ波，儿童为δ波），呈现一种高度同步化图形。

NREM睡眠1～2期（浅睡眠）

NREM睡眠1期：可见0.5Hz的缓慢、侧向眼球运动（lateral eye movements，SEMs）和一过性顶尖波（vertex sharp wave）。

NREM睡眠2期：可见K综合波和睡眠纺锤波，每帧慢波少于20%。

NREM睡眠3期（深睡眠）

NREM睡眠3期（新版美国睡眠医学会手册中的3期包括R-K分期中的3期和4期）：每帧高波幅慢波超过20%，K综合波和纺锤波可在此阶段持续存在。

REM睡眠期

REM睡眠期的特点是出现电压较低的节律性活动，其节律类似于清醒期和思睡期，包括前头部的β节律，但α活动通常不突出。除此之外，肌肉张力降低（失张力）、REM、锯齿波和短暂面部肌肉的快速收缩也可在该期出现。

睡眠结构

正常成人的睡眠呈周期性，每晚有3～5个连续的睡眠周期。NREM睡眠1期占总睡眠时间的5%～10%，NREM睡眠2期占30%～50%，NREM睡眠3期占20%～40%，REM睡眠占25%左右。

正常的睡眠特征性脑电活动包括顶尖波（V波）、K综合波和睡眠纺锤波。这些波形大量存在时说明睡眠质量较好，提示了预后良好。相反，这些特征性波形不对称出现或缺如时提示病变严重，预后不良。

深睡眠大多出现在第一和第二个睡眠周期中，此后REM睡眠比例逐渐增加，在夜间睡眠的后1/3达到峰值。

随着年龄增长，睡眠时间逐渐缩短，深睡眠和REM期睡眠比例也随之降低，正常老年人深睡眠比例可能下降到10%以下，同时睡眠周期变得片段化，REM睡眠的比例也下降到总睡眠时间的20%以下。与年轻人相比，老年人REM睡眠在后半夜减少（Williamson et al，1990；Van Sweden et al，1999）。

思睡期

节律

α节律首先在前头部扩散，逐渐变为散发α波，并被低振幅的θ活动替代，可持续数分钟，前头部的β活动逐渐突出（尤其在药物诱导下）。

思睡期高度同步化

在幼儿中，思睡期可见节律性弥漫正弦样θ或δ节律，以额、中央、顶区为著。6个月左右大的婴儿思睡期开始表现出节律性θ活动，5岁以后这种活动极少出现。

间歇性颞部慢波

间歇性颞部慢波在正常老年人中常见，无临床意义。可以独立出现或短暂暴发，在思睡期较多。这些慢θ波或更少见的慢δ波为单态，每次暴发之间的背景活动正常。间歇性慢波可以独立出现，也可以不对称发生并表现出左半球优势。

思睡期额叶δ波

正常老年人在思睡期可能会出现间歇性、有节律的额叶δ波。这些慢波（1.5～2.5Hz）是双侧的，与颅内高压（额区间断节律性δ活动）或其他被称为额叶间歇性节律性δ活动（frontal intermittent rhythmic delta activity，FIRDA）的病理性慢波相比更加没有规律。一些作者用“睡眠开始时的FIRDA”一词来描述老年人的这些生理性思睡期慢波（Katz et Horowitz，1983）。然而，我们更倾向于使用不那么模糊的术语“思睡期额叶δ波”，这与FIRDA的病理异常描述相区分。

NREM睡眠1期

缓慢眼动

思睡期常出现缓慢眼动，脑电背景为弥漫的θ活动，前额和下额部逐渐出现0.5Hz的低波幅电活动。

一过性顶尖波

顶尖波可能在NREM睡眠1期和NREM睡眠2期开始时出现，表现为一个高波幅负相尖波跟随一个正相尖波，最大波幅出现在颅顶区（Cz）。在儿童中，这些尖波常常延伸到额区和顶区，而成人中以中央顶区突出。顶尖波在5～6个月时首次出现，比尖波宽，3～4岁时变得更尖，在青少年时期逐渐变钝。成人中顶尖波不常见，形态也不典型。顶尖波通常单一出现，当它们以阵发性或节律性排列出现时，可能会被误认为是癫痫样放电，在儿童中尤易误诊。有时，当顶尖波以固定间隔重复出现时，在中央顶区形成高振幅的尖峰样θ节律。正常儿童或成人思睡期可以观察到顶尖波，这属于正常的脑电活动，不应该被判读为异常癫痫样放电。

NREM睡眠1期短暂觉醒反应

在过渡到浅睡眠阶段时，有时可以观察到快节律的β活动，较生理性的β节律时间更短，波幅更高，频率和形态常更不规则。

NREM睡眠2期

NREM睡眠2期，K综合波和睡眠纺锤波这两种典型的生理性睡眠成分波与慢波混合在一起，慢波占比不到20%。

K综合波

NREM睡眠2期的特征是睡眠纺锤波和K综合波，当K综合波减少或缺如时提示预后不良（特别是儿童）。K综合波分布在额区，一般由一个大的负相波和一个小的正相波组成，持续时间大于0.5秒，在6个月左右首次出现。幼儿中K综合波的波幅较高且形态缺乏特点，因此，很难识别。在儿童和青少年中，K综合波的第一个尖波比第二个波大，容易被误认为棘波。癫痫患者的K综合波起始可以是一个尖波，这被称为“癫痫样K综合波”模式。单独的癫痫样K综合波并不支持癫痫的诊断，但癫痫样K综合波确实表明癫痫患者存在睡眠结构改变。

睡眠纺锤波

睡眠纺锤波通常是频率为12～16Hz的梭形波，波形和持续时间可根据年龄变化。在5岁以上儿童、青少年和成人中，睡眠纺锤波在前额－中央区占优势，幼儿的分布可能更加弥散。睡眠纺锤波在2个月时首次出现，3个月时变得明显，6个月到1岁迅速增多且时间变长（持续2～3秒），且不同步。正常婴儿NREM睡眠2期可以在20秒内出现数个睡眠纺锤波，3～8个月的婴儿睡眠纺锤波缺如提示预后不良（Dreyfus & Curzi-Dascalova，1975）。8个月时睡眠纺锤波持续时间缩短，波幅变大。2岁左右变得同步、对称（与顶尖波和K综合波一致），成人和老年人的纺锤波的波幅和数量逐渐下降。纺锤波可以出现在K综合波前后，也可与K综合波上部分叠加。即使观察的睡眠纺锤波呈尖波多半也不能认为是病理表现。

NREM睡眠3期

NREM睡眠3期的特点是前头部可见高波幅δ波（＞75μV）。NREM睡眠3期阶段的定义是在一段时间内有20%以上的慢波活动，该期仍然可以观察到睡眠纺锤波和K综合波。

老年人的睡眠波波幅往往较低，因此，仅根据超过75μV的电压进行NREM睡眠3期判读的标准并不准确。

REM睡眠

REM期脑电图与清醒或NREM睡眠1期类似但不出现顶尖波。该期特点是出现超低电压的电活动或类α波活动。然而，不同于觉醒期，REM睡眠期脑电波为单向波且频率较慢（1～2Hz）。此外，REM睡眠时前头部可以出现生理或药物诱导的β节律。REM期的典型特征是肌肉弛缓并常伴有肌肉抽动，主要发生在面部肌肉。因此，必须用下颌电极来记录肌电活动。此外，可以依据特征性锯齿波和REM来识别REM睡眠期。REM睡眠可分为时相性和紧张性，时相性REM睡眠特点是肌肉抽动与REM同时发生，而紧张性REM睡眠则缺乏明显的眼电活动。在REM睡眠期间，经常可见不规则的呼吸和/或心率。

快速眼动

快速眼球运动由于眼睛侧向移动的快相能够产生快速的脑电尖波偏转，REM一般是双相的，一个周期大约持续几秒钟，阵发性发放，可对称或孤立出现。通常在放置于眼睛附近的电极检测到REM，但在国际10-20系统中，额极电极也可检测到。

锯齿波

Passouant在1975年首次将锯齿波描述为出现在颅中央区（Cz）4～6Hz的低波幅电波。通常，锯齿波与REM一起发生，但实际上在没有REM的情况下也可以观察到锯齿波。

觉醒和睡眠中觉醒反应

短暂的觉醒反应

生理性觉醒可能发生在NREM睡眠期。特点是在一个较浅的睡眠阶段出现几秒钟α波或更快频率的电活动。在NREM睡眠2期，觉醒反应之前常可见K综合波，称为K-α模式。REM睡眠期间也可观察到短暂的唤醒反应，这个阶段非常接近于清醒状态。

觉醒高度同步化

在儿童中，觉醒（与困倦类似）脑电图的特点表现为有节律的正弦θ波或δ活动。觉醒高度同步化可在6个月左右首次出现，在幼儿中常见，5岁后开始减少。

额区觉醒节律

额区觉醒节律常见于6岁以上的儿童和青少年，成年后罕见。额区觉醒表现为混合频率的节律性波。主要发生在前额部，持续时间可达10秒。当儿童完全清醒时，这些节律消失。该节律对应NREM睡眠和觉醒之间的过渡阶段，并非病理状态。

其他生理节律和睡眠中的异常节律

下列睡眠节律并非在所有人中都能观察到甚至十分罕见。但临床医生仍然应该充分了解和掌握它们的形态，避免将这些轮廓分明的尖波误认为癫痫活动。

睡眠期枕区一过性正相尖波（λ波）

1950年，Gibbs夫妇首次描述了睡眠期枕区一过性正相尖波（POSTs），该类波形可在枕区对称性或非对称性出现，有时也称为λ波。POSTs常见于青少年和年轻人，没有特殊病理意义。POSTs为3～6Hz的单相或双相尖波，振幅通常低于50μV，可见于NREM睡眠各期，一般在2期、3期可持续存在，在REM睡眠中消失。当POSTs大量出现时可能会被误认成癫痫样放电，但只要仔细辨认它的特殊形态还是较容易将之和癫痫波进行区分的。

门状棘波

门状棘波（wicket spikes）最初由Reiher和Lebel在1977年发现并报道。门状棘波是一类频率为6～11Hz，振幅60～200μV的单相弓形波，一般出现在一侧或双侧颞区，以左侧为著（Van Sweden et al，1999）。门状棘波最常出现在0.5～1秒的暴发电活动中，但偶尔也会单独出现，此时它们与癫痫样尖波很相似。在思睡期和浅睡眠期常见，深睡眠期消失。有证据表明，门状棘波也可以在REM期出现，形态与其他期相似但波幅较低（Gélisse et al，2003；Serafini et al，2014）。门状棘波不会诱发癫痫样活动，但Asokan等在1987年的研究中提出，门状棘波在50岁以上人群中多见或与其存在一定程度的脑血管功能障碍相关。然而，它们也可以见于没有认知障碍或血管损伤的年轻人中。

小棘波（small sharp spikes，SSS）/良性散发睡眠期棘波（benign sporadic sleep spikes，BSSS）/睡眠良性癫痫样一过性波（benign epileptiform transients of sleep，BETS）

小棘波（SSS）又称良性散发睡眠期棘波或睡眠良性癫痫样一过性波，为低波幅的双相棘波或尖波，主要发生在前额部或中部颞区。SSS通常单侧出现，但也可以双侧同步或独立出现，最常见于思睡期和浅睡眠开始时。一些学者指出，SSS最常出现在有精神病、癫痫或心脑血管病史的患者身上。SSS的发病率很低（<1.5%），主要见于30～40岁成年人，在10岁以下的儿童中还未观察到（Niedermeyer，1999）。

14Hz和6Hz正相暴发（fourteen-and six-hertz positive bursts）

正如名称所显示的，该类脑电波由频率为6Hz和/或14Hz的低电压弓形波组成，持续时间不超过1秒，发生在思睡期和浅睡眠期间，但也有研究者在REM睡眠期观察到该波（Okuma et al，1968；Tsuzuki，1967；Tassinari et al，1977；Velizarova et al，2011）。14Hz和6Hz正相暴发多对称分布于顶颞区，但优势侧在扩散过程中可以转移。此波在3～4岁时开始出现，青少年时期达到顶峰，成年后逐渐减少（Velizarova et al，2011）。Santoshkumar等在2009发表的研究显示，在35 249名接受常规脑电图记录的患者中，14Hz和6Hz的正相暴发发生率为0.5%，但我们发现783名连续接受24小时长程视频脑电监测的患者中有50人（6.4%）出现这种活动。综上，我们得出结论，与其他年龄组相比，15～25岁的患者更有可能出现14Hz和6Hz正相暴发（62%）。14Hz和6Hz正相暴发的识别主要取决于脑电图技术和睡眠持续时间，根据我们的经验，它主要出现在REM睡眠期间，对颞叶下部进行记录可极大增加阳性率。Velizarova等发现它们在颞叶附加电极（T1、TA1、T2、TA2）尤其是双极导联T2-T6和T1-T5形成的导联上具有最高振幅（Velizarova et al，2011）。事实上，14Hz和6Hz正相暴发类似于μ节律或睡眠纺锤波，但分布不同。此外，它们的频率也不一定是精确的6Hz或14Hz，也可以分布在上下几个周期范围（5～7Hz）或（13～17Hz）。

节律性中颞区放电或思睡期节律性中颞区θ暴发

这种不寻常的波形主要见于青少年和年轻人，与痫性发作没有相关性。1952年，Gibbs夫妇最初用“精神运动变异模式电活动”来描述该类脑电波，后来被Lipman和Hughes称为“节律性中颞区放电”。在文献中，首选的术语是“思睡期节律性中颞区θ暴发”。θ活动暴发的范围为5～6.5Hz，主要发生在中颞区，可扩散至前、后颞区及枕区。清醒放松状态、思睡期及浅睡期最易出现，深睡期消失。然而，这种活动在NREM睡眠和REM睡眠期可持续存在，这就是为什么我们仍然喜欢沿用“节律性中颞区放电”这一名称（Gélisse & Crespel，2014）。REM睡眠期与清醒期放电模式相同，于一侧或双侧同时出现，呈现出一种节律性模式，频率在整个放电过程中保持稳定，暴发持续的时间在几秒钟到一分钟以上，部分研究者描述了这种类型的波形可以出现在有人格障碍或自主神经紊乱的患者身上，并提出了常染色体显性遗传患病的可能性（Eeg-Olofsson et Petersen，1982）。然而，对于癫痫患者来说，这种波形属于非特异性脑电图改变，无临床诊断意义。

6Hz棘慢复合波暴发

6Hz棘慢复合波暴发（six-hertz spike-and-wave burst）又称幻影棘慢复合波（phantom spike-and-wave burst），其棘波小而尖，常以全导暴发形式出现，频率范围为5～7Hz，6Hz最为多见。之所以说它们是“幻影”，是因为与随后出现的慢波成分形成对比，棘波为低波幅，并且慢波分布更为广泛。幻影棘慢复合波在青少年可见到，但在成人中的发生率较高，常双侧出现。该波在清醒放松状态、思睡期或浅睡眠呈同步化发放，深睡眠中消失，并在REM睡眠中可以重新出现（Gélisse & Crespel，2008）。目前，研究者对6Hz良性棘慢复合波暴发的病理意义仍有一些争论。在前部区域占优势的波形比在后部区域占优势与癫痫更具有相关性。1980年，Hughes根据描记特点和病理意义，将幻影棘慢复合波分为两种类型。女性枕部优势的低波幅和思睡（female occipital predominant low amplitude and drowsiness，FOLDs）有良性意义，而男性醒后前部为主的高波幅（wake high amplitude anterior predominance in males，WHAMs）则更多与癫痫有关。

缺口节律

缺口节律（breach rhythm）是在中颞区或中央区硬膜外电极记录到的一种α和快θ范围（6～11Hz）的节律（见第1章），可见于所有的睡眠期。在浅睡眠期间波幅略高，在REM睡眠期间类似于清醒时的节律。

针样枕区棘波

针样枕区棘波存在于先天性失明的儿童中，在青少年时期消失。该波在枕区及顶区明显，呈单侧或双侧发放或在双侧枕区独立出现，主要出现在NREM睡眠中，与癫痫没有相关性。

Ⅲ·1　思睡期超同步化（1）

临床提示

患儿，2岁。因全身性强直-阵挛发作就诊。

脑电图特征

脑电图可见思睡期背景，在θ背景下短程暴发中高波幅4～6Hz尖慢波，持续3秒。

评注

在4岁以下的儿童观察到在思睡期尖慢波暴发相对频繁，注意不要与棘波混淆

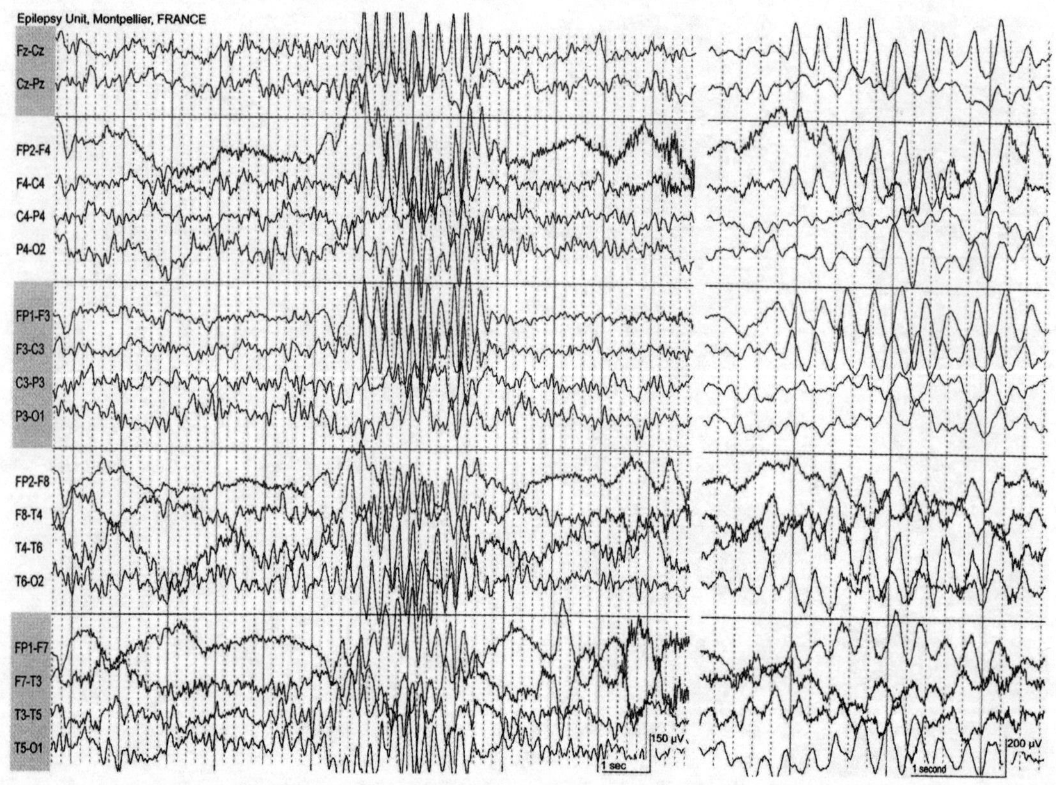

图a　记录速度15mm/s。随着灵敏度的增加，尖慢波的非病理意义变得明确

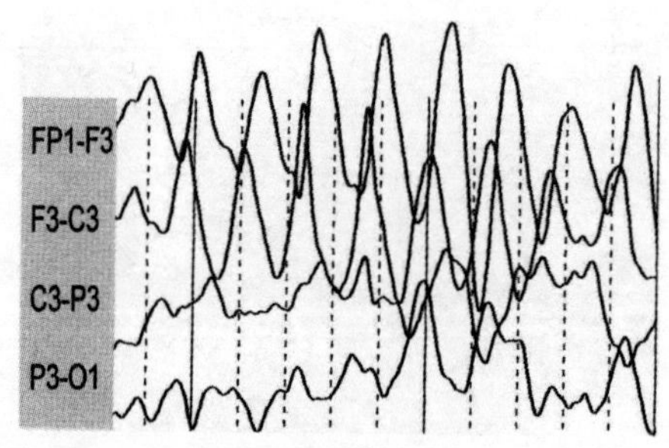

图b　慢波暴发

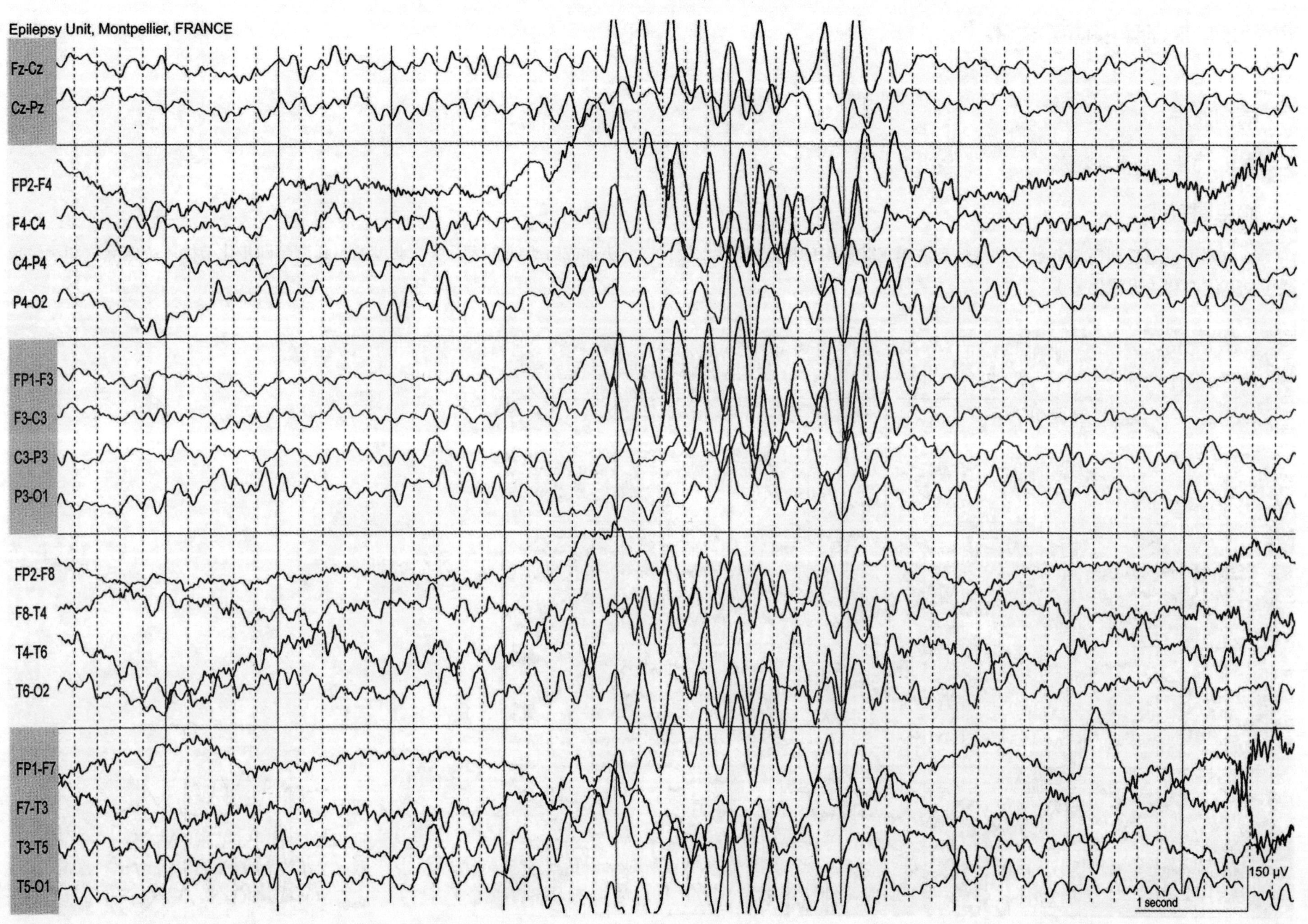
Epilepsy Unit, Montpellier, FRANCE
Fz-Cz
Cz-Pz
FP2-F4
F4-C4
C4-P4
P4-O2
FP1-F3
F3-C3
C3-P3
P3-O1
FP2-F8
F8-T4
T4-T6
T6-O2
FP1-F7
F7-T3
T3-T5
T5-O1
150 μV
1 second

Ⅲ·2　思睡期超同步化（2）

病例提示

患儿，3岁。因晕厥就诊。

脑电图特征

脑电图可见思睡期慢波背景下弥漫性高波幅正弦样4Hz θ-δ节律性发放，以前头部或后头部为著，这是典型的思睡期超同步化节律。心电导联和额极导联可见基线漂移（出汗伪差）。

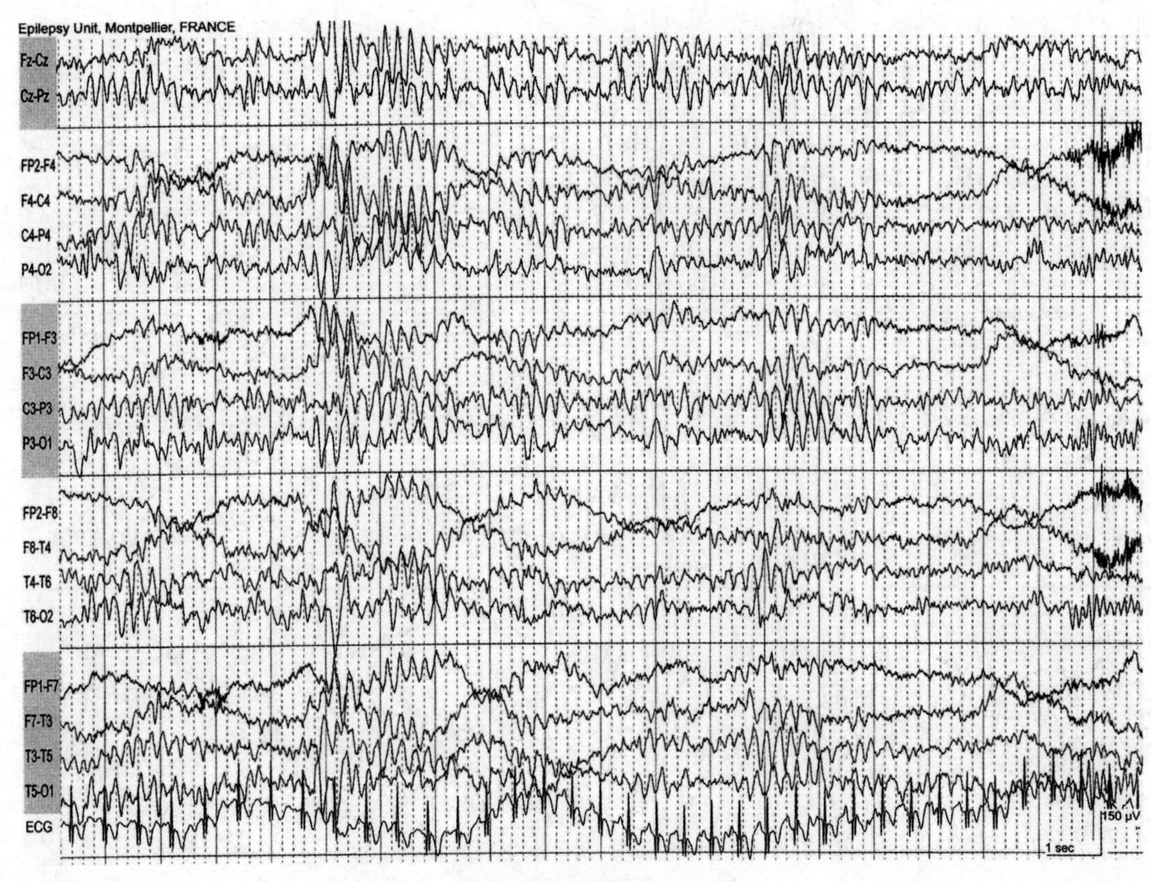

图a　记录速度15mm/s

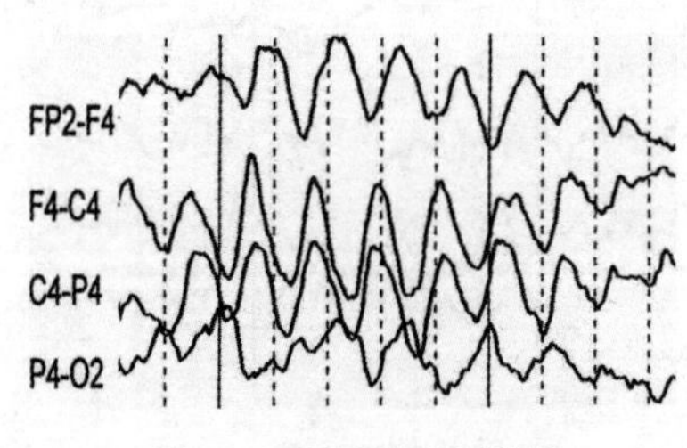

图b　正弦样慢波暴发

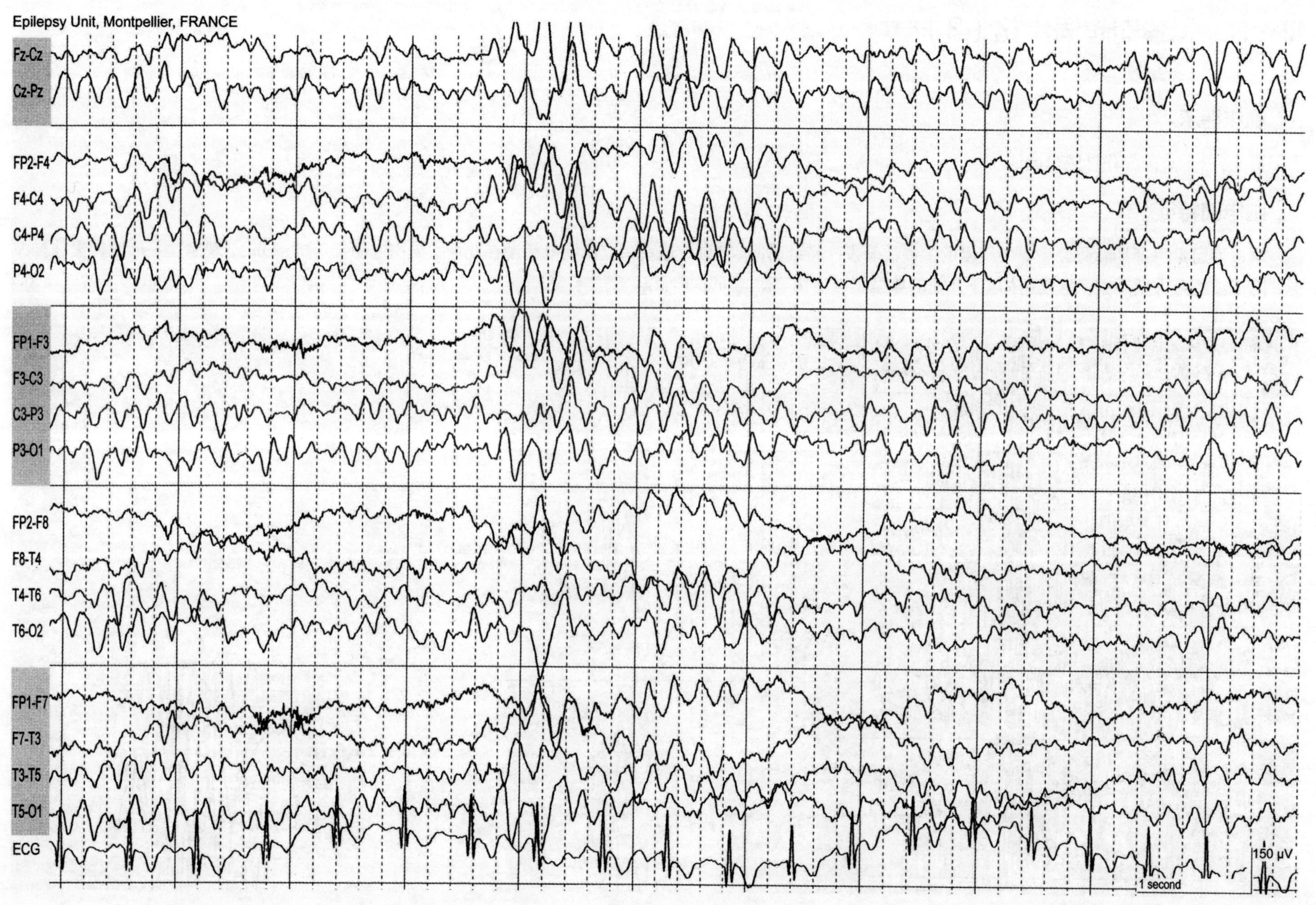
Epilepsy Unit, Montpellier, FRANCE
Fz-Cz
Cz-Pz
FP2-F4
F4-C4
C4-P4
P4-O2
FP1-F3
F3-C3
C3-P3
P3-O1
FP2-F8
F8-T4
T4-T6
T6-O2
FP1-F7
F7-T3
T3-T5
T5-O1
ECG
150 μV
1 second

Ⅲ·3 思睡期超同步化（3）

临床提示

患儿，3岁。因发作性眩晕就诊。

脑电图特征

脑电图可见思睡期背景，中央中线慢的尖慢波暴发，持续时间<1秒。这些高电压脑电活动在此增益处引起阻滞（blocking）现象，并形成棘慢波样波形。降低波幅可方便观察。这是4岁以下儿童的典型超同步化节律，而并非棘波。

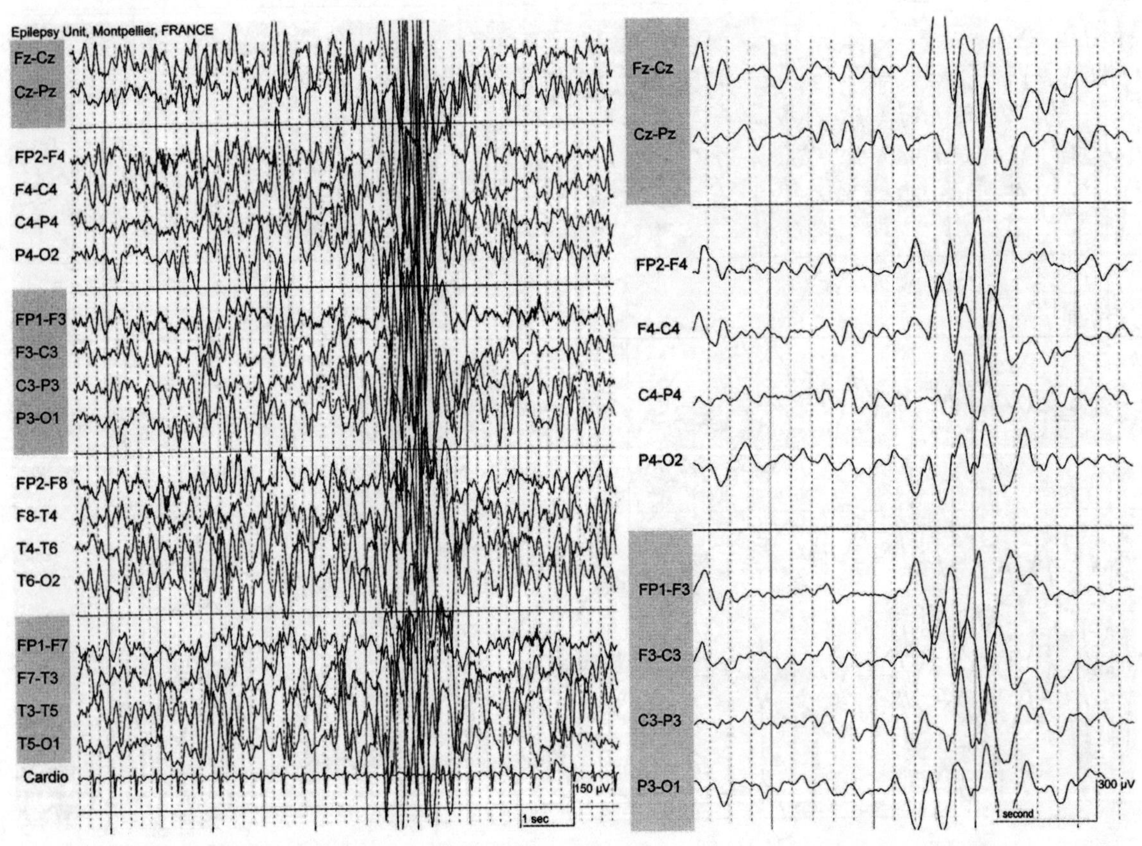

图a 图左记录速度15mm/s。图右记录速度30mm/s。相同的暴发在调节灵敏度降低波幅后对比，提示非病理状态

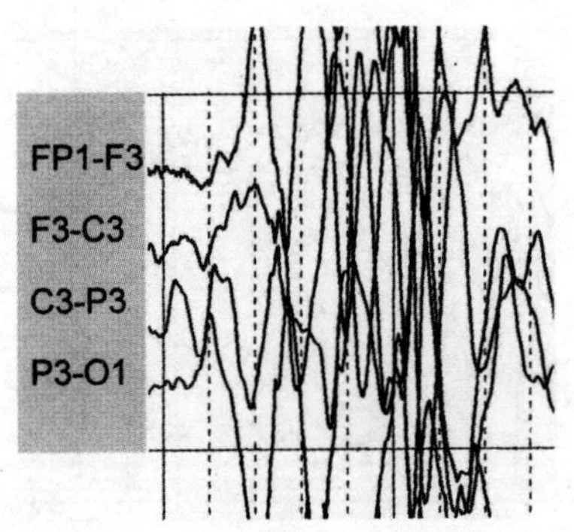

图b 清晰的超同步化慢波暴发

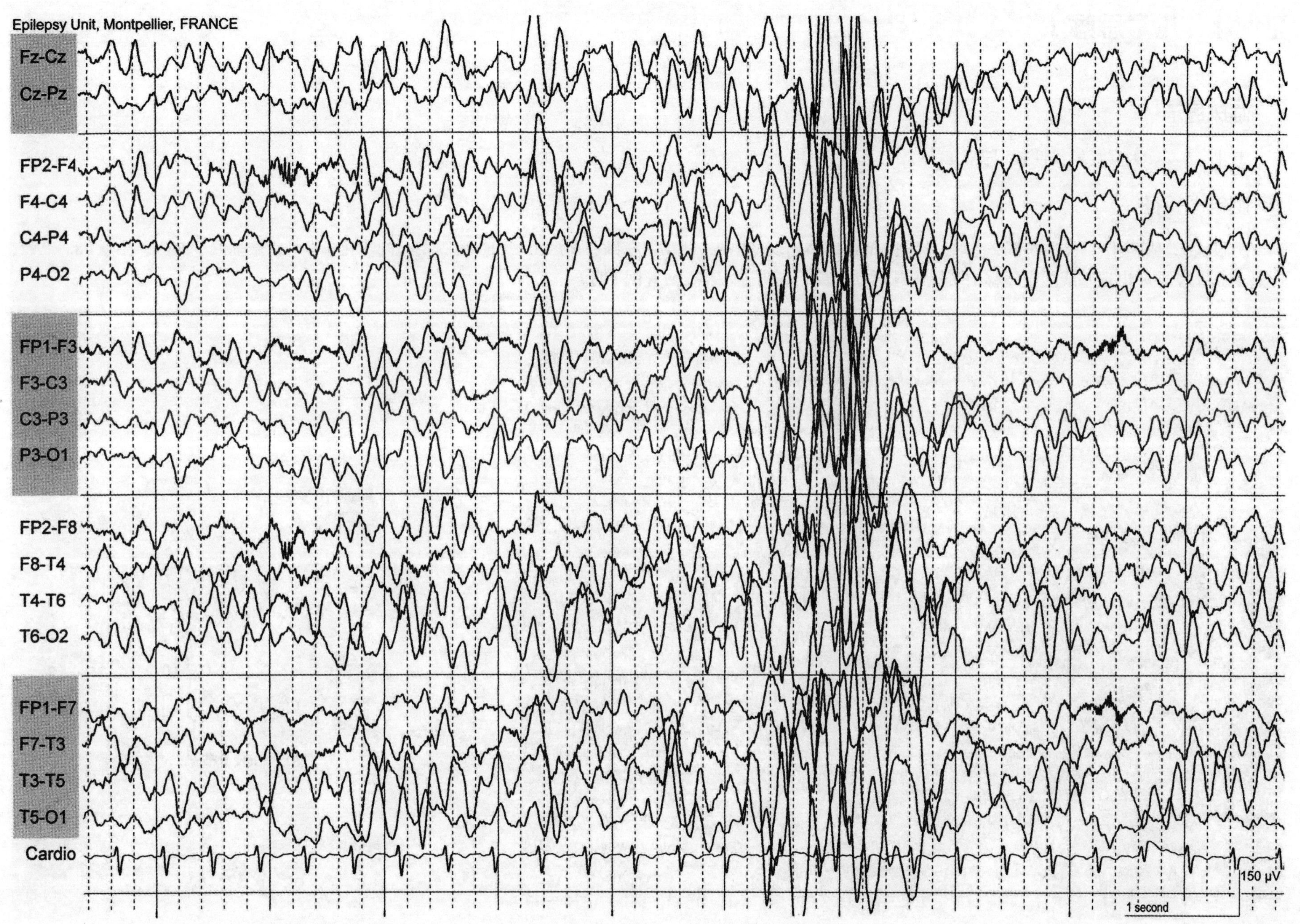
Epilepsy Unit, Montpellier, FRANCE
Fz-Cz
Cz-Pz
FP2-F4
F4-C4
C4-P4
P4-O2
FP1-F3
F3-C3
C3-P3
P3-O1
FP2-F8
F8-T4
T4-T6
T6-O2
FP1-F7
F7-T3
T3-T5
T5-O1
Cardio
150 μV
1 second

临床提示

患儿，5岁。因反复发作性意识丧失就诊。

脑电图特征

闭眼状态。脑电图可见后头部α背景，伴随α节律解体出现低电压θ活动。在额、顶区出现5Hz思睡期超同步化θ节律，振幅低于前图。注意F8、TA2、TA1、T1和F7导联出现基线缓慢飘移的缓慢眼球运动电位，表明进入NREM睡眠1期。

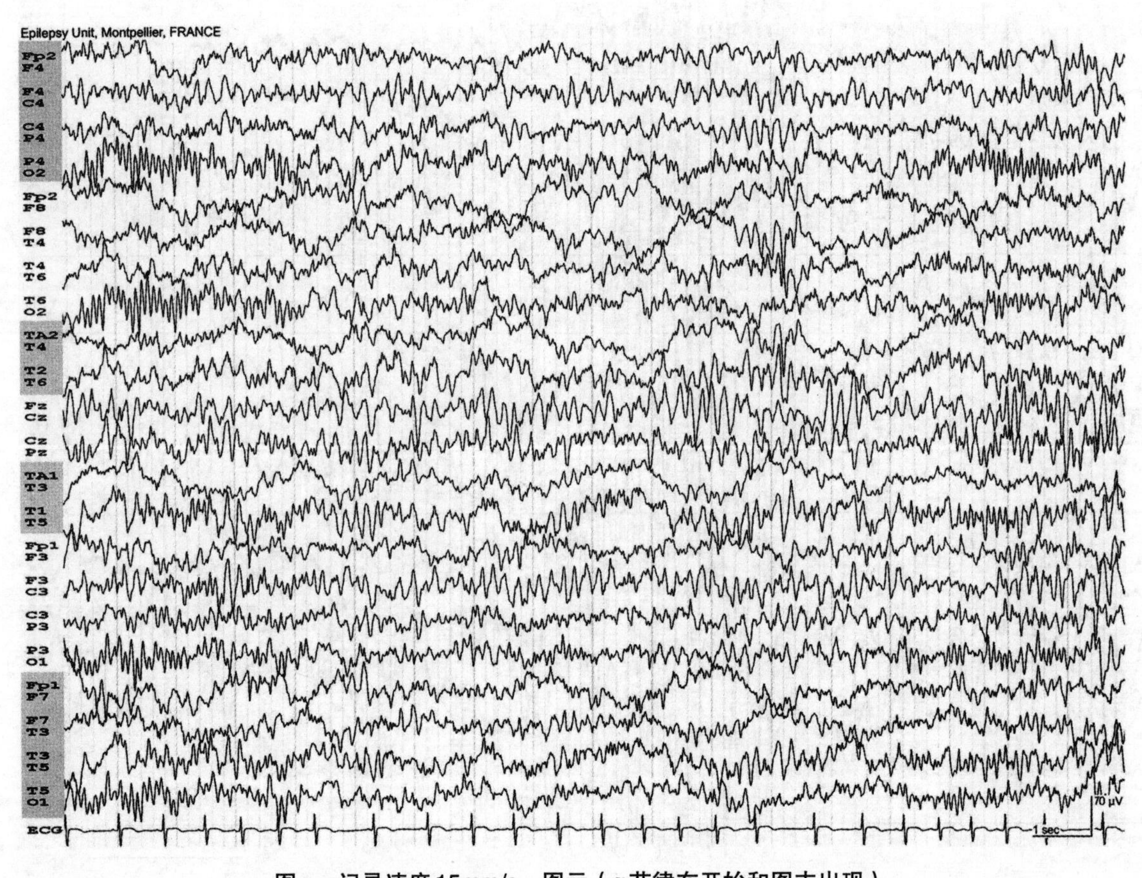

图a 记录速度15mm/s。图示（α节律在开始和图末出现）

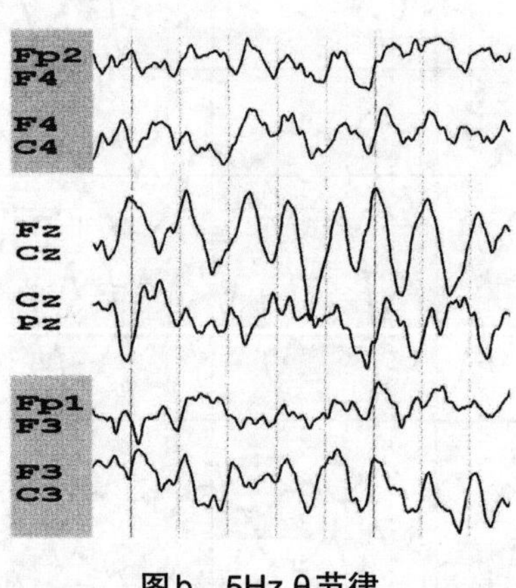

图b 5Hz θ节律

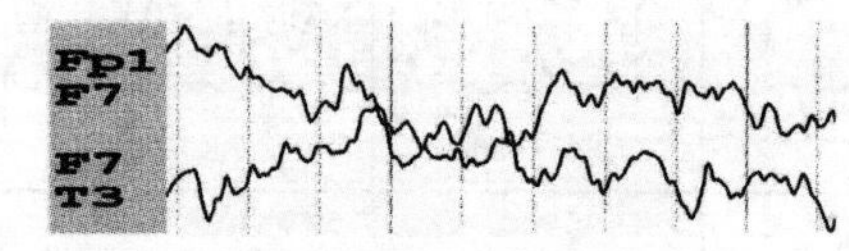

图c 缓慢眼球运动电位

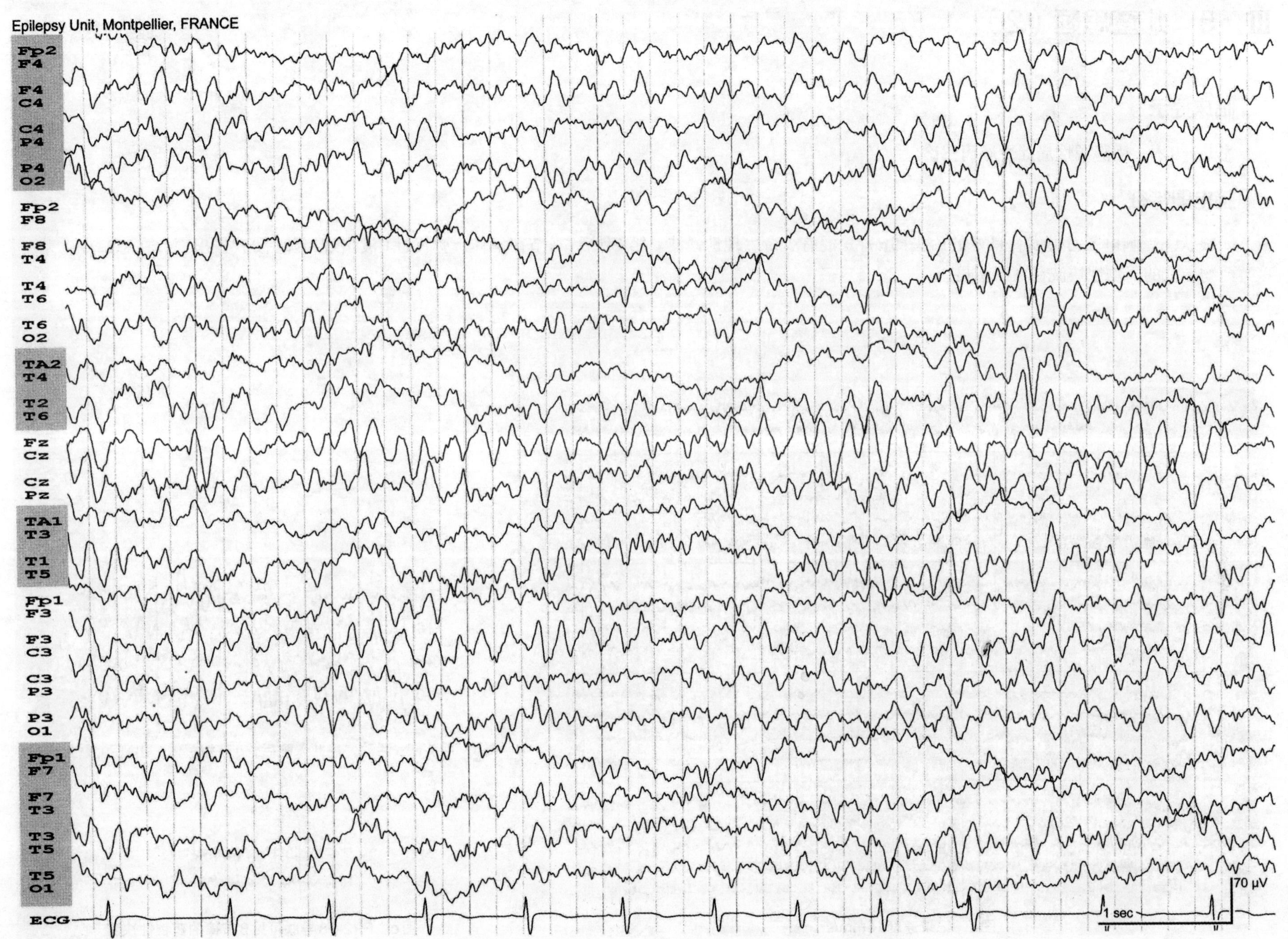
Epilepsy Unit, Montpellier, FRANCE
Fp2 F4
F4 C4
C4 P4
P4 O2
Fp2 F8
F8 T4
T4 T6
T6 O2
TA2 T4
T2 T6
Fz Cz
Cz Pz
TA1 T3
T1 T5
Fp1 F3
F3 C3
C3 P3
P3 O1
Fp1 F7
F7 T3
T3 T5
T5 O1
ECG
70 µV
1 sec

Ⅲ·5 儿童思睡（2）

临床提示

患儿，9岁。因隐源性局灶性癫痫就诊。

脑电图特征

闭眼状态。脑电图可见发育良好的后头部α背景混有少量生理性慢波。第4秒后，α节律解体，弥漫性θ波出现，随后θ背景出现。在思睡期，苯二氮䓬类药物导致的药物性快波在额区明显。

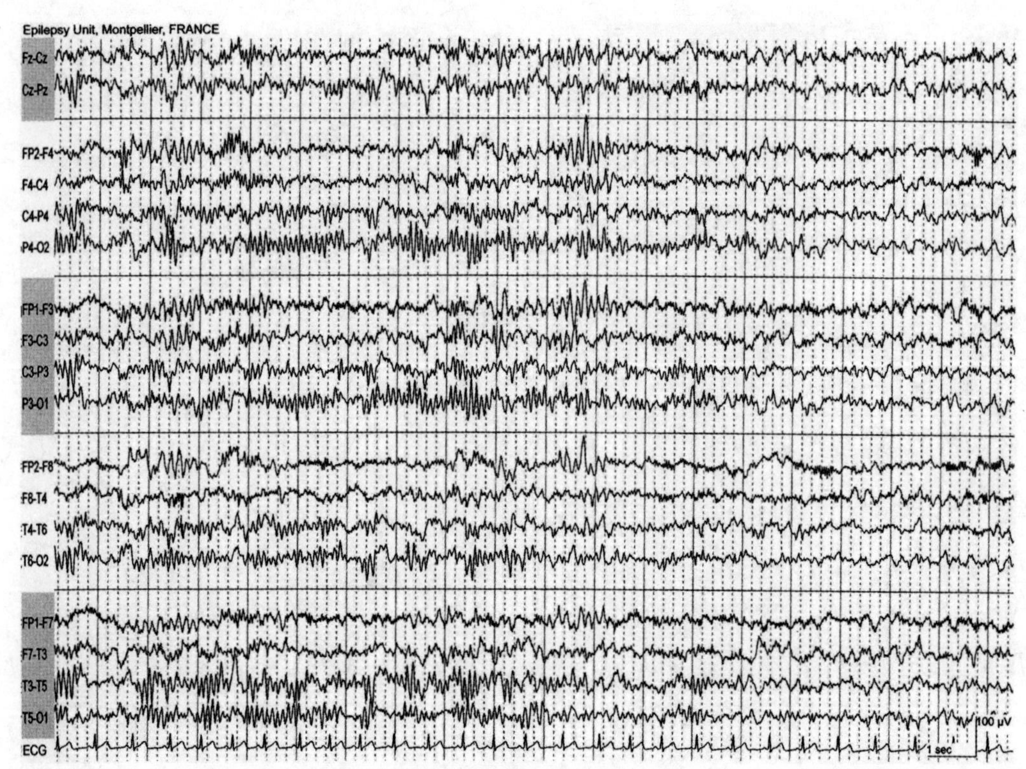

图a　记录速度15mm/s

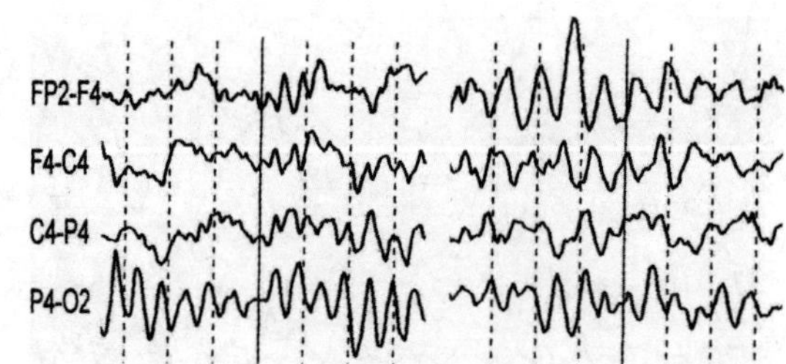

图b　后头部α活动，患儿入睡后，α节律解体，出现弥漫性θ节律

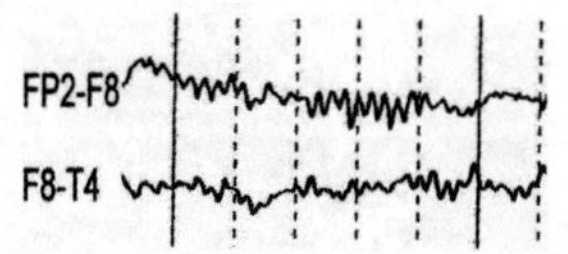

图c　FP2-F8导联可见β节律的药物性快波

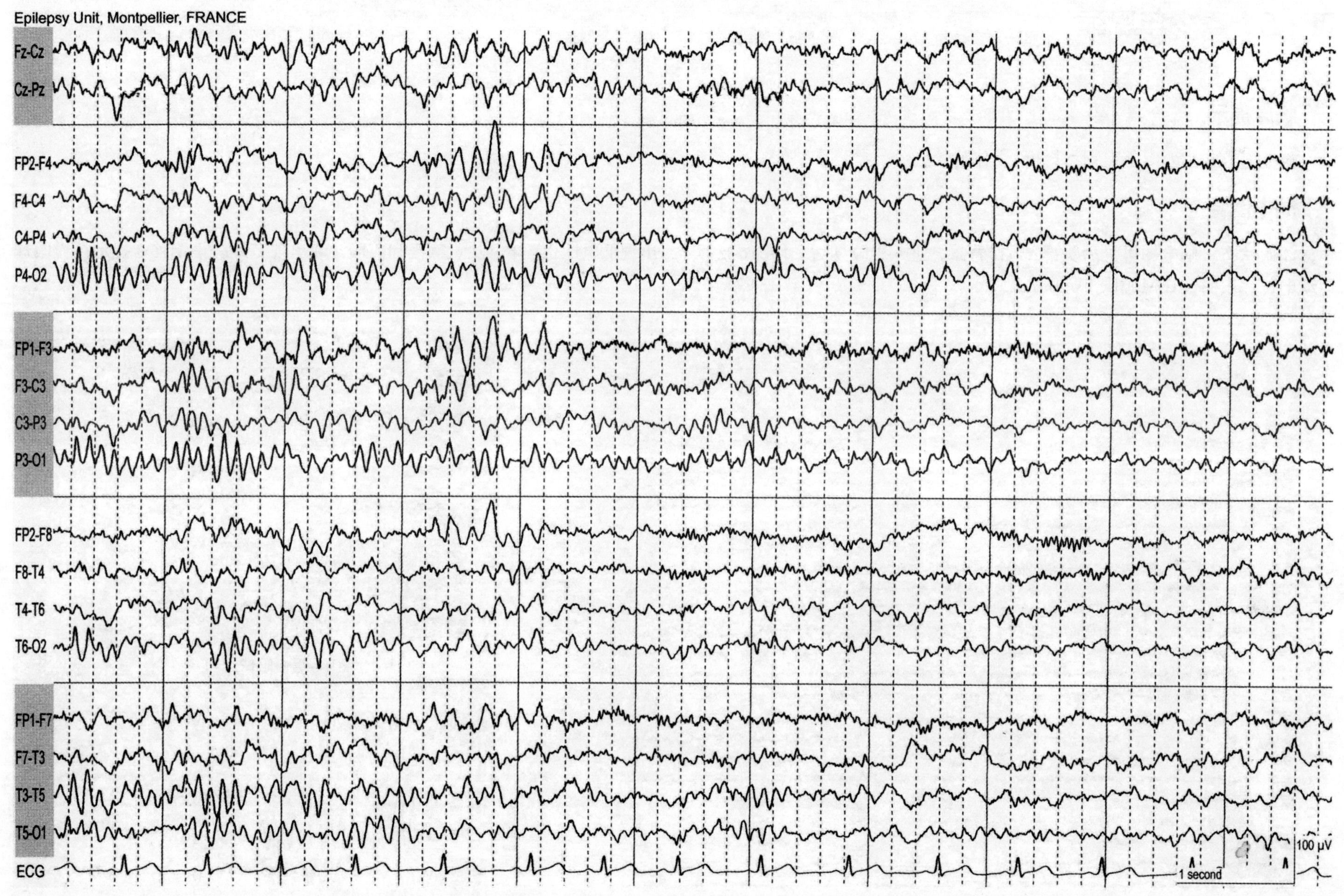
Epilepsy Unit, Montpellier, FRANCE
Fz-Cz
Cz-Pz
FP2-F4
F4-C4
C4-P4
P4-O2
FP1-F3
F3-C3
C3-P3
P3-O1
FP2-F8
F8-T4
T4-T6
T6-O2
FP1-F7
F7-T3
T3-T5
T5-O1
ECG
100 μV
1 second

临床提示

患儿，男，6岁。因心因性非痫性发作就诊。

脑电图特征

闭眼状态。脑电图可见后头部α节律背景，进入思睡期后，伴随α波解体，出现低电压θ节律。注意额极和前颞导联出现基线缓慢飘移，提示缓慢眼球运动电位，表明NREM睡眠1期开始。

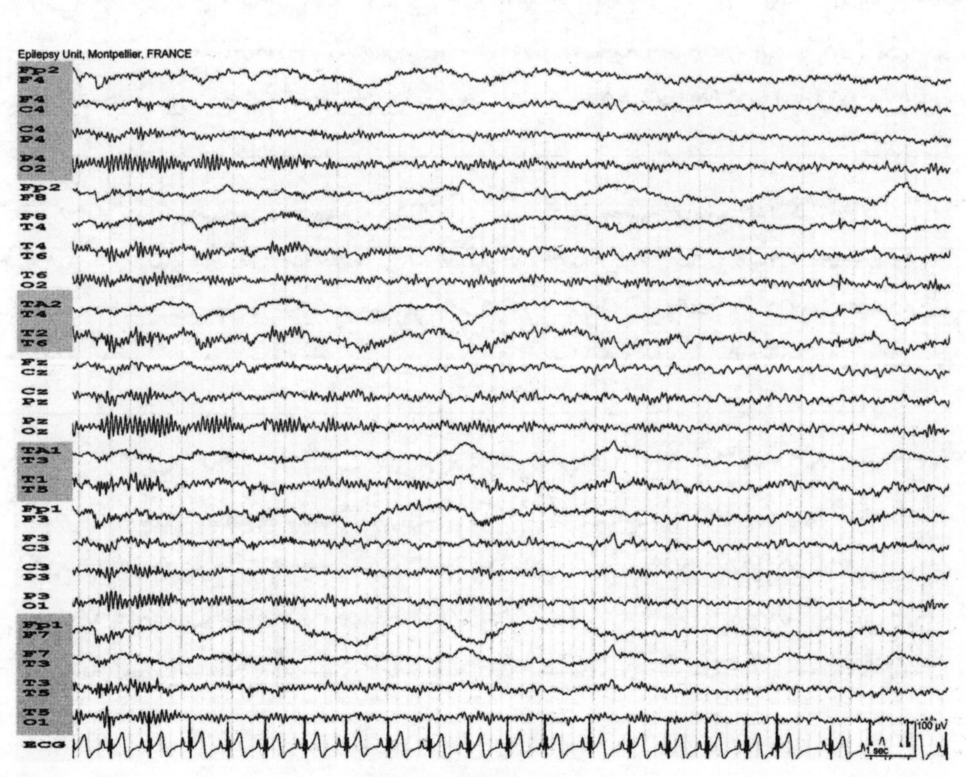

图a　记录速度15mm/s

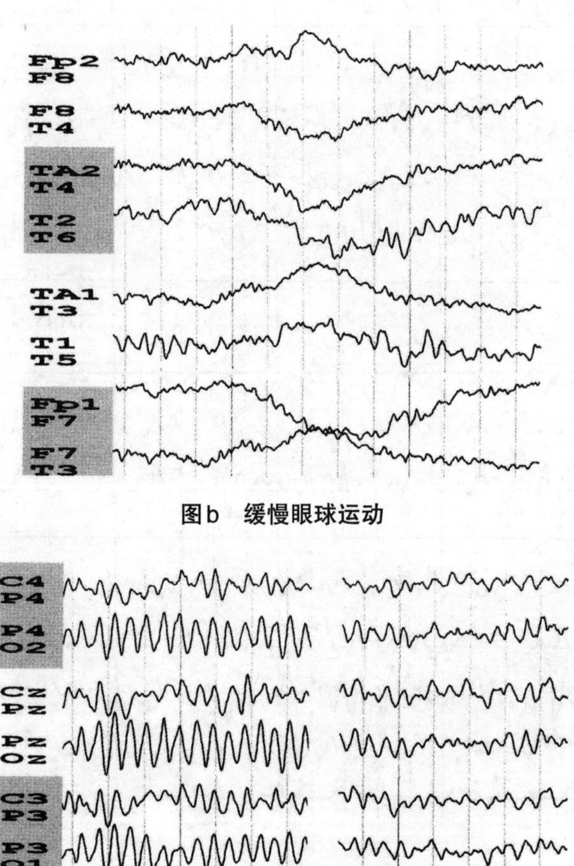

图b　缓慢眼球运动

图c　α节律消失

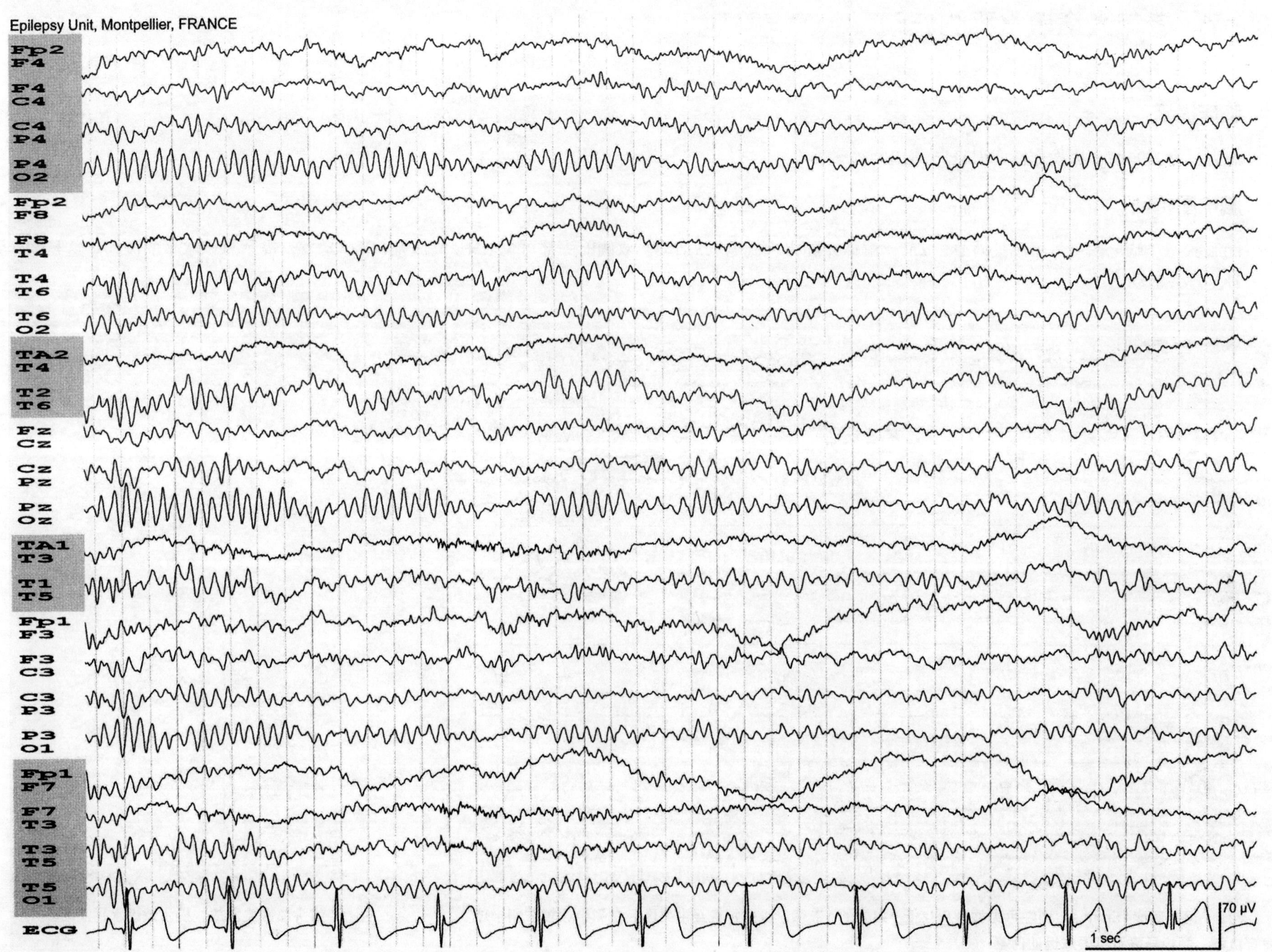
Epilepsy Unit, Montpellier, FRANCE
Fp2 F4
F4 C4
C4 P4
P4 O2
Fp2 F8
F8 T4
T4 T6
T6 O2
TA2 T4
T2 T6
Fz Cz
Cz Pz
Pz Oz
TA1 T3
T1 T5
Fp1 F3
F3 C3
C3 P3
P3 O1
Fp1 F7
F7 T3
T3 T5
T5 O1
ECG
70 μV
1 sec

Ⅲ·7　老年人意识水平的波动

临床提示

患者，女，96岁。因发作性意识丧失一次就诊。

脑电图特征

闭眼状态。脑电图可见思睡期背景，α节律解体伴随出现低电压θ活动。双侧前头部可见1.5Hz高波幅δ节律暴发，提示意识水平的波动。这是老年人的一种生理性活动。

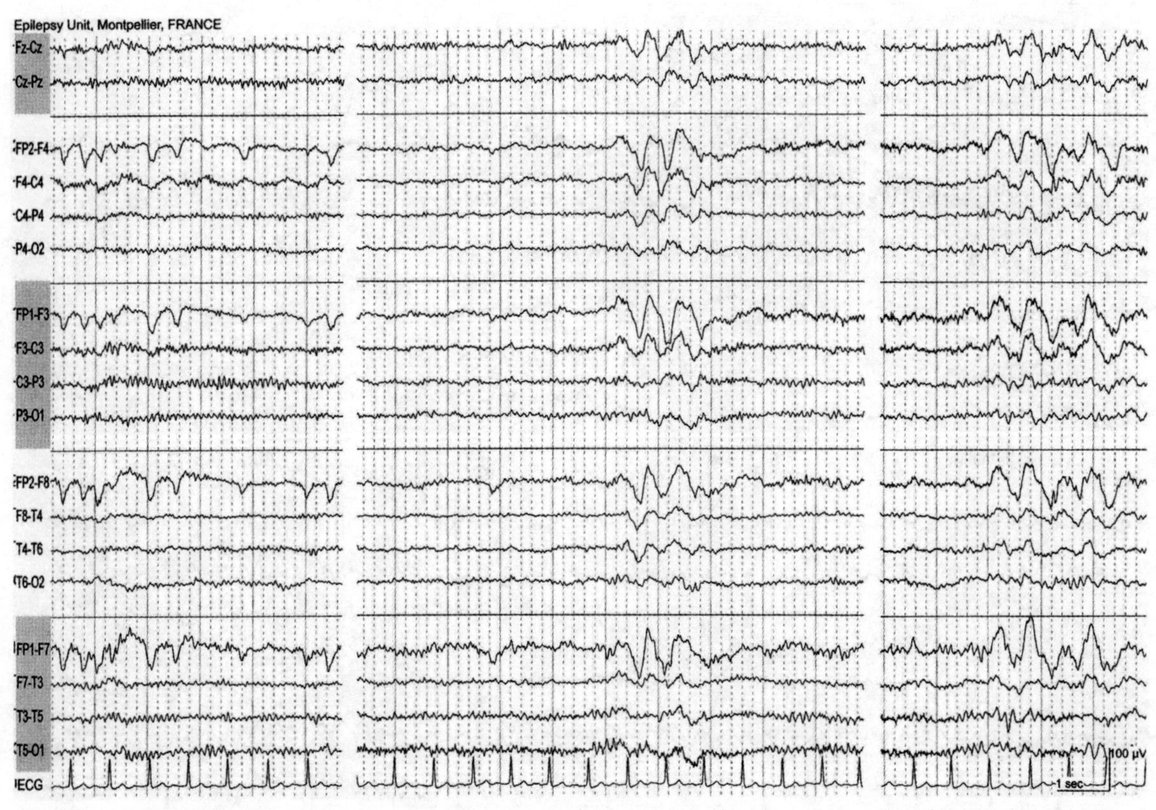

图a　记录速度15mm/s。图左可见枕区9Hz低－中幅的α节律，少量扩散至中央区。左侧半球较右侧半球发育良好。额极导联可见眼球运动伪差

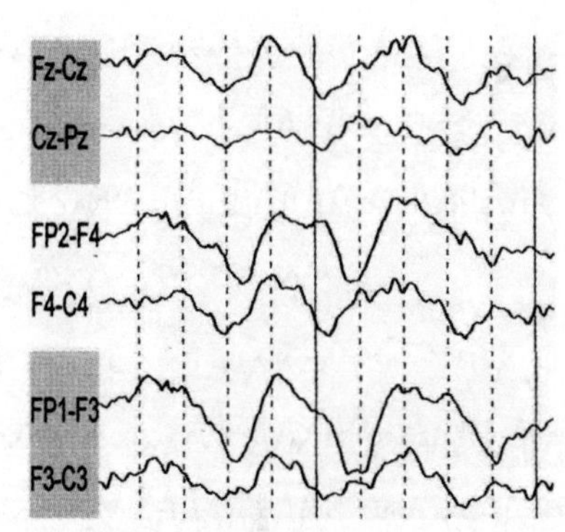

图b　前头部慢波发放，提示意识水平波动

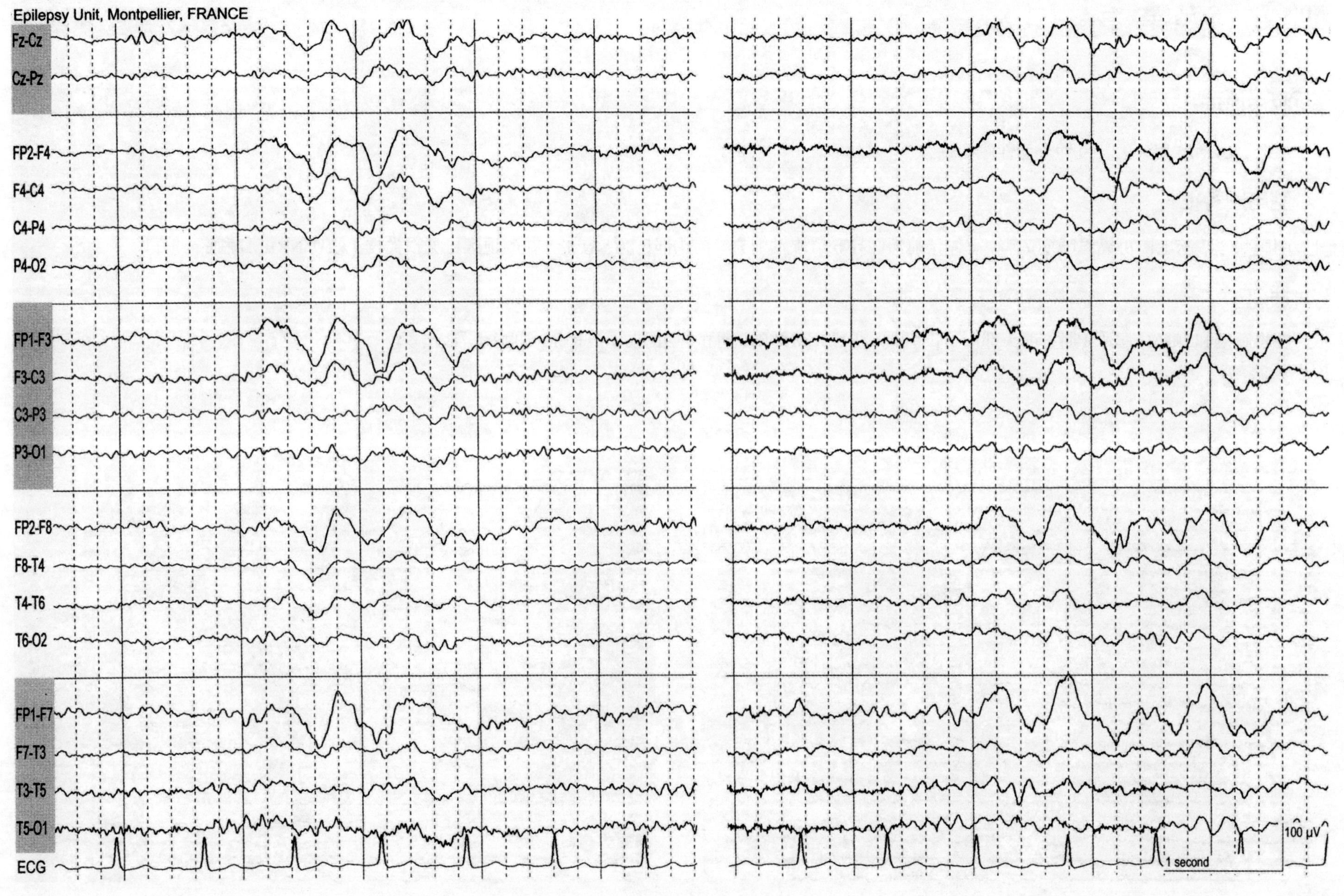
Epilepsy Unit, Montpellier, FRANCE
Fz-Cz
Cz-Pz
FP2-F4
F4-C4
C4-P4
P4-O2
FP1-F3
F3-C3
C3-P3
P3-O1
FP2-F8
F8-T4
T4-T6
T6-O2
FP1-F7
F7-T3
T3-T5
T5-O1
ECG
100 μV
1 second

Ⅲ·8　β节律

临床提示

患者，男，25岁。因特发性全面性癫痫就诊。

脑电图特征

闭眼状态。脑电图可见思睡期α节律解体，前额区导联慢眼动消失，前头部β节律增加。在颅顶区可见顶尖波，表明NREM睡眠1期开始。

评注

在思睡期和NREM睡眠1期，前头部可见β节律，在NREM睡眠2期和3期消失，但REM眠睡期再次出现。

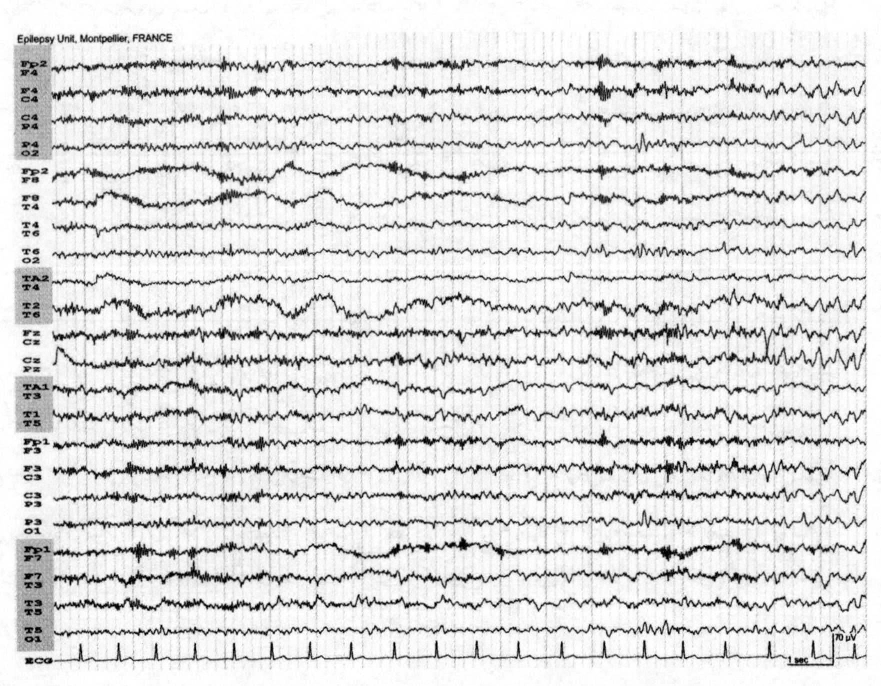

图a　记录速度15mm/s。F7和F8导联易监测到眼球运动

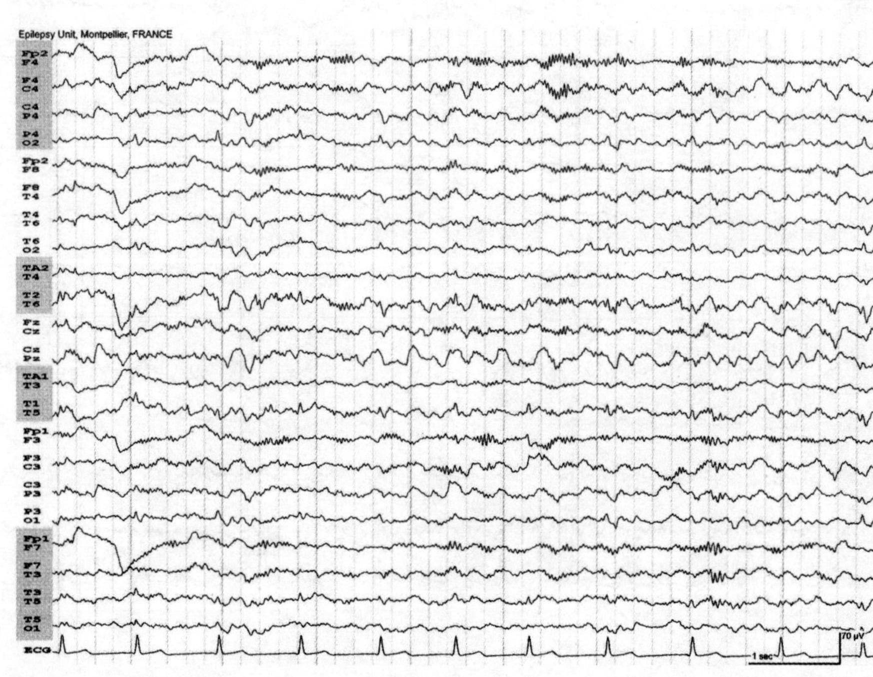

图b　记录速度30mm/s。轨迹由快速眼球运动引起，额顶区锯齿波，前头部β节律

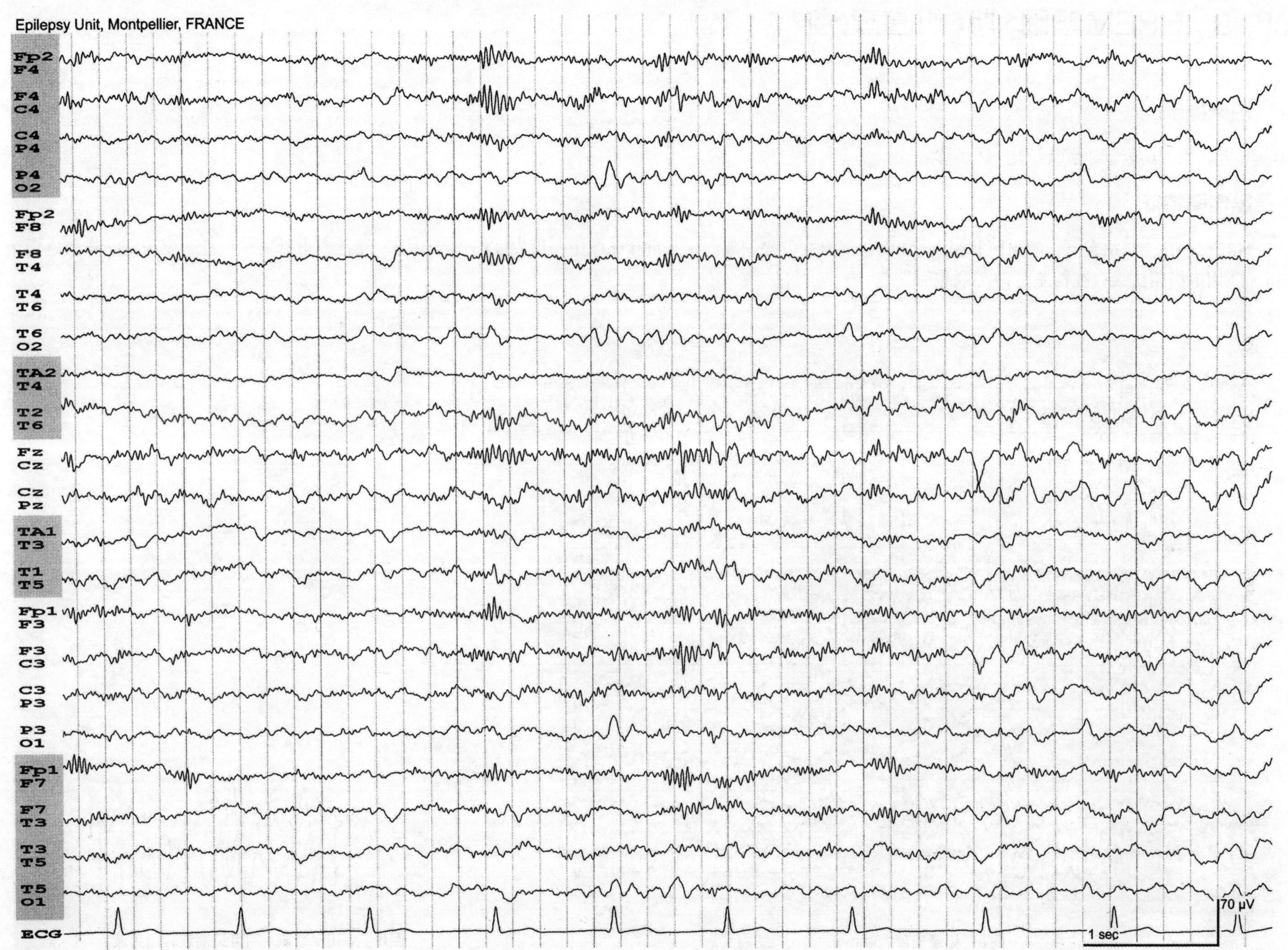
Epilepsy Unit, Montpellier, FRANCE
Fp2 F4
F4 C4
C4 P4
P4 O2
Fp2 F8
F8 T4
T4 T6
T6 O2
TA2 T4
T2 T6
Fz Cz
Cz Pz
TA1 T3
T1 T5
Fp1 F3
F3 C3
C3 P3
P3 O1
Fp1 F7
F7 T3
T3 T5
T5 O1
ECG
70 μV
1 sec

Ⅲ·9 NREM睡眠1期：儿童顶尖波

临床提示

患儿，女，6岁。因意识丧失一次就诊。

脑电图特征

NREM睡眠1期状态下，颅顶区和中央区θ背景混有高波幅尖波。在儿童脑电图中，顶尖波的形态尖锐，经常成串暴发，注意不要与癫痫样放电混淆。Fpl导联因电极阻抗大存在伪差。T4导联也有伪差。

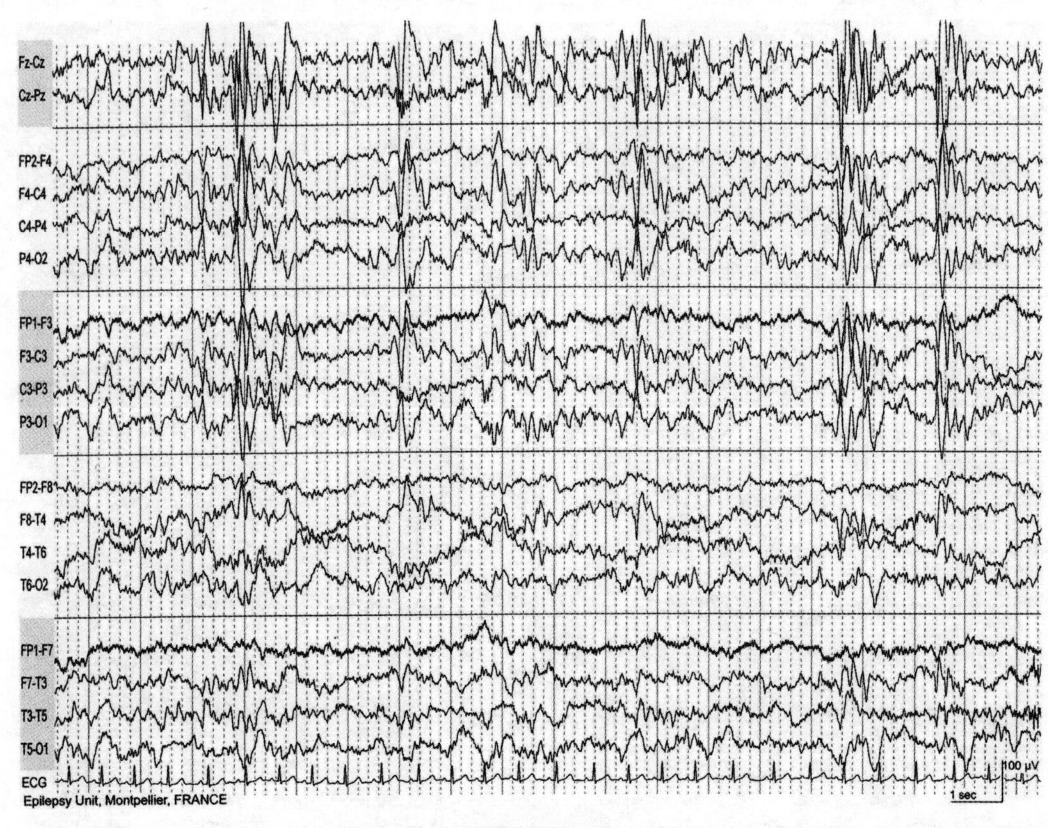

图a 记录速度15mm/s

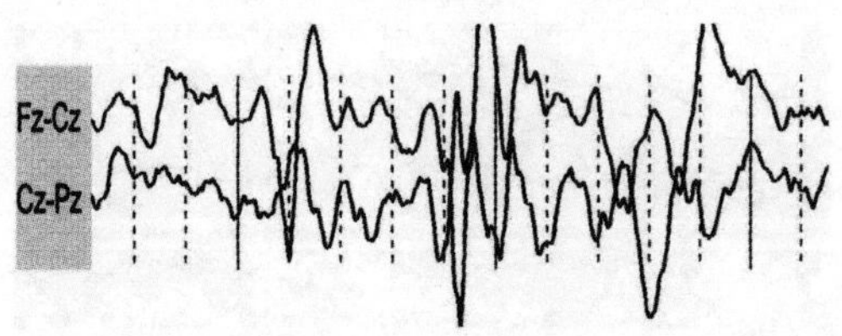

图b NREM睡眠1期可见高波幅顶尖波

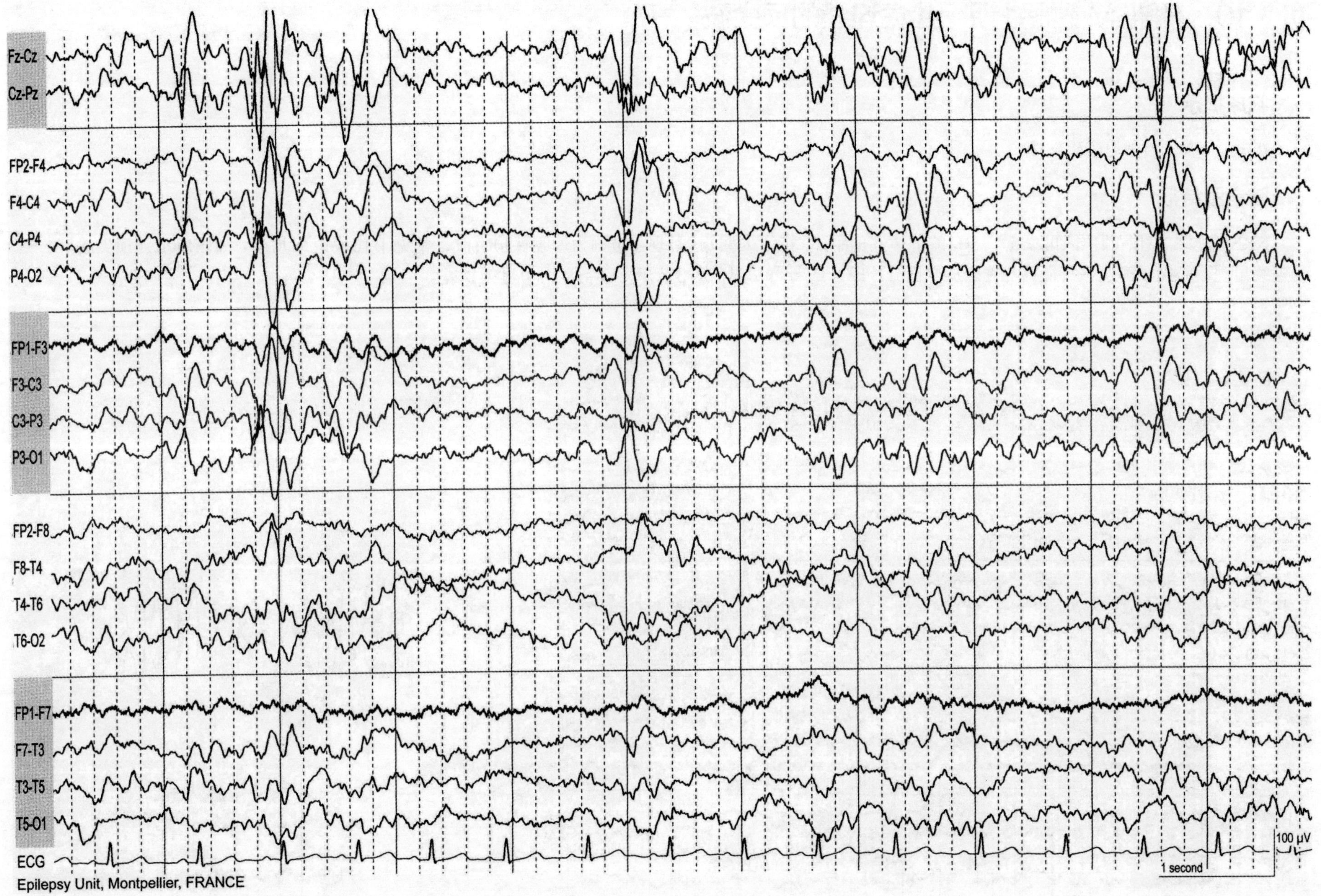
Fz-Cz
Cz-Pz
FP2-F4
F4-C4
C4-P4
P4-O2
FP1-F3
F3-C3
C3-P3
P3-O1
FP2-F8
F8-T4
T4-T6
T6-O2
FP1-F7
F7-T3
T3-T5
T5-O1
ECG
100 μV
1 second
Epilepsy Unit, Montpellier, FRANCE

Ⅲ · 10　NREM睡眠1期：儿童连续的顶尖波

临床提示

患儿，9岁。因学习障碍就诊。

脑电图特征

NREM睡眠1期，颅顶区可见5～6Hz的节律性θ活动，持续7秒。这种现象被称为连续性顶尖波，常见于10岁以下儿童。如图所示，顶尖波可2～3个连续出现，必须了解这一特征并与癫痫放电区分。F8、F7导联可见前颞β节律，T6导联可见脉搏伪差。

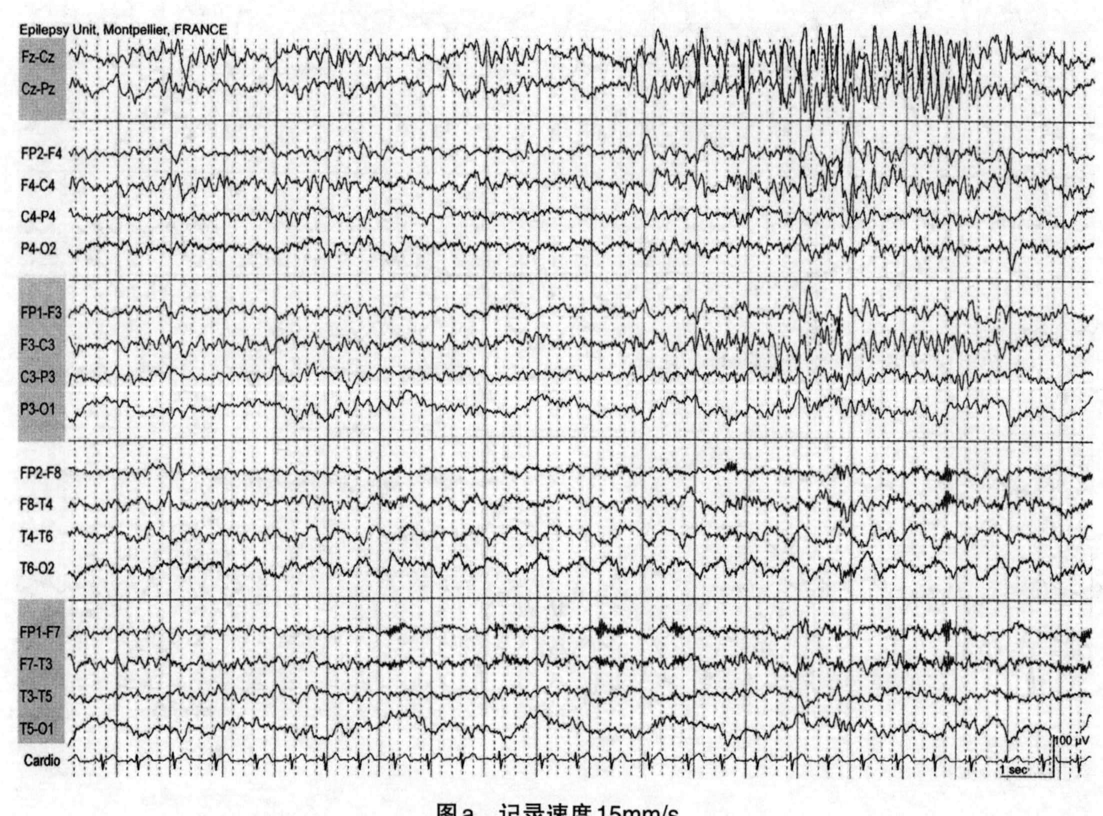

图a　记录速度15mm/s

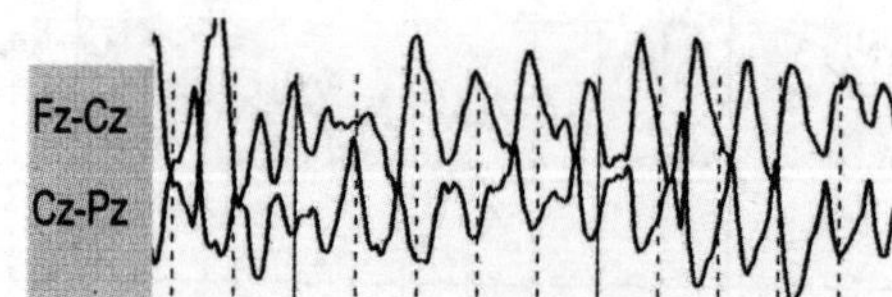

图b　5～6Hz θ节律的顶尖波

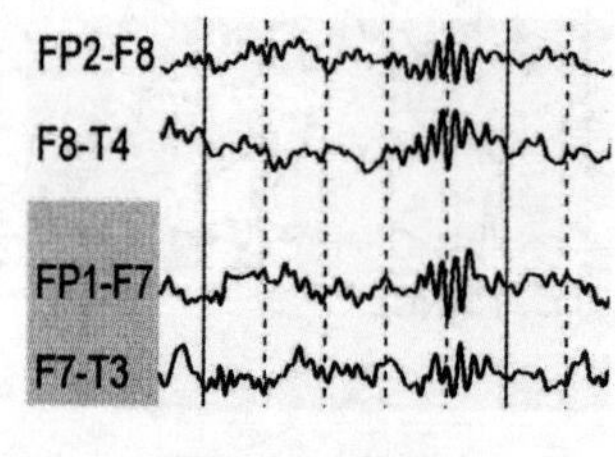

图c　β节律

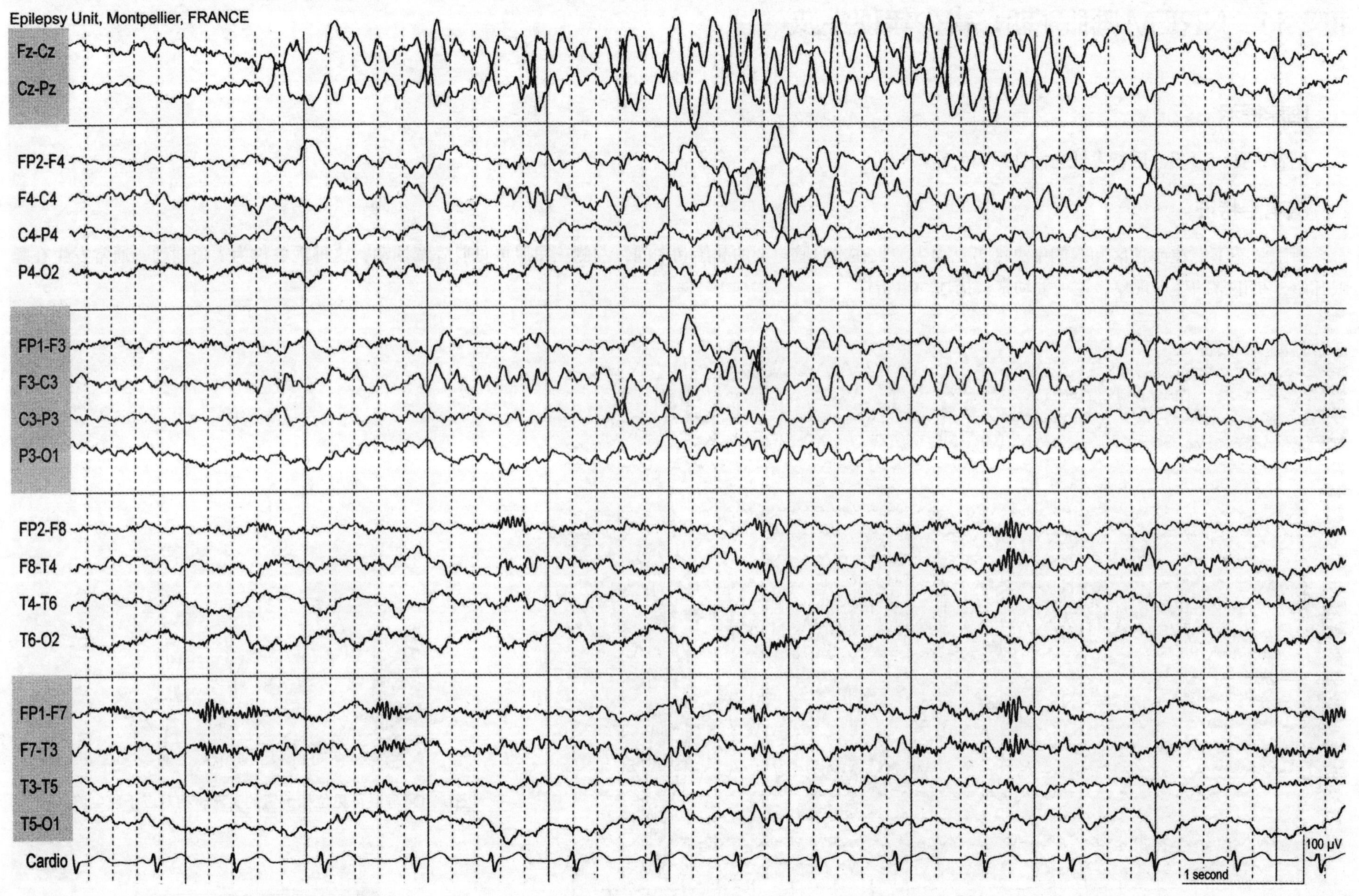
Epilepsy Unit, Montpellier, FRANCE
Fz-Cz
Cz-Pz
FP2-F4
F4-C4
C4-P4
P4-O2
FP1-F3
F3-C3
C3-P3
P3-O1
FP2-F8
F8-T4
T4-T6
T6-O2
FP1-F7
F7-T3
T3-T5
T5-O1
Cardio
100 μV
1 second

Ⅲ · 11　NREM睡眠1期：青少年顶尖波

临床提示

患者，女，13岁。因特发性全面性癫痫就诊。

脑电图特征

睡眠状态下，在颅顶区和双侧中央区可见顶尖波。在本页脑电图的起始和中间，左侧三角肌可见肌阵挛抽动，这种现象称为入睡抽动，通常发生在睡眠开始，是正常的生理现象，这种抽动常被描述为电击样。

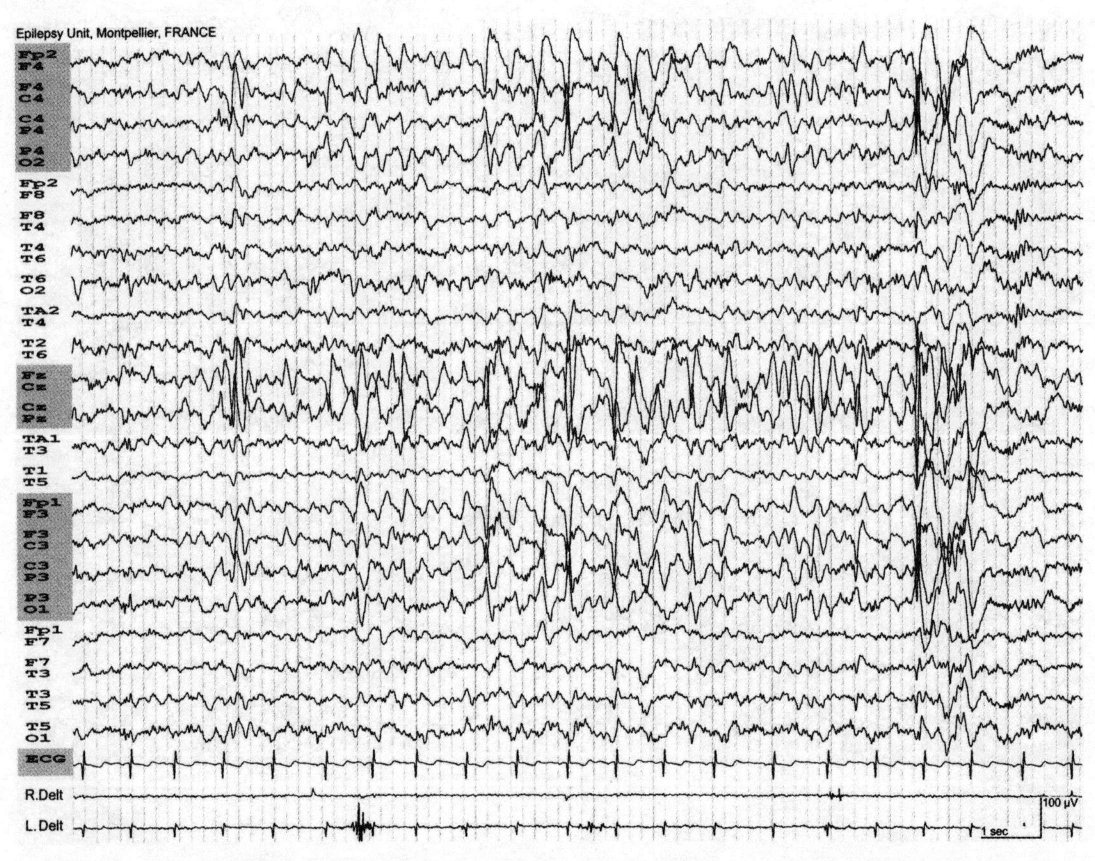

图a　记录速度15mm/s，本页脑电图第6秒肌电导联可见左侧三角肌肌阵挛现象

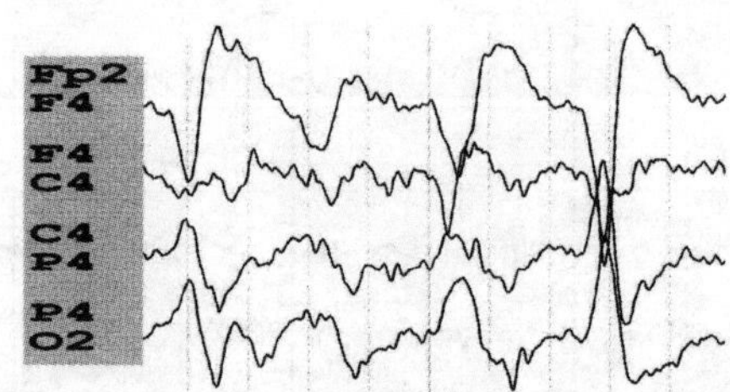

图b　C4导联可见位相倒置的尖波，相对应于顶尖波

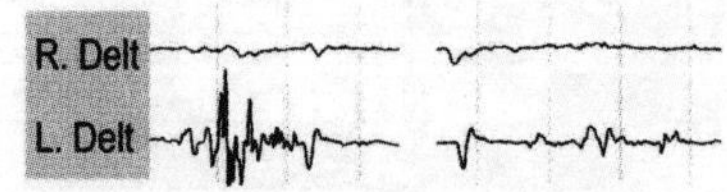

图c　左侧三角肌可见入睡抽动，肌电伪差

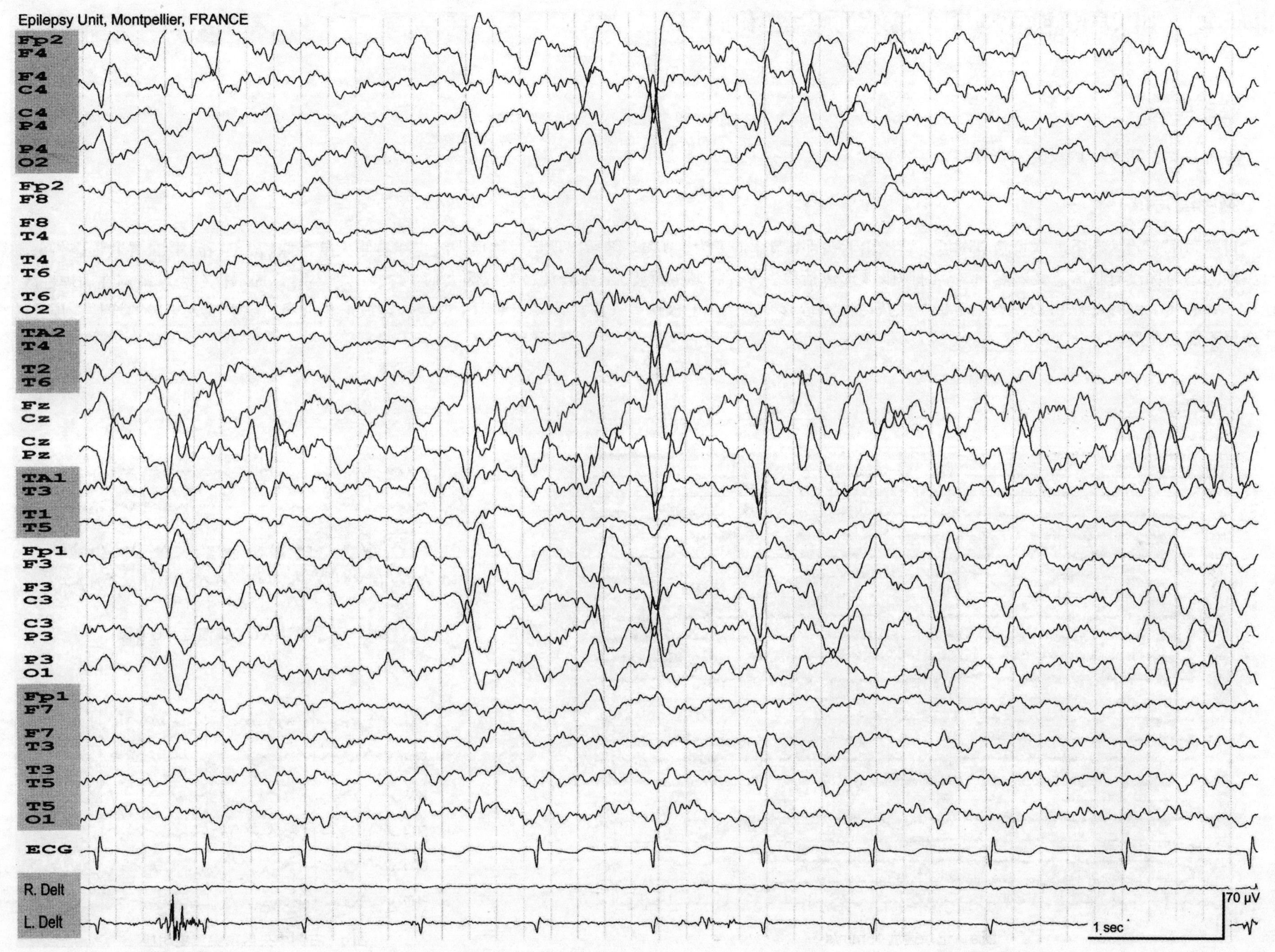
Epilepsy Unit, Montpellier, FRANCE
Fp2 F4
F4 C4
C4 P4
P4 O2
Fp2 F8
F8 T4
T4 T6
T6 O2
TA2 T4
T2 T6
Fz Cz
Cz Pz
TA1 T3
T1 T5
Fp1 F3
F3 C3
C3 P3
P3 O1
Fp1 F7
F7 T3
T3 T5
T5 O1
ECG
R. Delt
L. Delt
70 μV
1 sec

Ⅲ·12 NREM睡眠1期：成人顶尖波（1）

临床提示

患者，女，28岁。因反复发作性意识丧失就诊。

脑电图特征

自然睡眠起始状态下。本页脑电图可见背景由后头部α节律演变为θ节律。随后出现不对称顶尖波，在右侧大脑半球Fp2-F4和F4-C4导联形态较好，短暂一帧的不对称没有临床意义。然而，生理睡眠波形包括顶尖波、睡眠纺锤波、K综合波，在双侧大脑半球持续性不对称提示存在半球结构性病理性改变。在F4、Fpl、O1和P3导联可以观察到电极与头皮之间的位移摩擦产生电极伪差。注意顶尖波形态不能与病理波形相混淆。随着成人年龄的增长，顶尖波往往变得不那么典型。

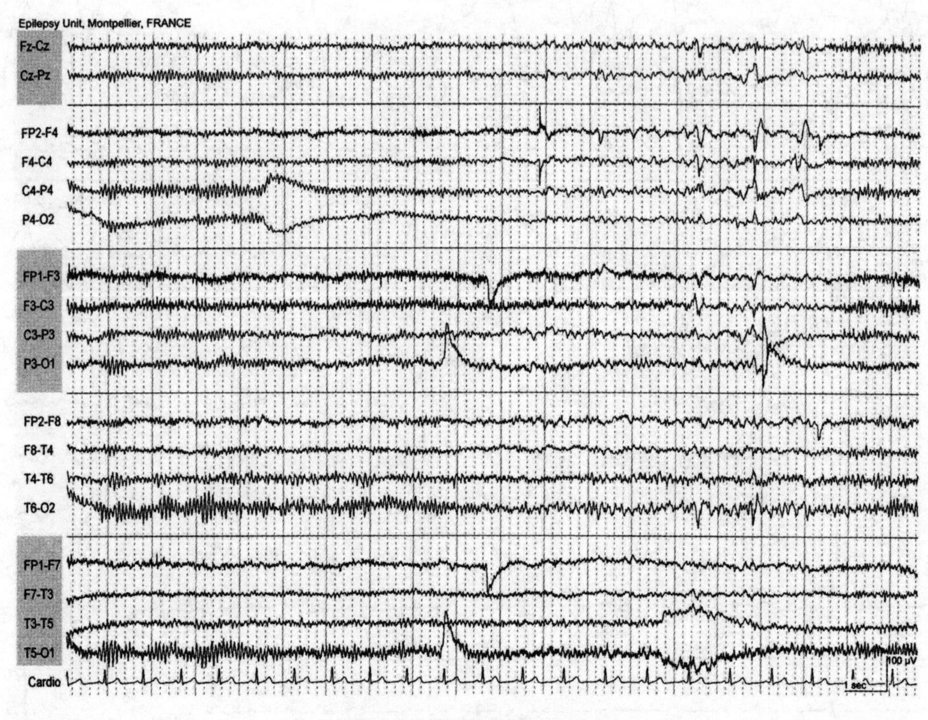

图a 记录速度15mm/s

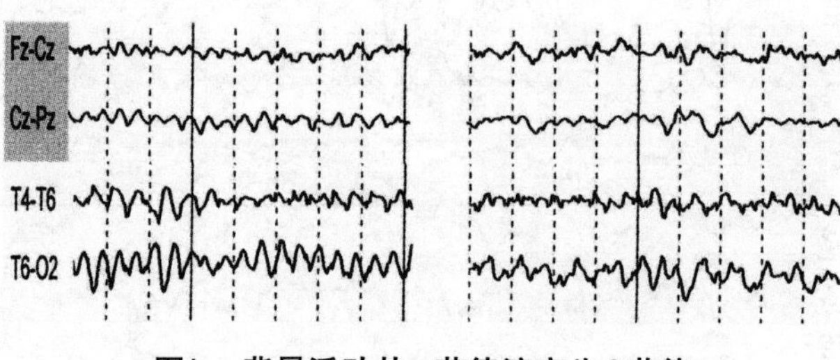

图b 背景活动从α节律演变为θ节律

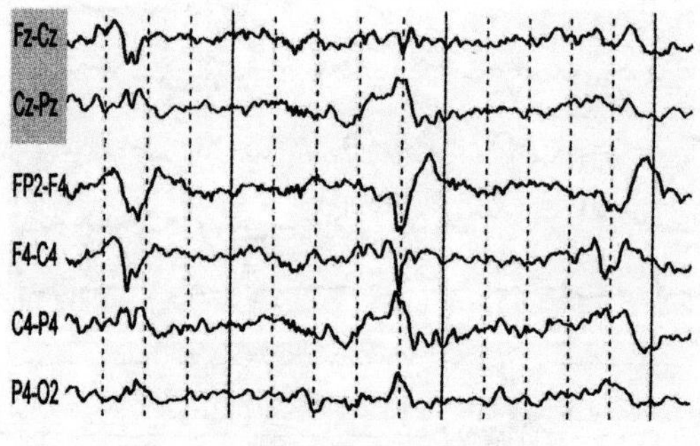

图c 右侧中央区顶尖波更明显

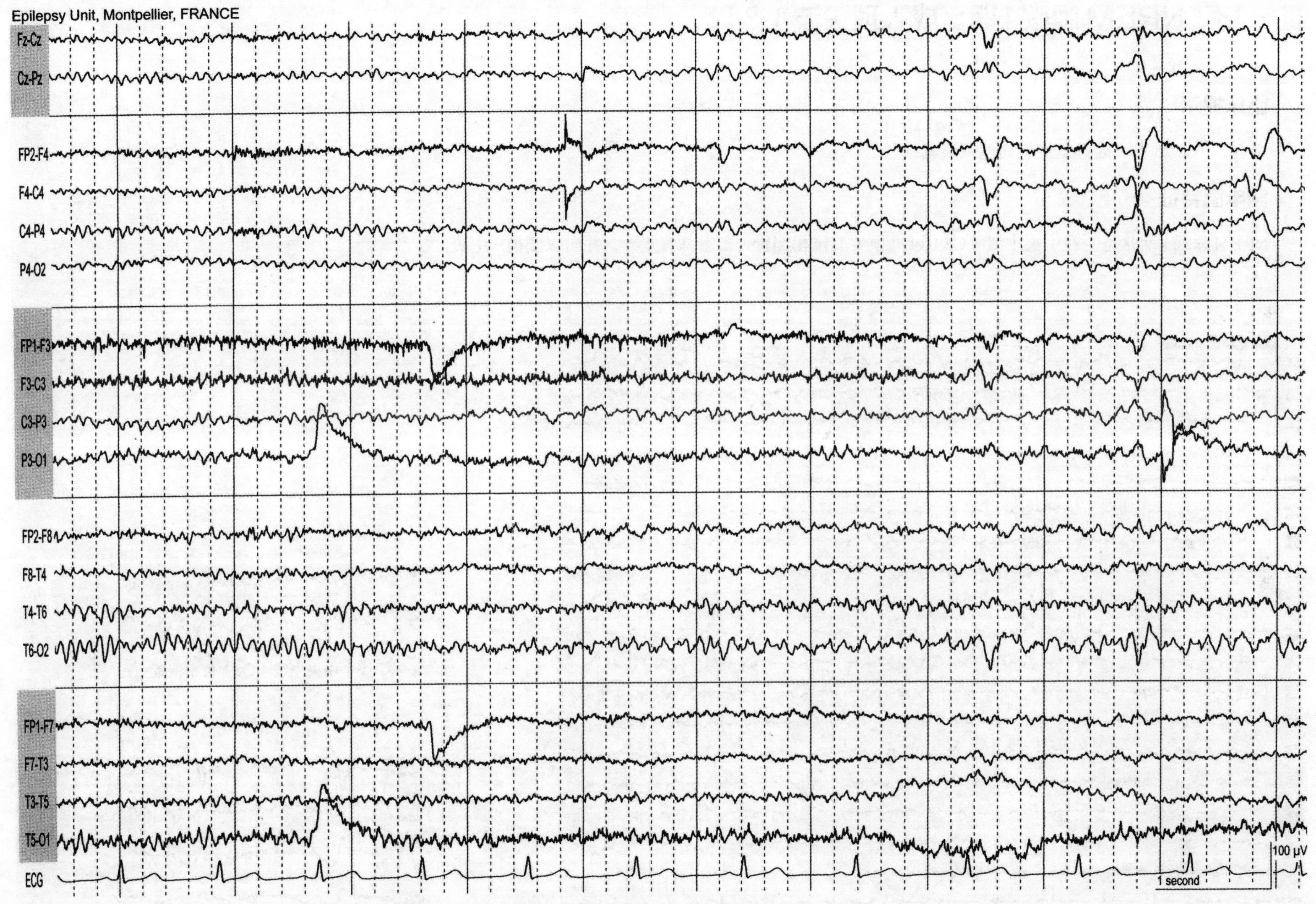
Epilepsy Unit, Montpellier, FRANCE
Fz-Cz
Cz-Pz
FP2-F4
F4-C4
C4-P4
P4-O2
FP1-F3
F3-C3
C3-P3
P3-O1
FP2-F8
F8-T4
T4-T6
T6-O2
FP1-F7
F7-T3
T3-T5
T5-O1
ECG
100 μV
1 second

Ⅲ · 13　NREM睡眠1期：成人顶尖波（2）

临床提示

患者，男，23岁。因特发性全面性癫痫就诊。

脑电图特征

NREM睡眠1期状态。在中央中线（Cz）可见顶尖波位相倒置，形态具有差异，并向双侧额-中央区扩散。

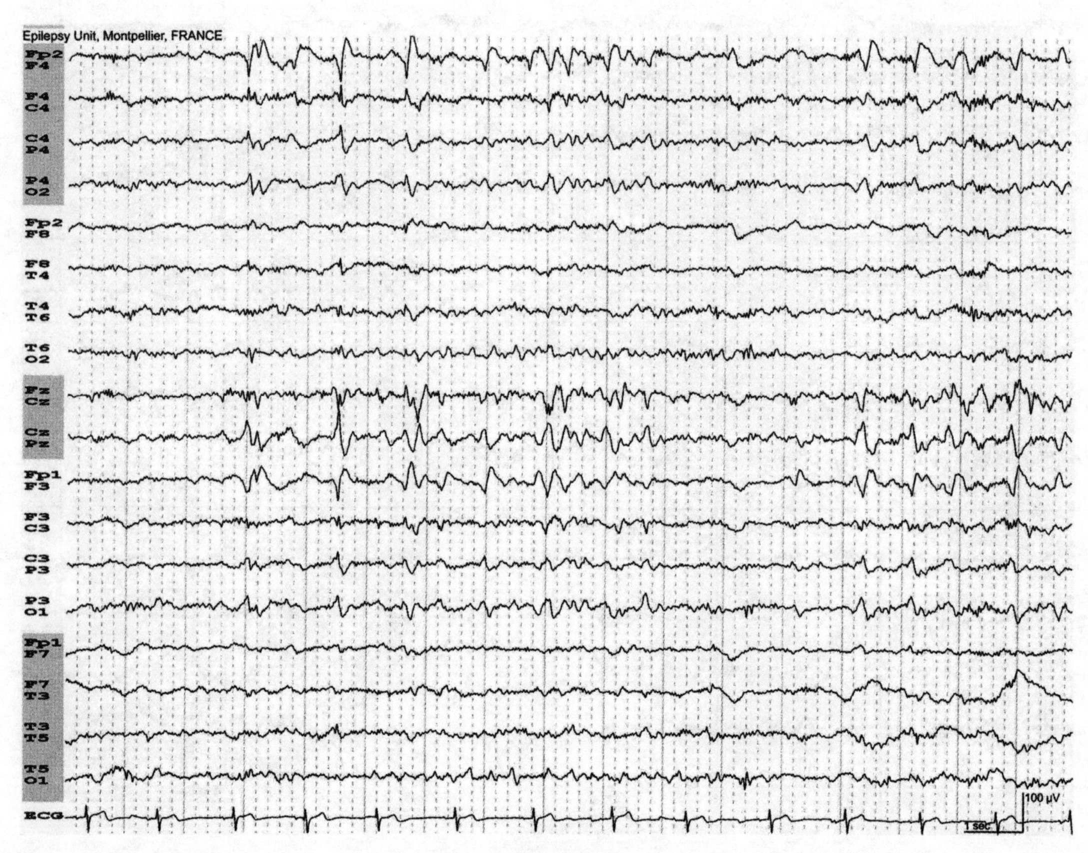

图a　记录速度15mm/s

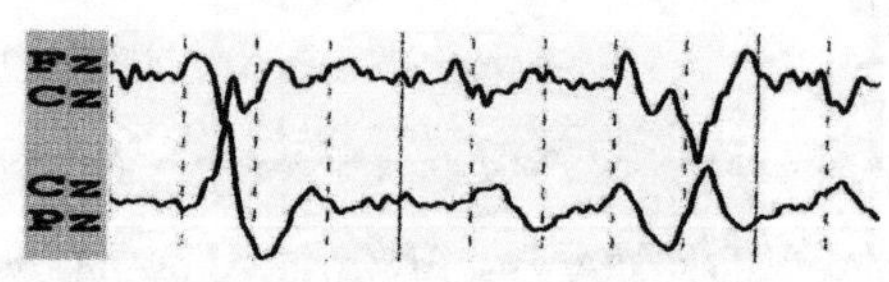

图b　中央中线（Cz）位相倒置

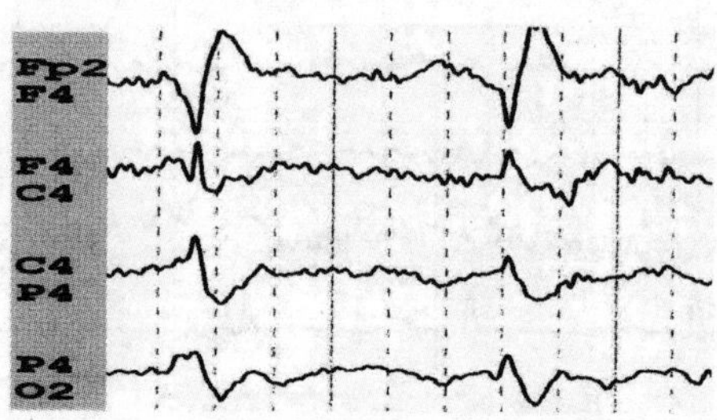

图c　右侧中央区顶尖波更明显

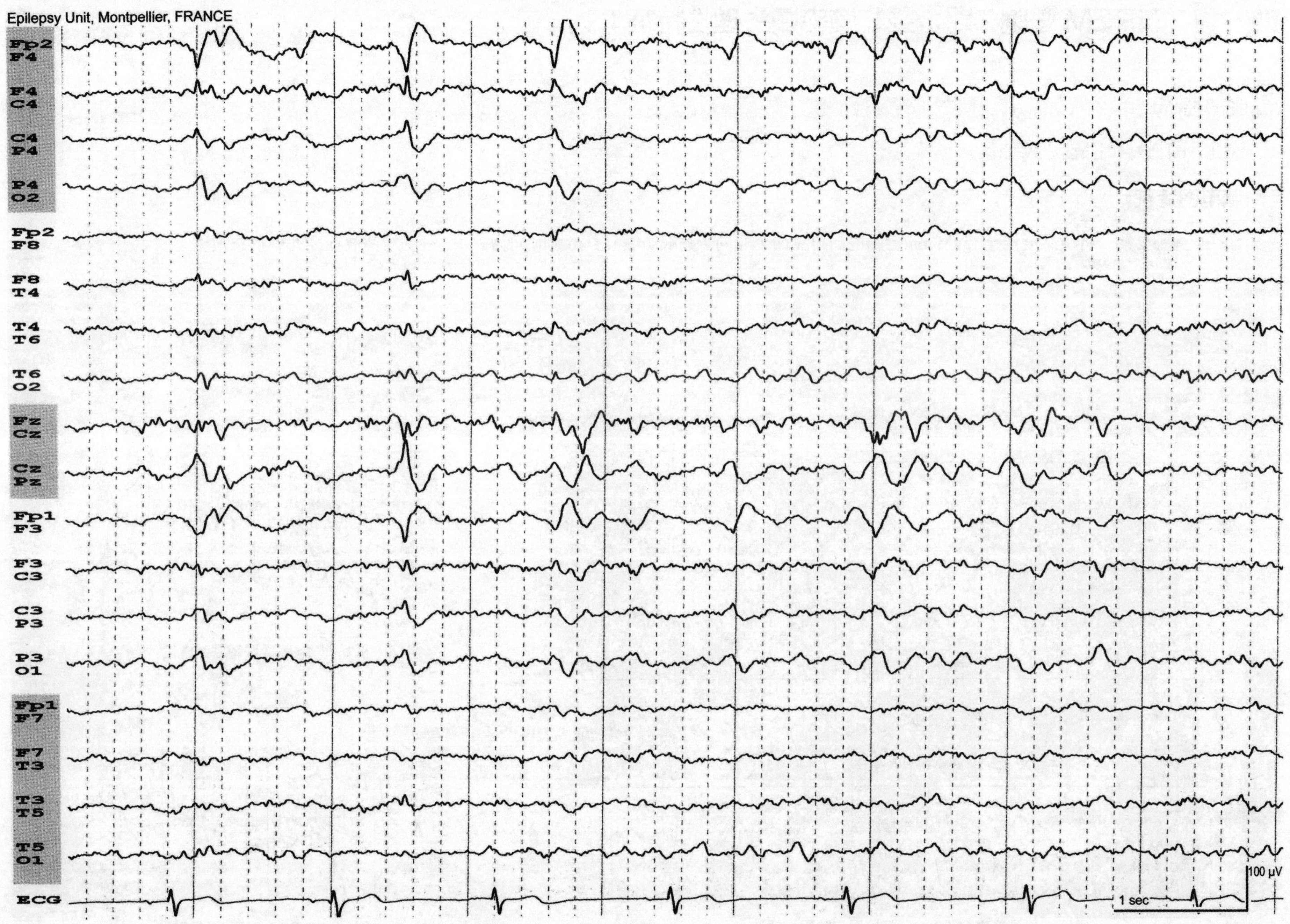
Epilepsy Unit, Montpellier, FRANCE
Fp2 F4
F4 C4
C4 P4
P4 O2
Fp2 F8
F8 T4
T4 T6
T6 O2
Fz Cz
Cz Pz
Fp1 F3
F3 C3
C3 P3
P3 O1
Fp1 F7
F7 T3
T3 T5
T5 O1
ECG
100 μV
1 sec

临床提示

患儿，6月龄。因热性惊厥就诊。

脑电图特征

NREM睡眠2期，将敏感度调至15μV/mm，脑电图可见两个非同步睡眠纺锤波，持续时间为2～3秒。纺锤波在婴儿中形态典型。

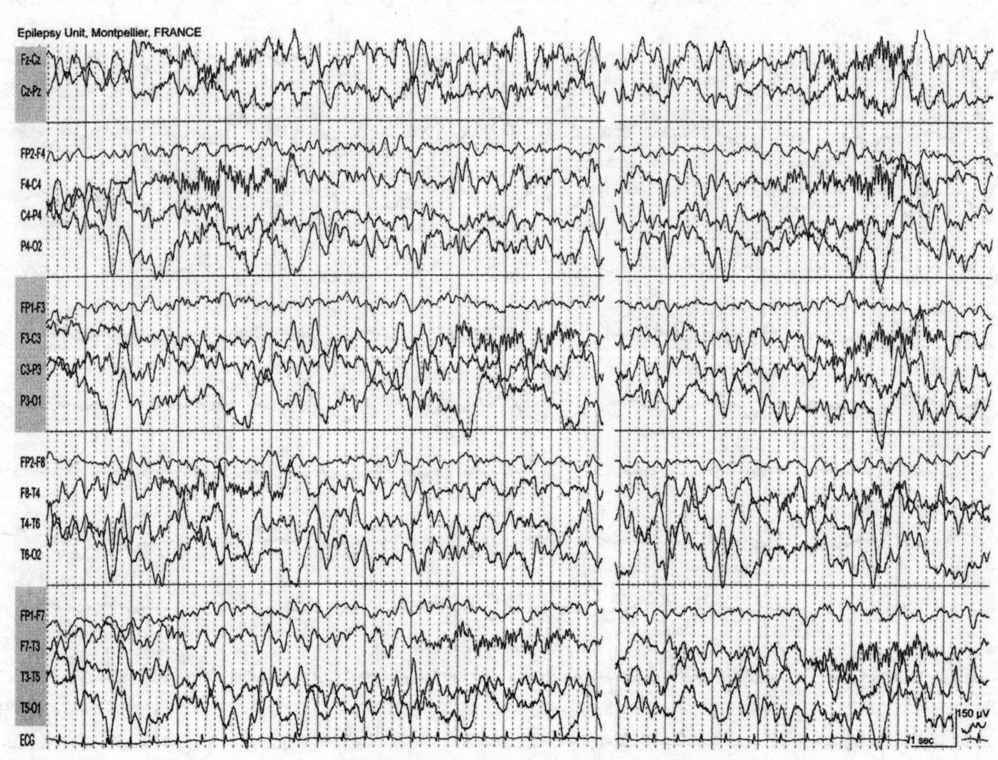

图a 记录速度15mm/s。可见同步睡眠纺锤波

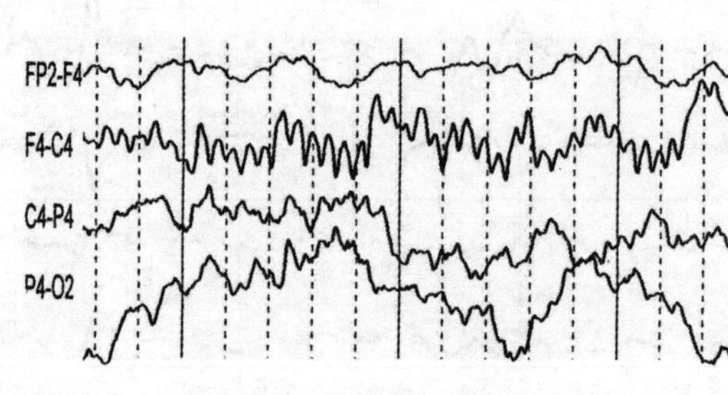

图b F4-C4导联睡眠纺锤波

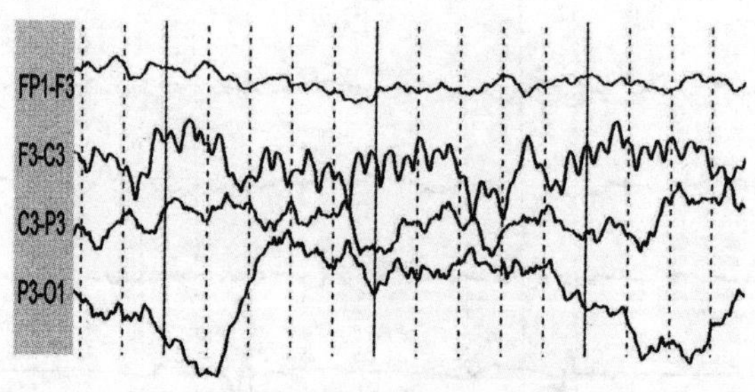

图c F3-C3导联睡眠纺锤波

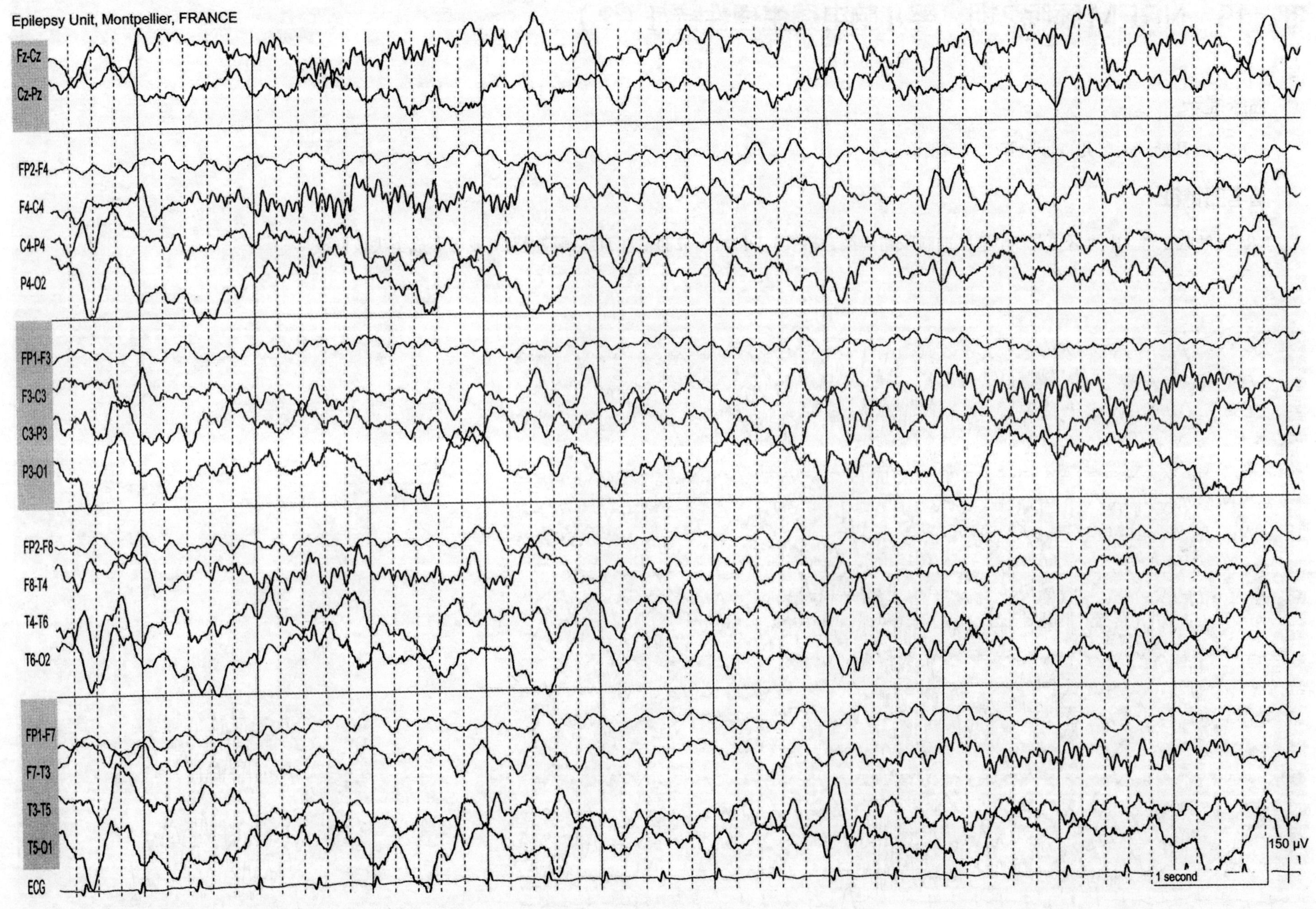
Epilepsy Unit, Montpellier, FRANCE
Fz-Cz
Cz-Pz
FP2-F4
F4-C4
C4-P4
P4-O2
FP1-F3
F3-C3
C3-P3
P3-O1
FP2-F8
F8-T4
T4-T6
T6-O2
FP1-F7
F7-T3
T3-T5
T5-O1
ECG
150 μV
1 second

Ⅲ · 15　NREM 睡眠2期：婴儿脑电图生理性特征（2）

临床提示

患儿，14月龄。因婴儿良性肌阵挛癫痫就诊。

脑电图特征

NREM睡眠2期。中央区可见3个连续的睡眠纺锤波，持续时间为1～2秒。注意纺锤波叠加θ波可形成类尖波样波形。

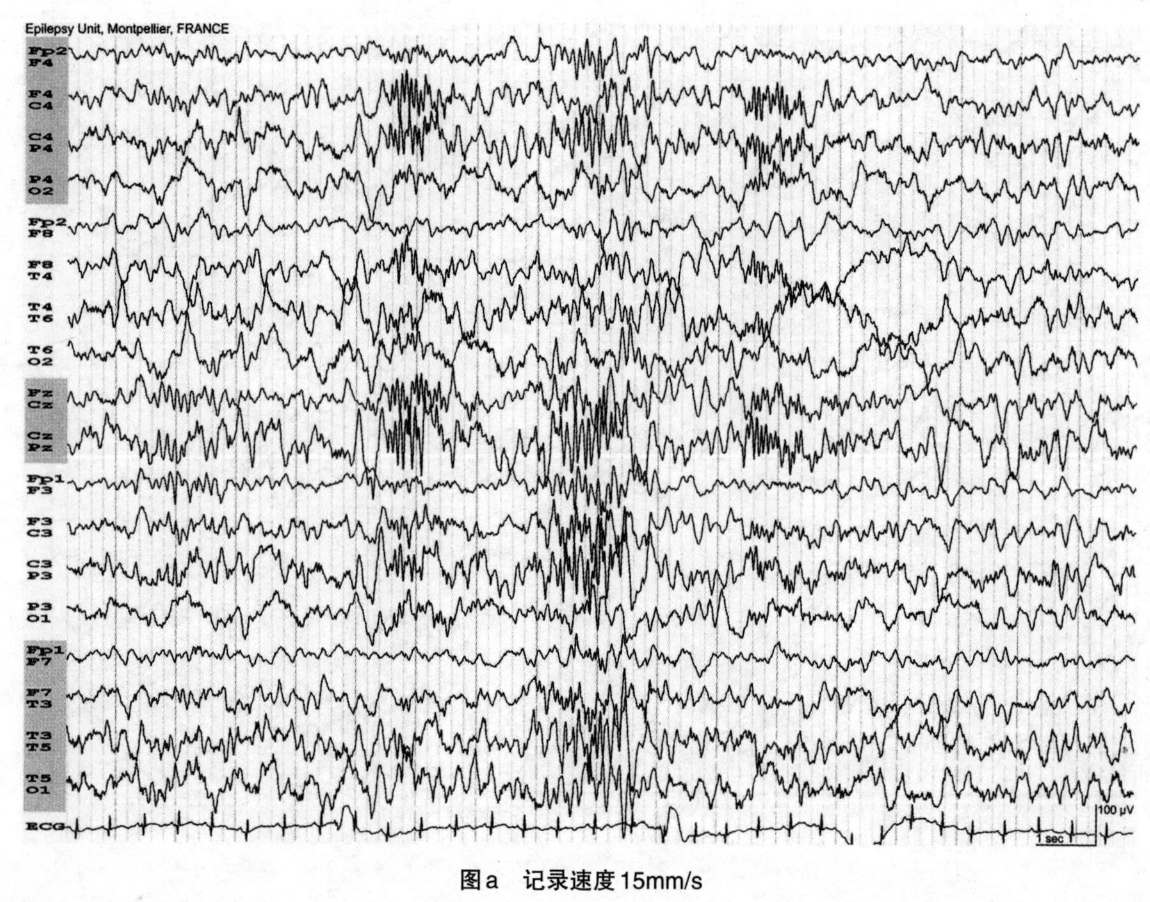

图a　记录速度15mm/s

图b　纺锤波叠加θ波，形成类尖波样波形

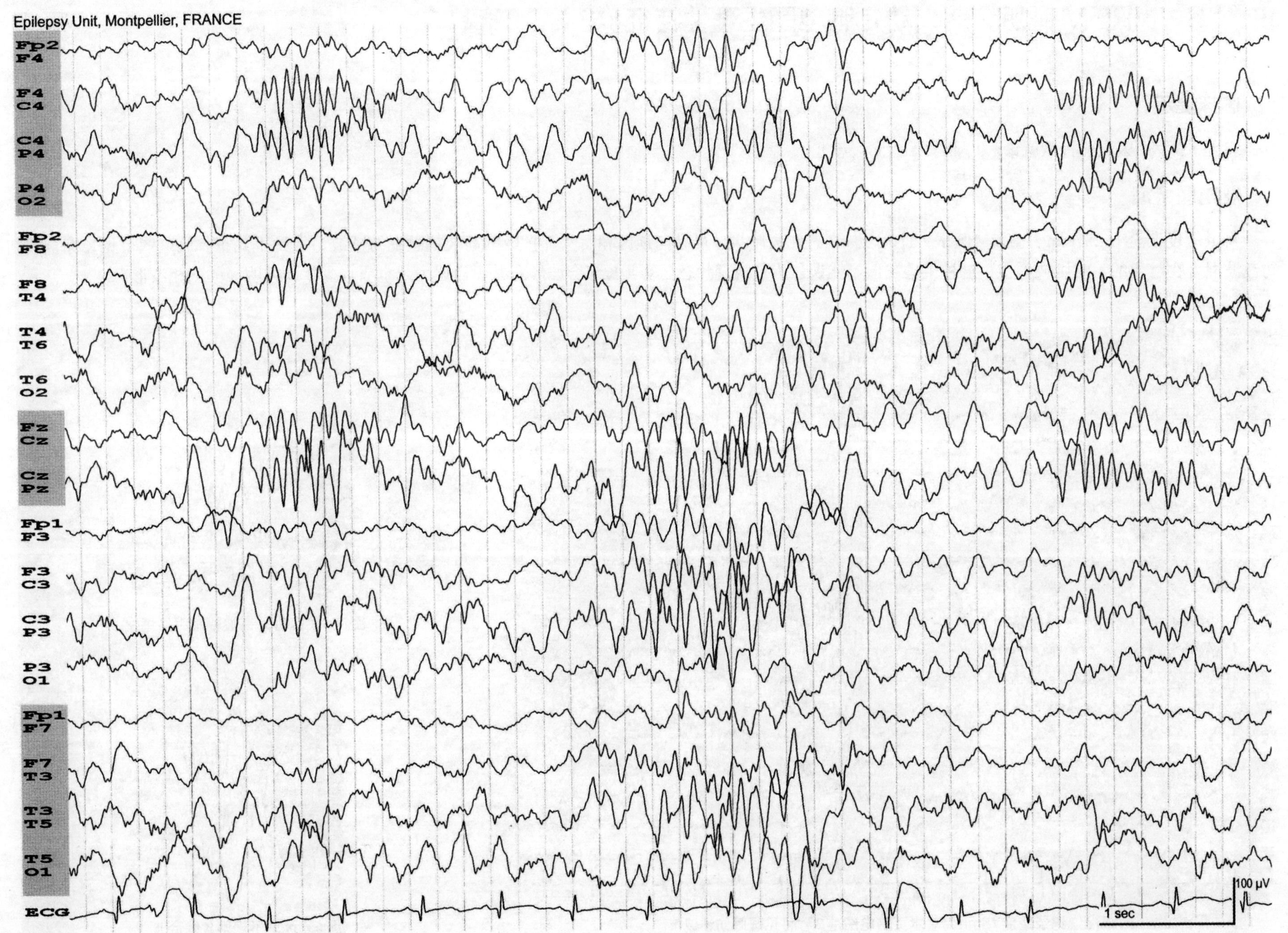
Epilepsy Unit, Montpellier, FRANCE
Fp2 F4
F4 C4
C4 P4
P4 O2
Fp2 F8
F8 T4
T4 T6
T6 O2
Fz Cz
Cz Pz
Fp1 F3
F3 C3
C3 P3
P3 O1
Fp1 F7
F7 T3
T3 T5
T5 O1
ECG
100 μV
1 sec

Ⅲ · 16　NREM 睡眠2期：幼儿脑电图生理性特征（2）

临床提示

患儿，3岁。因高热惊厥就诊。与Ⅲ · 28为同一患儿。

脑电图特征

将灵敏度调至15μV/mm。NREM睡眠2期状态。在右侧大脑半球可见向顶区和后头部扩散的高波幅睡眠纺锤波，常见于儿童。脑电图可见K综合波与纺锤波混合在巨大的不规则波形中，这种生理波形不能误认为是病理状态。幼儿K综合波形态并不表现为儿童或青少年那样明显的双相波形态。

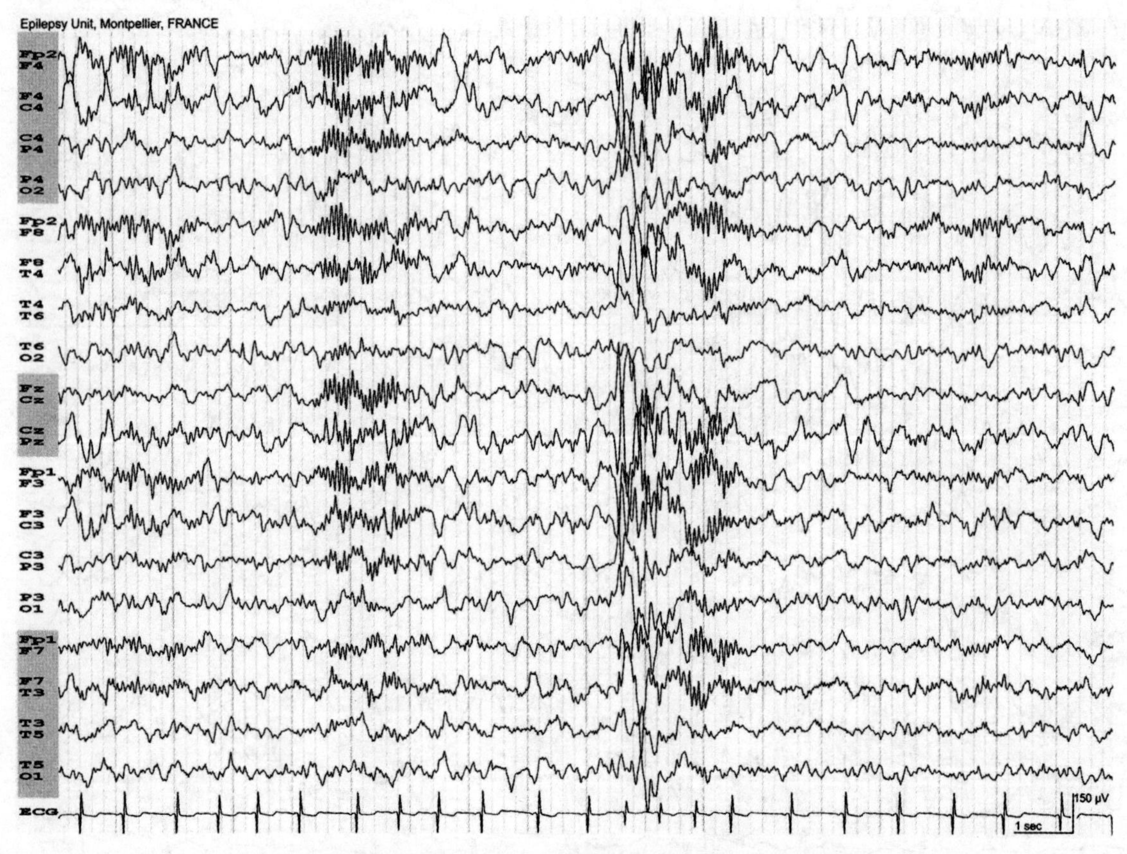

图a　记录速度15mm/s。本页脑电图前3秒可见睡眠纺锤波

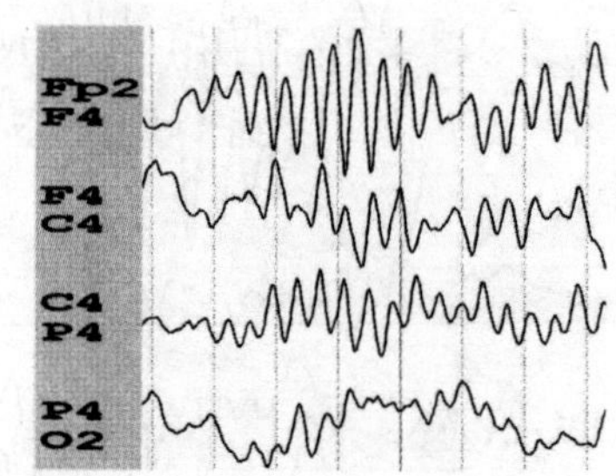

图b　顶区可见高波幅睡眠纺锤波

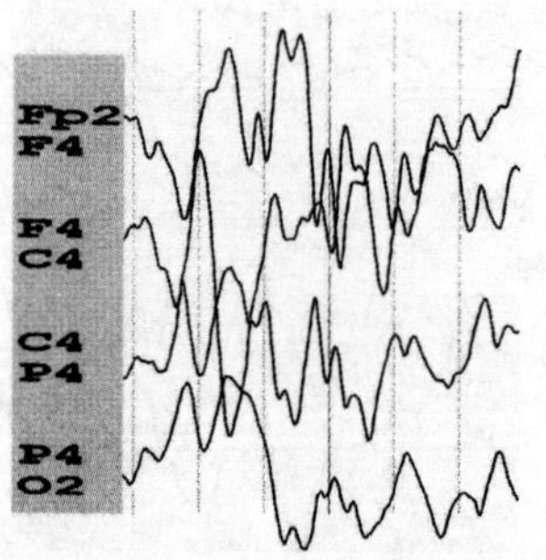

图c　可见不规则K综合波

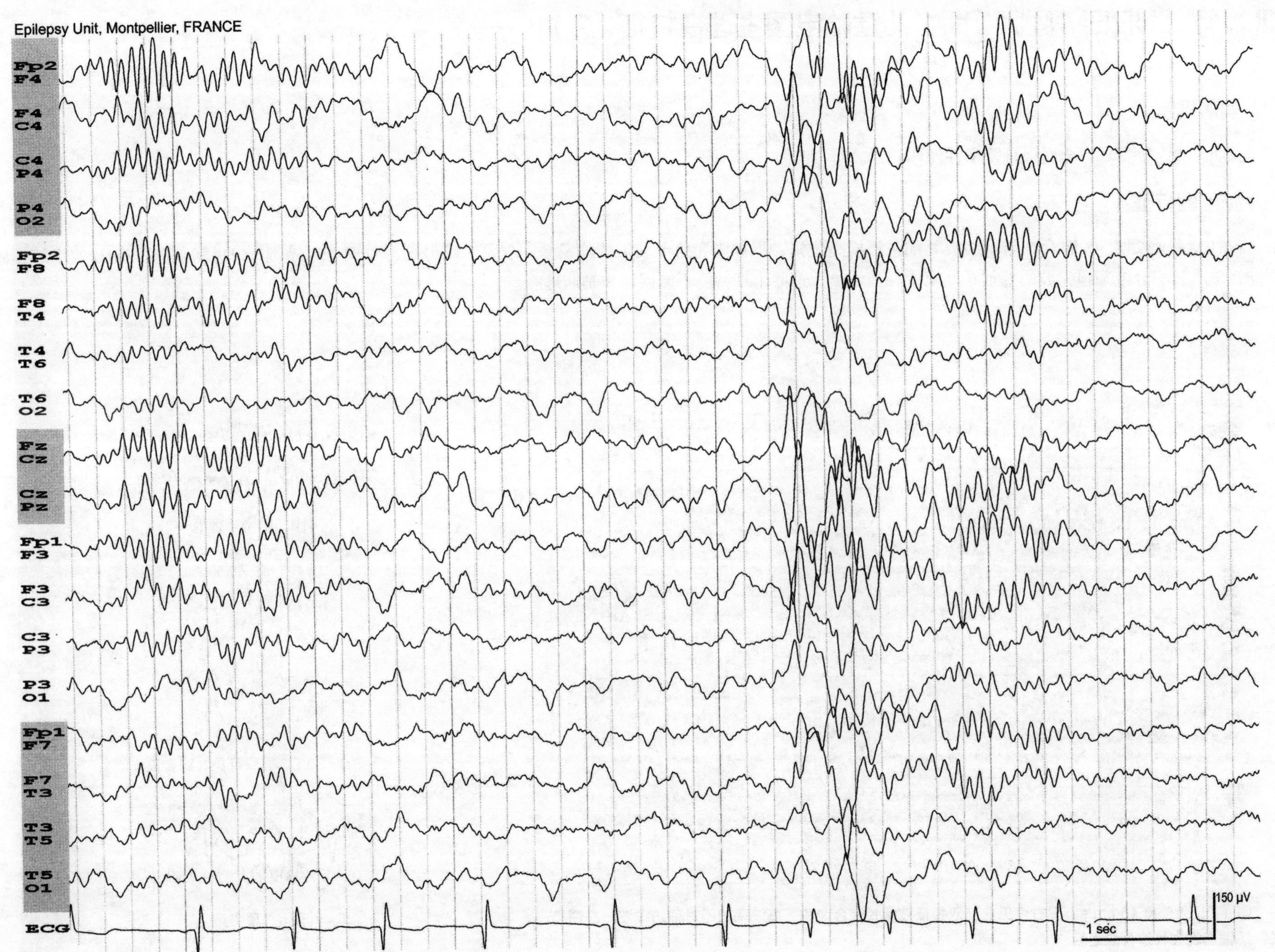
Epilepsy Unit, Montpellier, FRANCE
Fp2 F4
F4 C4
C4 P4
P4 O2
Fp2 F8
F8 T4
T4 T6
T6 O2
Fz Cz
Cz Pz
Fp1 F3
F3 C3
C3 P3
P3 O1
Fp1 F7
F7 T3
T3 T5
T5 O1
ECG
150 μV
1 sec

Ⅲ · 17　NREM睡眠2期：儿童脑电图生理性特征（2）

病例提示

患儿，男，8岁。因全面强直阵挛性发作就诊。

脑电图特征

NREM睡眠2期。K综合波与顶尖波叠加，形成高波幅、不规则和角形波形的阵发暴发现象。脑电图可见前头部（额-中央和前颞）13Hz的中波幅睡眠纺锤波。K综合波和顶尖波的叠加在儿童中相当常见。这些生理特征不能误认为是病理波。

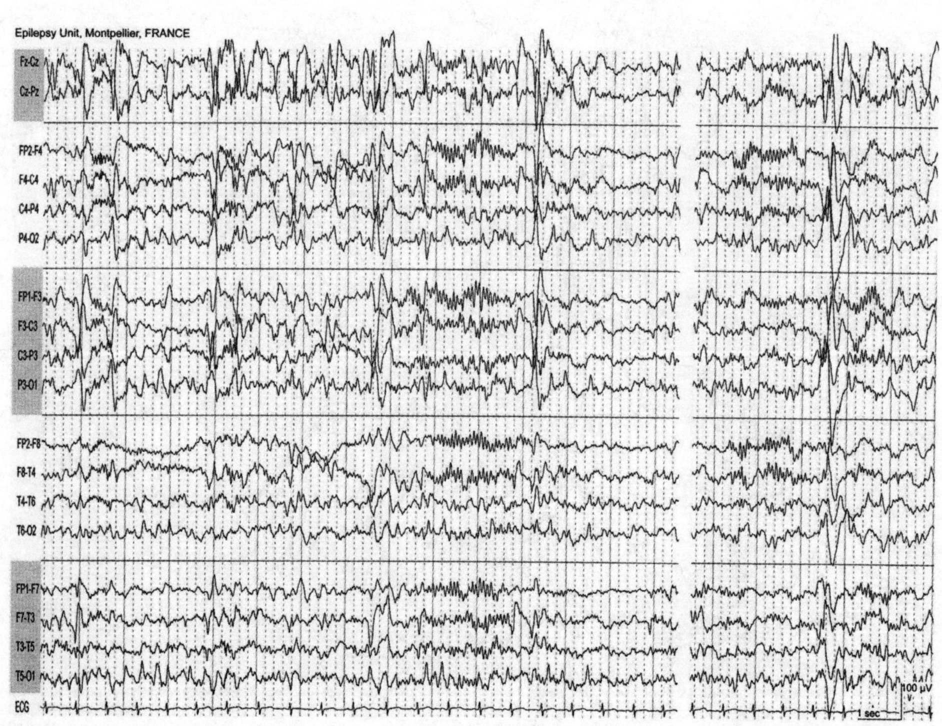

图a　记录速度15mm/s。图右可见典型双相低波幅K综合波和更高波幅的不对称纺锤波。左侧导联，纺锤出现在K综合波之后

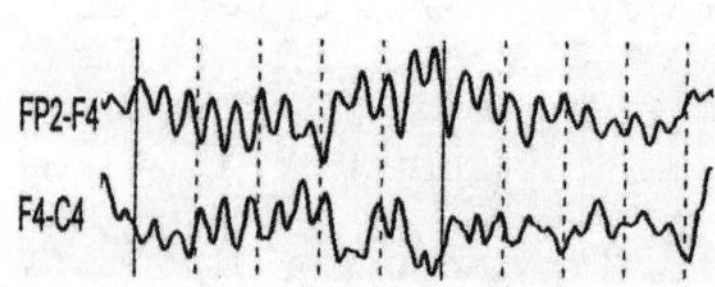

图b　睡眠纺锤波

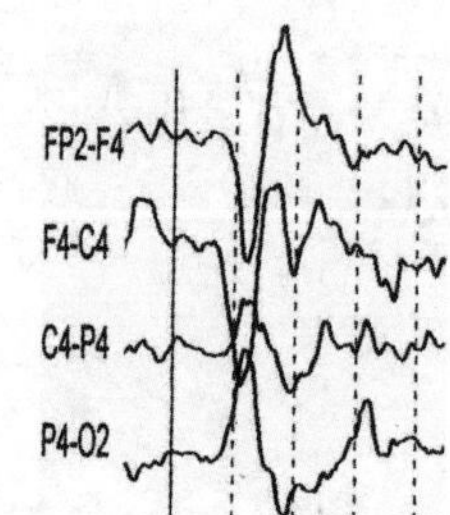

图c　F3-C3导联可见K综合波

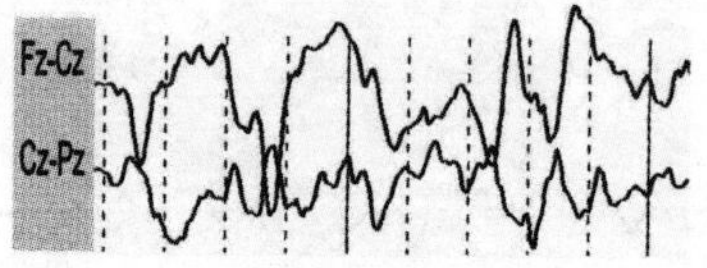

图d　顶尖波

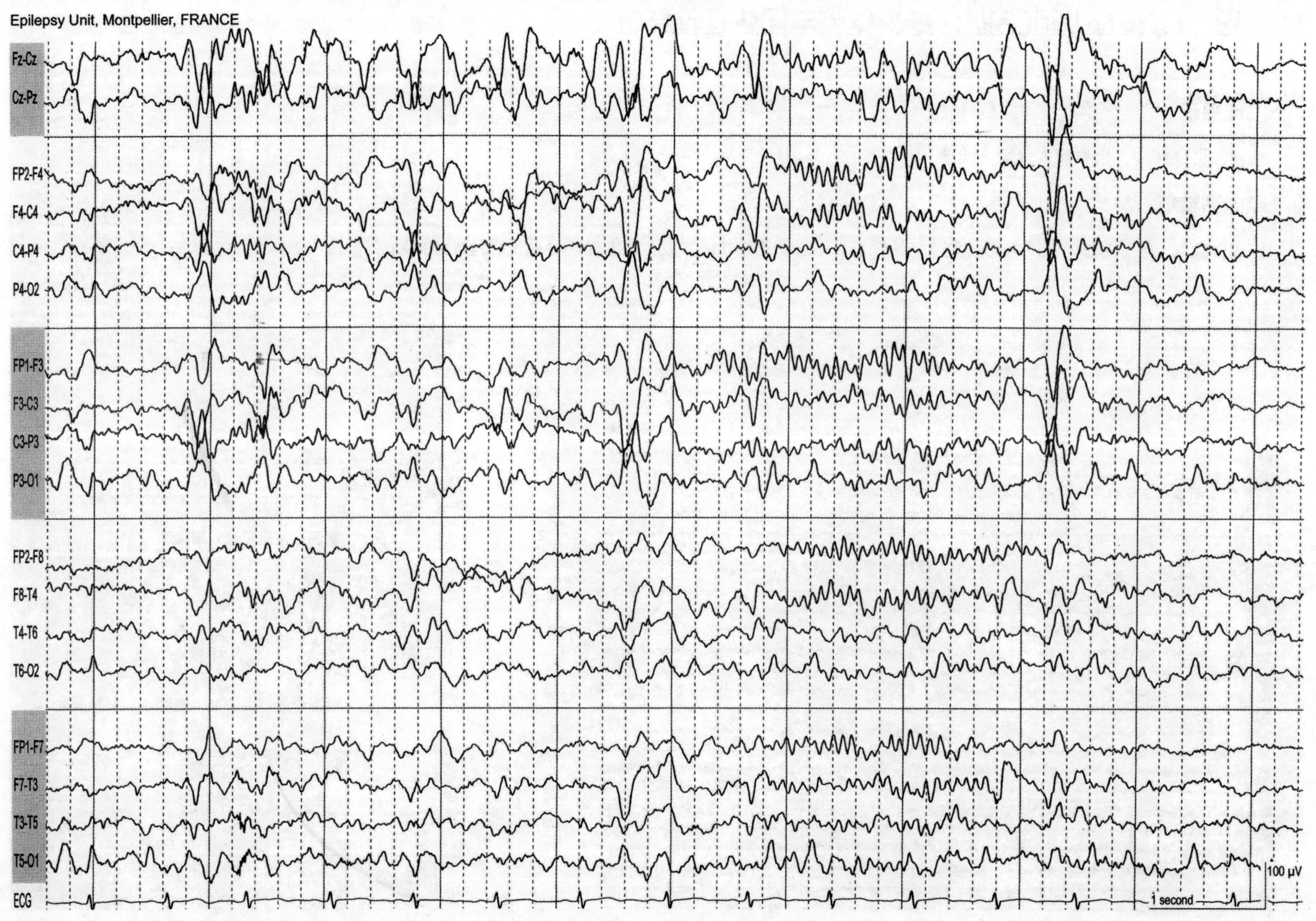
Epilepsy Unit, Montpellier, FRANCE
Fz-Cz
Cz-Pz
FP2-F4
F4-C4
C4-P4
P4-O2
FP1-F3
F3-C3
C3-P3
P3-O1
FP2-F8
F8-T4
T4-T6
T6-O2
FP1-F7
F7-T3
T3-T5
T5-O1
ECG
100 μV
1 second

Ⅲ·18　NREM睡眠2期：青少年脑电图生理性特征（2）

临床提示

患者，男，16岁。因癫痫失神发作就诊。

脑电图特征

NREM睡眠1～2期，脑电图可见顶尖波。枕区可见一过性正相枕区尖波。肌电导联可见生理性入睡抽动。

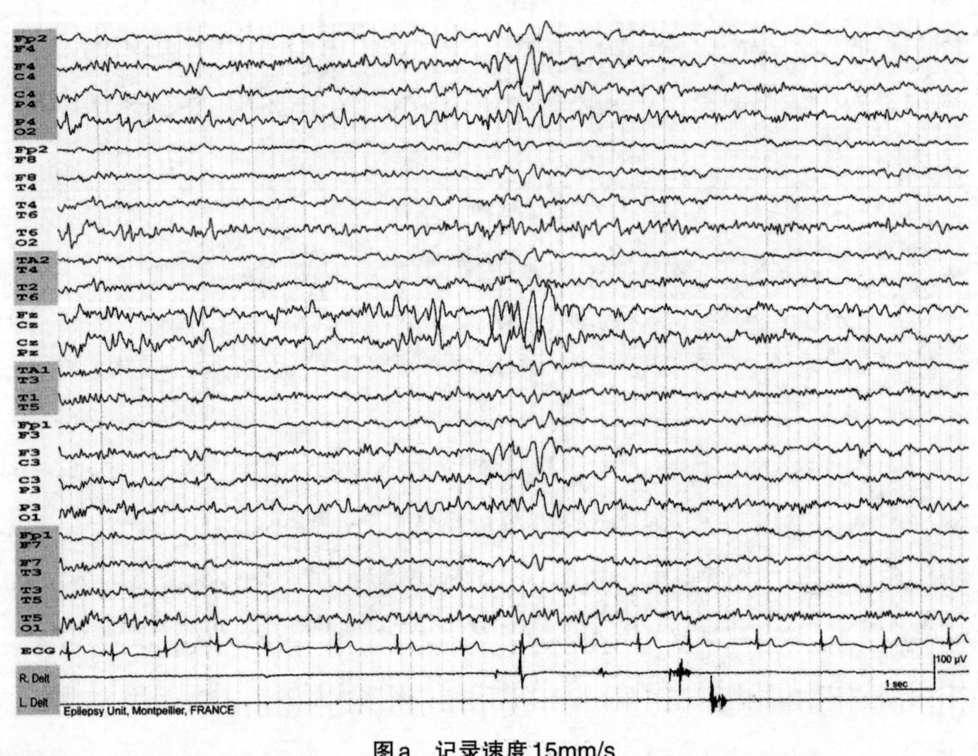

图a　记录速度15mm/s

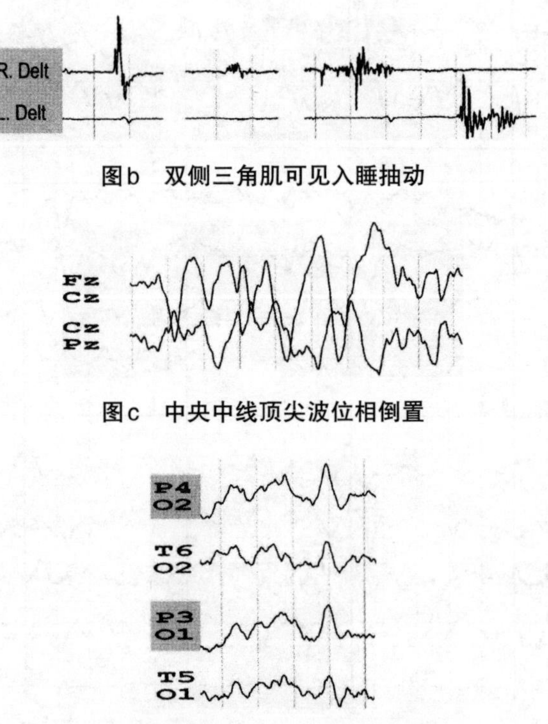

图b　双侧三角肌可见入睡抽动

图c　中央中线顶尖波位相倒置

图d　睡眠期枕区一过性正相尖波

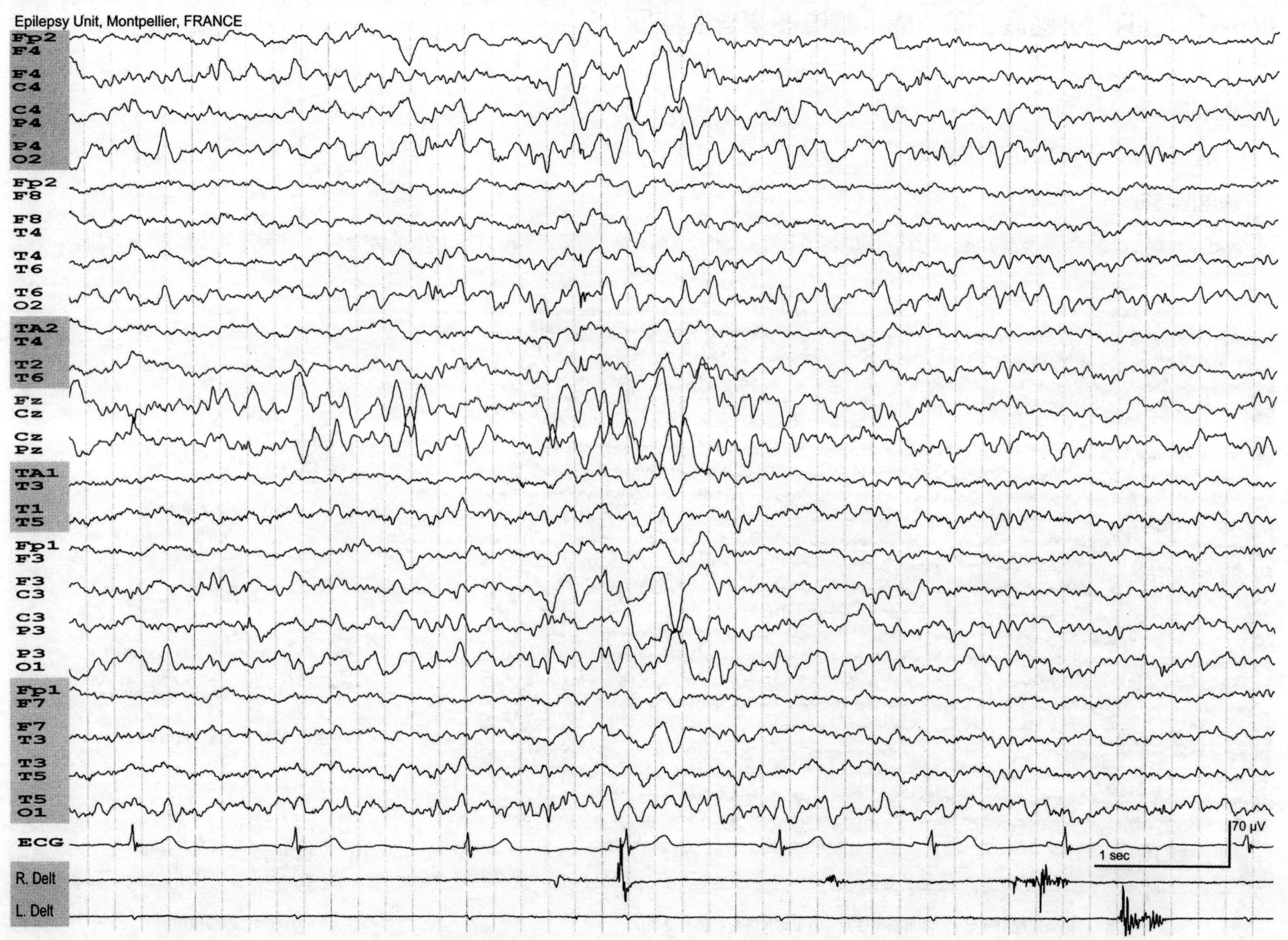
Epilepsy Unit, Montpellier, FRANCE
Fp2 F4
F4 C4
C4 P4
P4 O2
Fp2 F8
F8 T4
T4 T6
T6 O2
TA2 T4
T2 T6
Fz Cz
Cz Pz
TA1 T3
T1 T5
Fp1 F3
F3 C3
C3 P3
P3 O1
Fp1 F7
F7 T3
T3 T5
T5 O1
ECG
70 μV
1 sec
R. Delt
L. Delt

Ⅲ·19 NREM睡眠2期：成人脑电图生理性特征（1）

临床提示

患者，男，20岁。飞行员，因体检就诊。

脑电图特征

NREM睡眠2期。顶区可见顶尖波。本页脑电图最后3秒可见双相高波幅K综合波后面紧跟13～15Hz的纺锤波。肌电导联可见生理性入睡抽动。

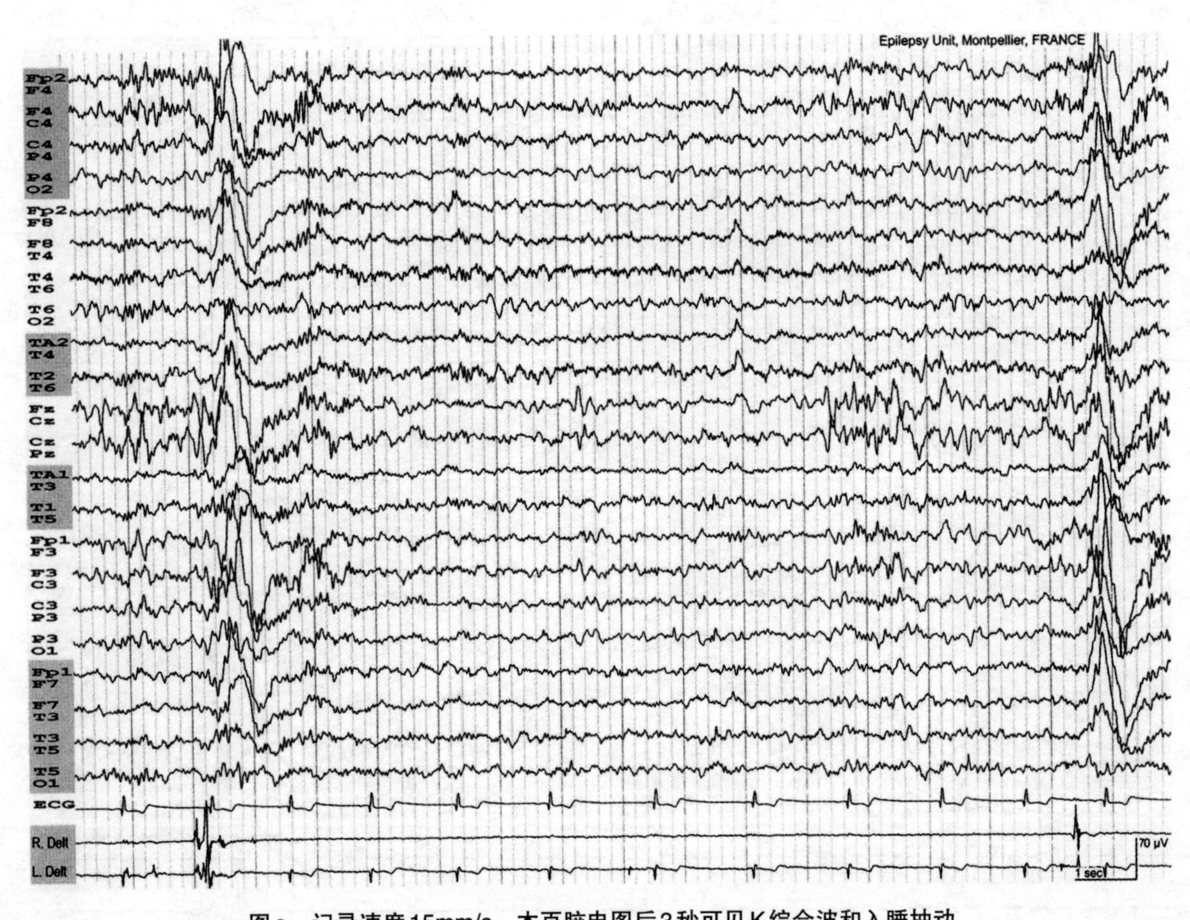

图a 记录速度15mm/s。本页脑电图后3秒可见K综合波和入睡抽动

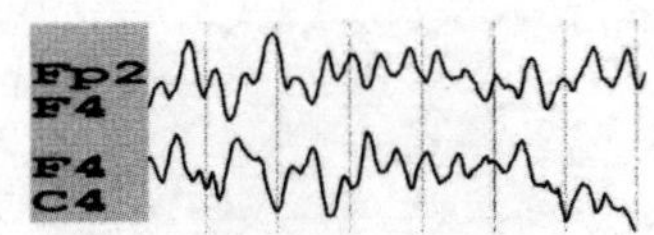

图b 睡眠纺锤波

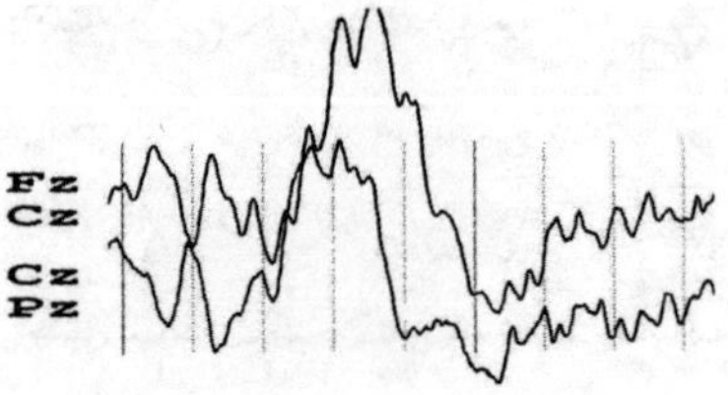

图c K综合波后紧跟纺锤波

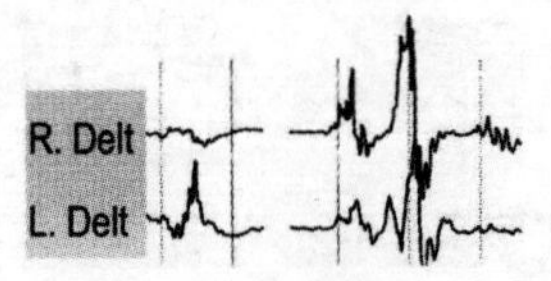

图d 入睡抽动

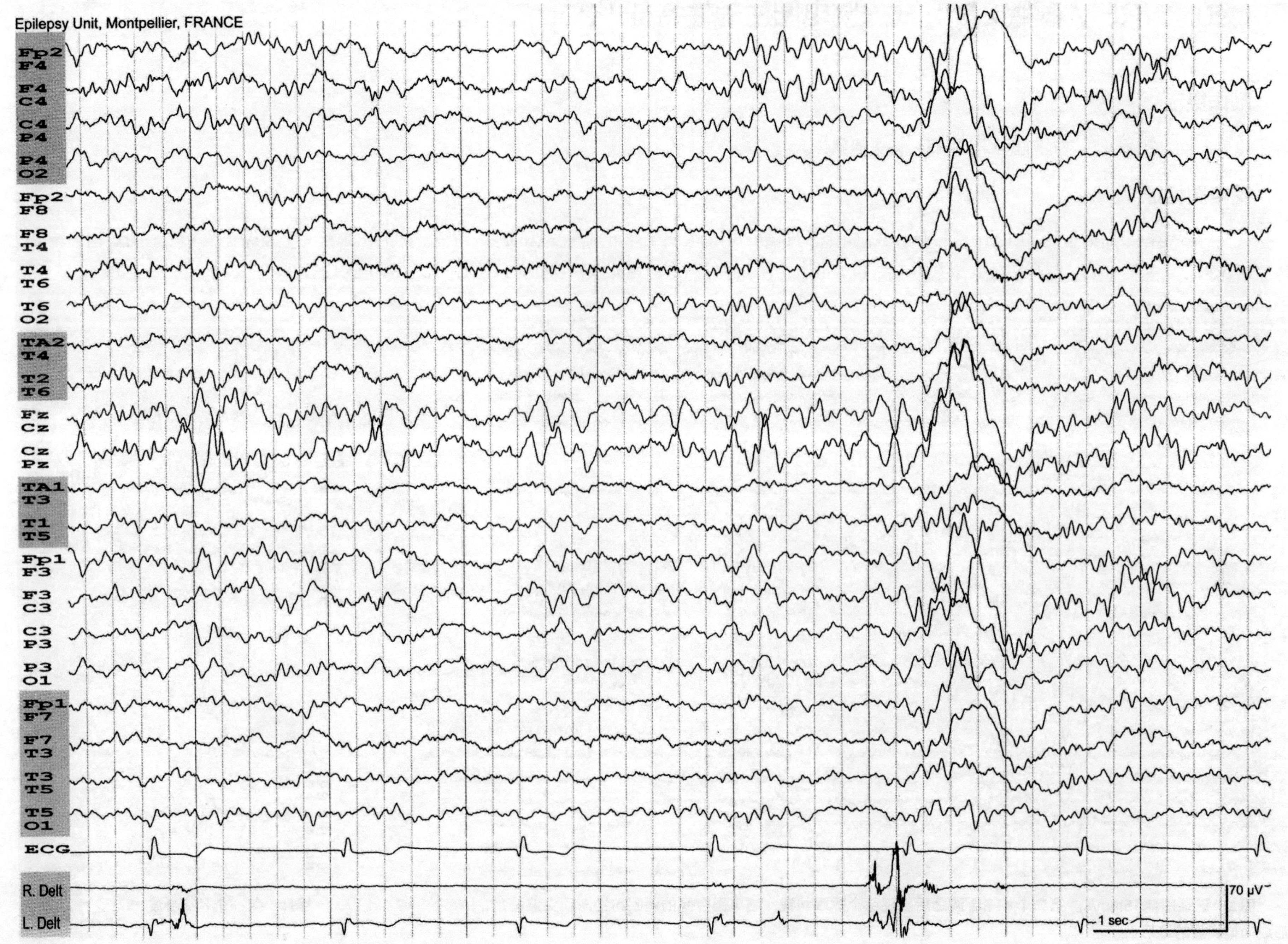
Epilepsy Unit, Montpellier, FRANCE
Fp2 F4
F4 C4
C4 P4
P4 O2
Fp2 F8
F8 T4
T4 T6
T6 O2
TA2 T4
T2 T6
Fz Cz
Cz Pz
TA1 T3
T1 T5
Fp1 F3
F3 C3
C3 P3
P3 O1
Fp1 F7
F7 T3
T3 T5
T5 O1
ECG
R. Delt
L. Delt
70 μV
1 sec

Ⅲ · 20　NREM睡眠2期：成人脑电图生理性特征（2）

临床提示

患者，女，20岁。因左枕叶隐源性癫痫和偏头痛就诊。

脑电图特征

夜间睡眠第三个周期中的NREM睡眠2期。在脑电图的起始，右侧大脑半球可见高波幅的睡眠纺锤。随后出现第一个K综合波（显著的双相偏转），紧接着出现第二个K综合波，睡眠纺锤紧跟其后。与儿童相比，青少年的睡眠纺锤波波幅较低，持续时间较短（1秒）。

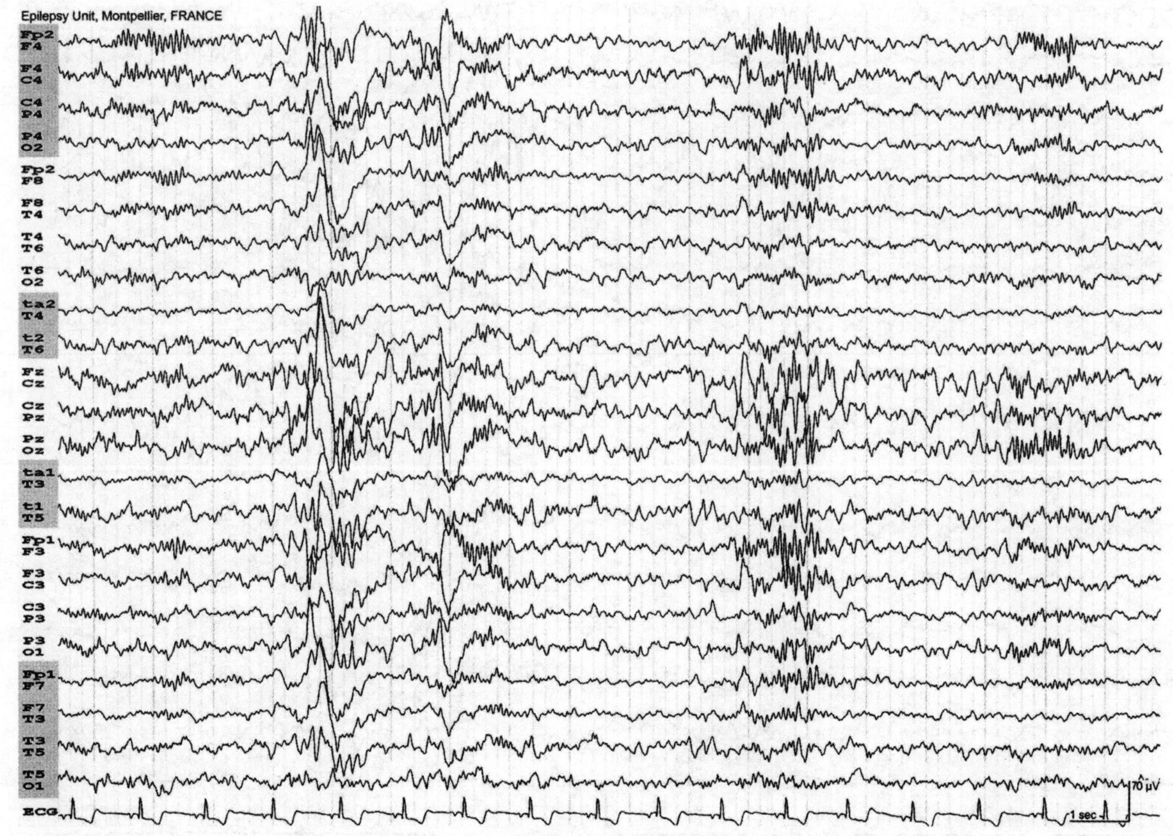

图a　记录速度15mm/s。第二个K综合波之后出现两个睡眠纺锤。脑电图中间的睡眠纺锤与顶尖波叠加，形成形似尖波的波形

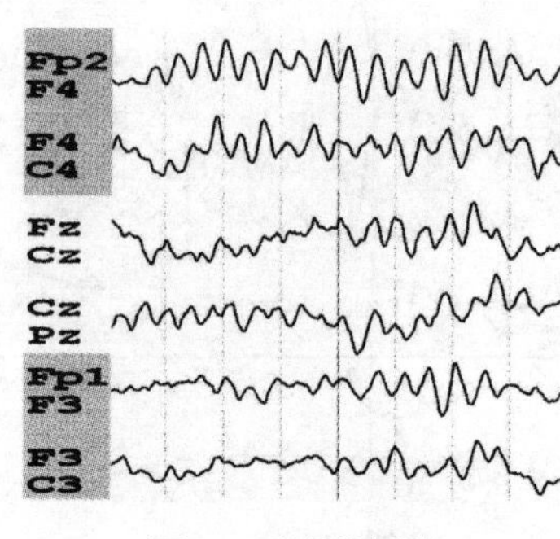

图b　睡眠纺锤波

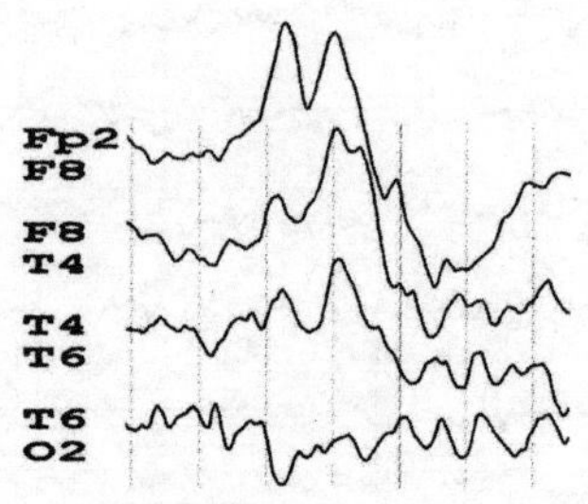

图c　第一个K综合波

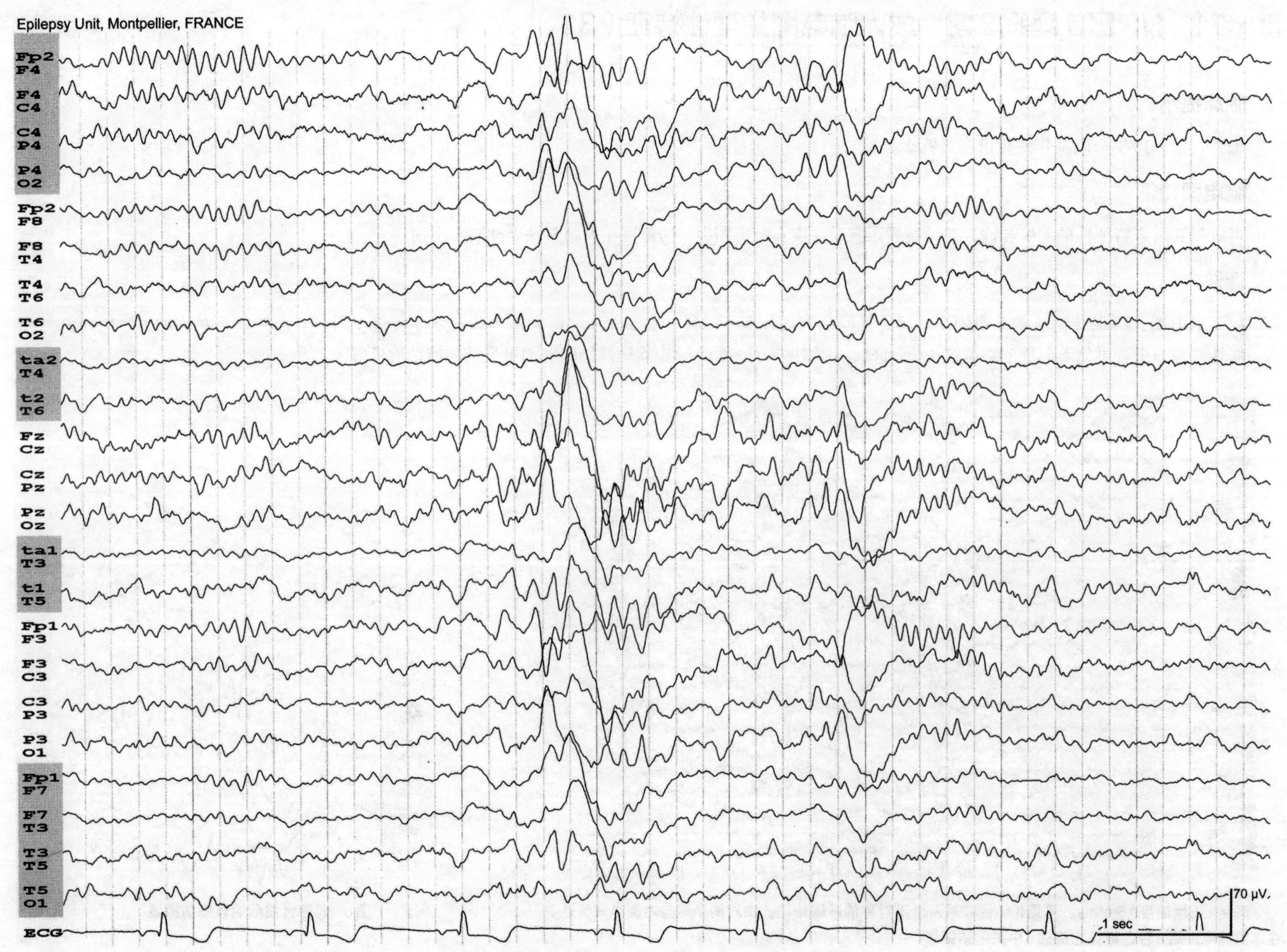
Epilepsy Unit, Montpellier, FRANCE
Fp2 F4
F4 C4
C4 P4
P4 O2
Fp2 F8
F8 T4
T4 T6
T6 O2
ta2 T4
t2 T6
Fz Cz
Cz Pz
Pz Oz
ta1 T3
t1 T5
Fp1 F3
F3 C3
C3 P3
P3 O1
Fp1 F7
F7 T3
T3 T5
T5 O1
ECG
70 μV
1 sec

Ⅲ·21　NREM睡眠2期：成人脑电图生理性特征（3）

临床提示

患者，男，19岁。因发作性意识丧失就诊。

脑电图特征

可以看到两个特征性的K综合波，纺锤波紧跟其后。本页脑电图中，纺锤波在大脑双侧半球同步出现。

评注

成人脑电图，睡眠纺锤通常在双侧半球可见且同步出现，但有时独立出现并从一侧大脑半球向对侧传递（图a）。但持续不对称的睡眠纺锤波是异常的。局灶性癫痫患者可见不对称的纺锤波（Crespel et al，1998；2000），非癫痫病灶侧脑电图可见纺锤波结构良好。

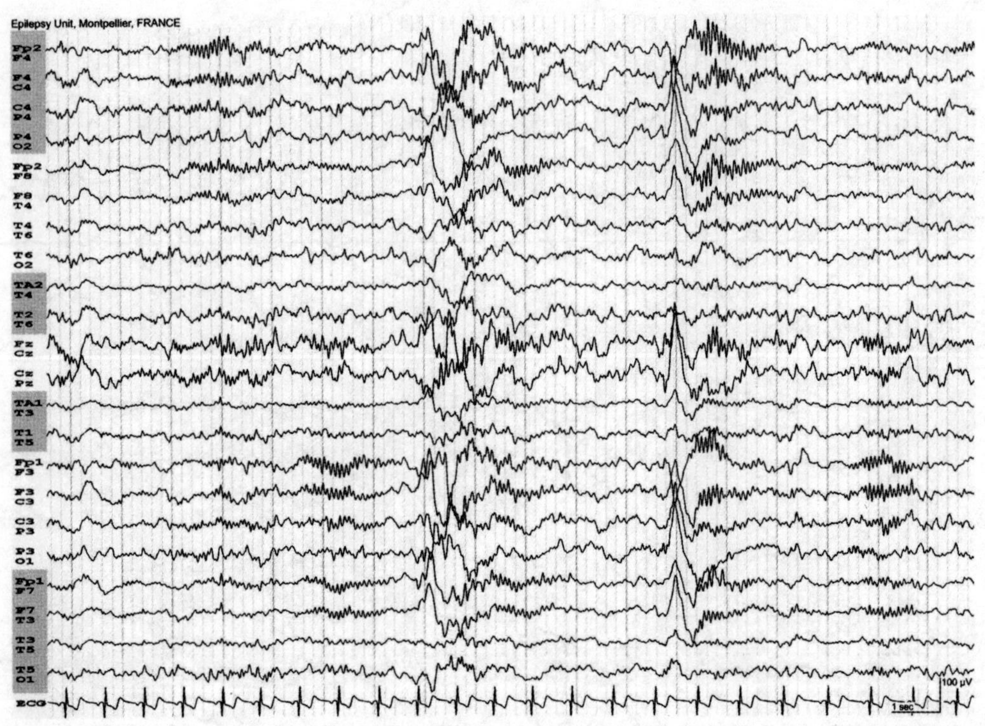

图a　记录速度15mm/s。可见K综合波后两个不对称的睡眠纺锤，由左侧半球向右侧半球传递。在本页脑电图后3秒，可见左侧额－中央区纺锤波

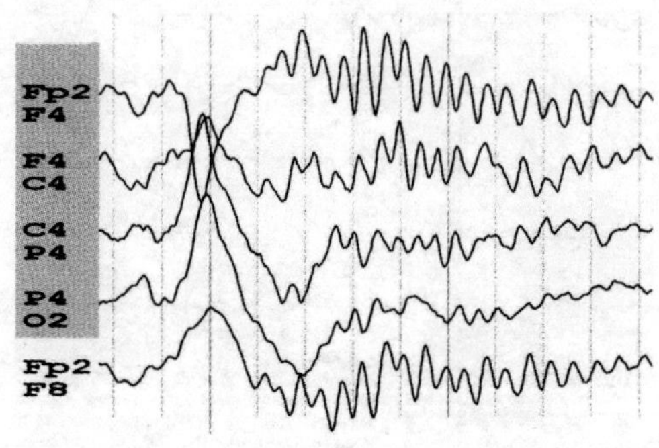

图b　K综合波后的睡眠纺锤波

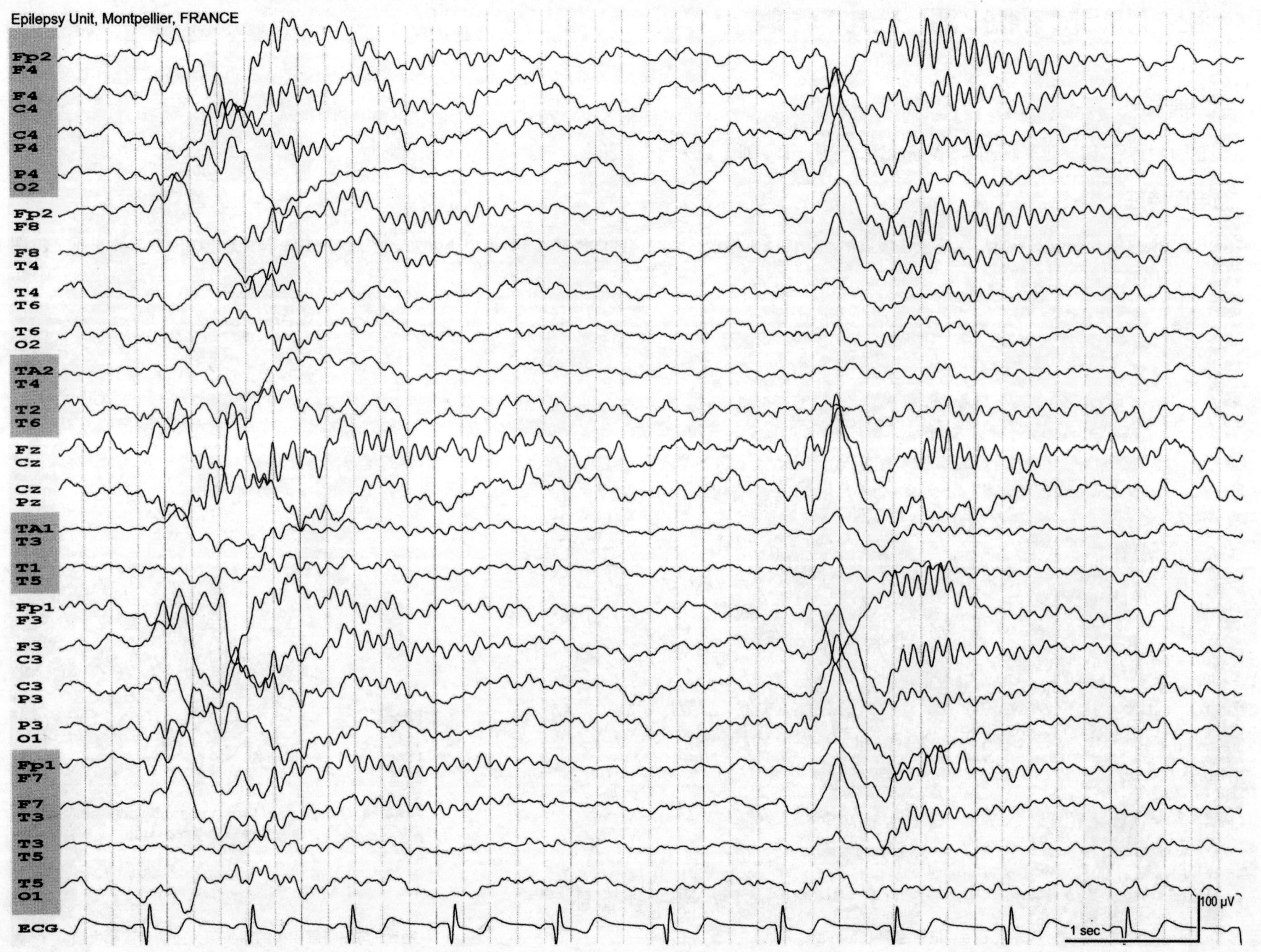
Epilepsy Unit, Montpellier, FRANCE
Fp2 F4
F4 C4
C4 P4
P4 O2
Fp2 F8
F8 T4
T4 T6
T6 O2
TA2 T4
T2 T6
Fz Cz
Cz Pz
TA1 T3
T1 T5
Fp1 F3
F3 C3
C3 P3
P3 O1
Fp1 F7
F7 T3
T3 T5
T5 O1
ECG
100 μV
1 sec

Ⅲ · 22　NREM睡眠3期：婴儿深睡眠

临床提示

患儿，14月龄。因婴儿良性肌阵挛癫痫就诊。与Ⅲ · 15、Ⅲ · 27为同一患者。

脑电图特征

NREM睡眠3期。脑电图可见广泛高波幅慢波活动。深睡眠慢波活动的枕区优势常见于4岁以下儿童。注意与REM睡眠脑电图的差异（见Ⅲ · 27图）。

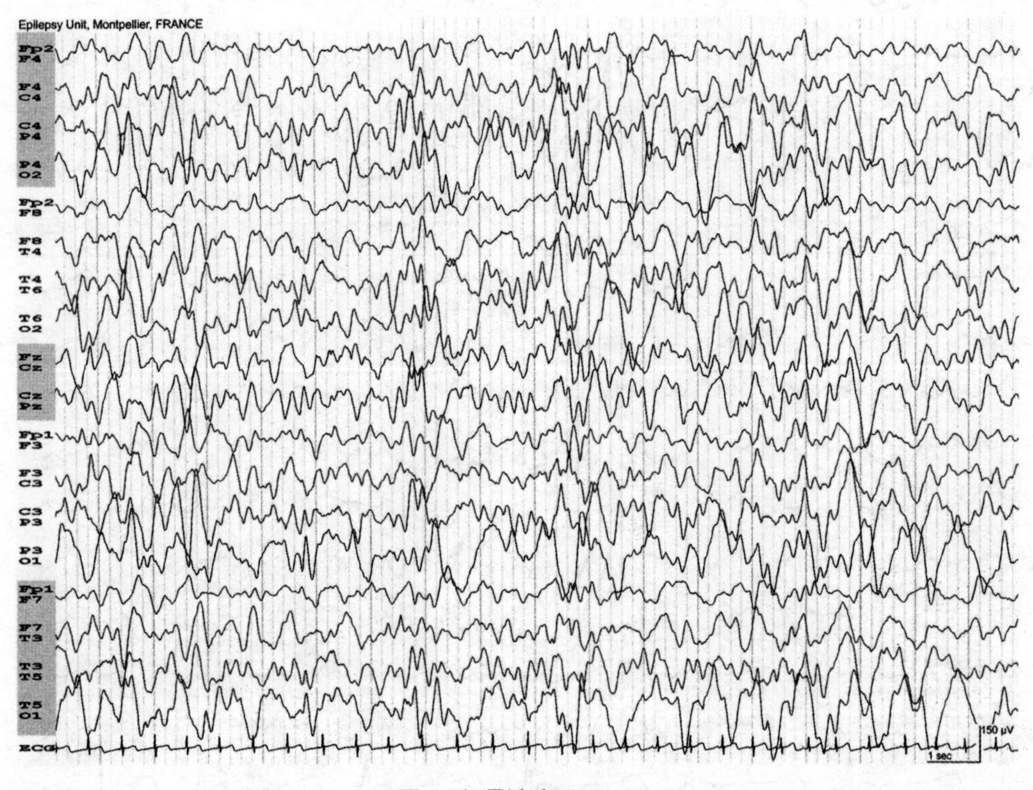

图a　记录速度15mm/s

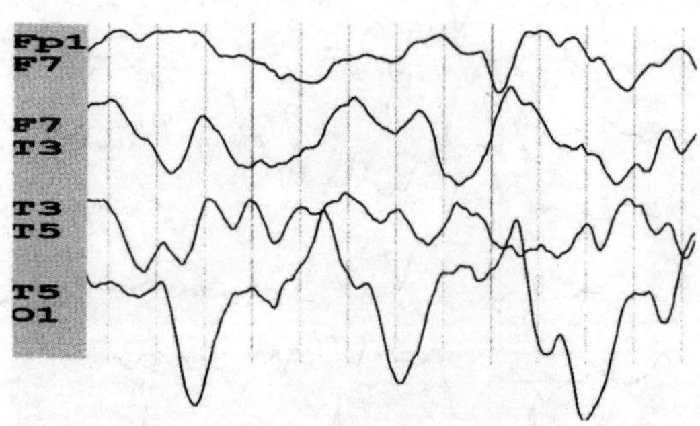

图b　与深睡眠相关的后头部为主的高波幅慢波

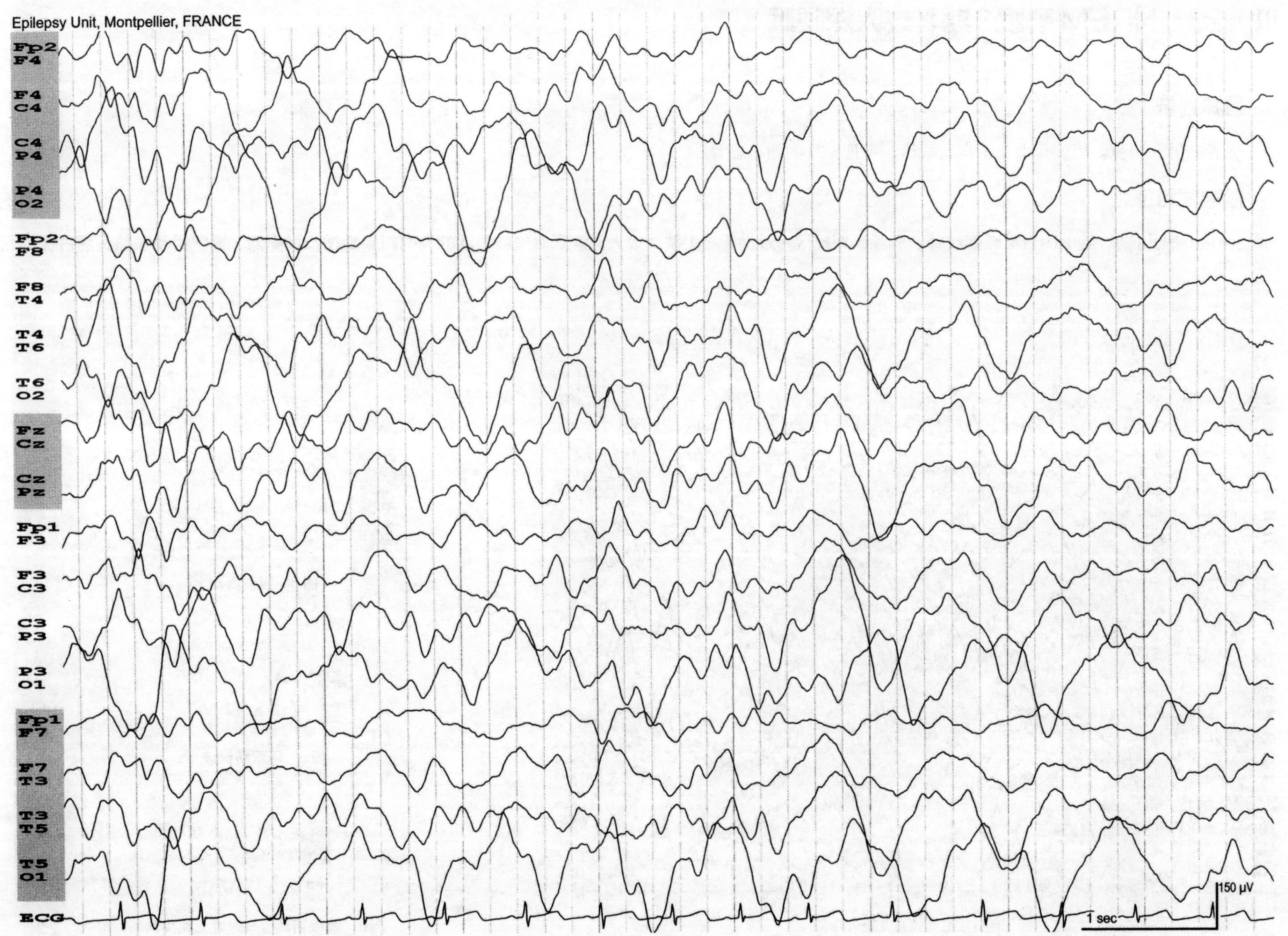
Epilepsy Unit, Montpellier, FRANCE
Fp2 F4
F4 C4
C4 P4
P4 O2
Fp2 F8
F8 T4
T4 T6
T6 O2
Fz Cz
Cz Pz
Fp1 F3
F3 C3
C3 P3
P3 O1
Fp1 F7
F7 T3
T3 T5
T5 O1
ECG
150 μV
1 sec

Ⅲ·23 NREM 睡眠3期：成人深睡眠

临床提示

患者，男，19岁。因发作性意识丧失就诊。与Ⅲ·21为同一患者。

脑电图特征

NREM睡眠3期。脑电图可见睡眠纺锤波和睡眠期枕区一过性正相尖波。成人深睡眠时慢波活动的波幅随年龄增长而降低。慢波活动在前头部占优势。

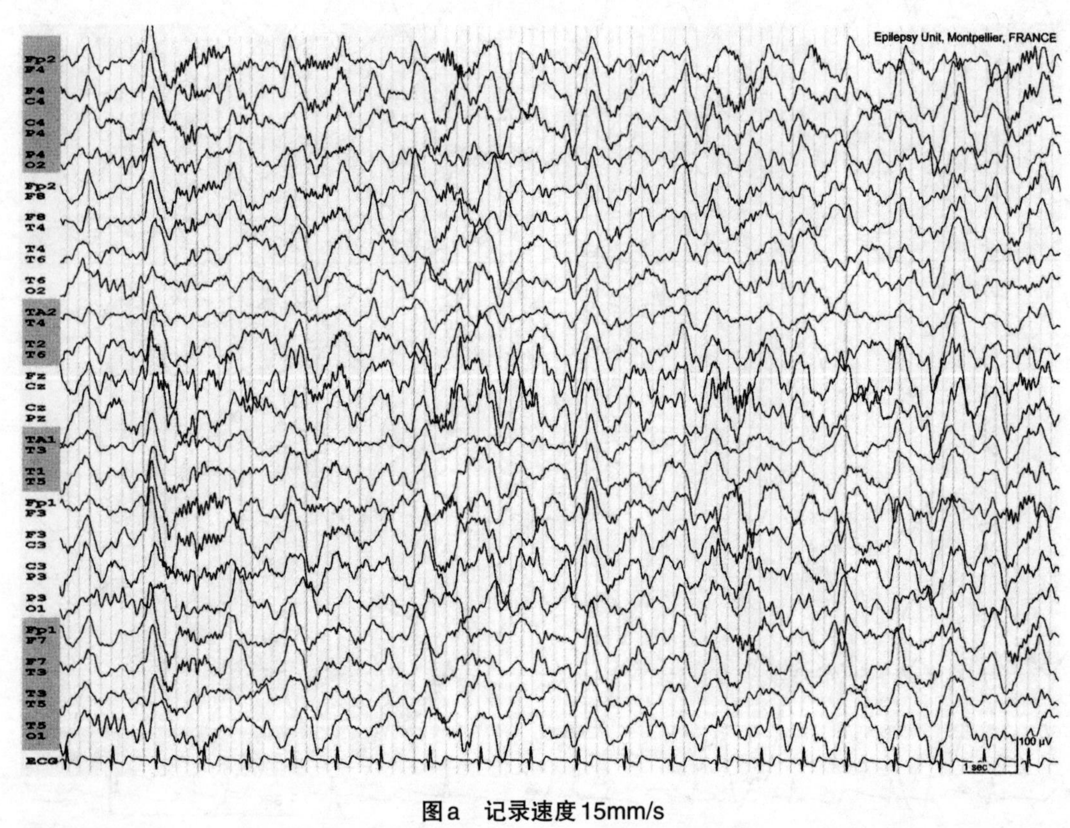

图a　记录速度15mm/s

图b　慢波活动

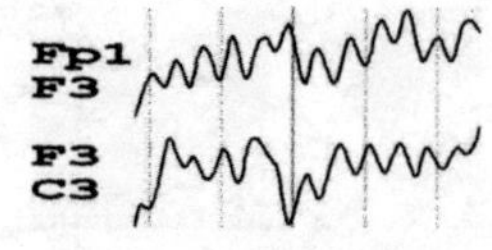

图c　睡眠纺锤波

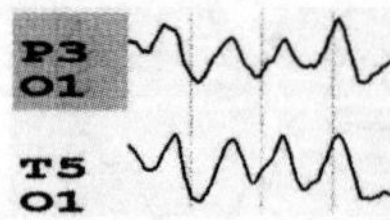

图d　睡眠期枕区一过性正相尖波

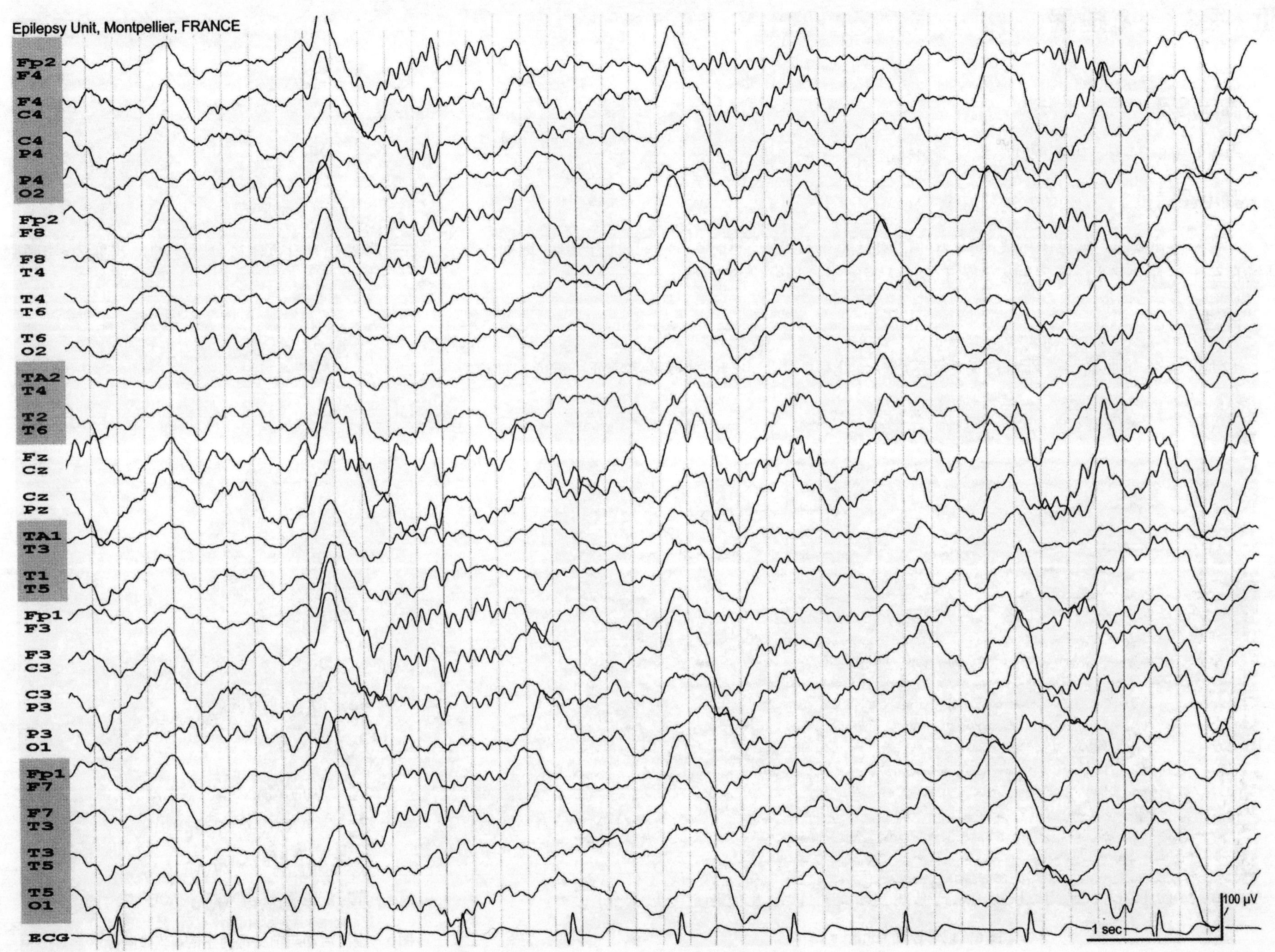
Epilepsy Unit, Montpellier, FRANCE
Fp2 F4
F4 C4
C4 P4
P4 O2
Fp2 F8
F8 T4
T4 T6
T6 O2
TA2 T4
T2 T6
Fz Cz
Cz Pz
TA1 T3
T1 T5
Fp1 F3
F3 C3
C3 P3
P3 O1
Fp1 F7
F7 T3
T3 T5
T5 O1
ECG
100 μV
1 sec

Ⅲ · 24　α-δ睡眠

临床提示

患者，女，31岁。因左颞叶隐源性癫痫就诊。

脑电图特征

NREM睡眠3期。脑电图可见10Hz α样活动叠加在δ波上。这种α节律通过向两侧半球前头部弥漫性扩散与清醒α节律区分。这种模式称为α-δ睡眠，持续存在于患者的整个深睡眠过程中。正常成人睡眠中这种模式并不常见。

评注

α-δ睡眠与纤维肌痛、类风湿关节炎等疼痛综合征有关，但也与慢性疲劳综合征、重度抑郁症有关。

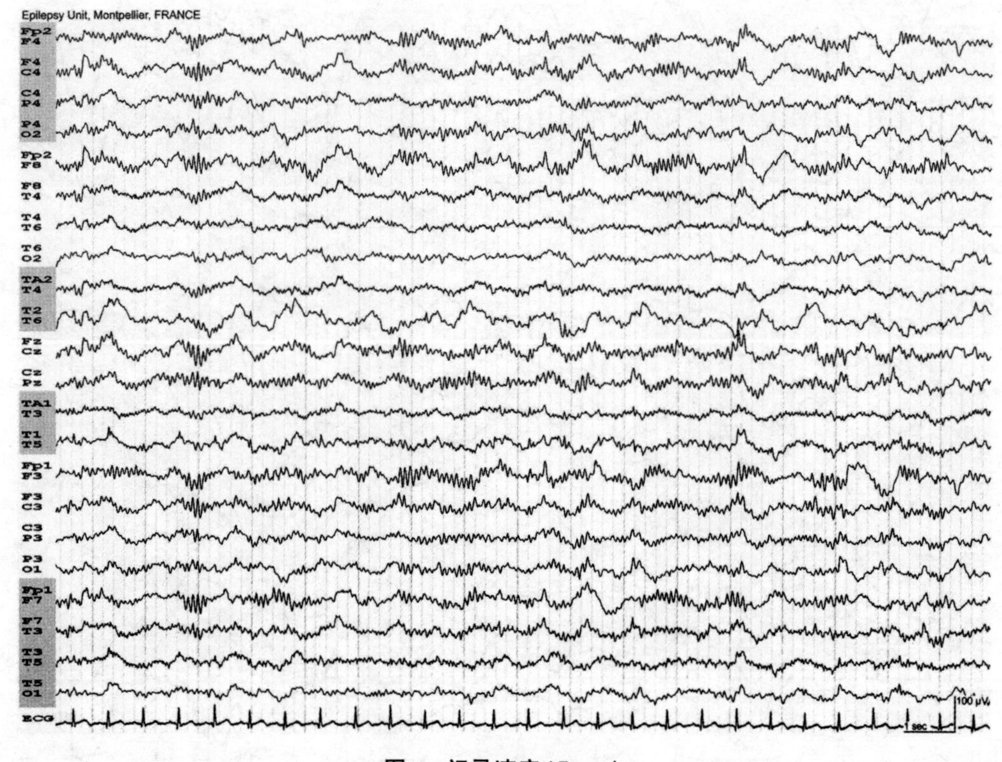

图a　记录速度15mm/s

Fp2 F4
F4 C4
Fz Cz
Cz Pz
Fp1 F3
F3 C3

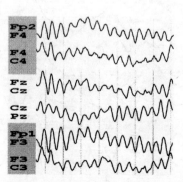

图b　慢波活动与前头部为主的α节律混合

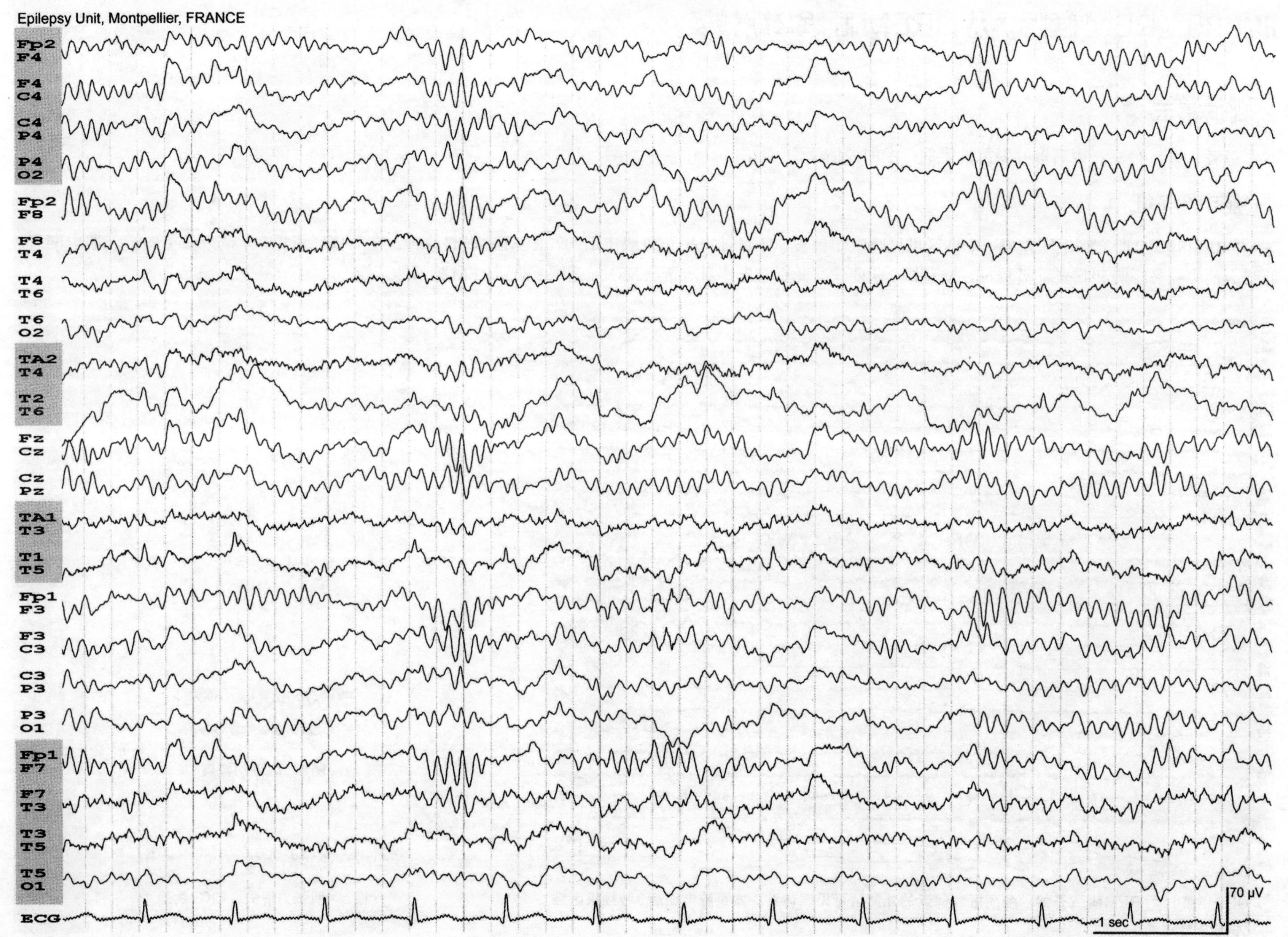
Epilepsy Unit, Montpellier, FRANCE
Fp2 F4
F4 C4
C4 P4
P4 O2
Fp2 F8
F8 T4
T4 T6
T6 O2
TA2 T4
T2 T6
Fz Cz
Cz Pz
TA1 T3
T1 T5
Fp1 F3
F3 C3
C3 P3
P3 O1
Fp1 F7
F7 T3
T3 T5
T5 O1
ECG
70 μV
1 sec

Ⅲ · 25　REM 睡眠：从 NREM 睡眠 2 期转换

临床提示

患者，男，43 岁。因右颞叶隐源性癫痫行术前评估就诊。

脑电图特征

NREM 睡眠 2 期。脑电图左额－中央区可见睡眠纺锤波，下颌肌电图可见肌肉活动。REM 睡眠起始时，在颅顶区可见θ样锯齿波（图 a），肌电图可见肌张力消失。鼻呼吸和胸式呼吸较 NREM 睡眠 2 期变浅。此页脑电图对应于从 NREM 睡眠 2 期到 REM 睡眠的转换。

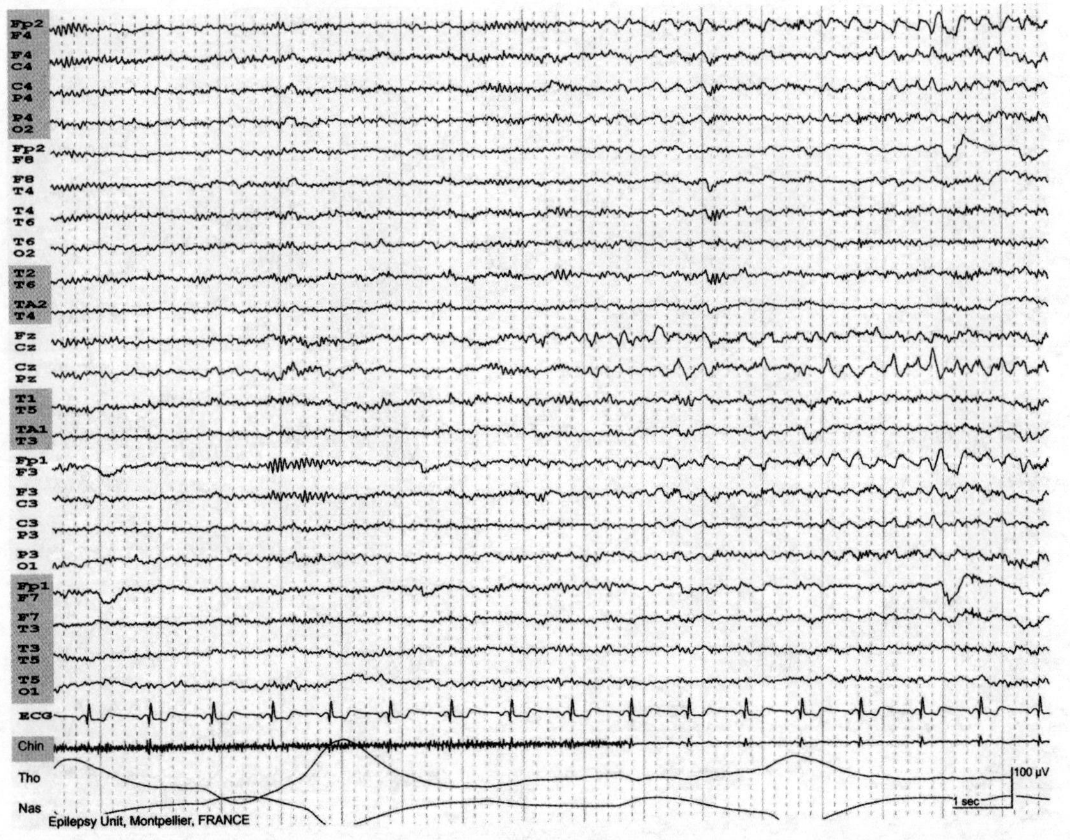

图 a　第 11 秒 REM 睡眠开始。颅顶区和邻近的外侧区可见锯齿波。本页脑电图后 3 秒额极区域可见快速眼球运动

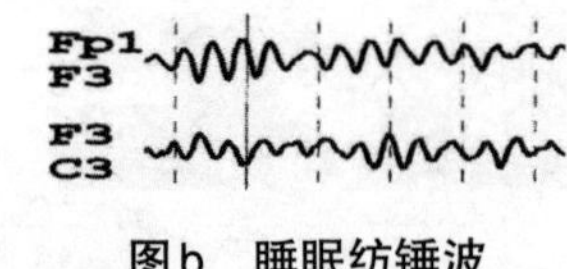

图 b　睡眠纺锤波

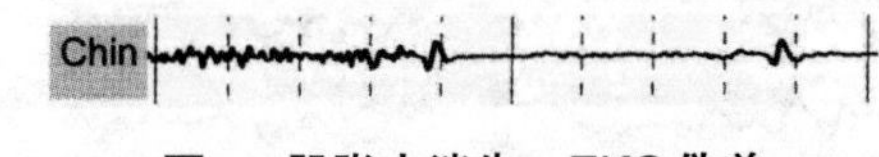

图 c　肌张力消失，EKG 伪差

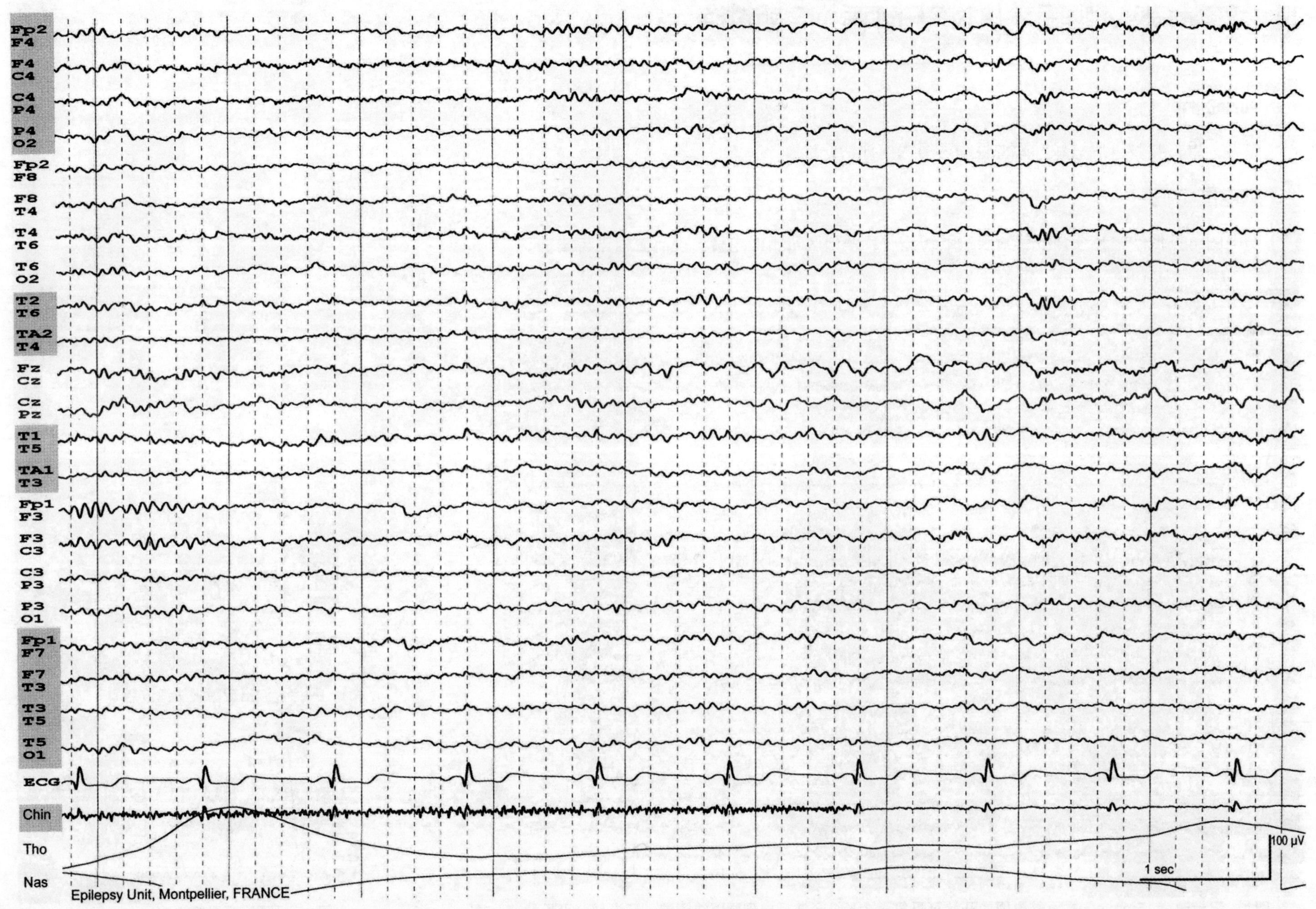
Fp2 F4
F4 C4
C4 P4
P4 O2
Fp2 F8
F8 T4
T4 T6
T6 O2
T2 T6
TA2 T4
Fz Cz
Cz Pz
T1 T5
TA1 T3
Fp1 F3
F3 C3
C3 P3
P3 O1
Fp1 F7
F7 T3
T3 T5
T5 O1
ECG
Chin
Tho
Nas
100 µV
1 sec
Epilepsy Unit, Montpellier, FRANCE

临床提示

患者，男，43岁。因右颞叶隐源性癫痫行术前评估就诊。

脑电图特征

脑电图可见低波幅K综合波后紧跟睡眠纺锤波，颅顶区Fpz-Fz电极出现高波幅锯齿波。

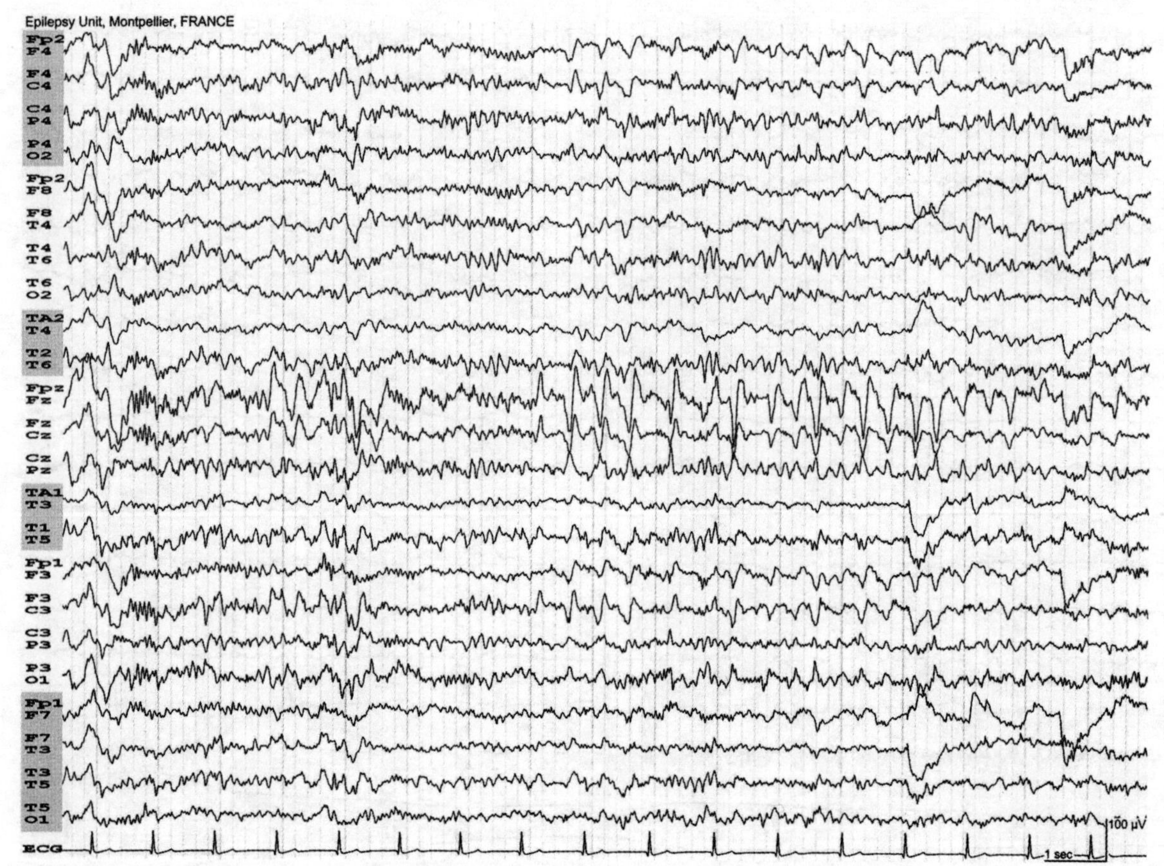

图a　记录速度15mm/s。本页脑电图的开始可见第一个K综合波后出现睡眠纺锤波，后半部分可见快速眼球运动

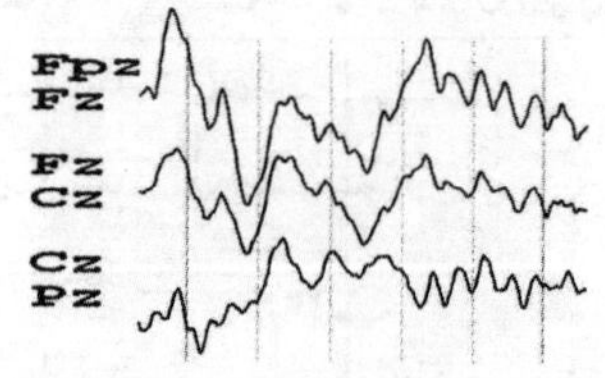

图b　K综合波出现睡眠纺锤波后

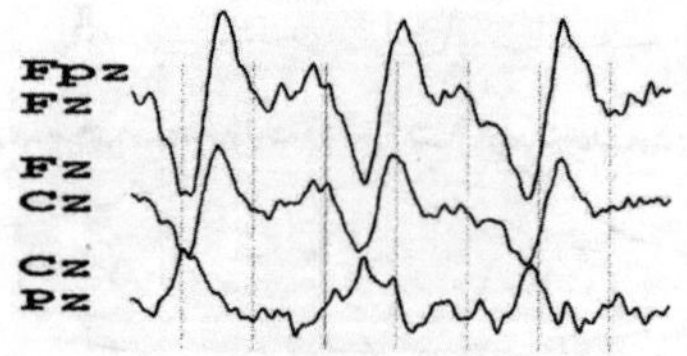

图c　颅顶区可见锯齿波

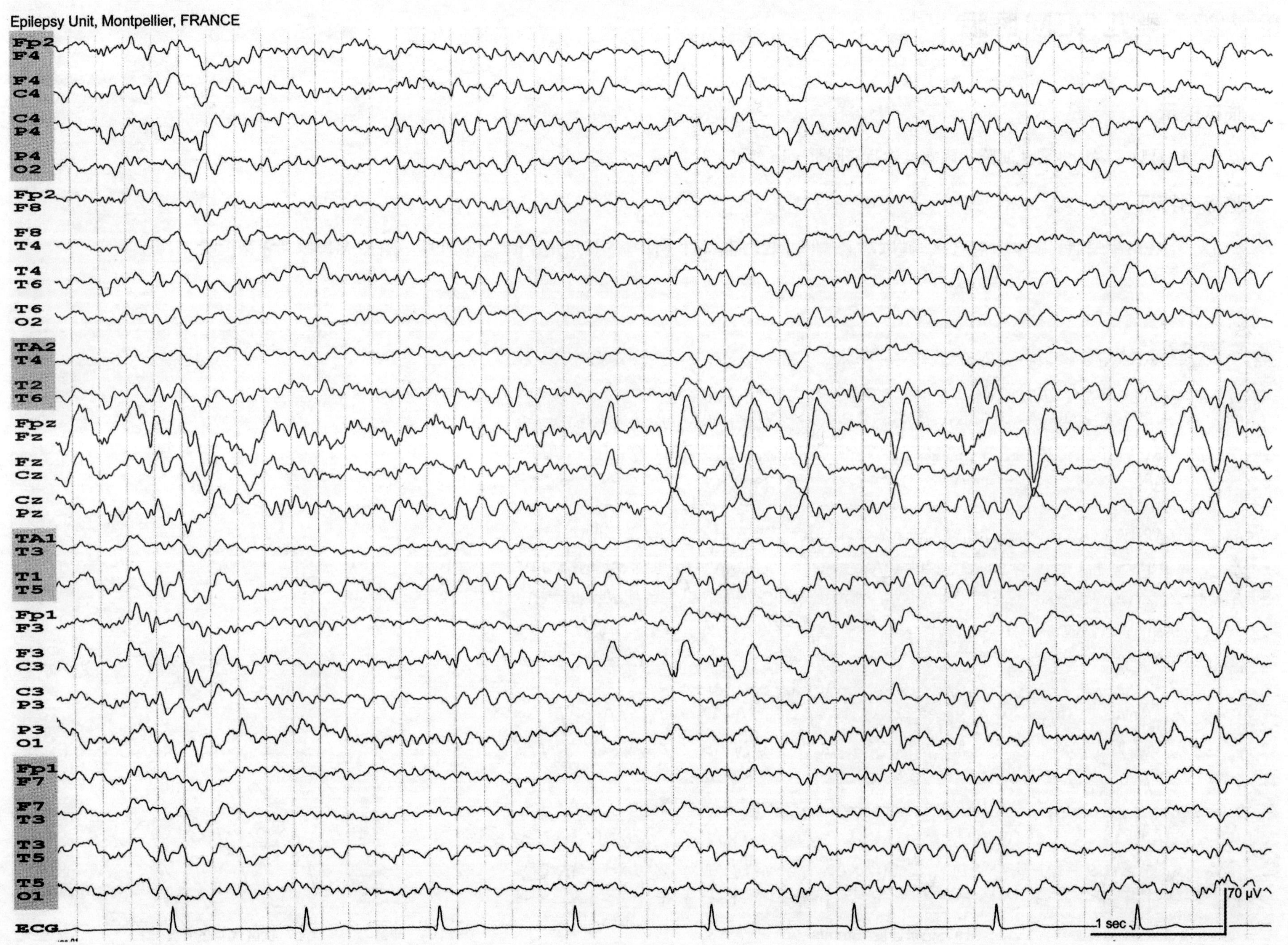
Epilepsy Unit, Montpellier, FRANCE
Fp2 F4
F4 C4
C4 P4
P4 O2
Fp2 F8
F8 T4
T4 T6
T6 O2
TA2 T4
T2 T6
Fpz Fz
Fz Cz
Cz Pz
TA1 T3
T1 T5
Fp1 F3
F3 C3
C3 P3
P3 O1
Fp1 F7
F7 T3
T3 T5
T5 O1
ECG
70 μV
1 sec

Ⅲ·27 婴儿REM睡眠

临床提示

婴儿，14月龄。因良性婴儿肌阵挛癫痫就诊断。同Ⅲ·15和Ⅲ·22为同一患者。

脑电图特征

婴儿处于REM睡眠期。脑电图未记录到睡眠纺锤，但可见大量枕区优势的3.5Hz正弦样δ波。婴儿脑电图REM睡眠期无锯齿波。

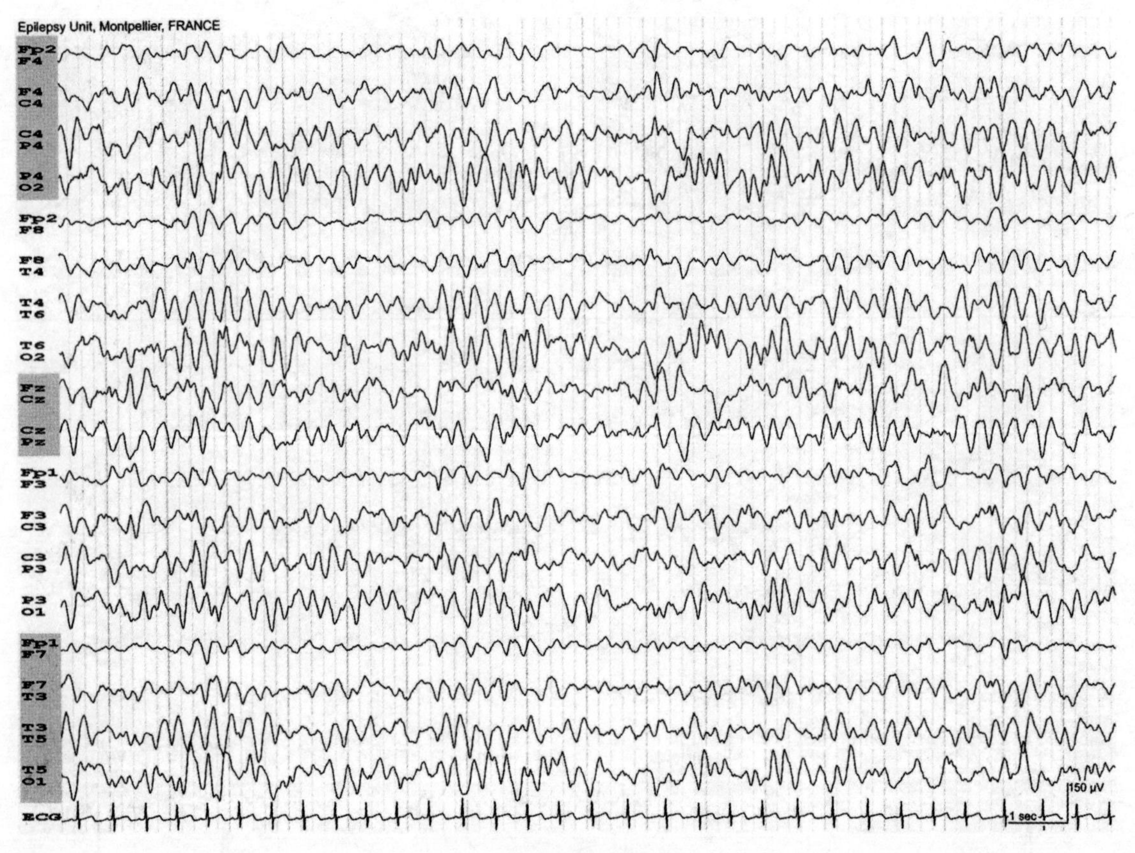

图a　记录速度15mm/s

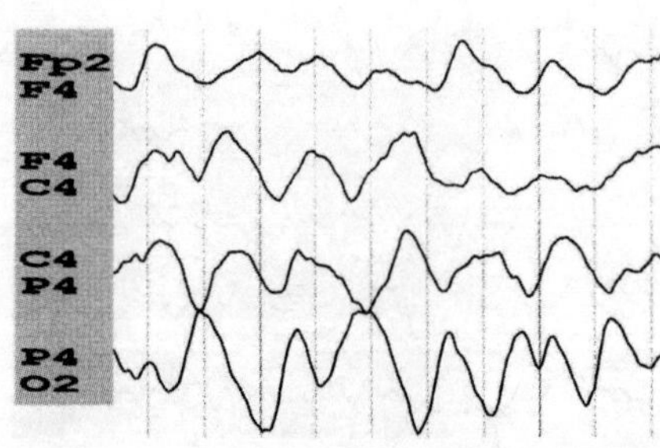

图b　枕区优势的δ波

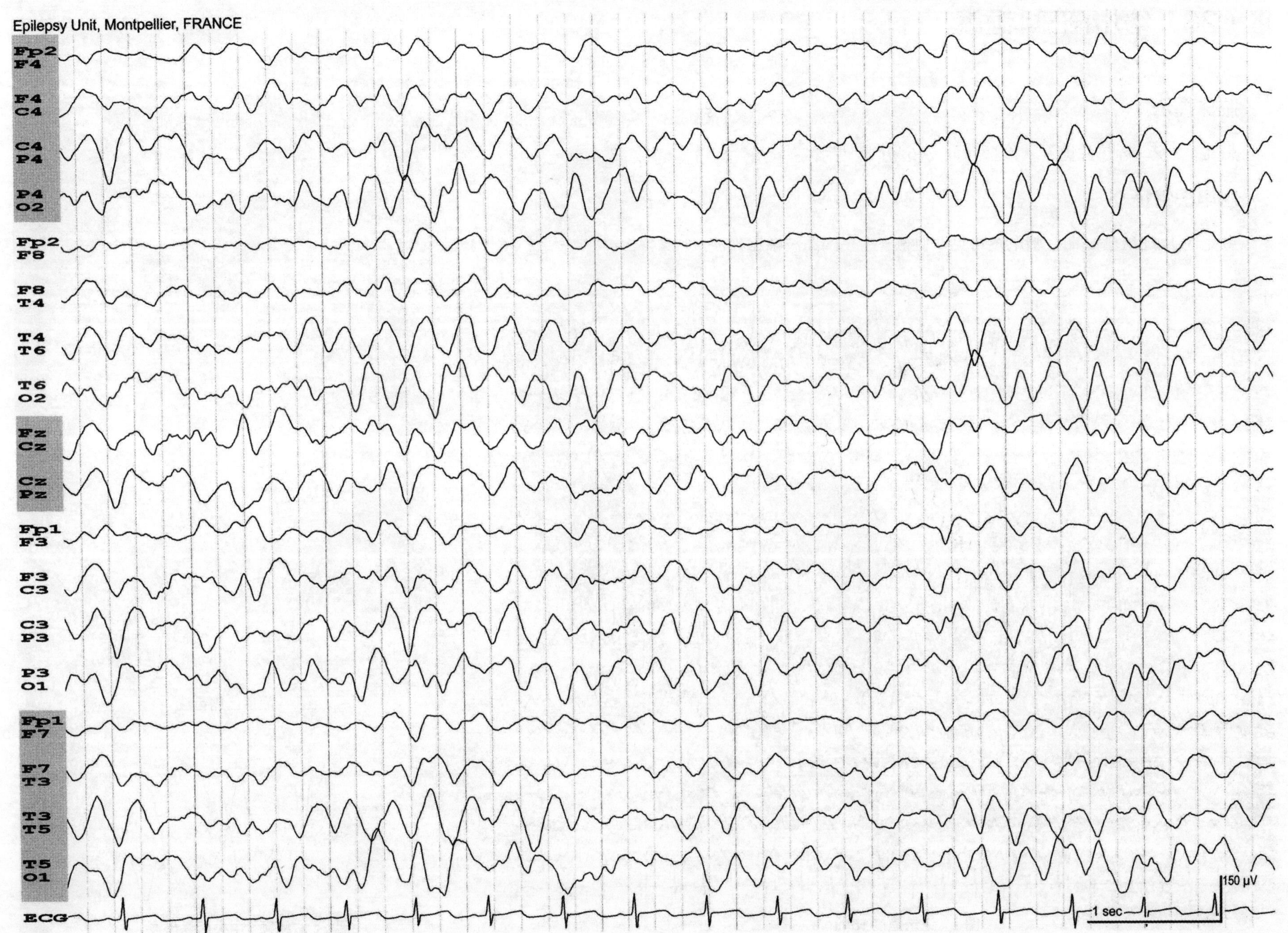
Epilepsy Unit, Montpellier, FRANCE
Fp2 F4
F4 C4
C4 P4
P4 O2
Fp2 F8
F8 T4
T4 T6
T6 O2
Fz Cz
Cz Pz
Fp1 F3
F3 C3
C3 P3
P3 O1
Fp1 F7
F7 T3
T3 T5
T5 O1
ECG
150 μV
1 sec

Ⅲ · 28　幼儿REM睡眠

临床提示

患儿，3岁。因热性惊厥就诊。与Ⅲ · 16为同一患者。

脑电图特征

患儿处于REM睡眠期。脑电图可见双侧额－中央区高波幅锯齿波。

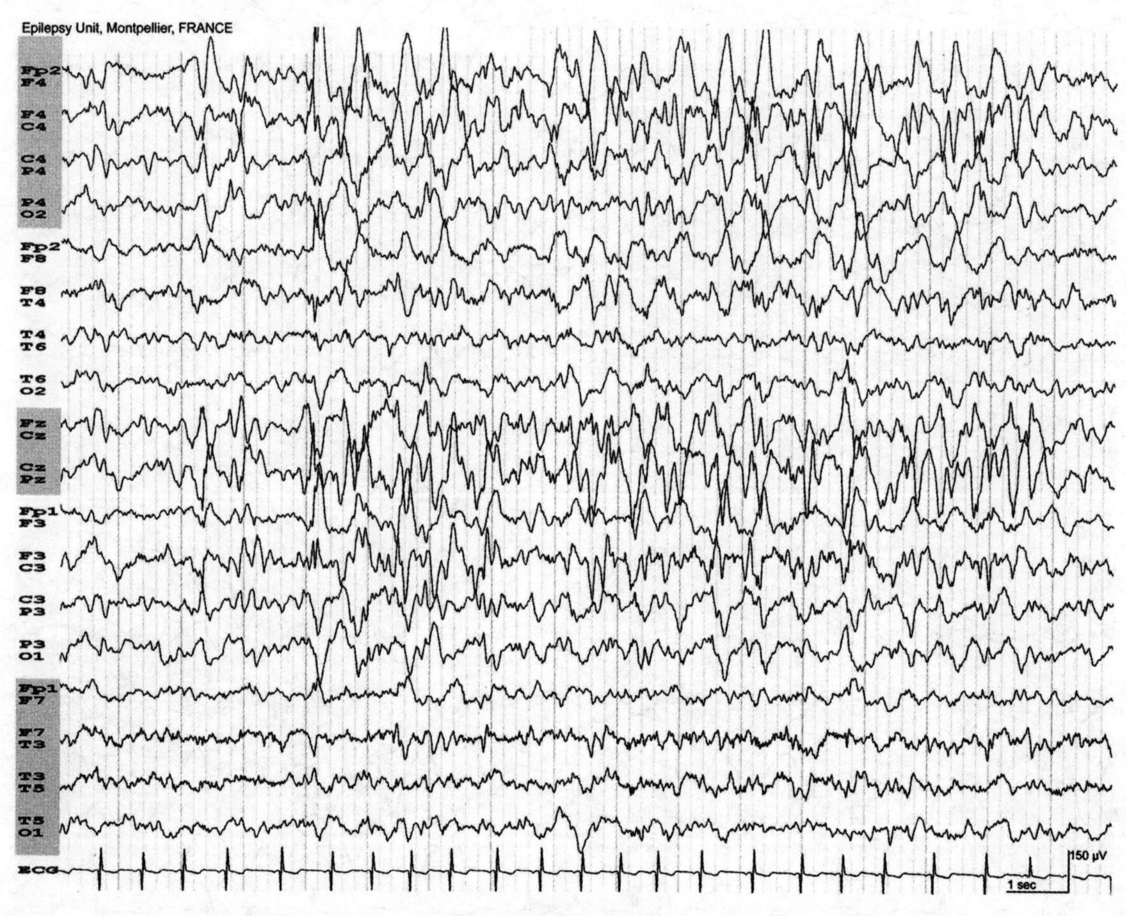

图a　记录速度15mm/s

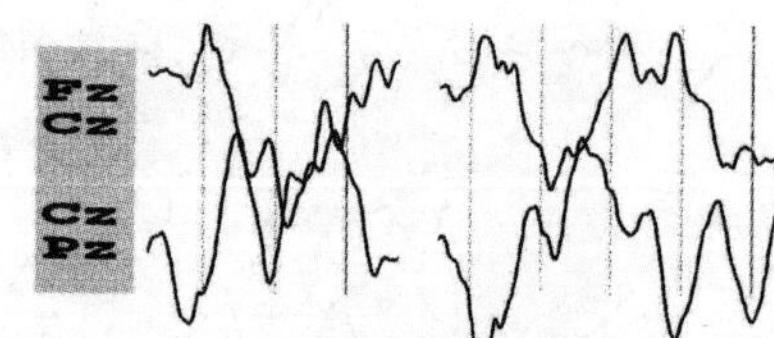

图b　颅顶区锯齿波

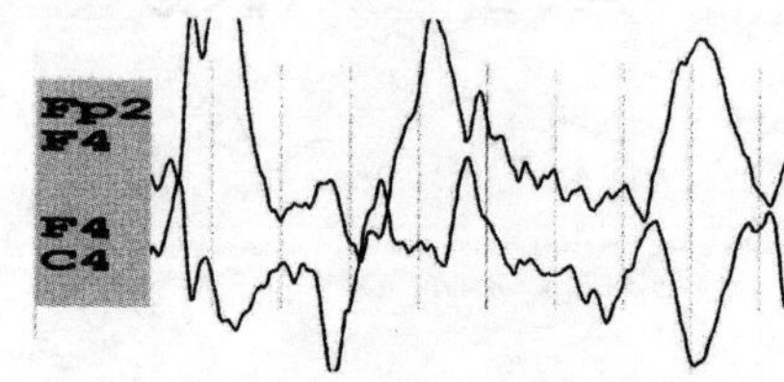

图c　右侧额－中央区锯齿波

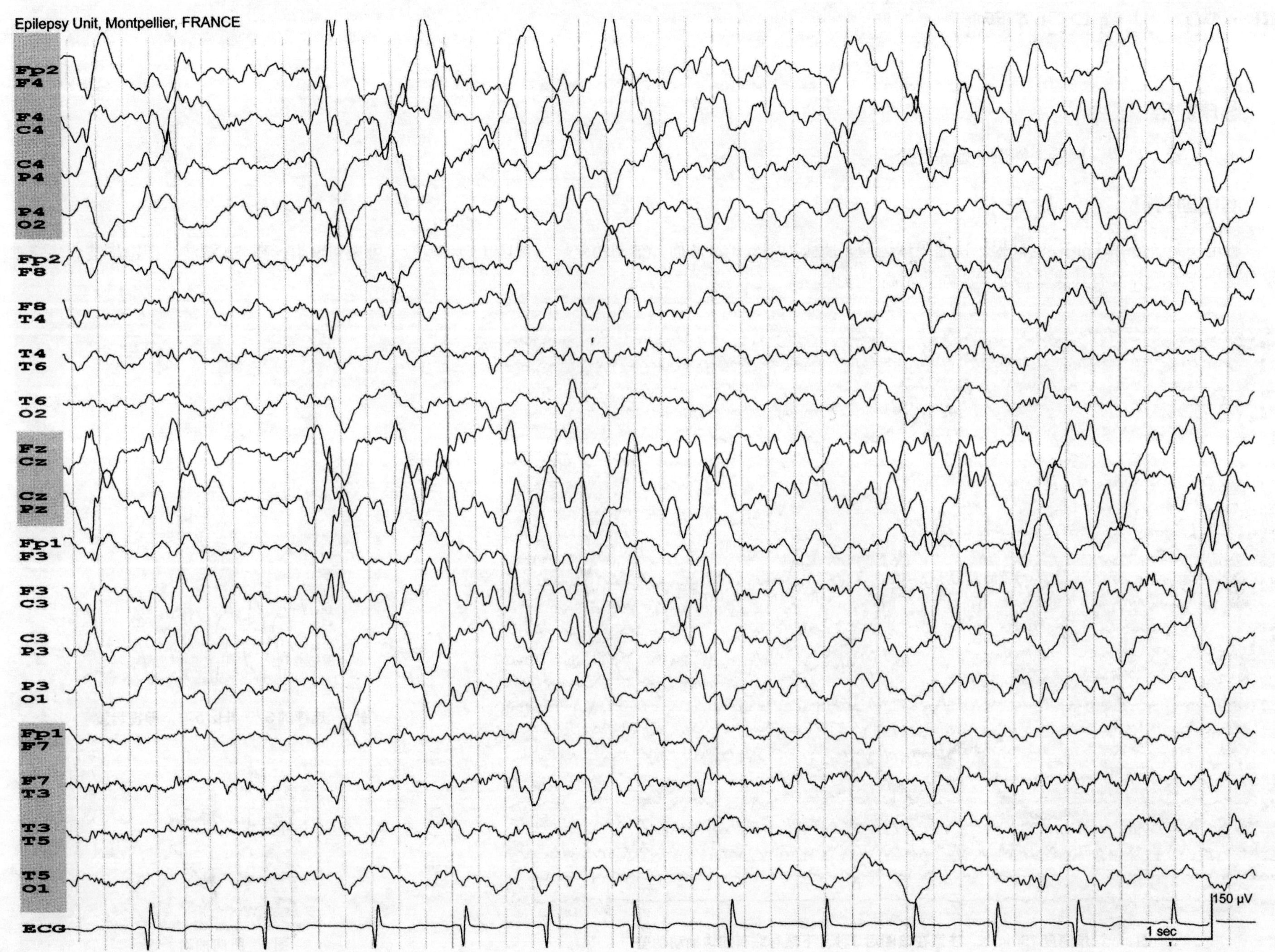
Epilepsy Unit, Montpellier, FRANCE
Fp2 F4
F4 C4
C4 P4
P4 O2
Fp2 F8
F8 T4
T4 T6
T6 O2
Fz Cz
Cz Pz
Fp1 F3
F3 C3
C3 P3
P3 O1
Fp1 F7
F7 T3
T3 T5
T5 O1
ECG
150 μV
1 sec

Ⅲ · 29　儿童REM睡眠

临床提示

患儿，女，11岁。因隐源性颞叶癫痫就诊。

脑电图特征

脑电图Fp2-F8和Fpl-F7电极提示快速眼球运动，肌张力消失弛缓和面部抽动伪差。颅顶区（Fz-Cz-Pz）可见3～4Hz高波幅δ波，即锯齿波。注意锯齿波在这个年龄段并没有其典型特征，波幅儿童高于成人。

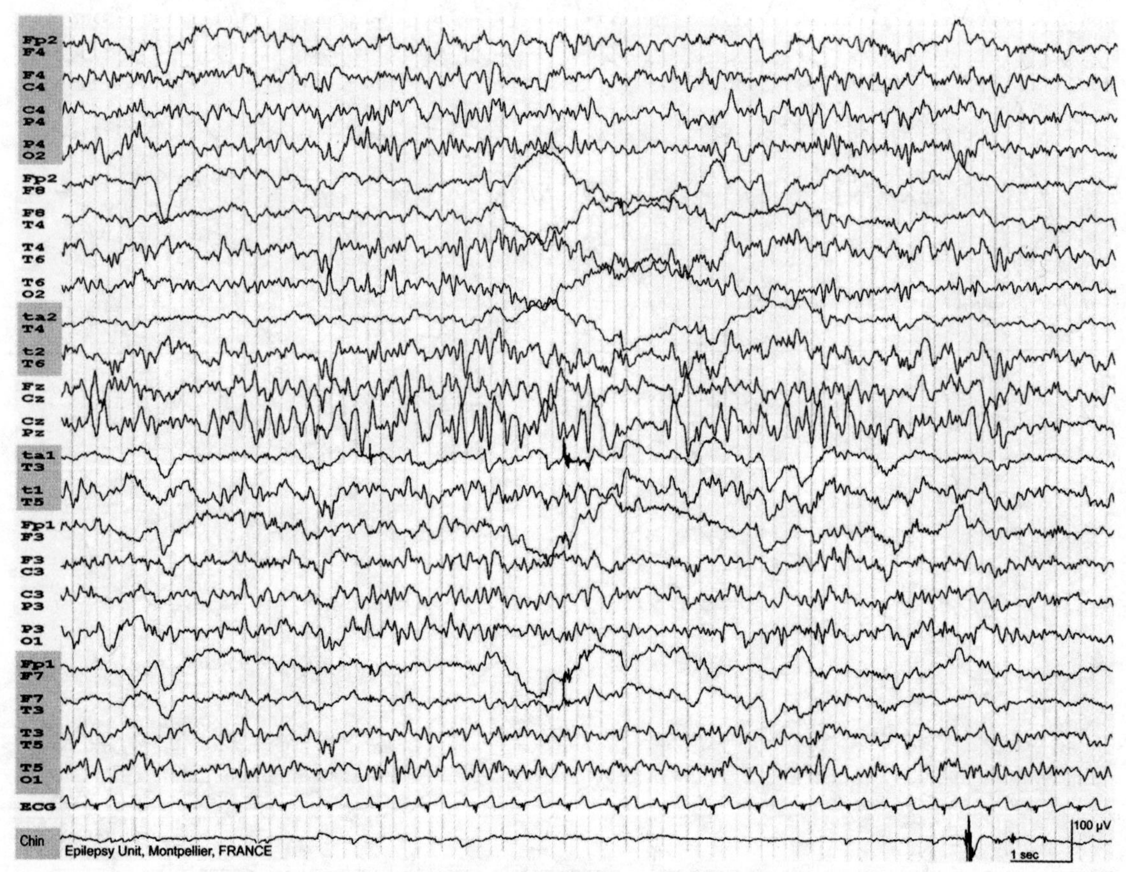

图a　记录速度15mm/s。注意在该图后3秒，下颌导联有肌肉抽动伪差

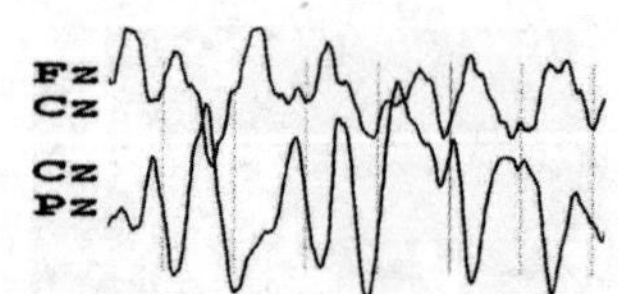

图b　连续的3～4Hz δ波，即锯齿波

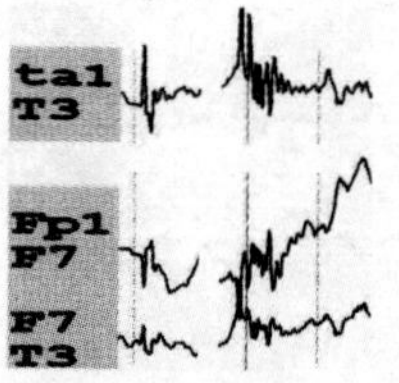

图c　肌肉抽动

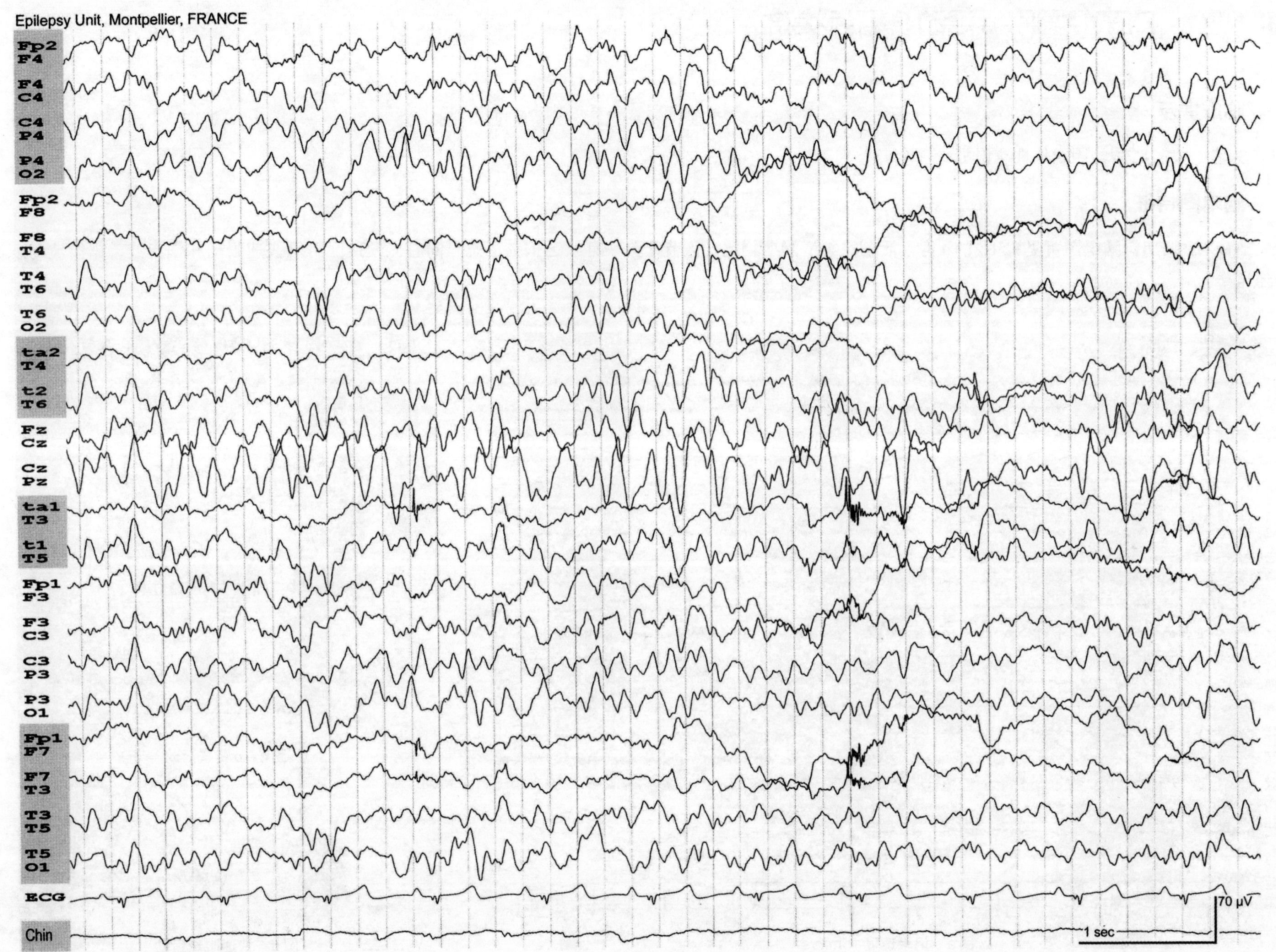
Epilepsy Unit, Montpellier, FRANCE
Fp2 F4
F4 C4
C4 P4
P4 O2
Fp2 F8
F8 T4
T4 T6
T6 O2
ta2 T4
t2 T6
Fz Cz
Cz Pz
ta1 T3
t1 T5
Fp1 F3
F3 C3
C3 P3
P3 O1
Fp1 F7
F7 T3
T3 T5
T5 O1
ECG
Chin
70 μV
1 sec

Ⅲ · 30 REM睡眠：α活动，锯齿状波

临床提示

患者，女，41岁。因发作性意识不清就诊。

脑电图特征

REM睡眠期，脑电图可见9.5Hz的α背景活动。与清醒期相比，该节律单一且缺乏正弦形态。同时，颅顶区可见快速眼动和锯齿波，锯齿波与棘波类似。

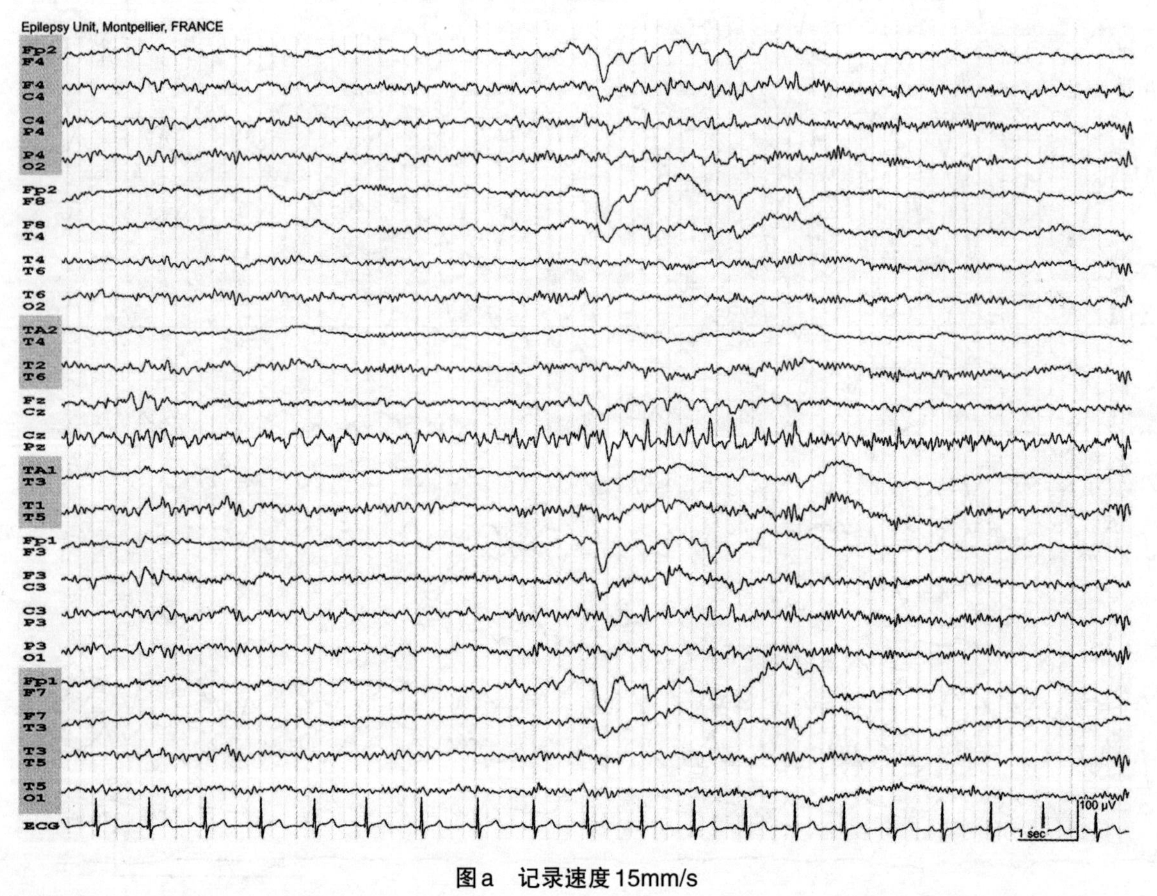

图a 记录速度15mm/s

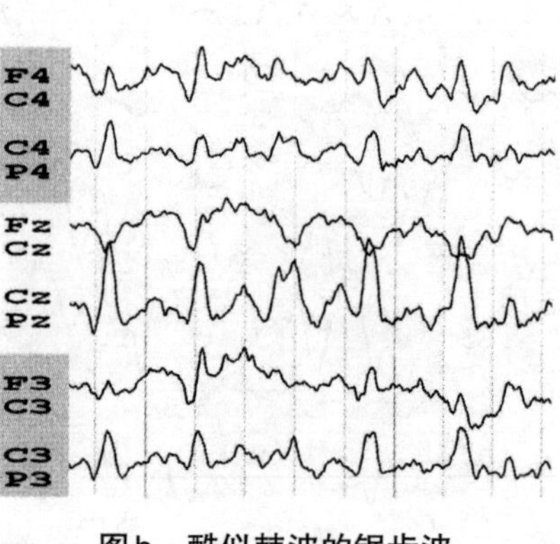

图b 酷似棘波的锯齿波

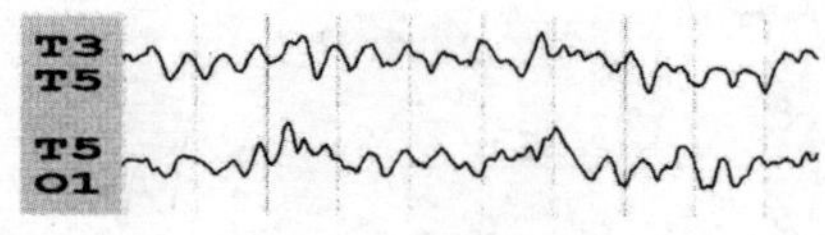

图c α背景活动

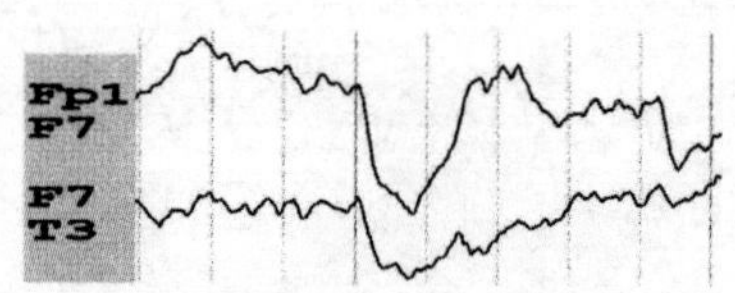

图d 快速眼球运动

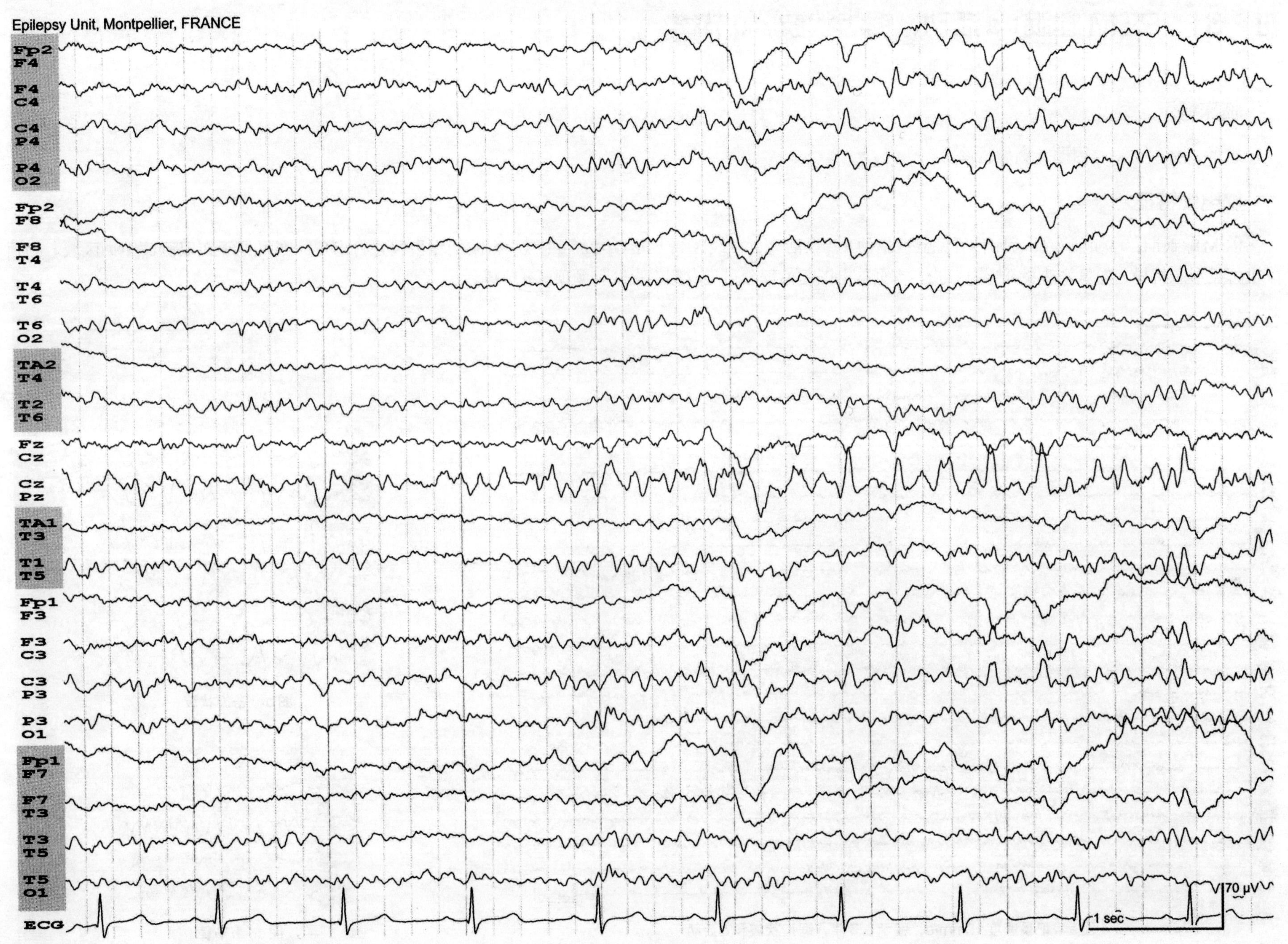
Epilepsy Unit, Montpellier, FRANCE
Fp2 F4
F4 C4
C4 P4
P4 O2
Fp2 F8
F8 T4
T4 T6
T6 O2
TA2 T4
T2 T6
Fz Cz
Cz Pz
TA1 T3
T1 T5
Fp1 F3
F3 C3
C3 P3
P3 O1
Fp1 F7
F7 T3
T3 T5
T5 O1
ECG
70 μV
1 sec

Ⅲ·31 REM睡眠：α活动，锯齿状波，μ节律

临床提示

患者，女，42岁。因颞叶癫痫就诊。

脑电图特征

REM睡眠期，本页脑电图后四秒可见低波幅的α背景活动，中线区域（Fz-Cz-Pz）可见双相波与锯齿波并行出现，亦可见于在双侧额中央区域。颅顶区也可见形态特异、轮廓清晰的θ样锯齿波。本页脑电图起始部分可见右侧中央区和颅顶区μ节律。

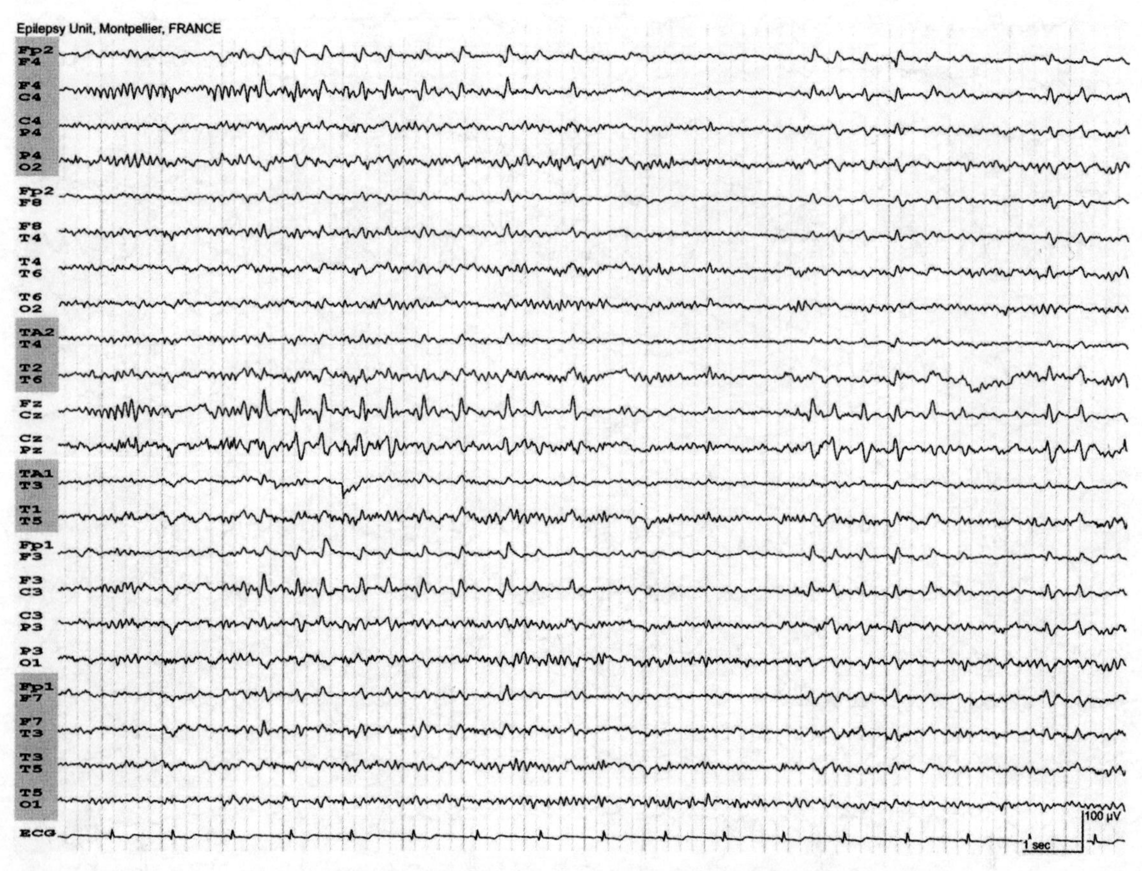

图a 记录速度15mm/s，图示μ节律，锯齿状波和α活动

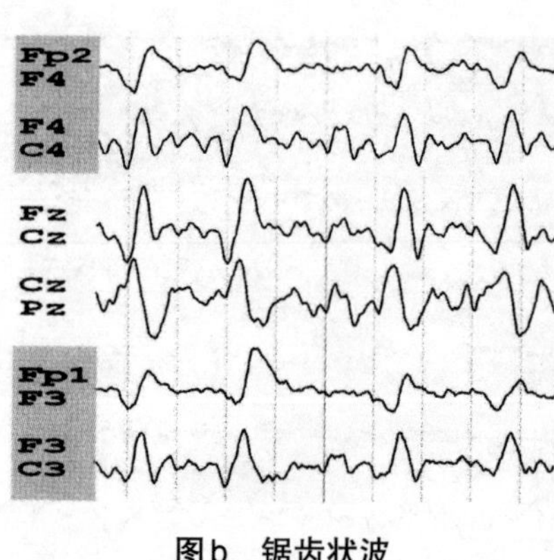

图b 锯齿状波

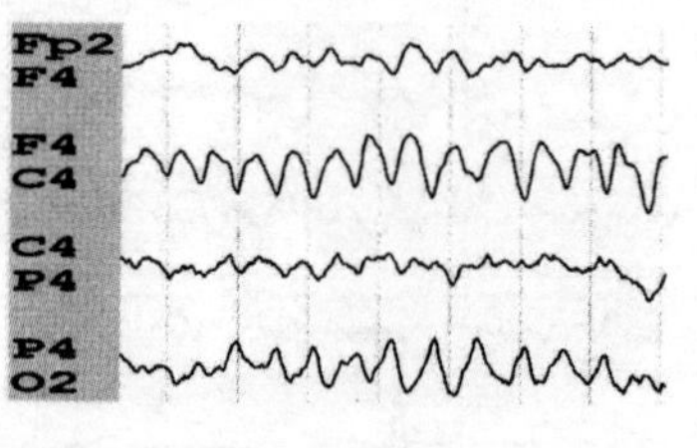

图c μ节律

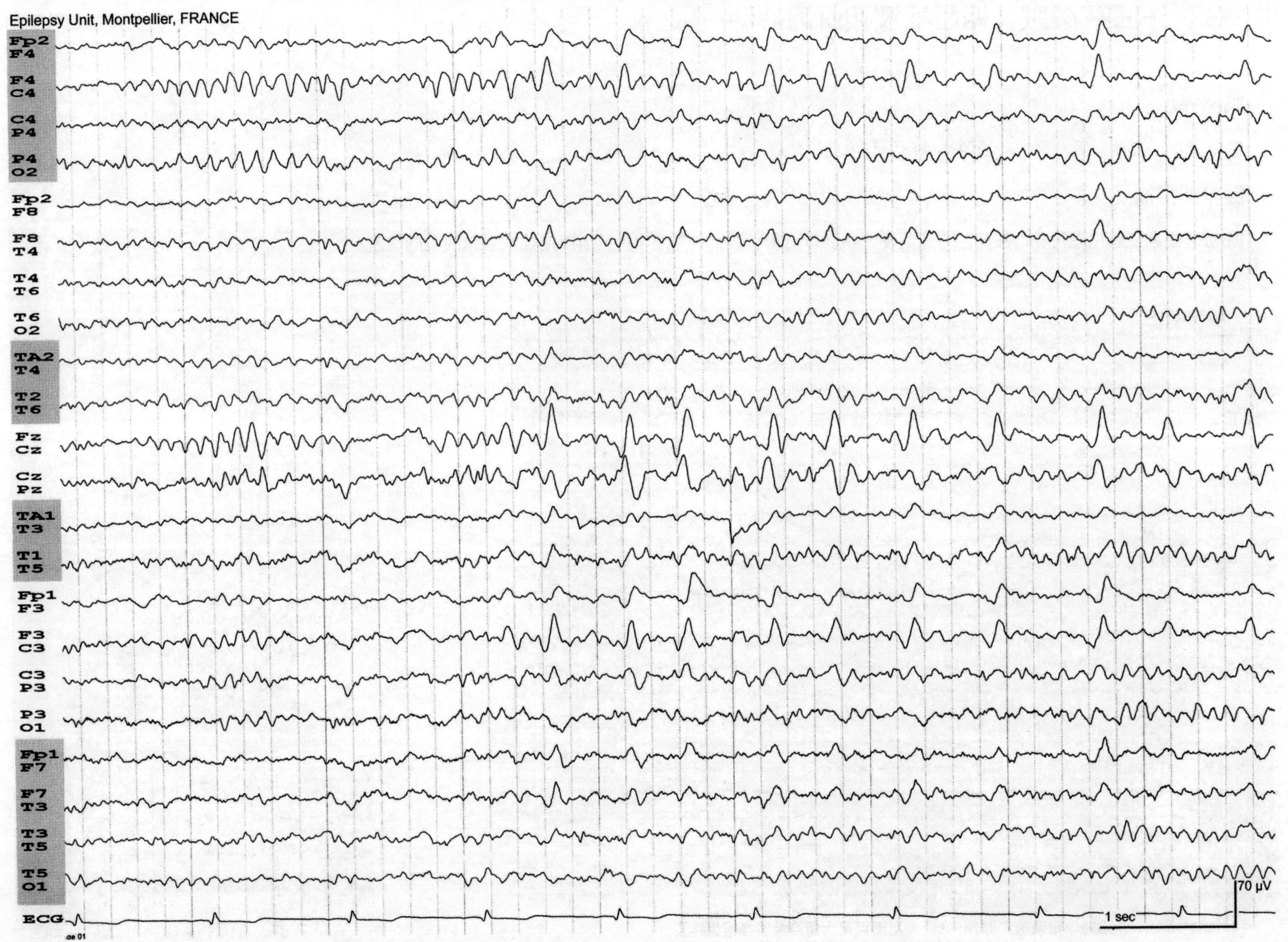
Epilepsy Unit, Montpellier, FRANCE
Fp2 F4
F4 C4
C4 P4
P4 O2
Fp2 F8
F8 T4
T4 T6
T6 O2
TA2 T4
T2 T6
Fz Cz
Cz Pz
TA1 T3
T1 T5
Fp1 F3
F3 C3
C3 P3
P3 O1
Fp1 F7
F7 T3
T3 T5
T5 O1
ECG
70 μV
1 sec

Ⅲ · 32　REM 睡眠：锯齿状波和肌肉抽动

临床提示

患者，女，42岁。因左侧颞叶隐源性癫痫，行术前评估就诊。

脑电图特征

REM睡眠期，脑电图可见低波幅的背景活动，顶区可见锯齿波，双侧半球可见因肌肉抽动引起的肌电伪差。

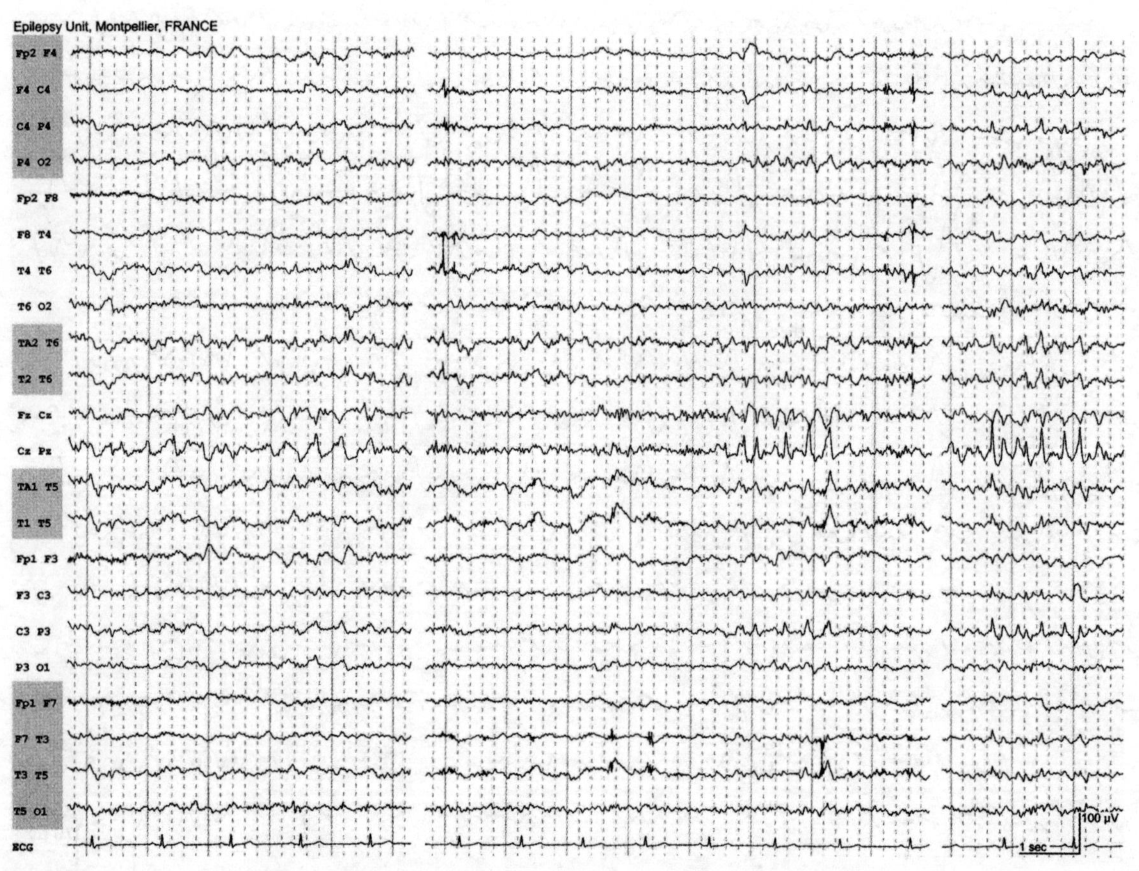

图a　记录速度15mm/s，脑电图可见大量类棘波样锯齿样波

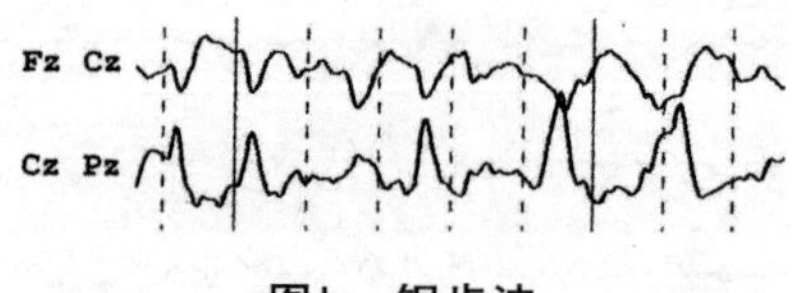

图b　锯齿波

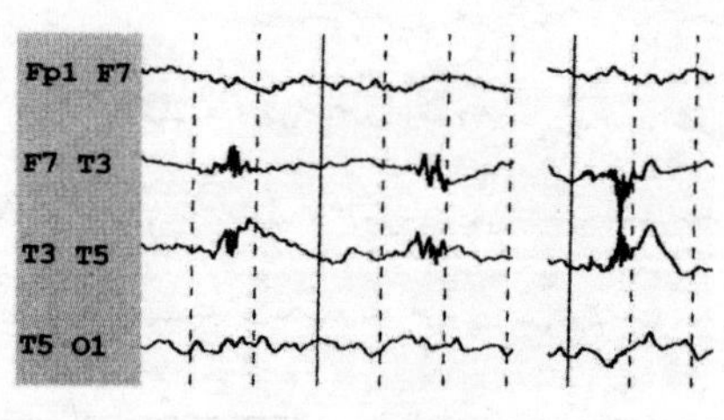

图c　肌电伪差

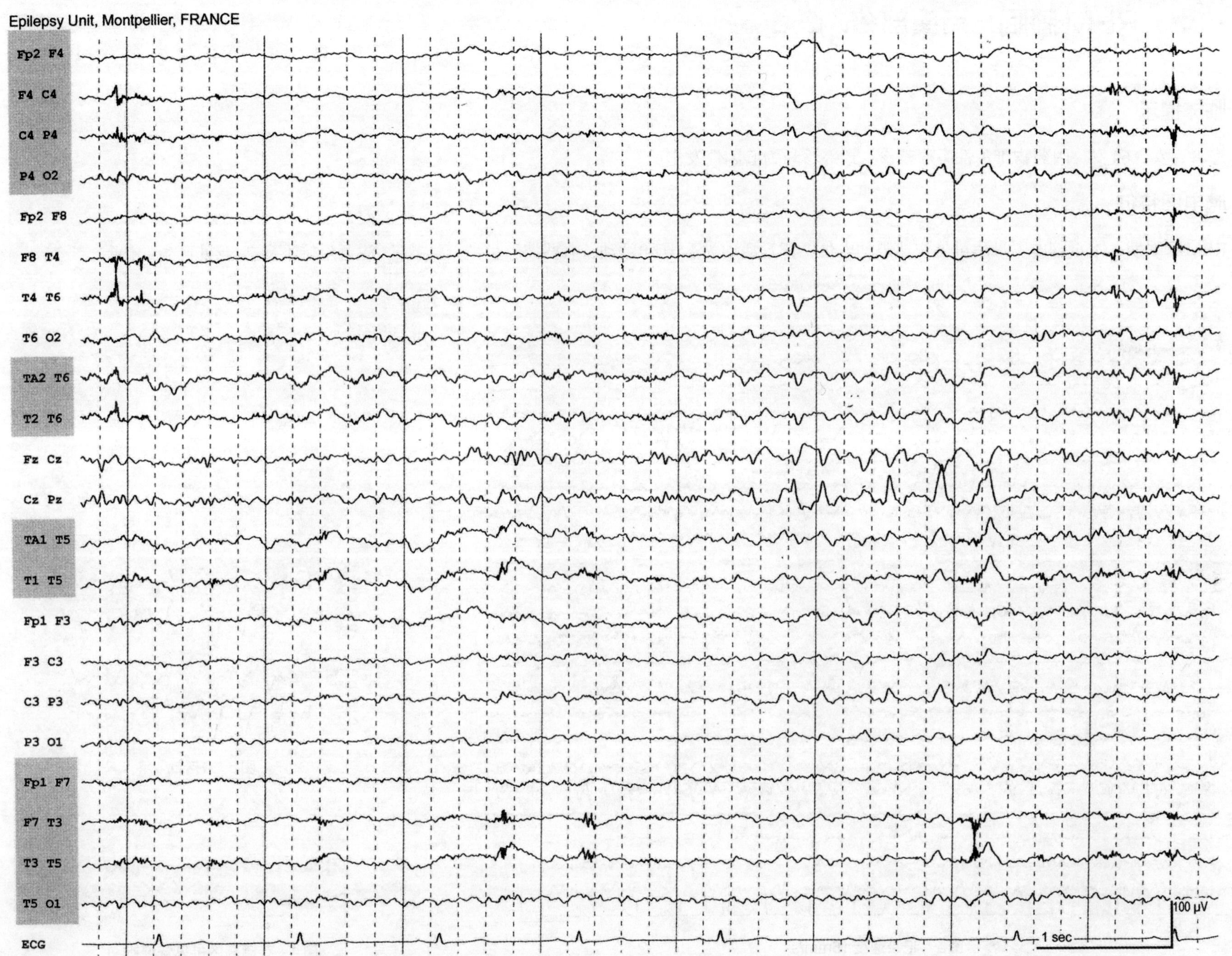
Epilepsy Unit, Montpellier, FRANCE
Fp2 F4
F4 C4
C4 P4
P4 O2
Fp2 F8
F8 T4
T4 T6
T6 O2
TA2 T6
T2 T6
Fz Cz
Cz Pz
TA1 T5
T1 T5
Fp1 F3
F3 C3
C3 P3
P3 O1
Fp1 F7
F7 T3
T3 T5
T5 O1
ECG
100 μV
1 sec

Ⅲ · 33　REM睡眠：后头部θ节律

临床提示

患者，女，64岁。因药物难治性癫痫就诊。最终诊断为心因性发作。

脑电图特征

REM睡眠期，本页脑电图最后可见快速眼动电位，背景活动为4.5Hz θ活动。有些波形呈“分叉状”。注意阻抗不良在Cz处产生的伪差。

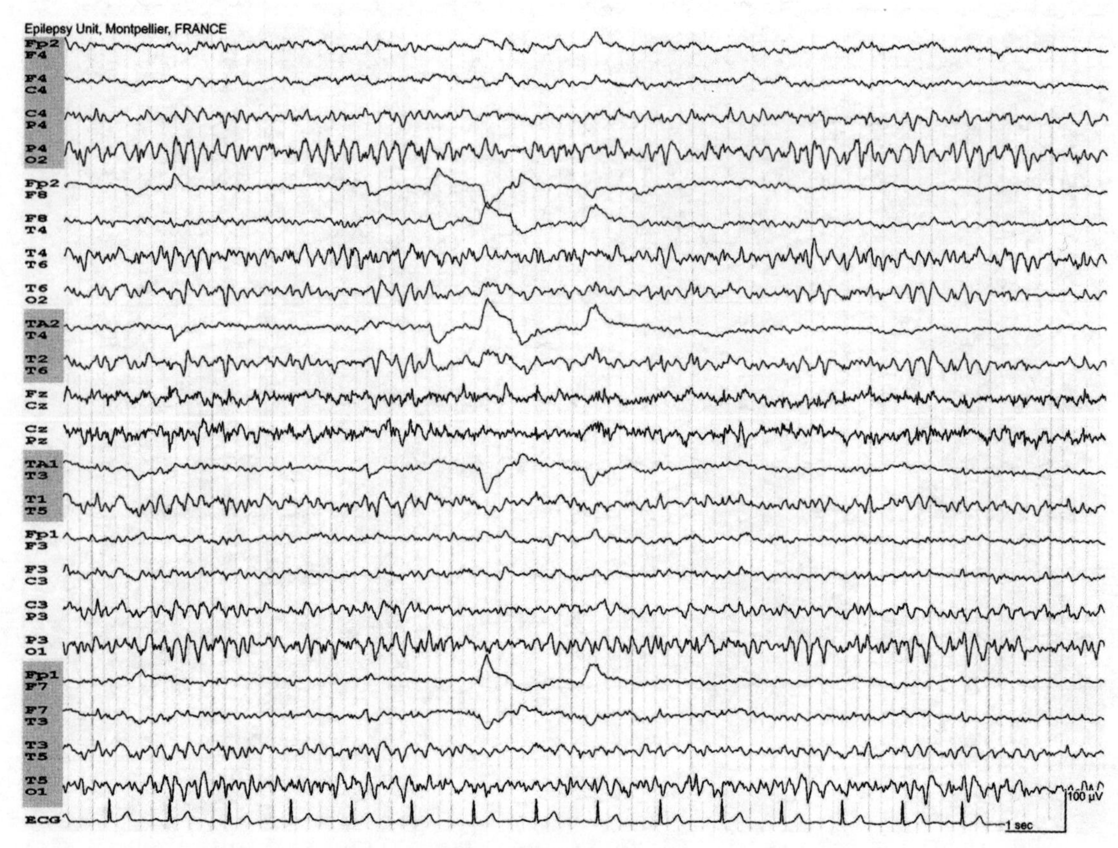

图a　记录速度15mm/s

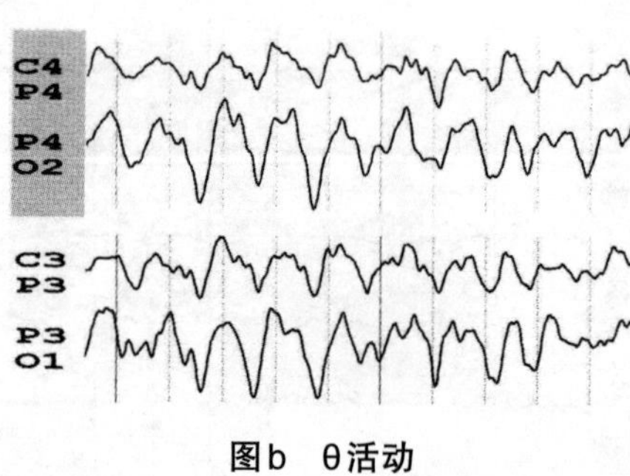

图b　θ活动

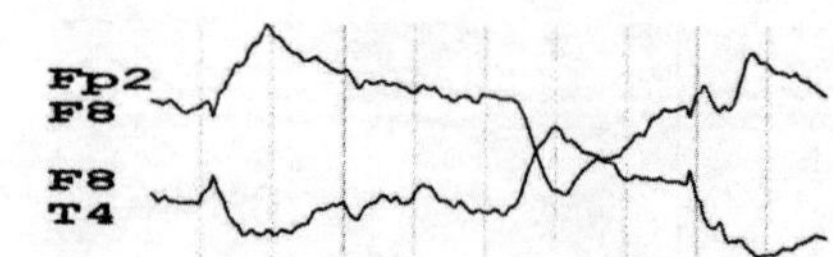

图c　右侧额区可见快速眼动

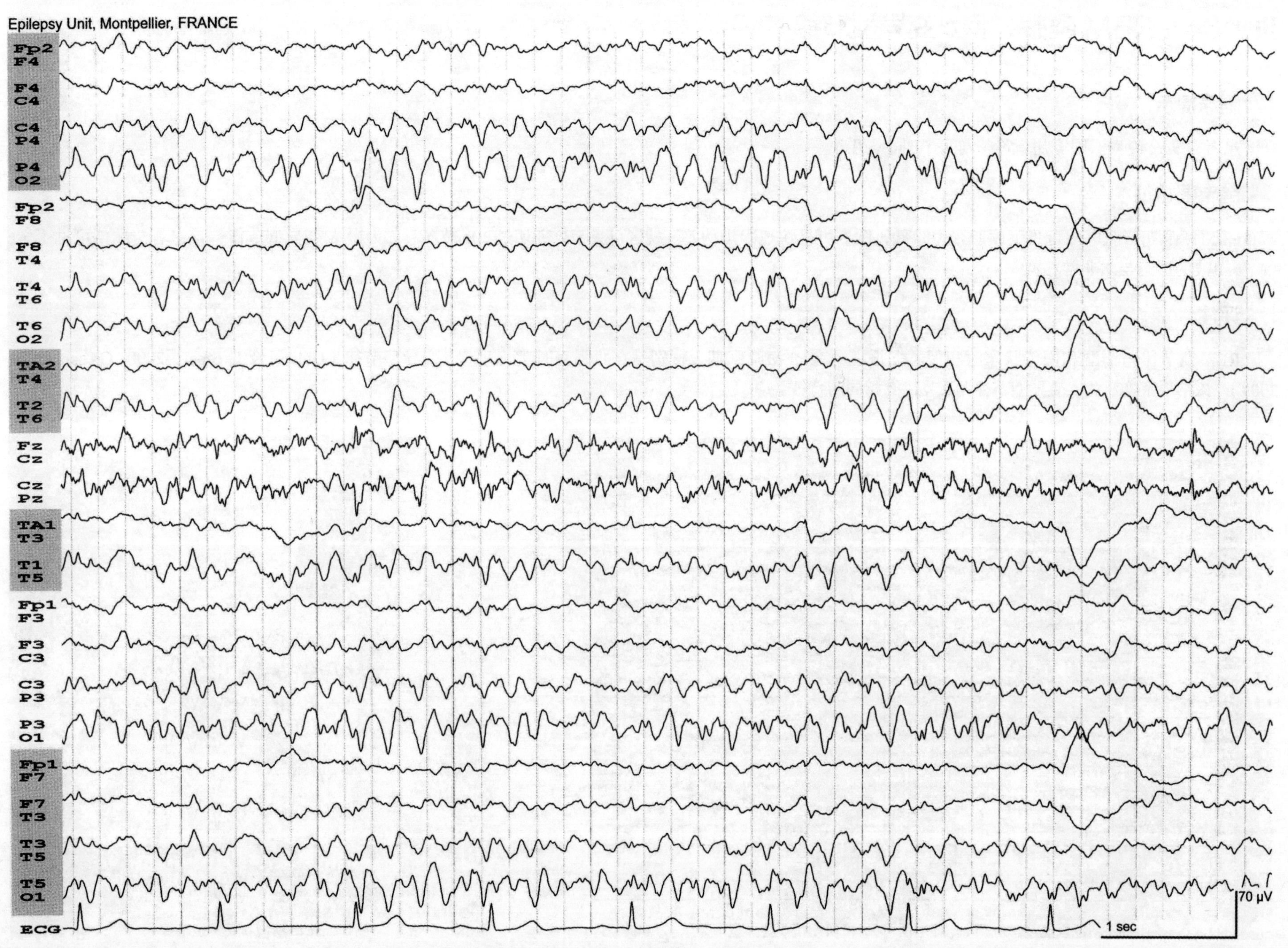
Epilepsy Unit, Montpellier, FRANCE
Fp2 F4
F4 C4
C4 P4
P4 O2
Fp2 F8
F8 T4
T4 T6
T6 O2
TA2 T4
T2 T6
Fz Cz
Cz Pz
TA1 T3
T1 T5
Fp1 F3
F3 C3
C3 P3
P3 O1
Fp1 F7
F7 T3
T3 T5
T5 O1
ECG
70 μV
1 sec

Ⅲ · 34　REM睡眠：慢α变异型节律

临床提示

患者，女，49岁。因癫痫就诊。与Ⅰ·6同一患者。

脑电图特征

REM睡眠期，肌电图可见下颌肌张力减低，图右可见快速眼动伪差。枕区可见5Hz带切迹θ波暴发，称为慢α变异型节律，该患者清醒期可见Ⅰ·6章节，θ波的形态与之非常相似。

评注

REM期节律与清醒和困倦状态时相似。据报道，在REM睡眠期，特别是在肌强直时常出现慢α变异型节律（Gelisse & Crespel，2008；Crespel et al，2009），该结果证实，慢α变异型节律与α节律有相同的特征。

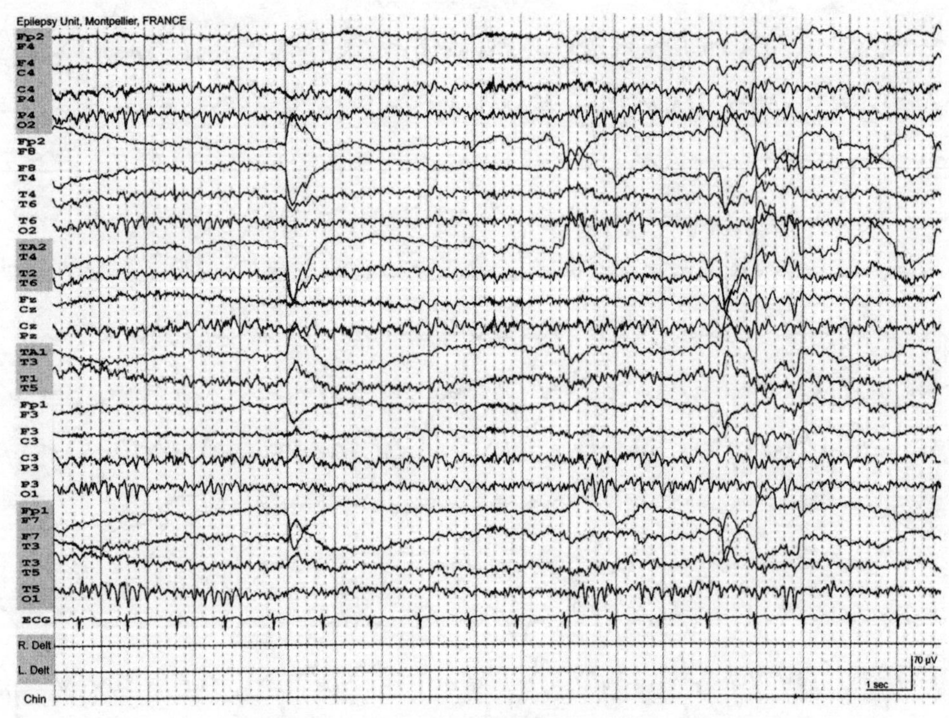

图a　记录速度15mm/s，脑电图可见REM期慢α变异型节律

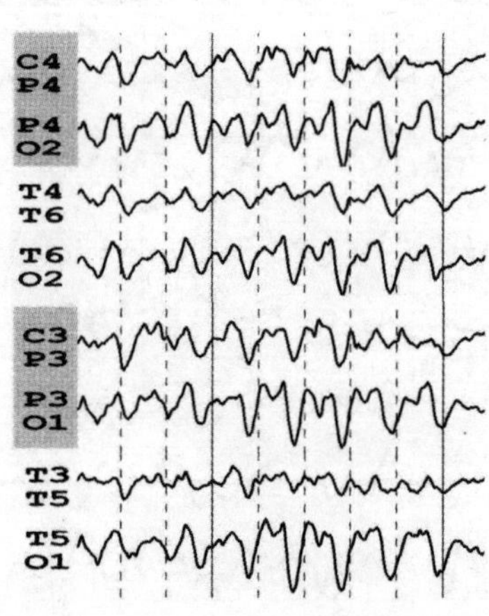

图b　REM期慢α变异型节律

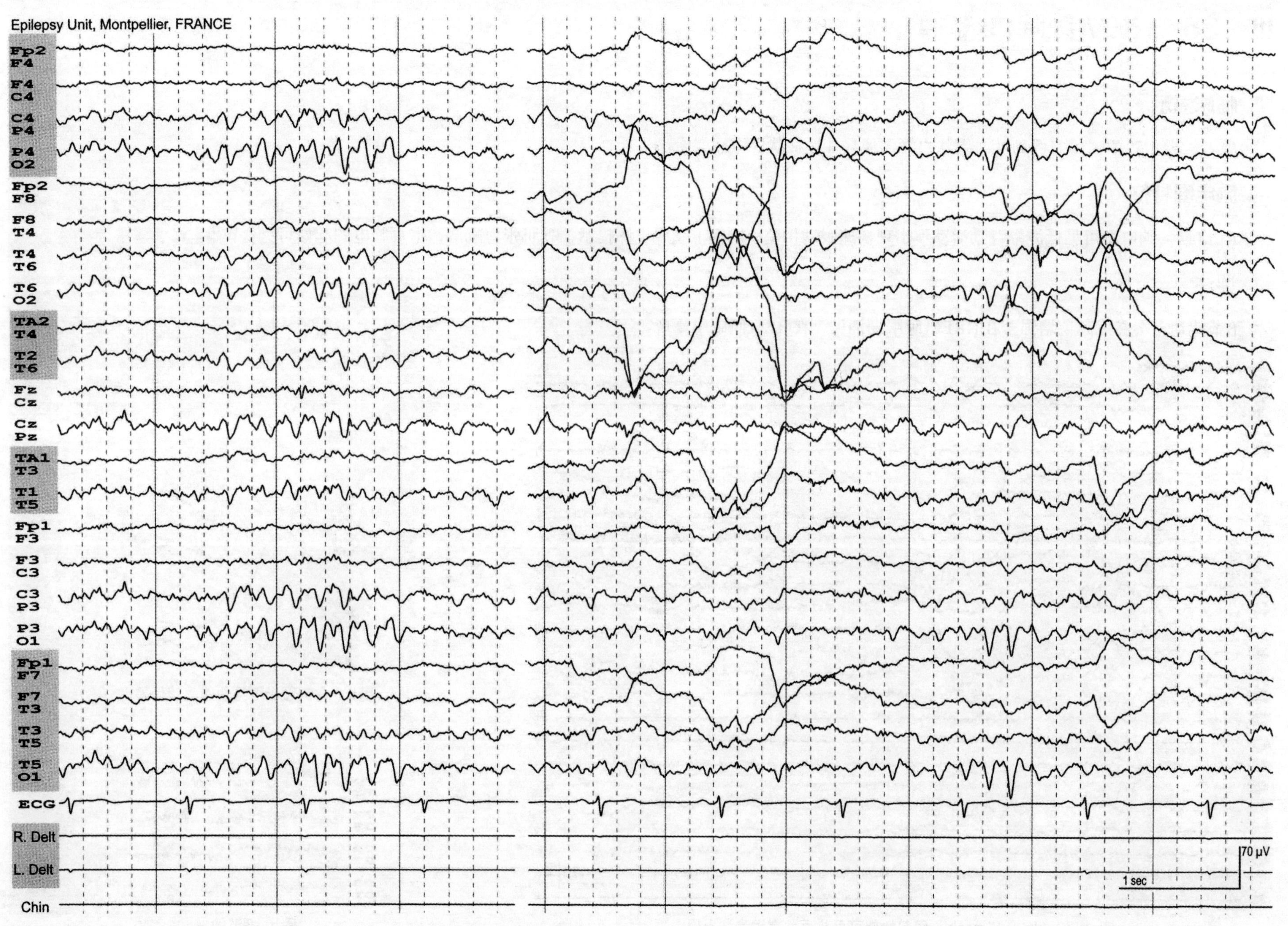
Epilepsy Unit, Montpellier, FRANCE
Fp2 F4
F4 C4
C4 P4
P4 O2
Fp2 F8
F8 T4
T4 T6
T6 O2
TA2 T4
T2 T6
Fz Cz
Cz Pz
TA1 T3
T1 T5
Fp1 F3
F3 C3
C3 P3
P3 O1
Fp1 F7
F7 T3
T3 T5
T5 O1
ECG
R. Delt
L. Delt
Chin
70 μV
1 sec

Ⅲ · 35　REM 睡眠：β节律

临床提示

患者，男，59 岁。因右侧岛叶海绵状血管瘤伴局灶性症状性癫痫就诊。

脑电图特征

REM 期，脑电图可见低波幅背景活动下出现快速眼动伪差，同期下颌肌电图提示下颌肌张力减低，本页脑电图起始可见β节律。

评注

β节律通常会在思睡期增强，在NREM睡眠期消失，在REM睡眠中复现。

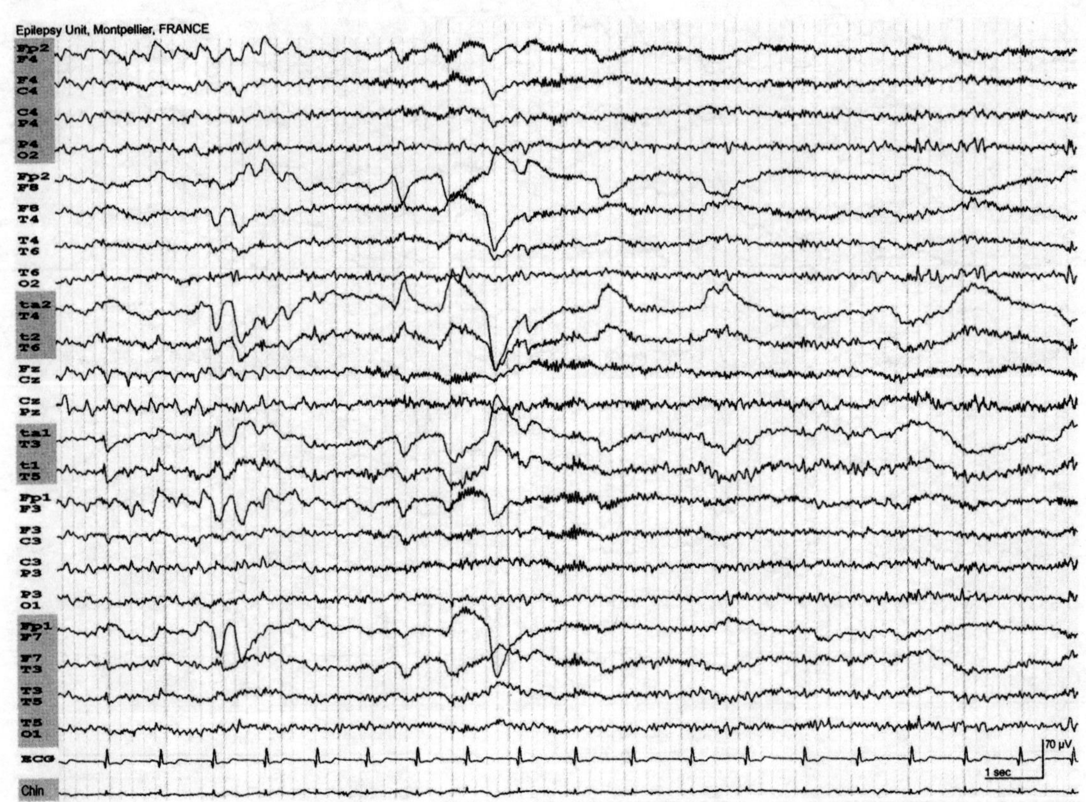

图a　记录速度15mm/s，图起始部可见头顶部有锯齿波出现

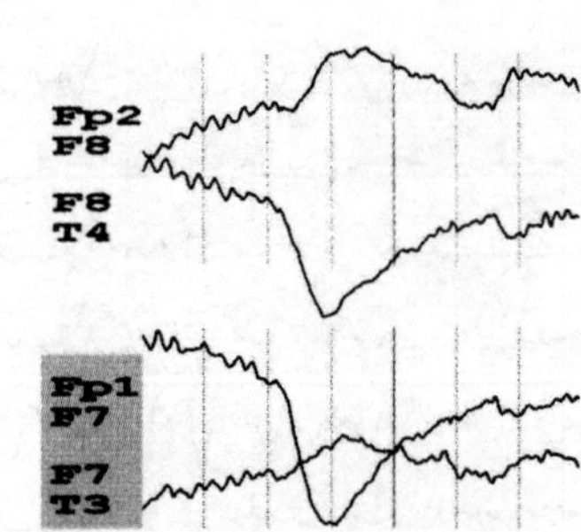

图b　右侧额极可见快速眼动伪差

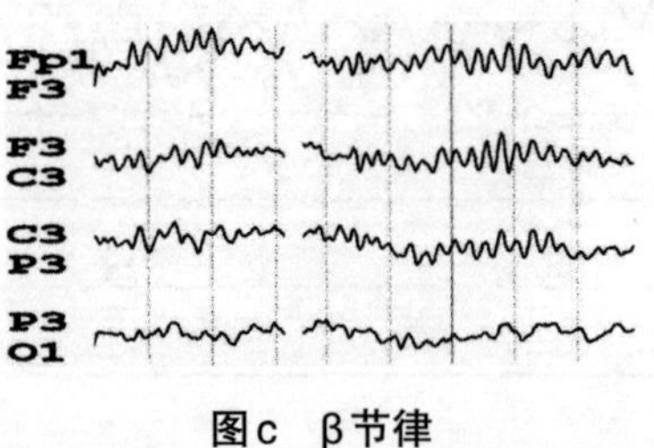

图c　β节律

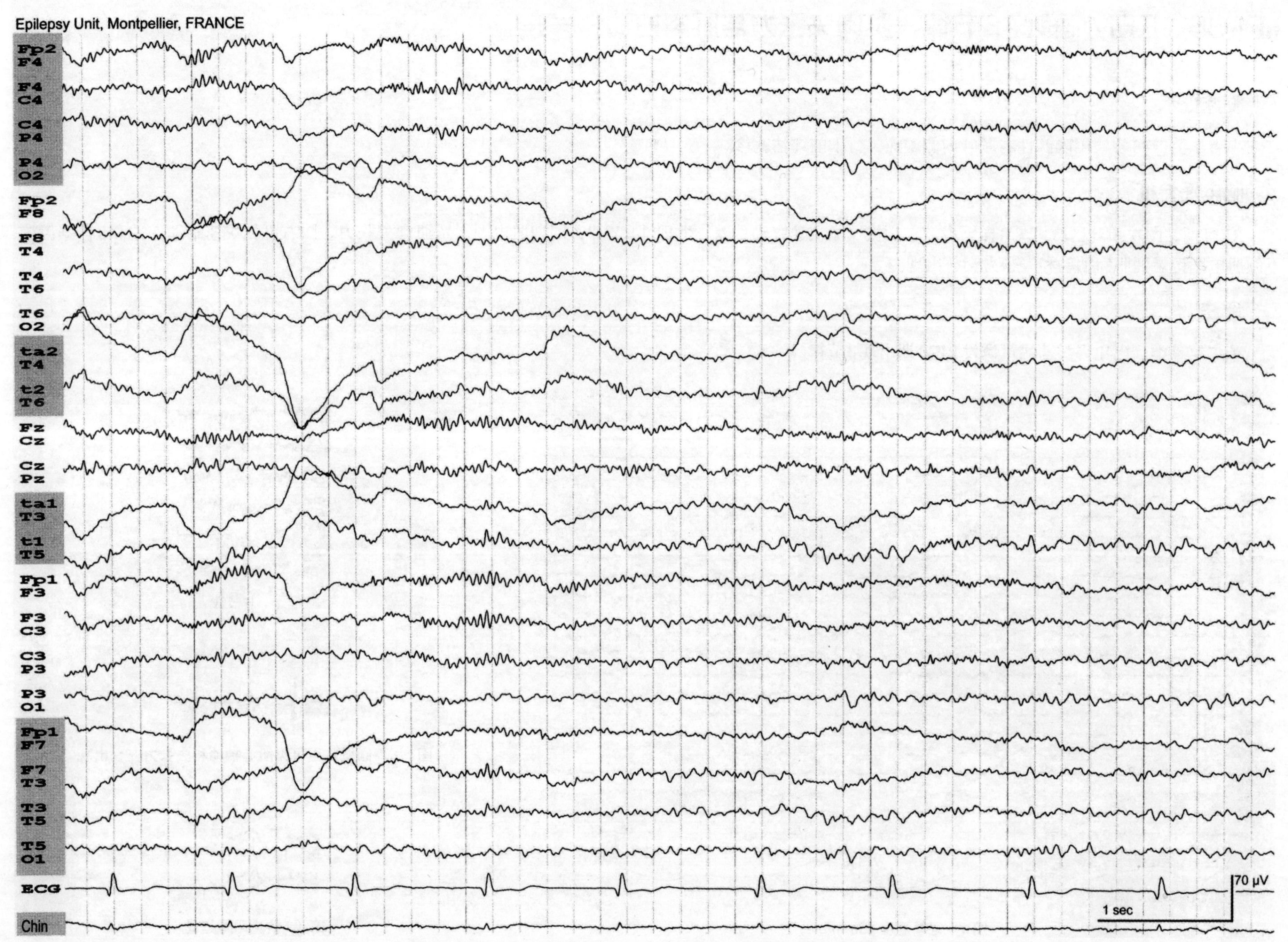
Epilepsy Unit, Montpellier, FRANCE
Fp2 F4
F4 C4
C4 P4
P4 O2
Fp2 F8
F8 T4
T4 T6
T6 O2
ta2 T4
t2 T6
Fz Cz
Cz Pz
ta1 T3
t1 T5
Fp1 F3
F3 C3
C3 P3
P3 O1
Fp1 F7
F7 T3
T3 T5
T5 O1
ECG
Chin
70 μV
1 sec

Ⅲ · 36　REM 睡眠：β节律，肌肉失张力与肌肉抽动

临床提示

患者，男，43岁。因隐源性右颞叶内侧癫痫，行术前评估就诊。

脑电图特征

REM期，图左顶叶区域可见θ样锯齿波，额极可见快速眼动伪差、生理性β节律，同期肌电图提示肌肉失张力。图右可见快速眼动伪差和θ样锯齿波，下颌肌电图记录到肌肉抽动和失张力交替出现。

评注

苯二氮䓬类、巴比妥类药物可诱发REM期出现β节律。

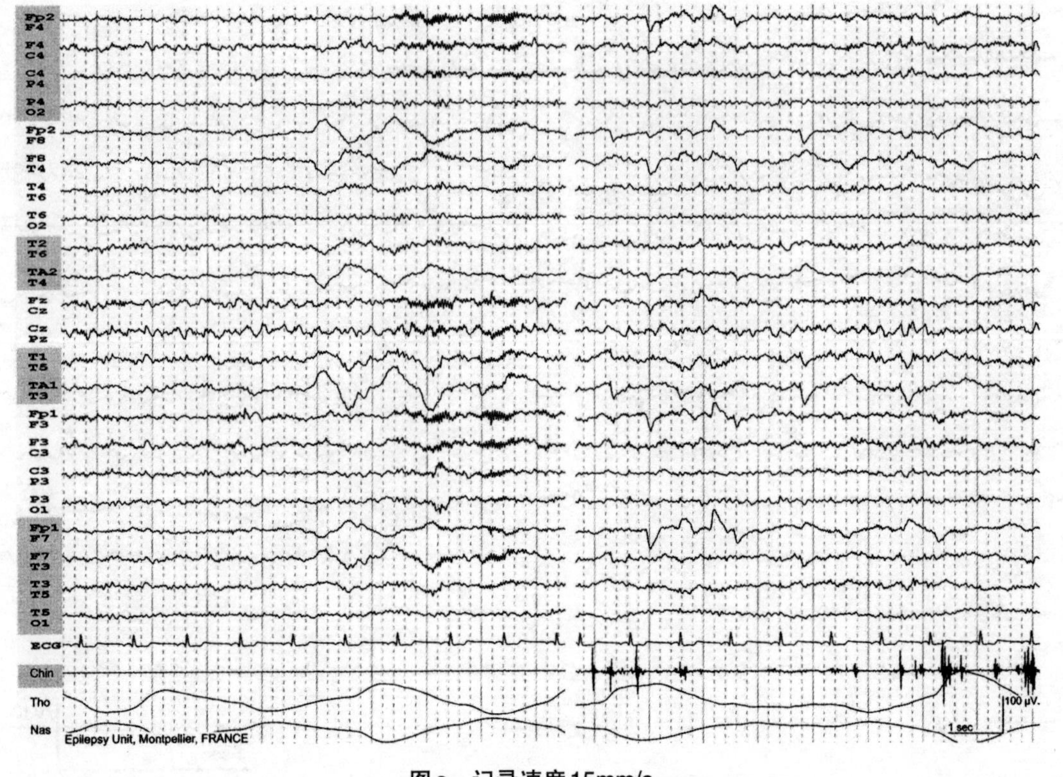

图a　记录速度15mm/s

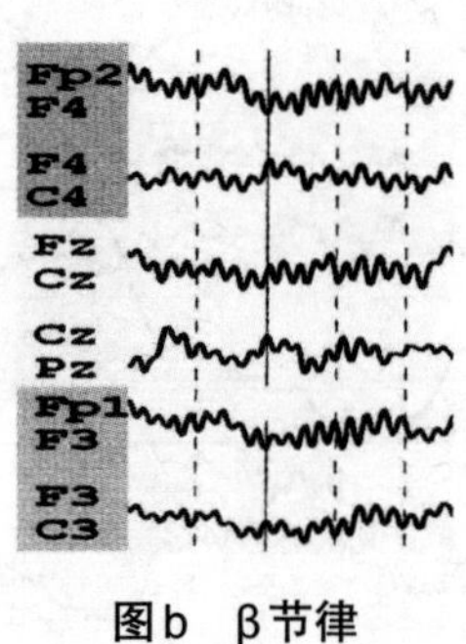

图b　β节律

Chin

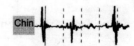

图c　下颌肌电图可见肌肉抽动和失张力交替出现

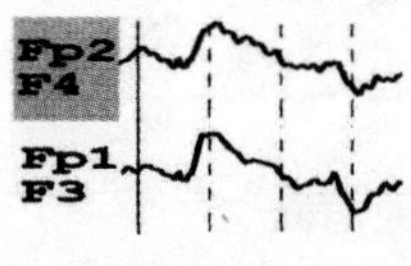

图d　快速眼球运动

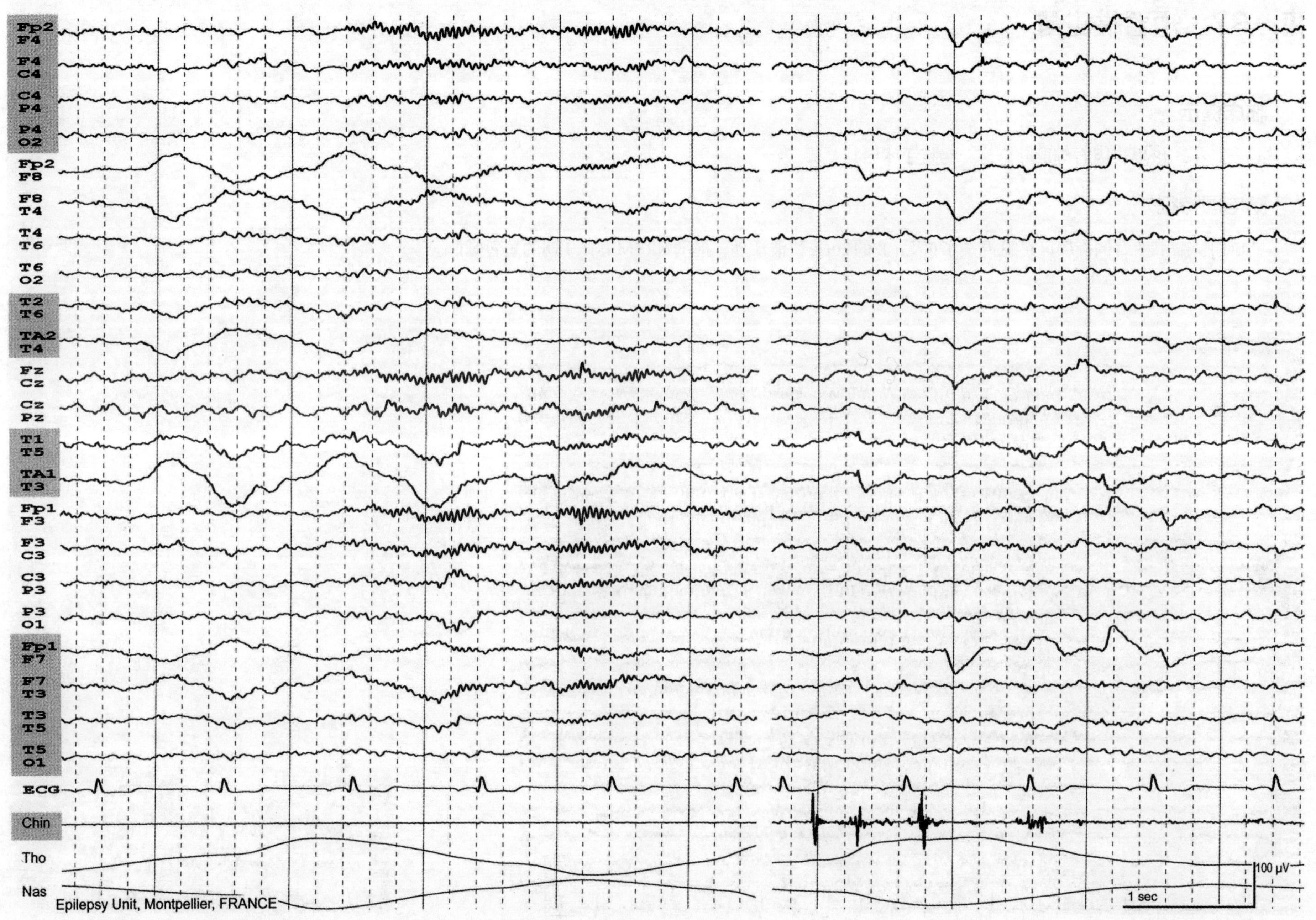
Fp2
F4
F4
C4
C4
P4
P4
O2
Fp2
F8
F8
T4
T4
T6
T6
O2
T2
T6
TA2
T4
Fz
Cz
Cz
Pz
T1
T5
TA1
T3
Fp1
F3
F3
C3
C3
P3
P3
O1
Fp1
F7
F7
T3
T3
T5
T5
O1
ECG
Chin
Tho
Nas
Epilepsy Unit, Montpellier, FRANCE
100 μV
1 sec

Ⅲ · 37　短暂性觉醒

临床提示

患者，女，48岁。因右侧颞叶癫痫，为行手术治疗就诊。

脑电图特征

思睡期，脑电图右侧额颞区可见混杂了θ及α波的20Hz快波活动，提示NREM睡眠1期的短暂觉醒。

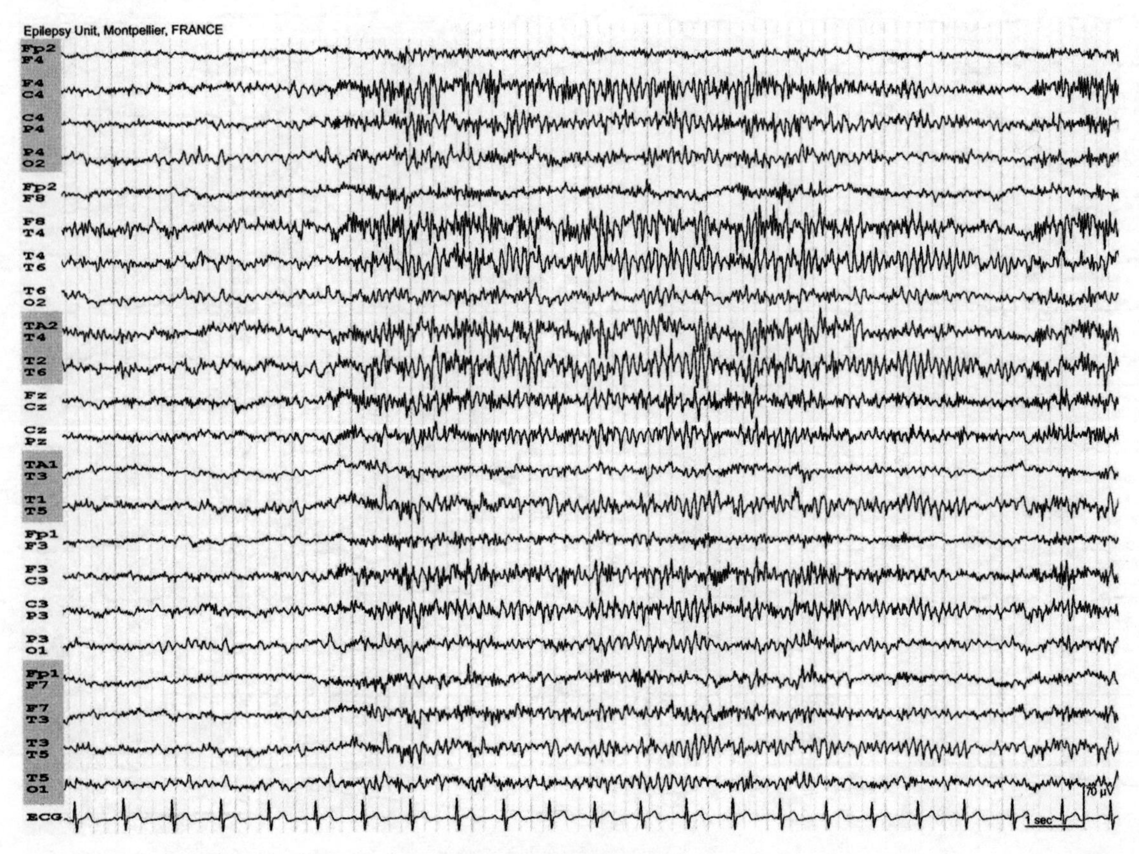

图a　记录速度15mm/s

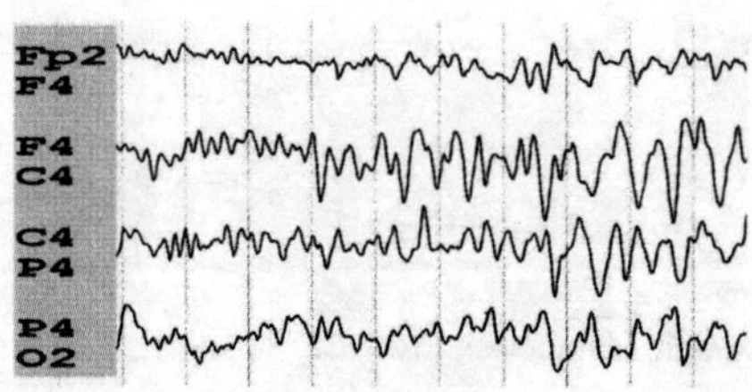

图b　右侧额中央区可见混杂了θ及α波的20Hz快波活动

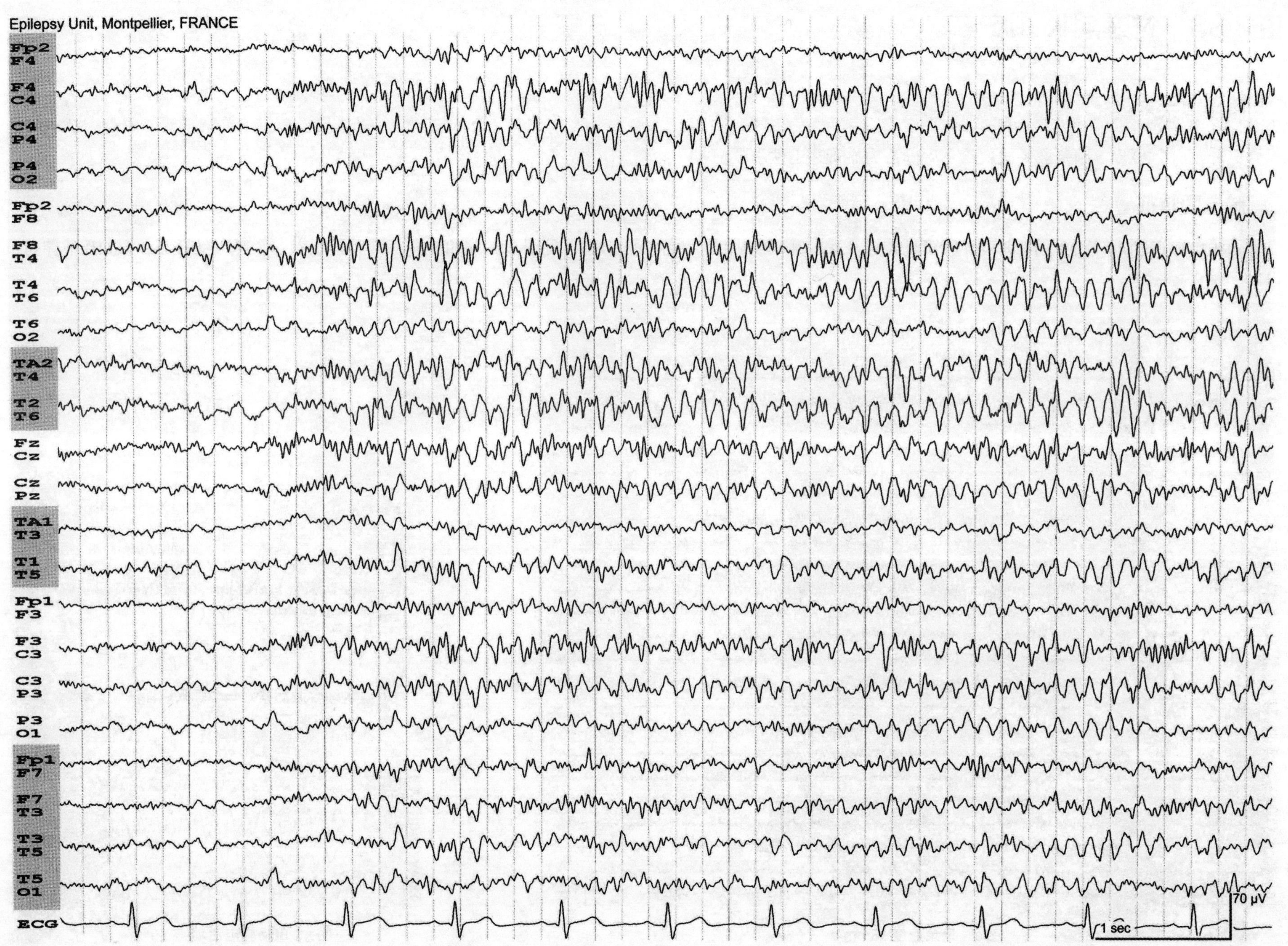
Epilepsy Unit, Montpellier, FRANCE
Fp2 F4
F4 C4
C4 P4
P4 O2
Fp2 F8
F8 T4
T4 T6
T6 O2
TA2 T4
T2 T6
Fz Cz
Cz Pz
TA1 T3
T1 T5
Fp1 F3
F3 C3
C3 P3
P3 O1
Fp1 F7
F7 T3
T3 T5
T5 O1
ECG
70 μV
1 sec

Ⅲ · 38　觉醒期K-α波

临床提示

患者，男，29岁。因晕厥一次就诊。后确诊为血管迷走性晕厥。

脑电图特征

NREM睡眠2期，在FP2-F4电极导联可见K综合波前睡眠纺锤波。K综合波形态可见明显的双相偏转，其后紧跟着一个睡眠纺锤波，以8Hz节律持续10秒，称为K-α波。

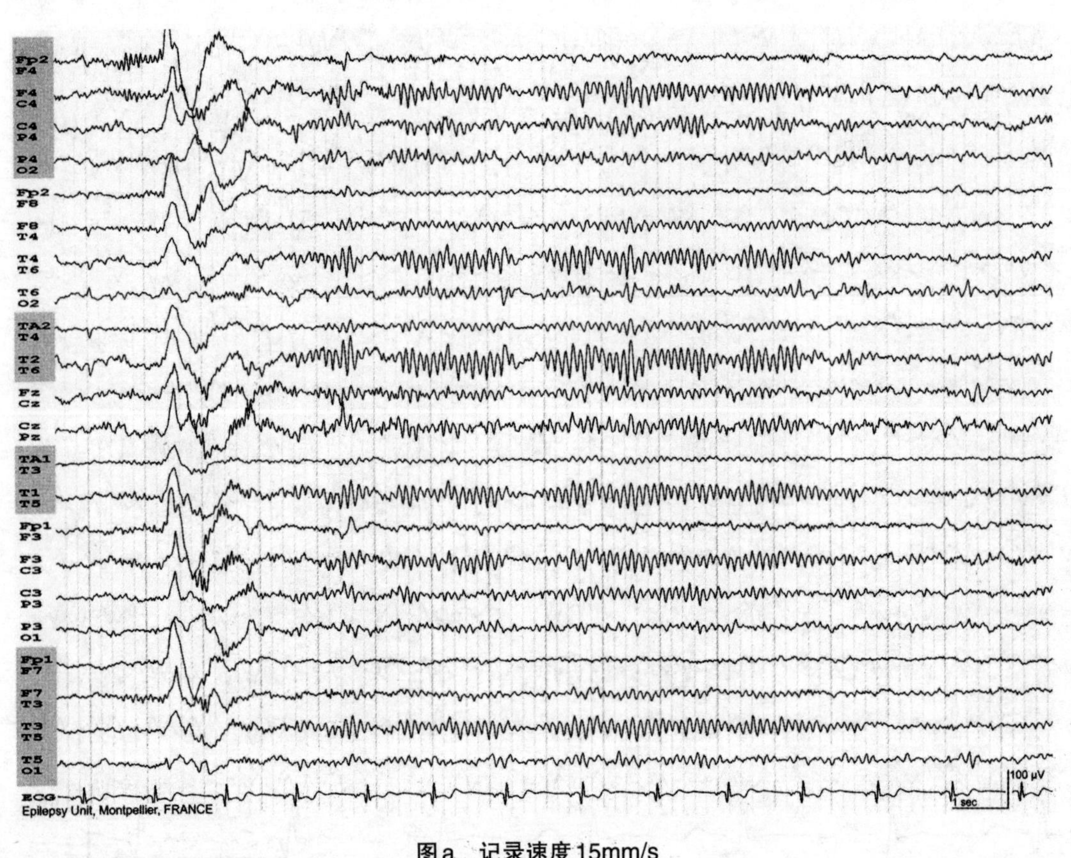

图a　记录速度15mm/s

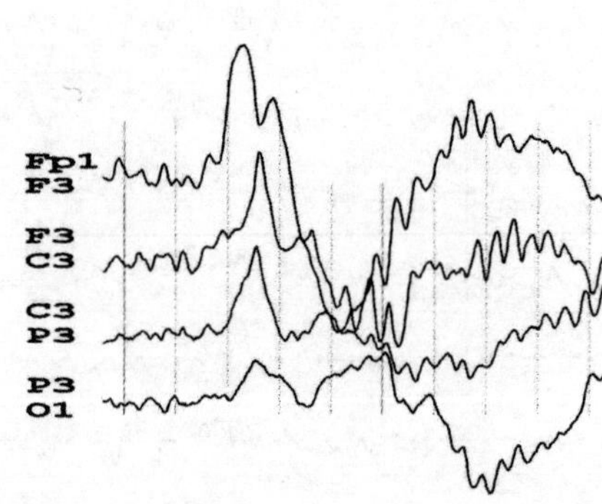

图b　K综合波后紧跟一个睡眠纺锤波

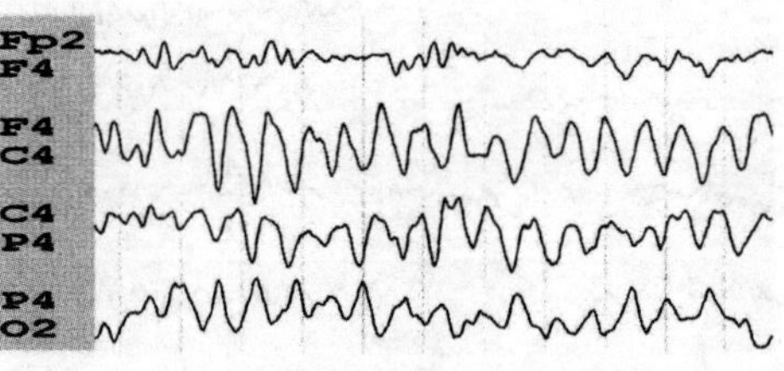

图c　8Hz脑电活动

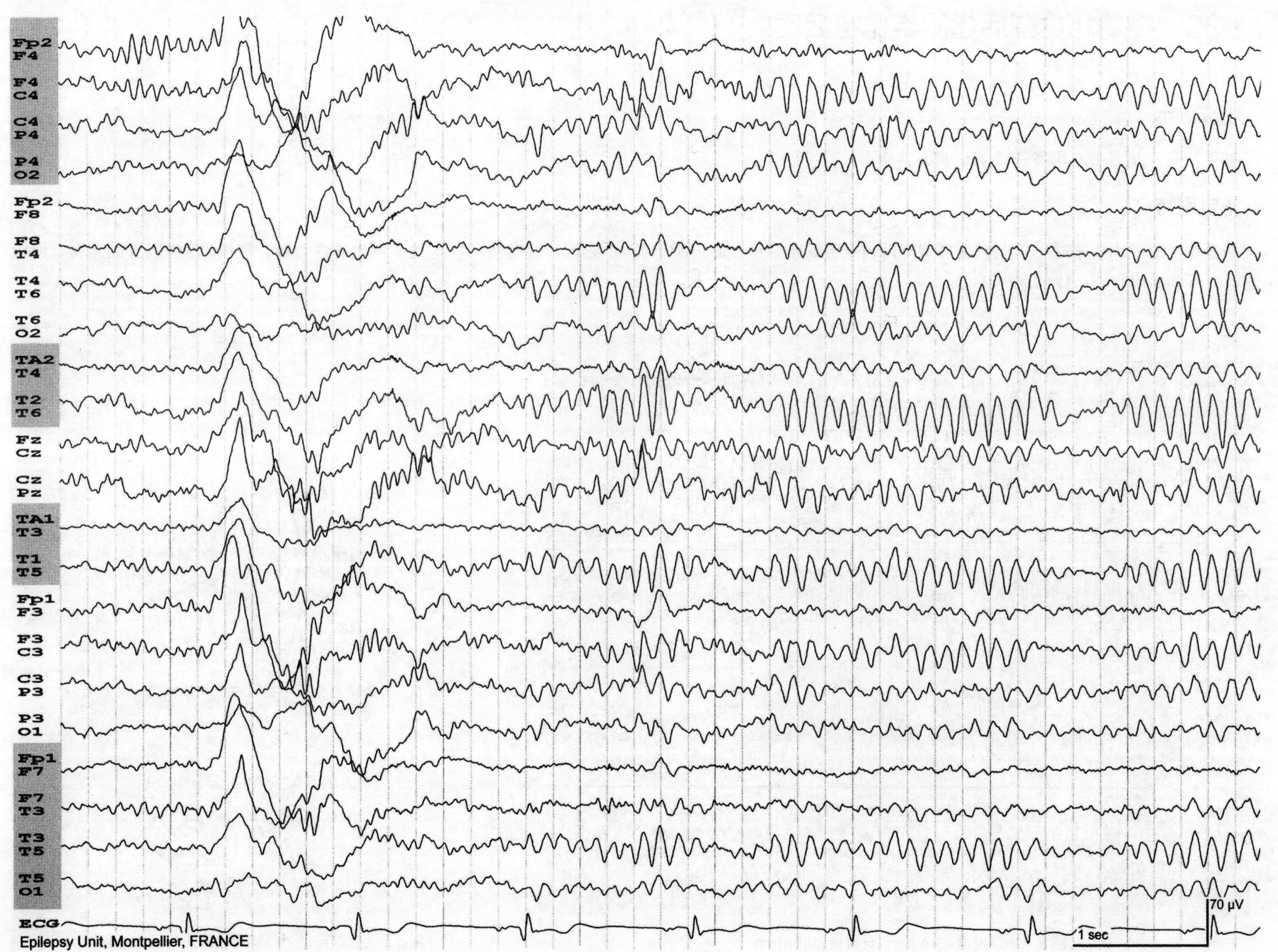
Fp2
F4
F4
C4
C4
P4
P4
O2
Fp2
F8
F8
T4
T4
T6
T6
O2
TA2
T4
T2
T6
Fz
Cz
Cz
Pz
TA1
T3
T1
T5
Fp1
F3
F3
C3
C3
P3
P3
O1
Fp1
F7
F7
T3
T3
T5
T5
O1
ECG
Epilepsy Unit, Montpellier, FRANCE
70 μV
1 sec

Ⅲ·39 婴幼儿觉醒后超同步化电活动

临床提示

患儿，女，26月龄。因发作性意识丧失就诊。

脑电图特征

在婴儿从深睡中醒来时可见大量在额中央区占优势的正弦样δ波，对应觉醒后超同步化电活动。这是一种生理性活动，常见于5岁以下的儿童，颞极可见觉醒时下颌肌肉收缩产生的肌电伪差。

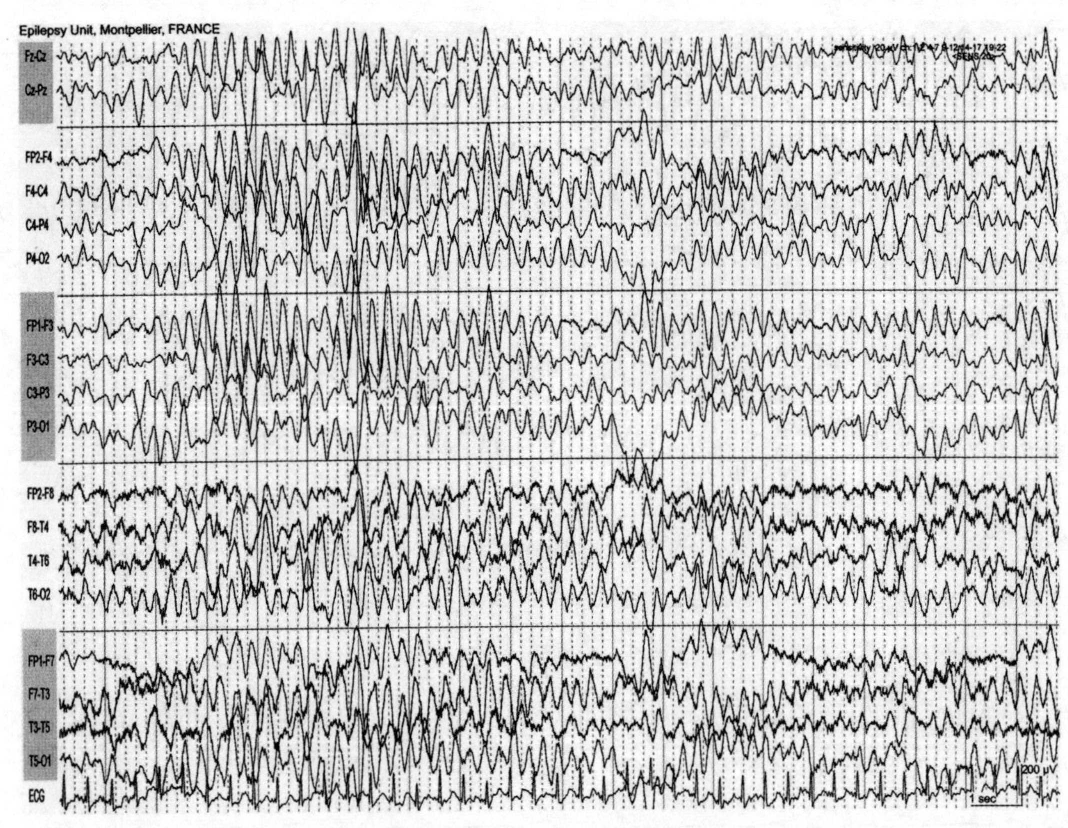

图a 记录速度15mm/s，灵敏度20μV/mm

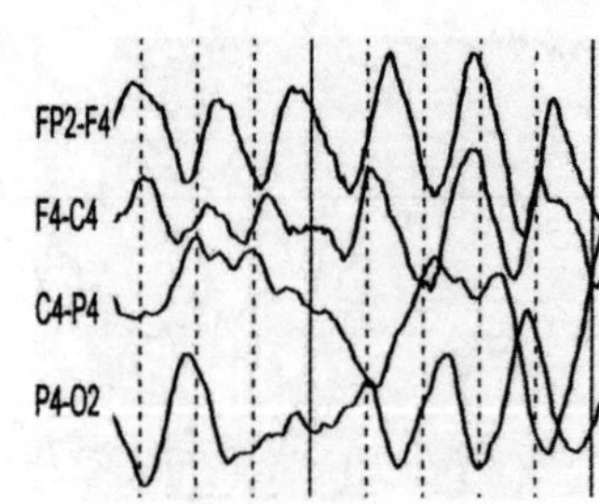

图b 觉醒期可见额中央区占优势的大量正弦样δ波

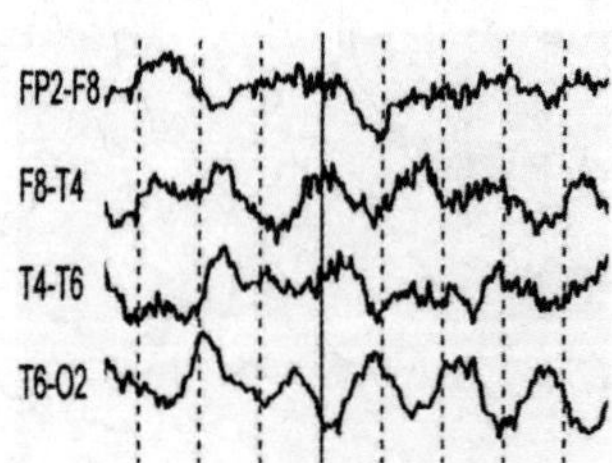

图c 觉醒期可见下颌肌肉收缩产生的肌电伪差

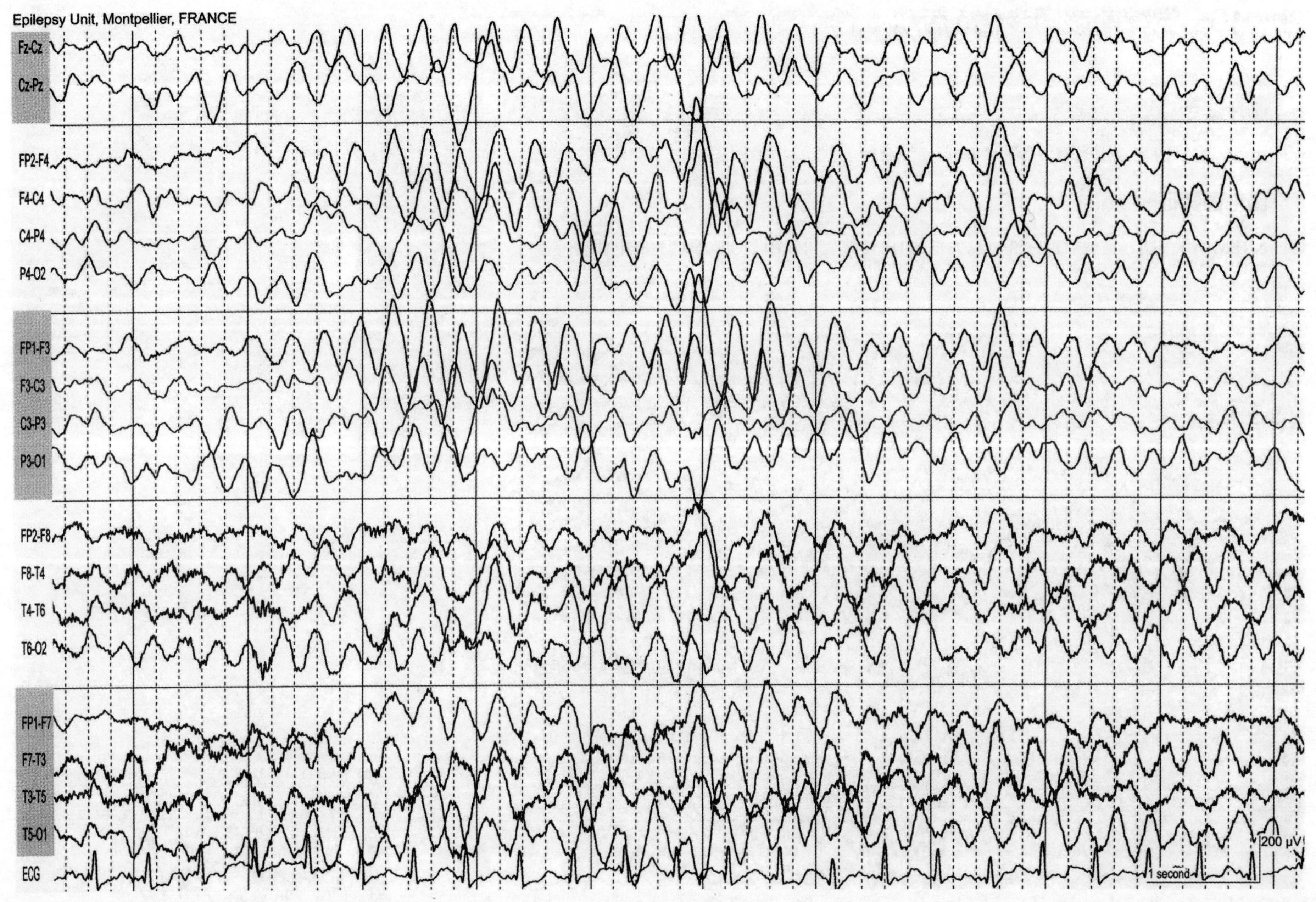
Epilepsy Unit, Montpellier, FRANCE
Fz-Cz
Cz-Pz
FP2-F4
F4-C4
C4-P4
P4-O2
FP1-F3
F3-C3
C3-P3
P3-O1
FP2-F8
F8-T4
T4-T6
T6-O2
FP1-F7
F7-T3
T3-T5
T5-O1
ECG
200 μV
1 second

Ⅲ · 40　觉醒期超同步化δ活动（1）

临床提示

患者，女，19岁。因光敏性癫痫（Jeavons综合征）就诊。

脑电图特征

NREM睡眠3期，觉醒后前额部可见大量的1Hz δ波，可见因下颌咬紧产生肌电伪差。

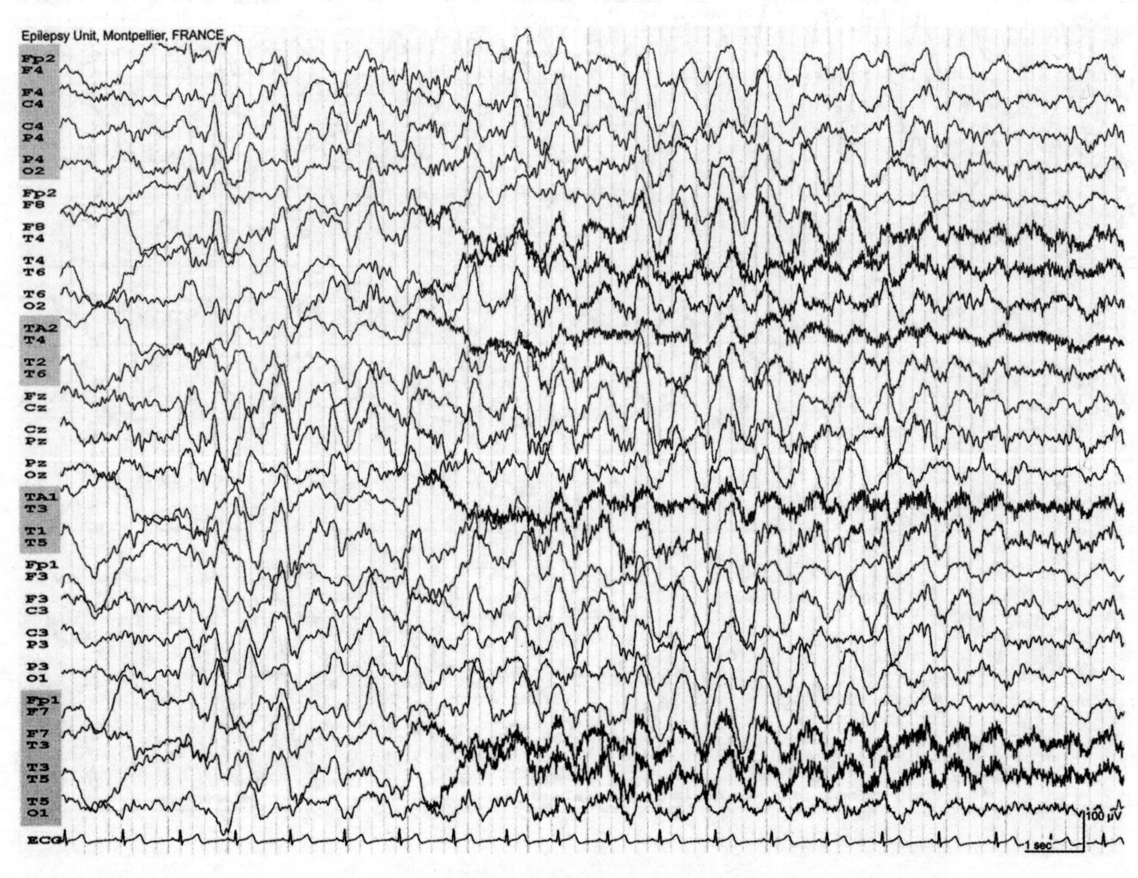

图a　记录速度15mm/s

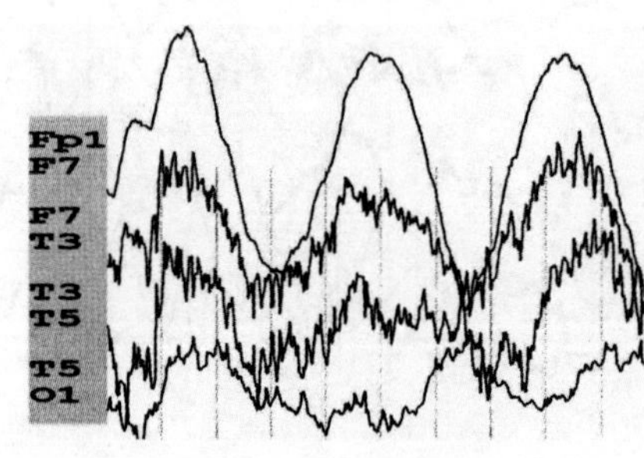

图b　1Hz δ波

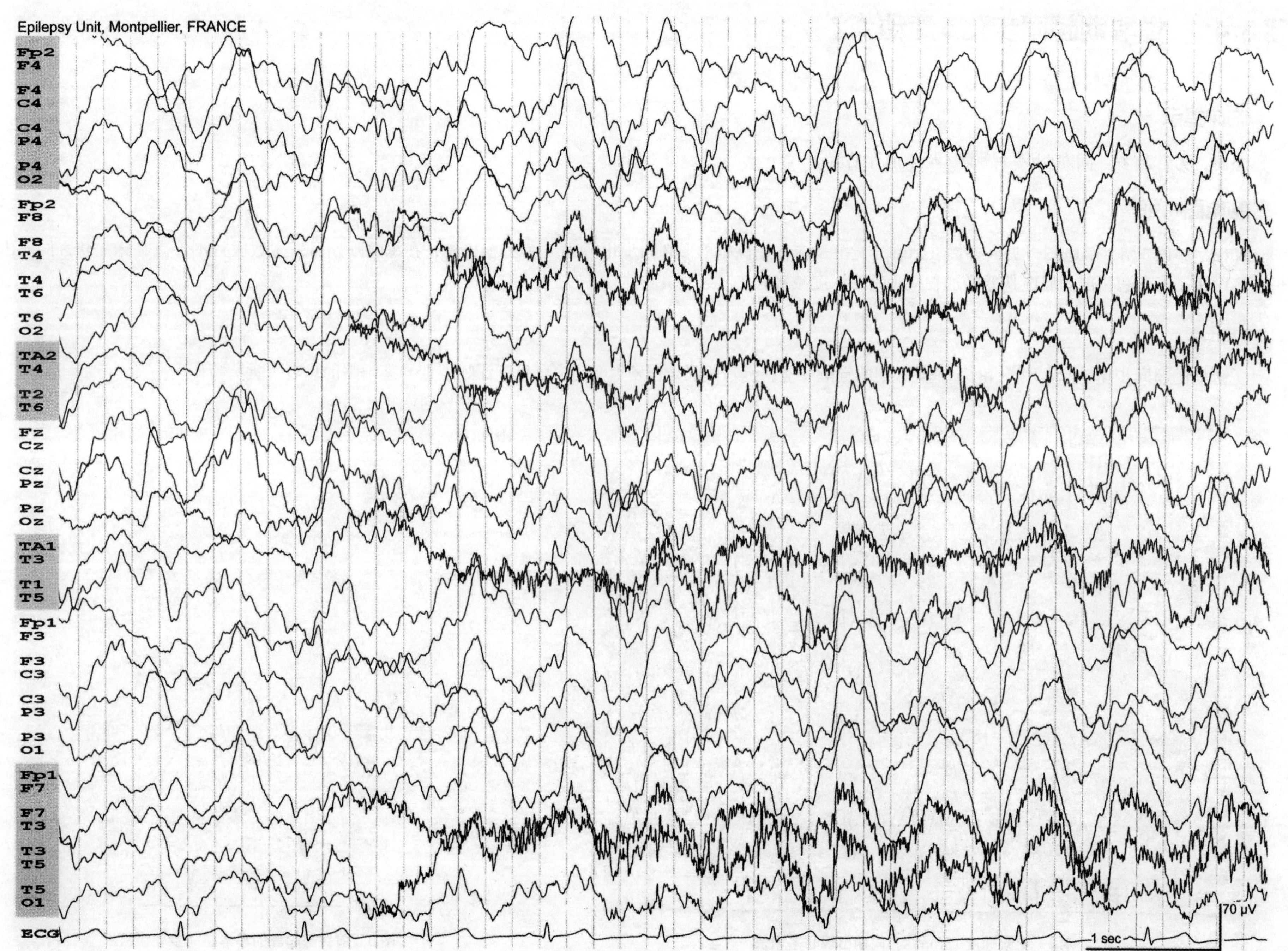
Epilepsy Unit, Montpellier, FRANCE
Fp2 F4
F4 C4
C4 P4
P4 O2
Fp2 F8
F8 T4
T4 T6
T6 O2
TA2 T4
T2 T6
Fz Cz
Cz Pz
Pz Oz
TA1 T3
T1 T5
Fp1 F3
F3 C3
C3 P3
P3 O1
Fp1 F7
F7 T3
T3 T5
T5 O1
ECG
70 μV
1 sec

Ⅲ · 41　觉醒期超同步化δ活动（2）

临床提示

患者，男，20岁。因左侧颞叶癫痫，行术前评估就诊。

脑电图特征

NREM睡眠3期，脑电图可见高幅慢波活动。觉醒反应伴超高幅单形超同步化慢波，持续近20秒，在深睡眠期可发生数次且不伴有临床症状，同时出现心率增快、下颌和颞部的肌电伪差增加，提示睡眠深度减轻。

评注

觉醒期的超同步化δ活动对应NREM睡眠3期的觉醒反应，提示睡眠结构发生变化，可见于深睡眠期异态睡眠的患者（觉醒障碍）。

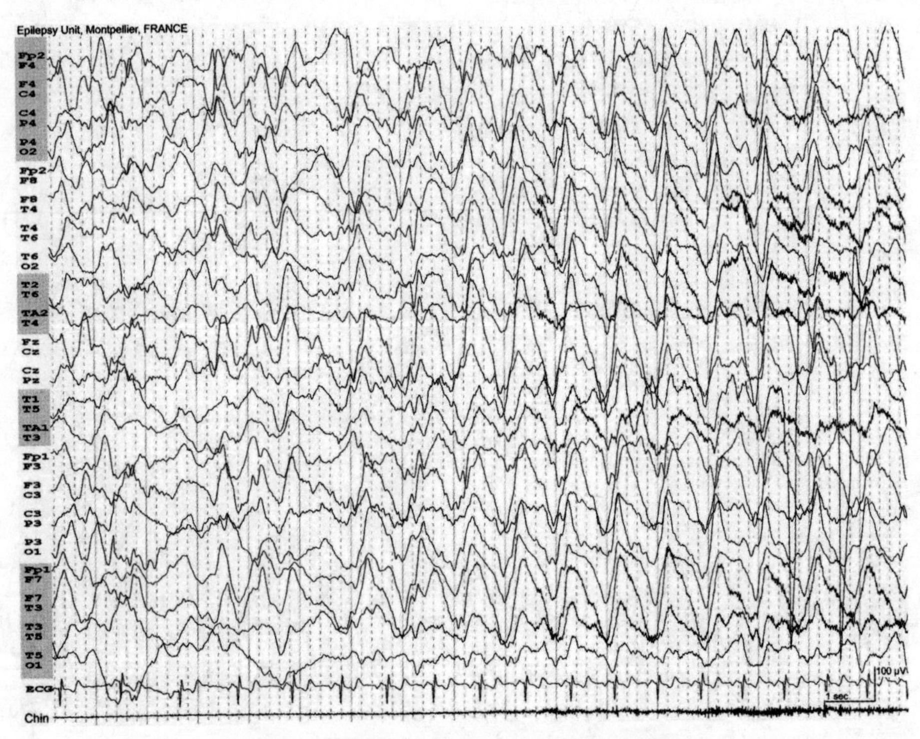

图a　记录速度15mm/s，同期出现心率增快

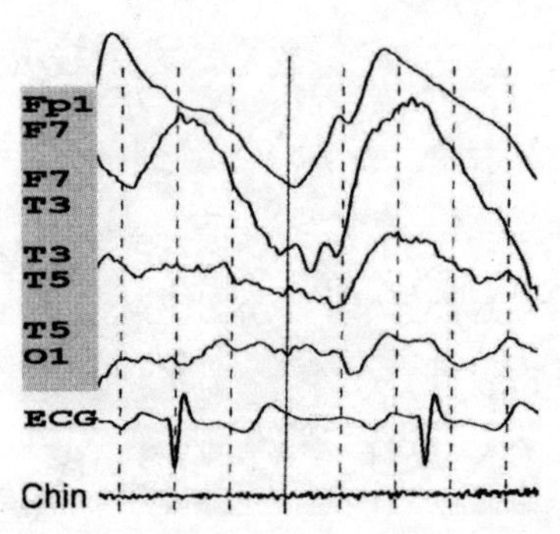

图b　前头部起源的单形超同步化慢波

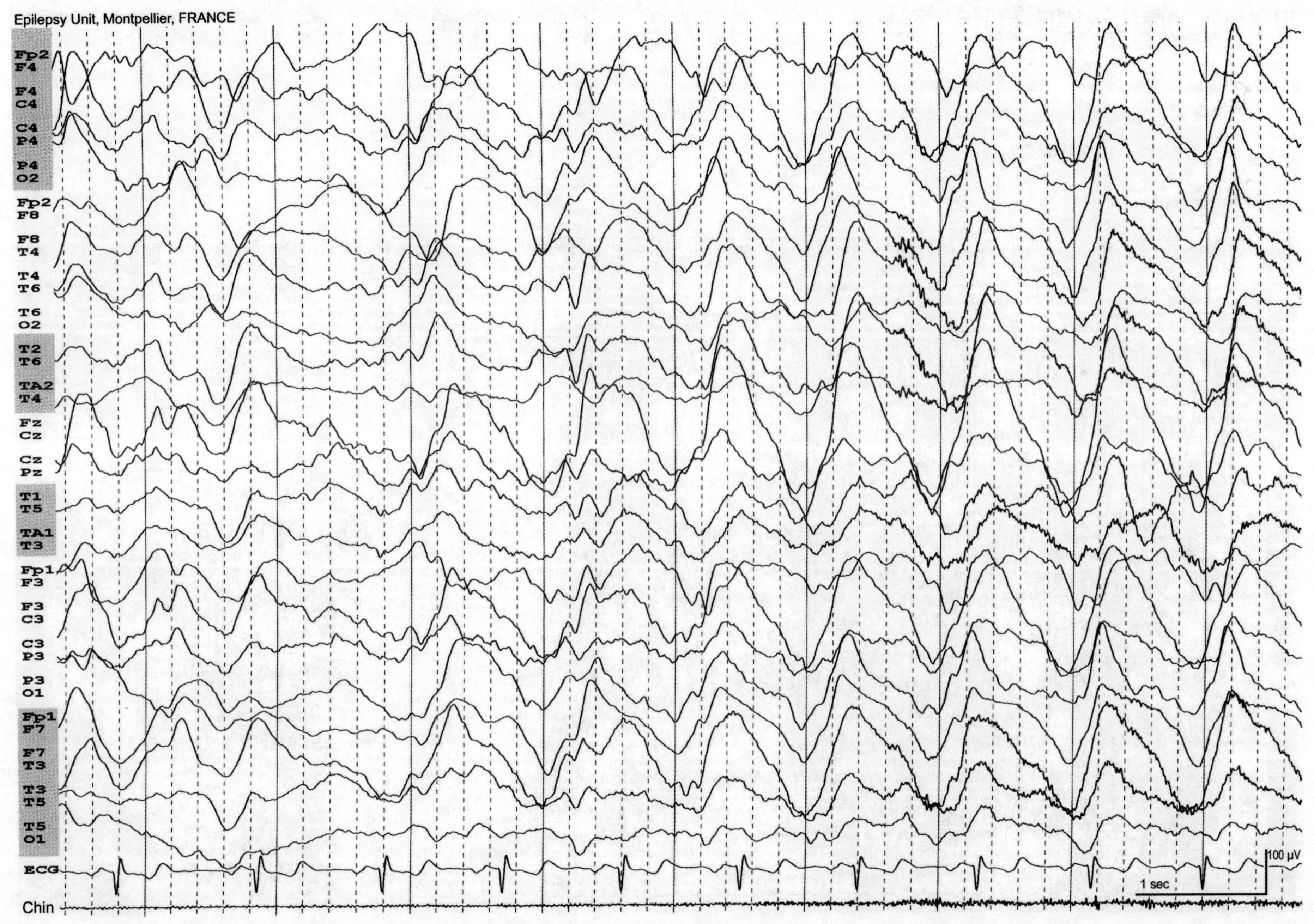
Epilepsy Unit, Montpellier, FRANCE
Fp2 F4
F4 C4
C4 P4
P4 O2
Fp2 F8
F8 T4
T4 T6
T6 O2
T2 T6
TA2 T4
Fz Cz
Cz Pz
T1 T5
TA1 T3
Fp1 F3
F3 C3
C3 P3
P3 O1
Fp1 F7
F7 T3
T3 T5
T5 O1
ECG
Chin
100 μV
1 sec

Ⅲ·42　幼儿觉醒期额叶节律

临床提示

患儿，男，5岁。因枕叶癫痫就诊。

脑电图特征

NREM睡眠3期，额区可见6Hz θ波混杂有睡眠期慢波，形似多棘波，对应幼儿觉醒期额叶节律。注意因下颌咬紧出现了颞叶快速肌电伪差。

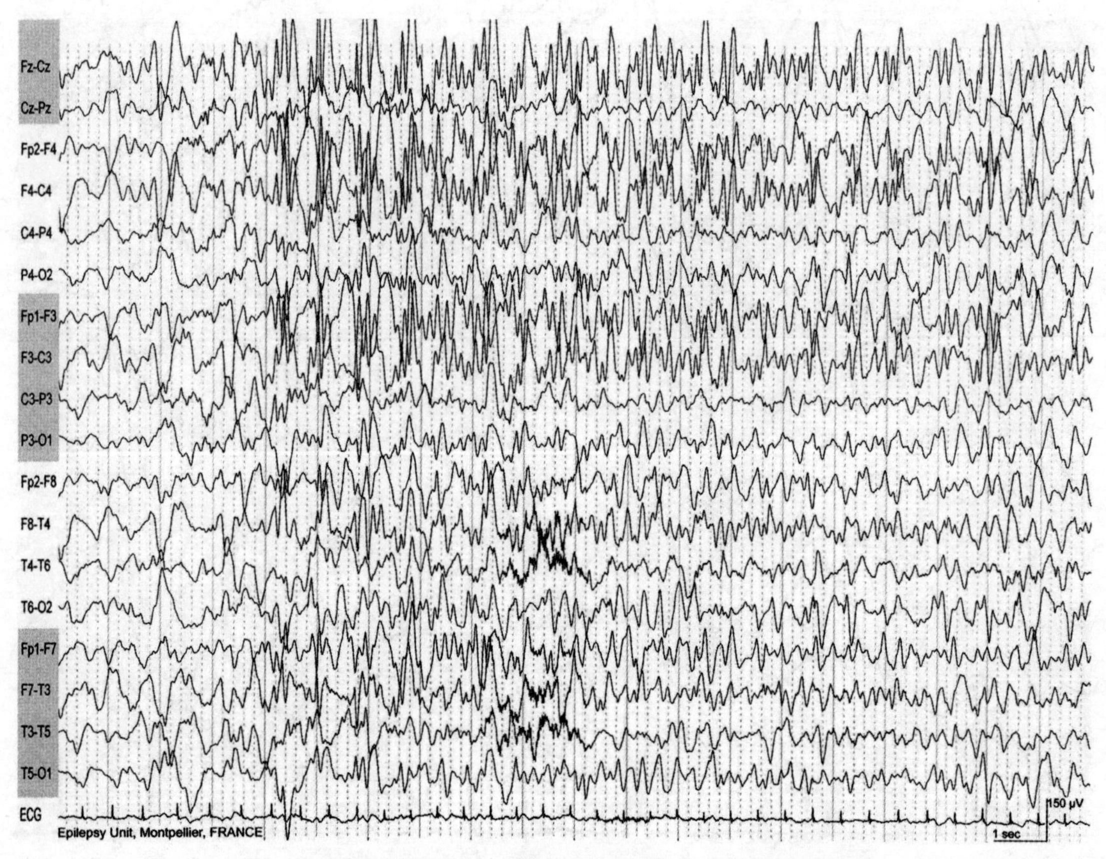

图a　记录速度15mm/s，灵敏度15μV/mm，同期出现心率增快

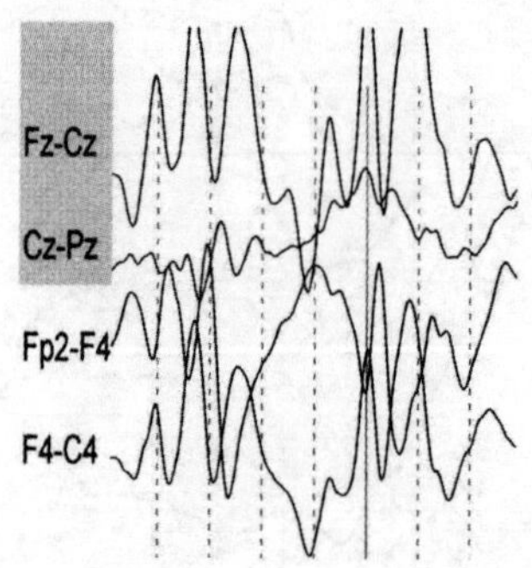

图b　6Hz θ波混杂睡眠期慢δ波

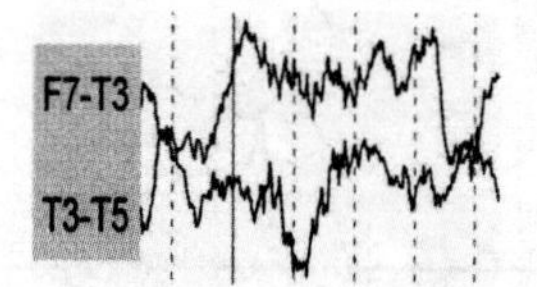

图c　T3导联可见快速肌电伪差

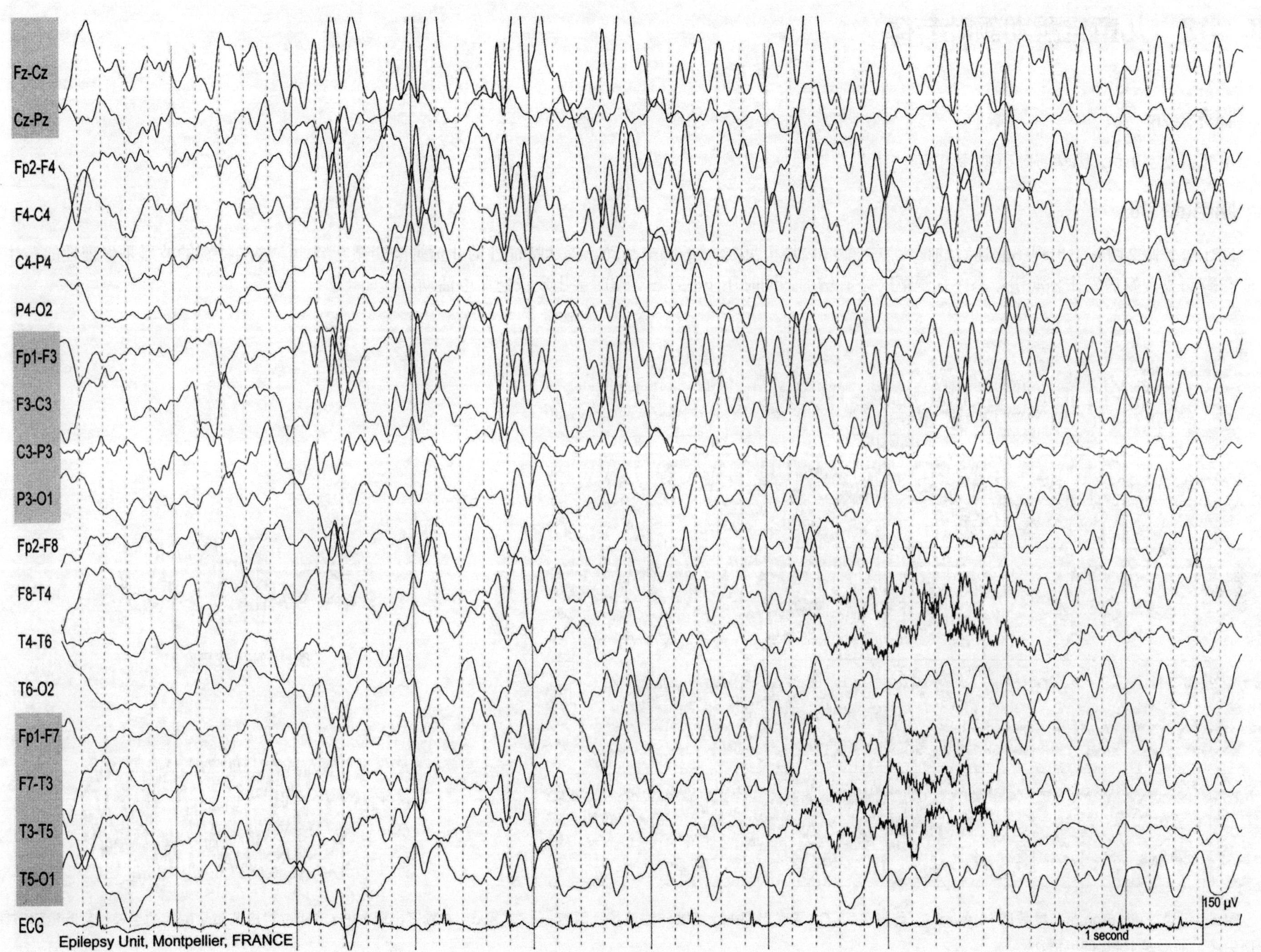
Fz-Cz
Cz-Pz
Fp2-F4
F4-C4
C4-P4
P4-O2
Fp1-F3
F3-C3
C3-P3
P3-O1
Fp2-F8
F8-T4
T4-T6
T6-O2
Fp1-F7
F7-T3
T3-T5
T5-O1
ECG
Epilepsy Unit, Montpellier, FRANCE
150 μV
1 second

Ⅲ · 43　儿童觉醒期额叶节律

临床提示

患儿，女，9岁。因学习障碍就诊。

脑电图特征

NREM睡眠2期首先出现一簇连续的顶尖波，额叶区域可见13Hz的脑电活动，提示特征性的儿童觉醒期额叶节律。这类特别的波形是生理性的，注意不应与癫痫或者癫痫发作相混淆。心率在觉醒时略有增加，同时还应注意在觉醒时会出现快速肌电活动。

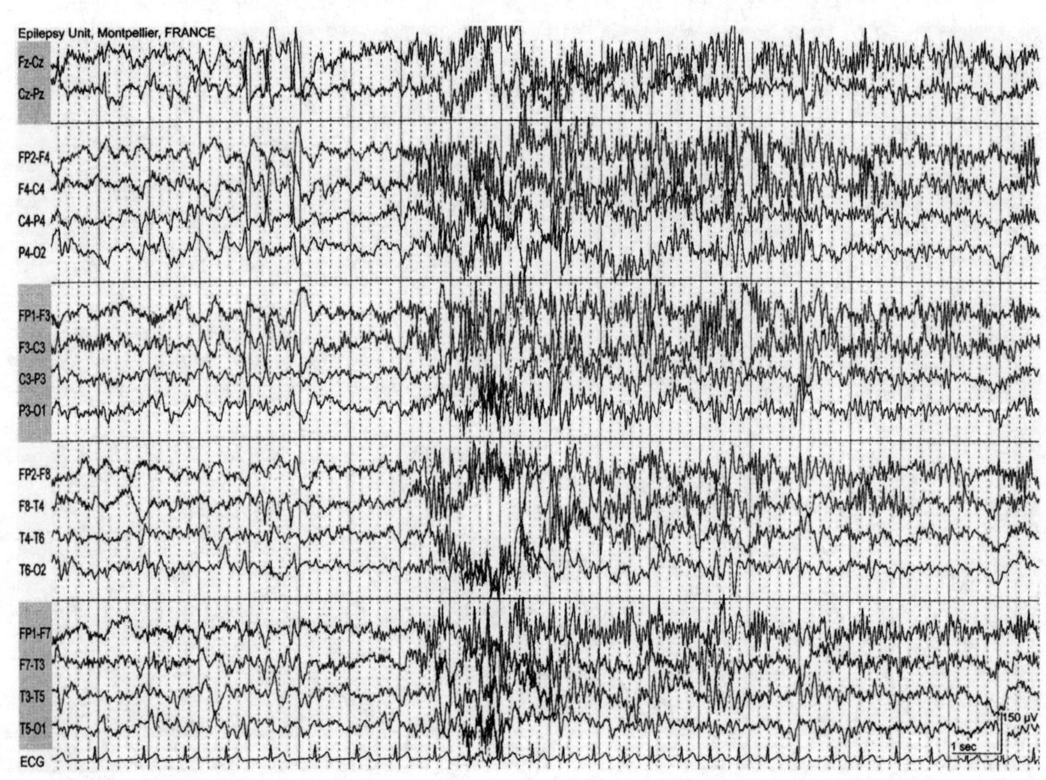

图a　记录速度15mm/s，灵敏度15μV/mm，首先在F3-C3导联出现一个睡眠纺锤波，紧跟着一簇顶尖波，而后是13Hz的电活动

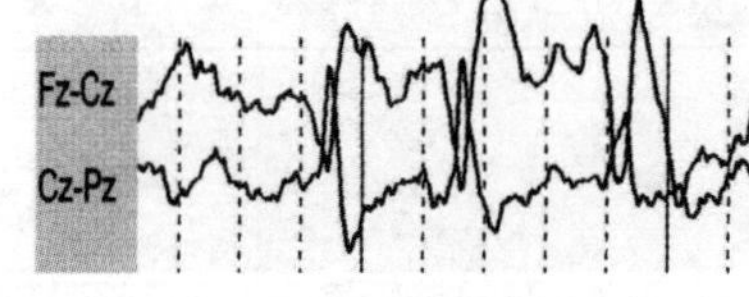

图b　顶尖波暴发

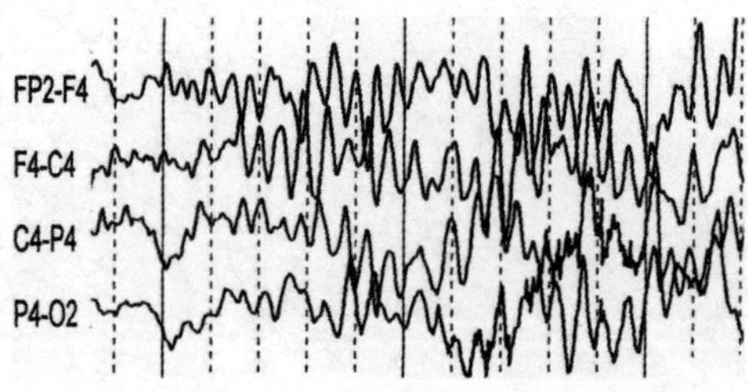

图c　右额区出现13Hz节律，对应儿童觉醒期的生理性额叶觉醒节律

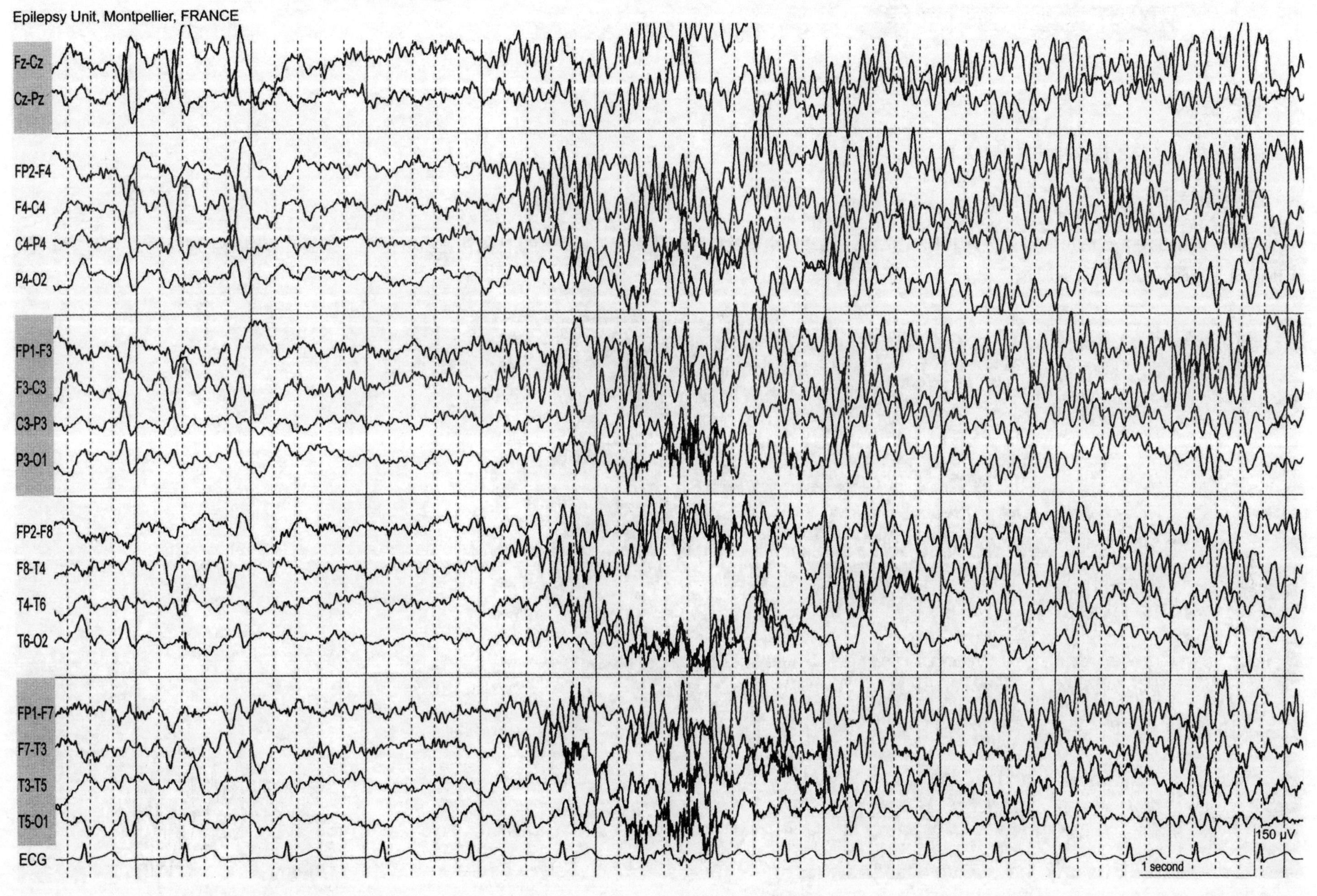

Epilepsy Unit, Montpellier, FRANCE
Fz-Cz
Cz-Pz
FP2-F4
F4-C4
C4-P4
P4-O2
FP1-F3
F3-C3
C3-P3
P3-O1
FP2-F8
F8-T4
T4-T6
T6-O2
FP1-F7
F7-T3
T3-T5
T5-O1
ECG
150 μV
1 second

Ⅲ · 44　青少年觉醒期额叶节律

临床提示

患儿，男，16岁。因发作性意识丧失就诊。

脑电图特征

NREM睡眠3期。觉醒反应可见额区10Hz电活动。注意，由于觉醒时下颌紧咬，记录到颞区的快速肌电伪差。该额叶节律是生理性的，不能与癫痫发作相混淆，觉醒后心率略有增加。

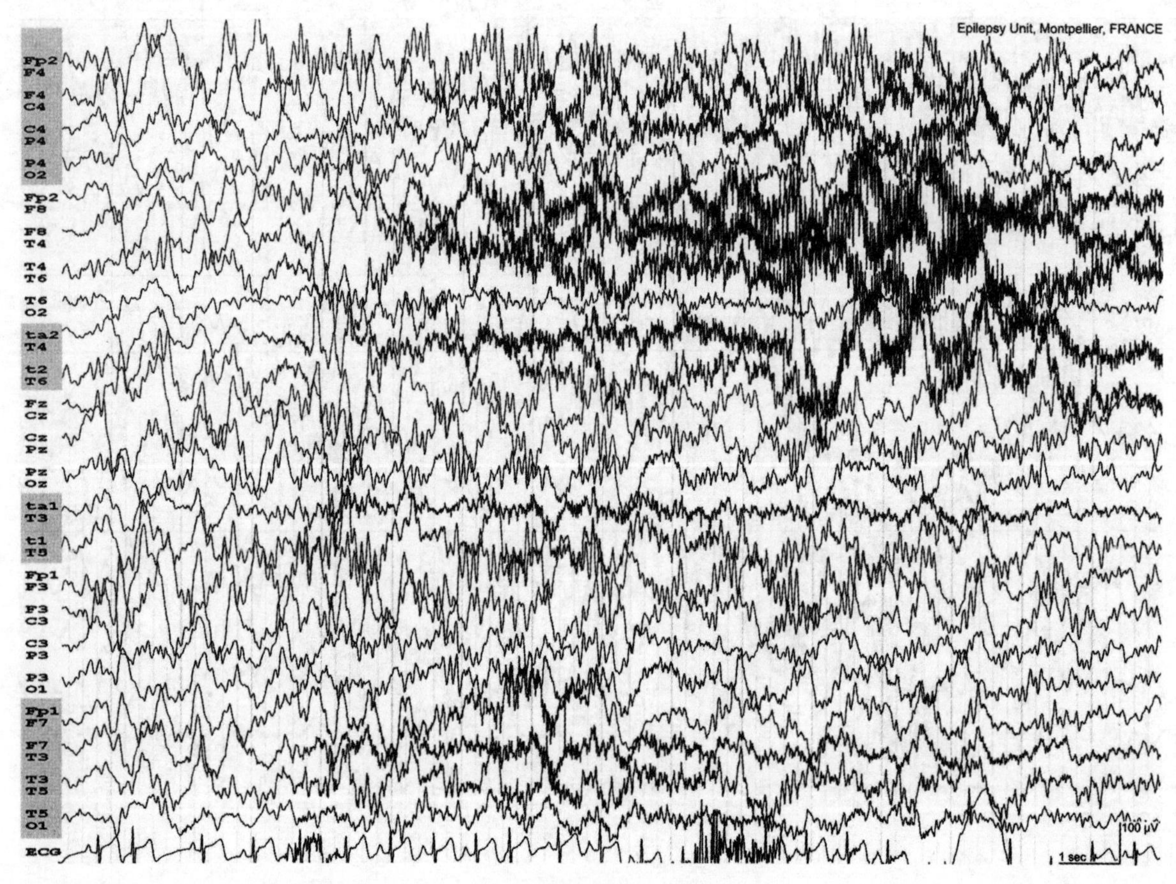

图a　记录速度15mm/s

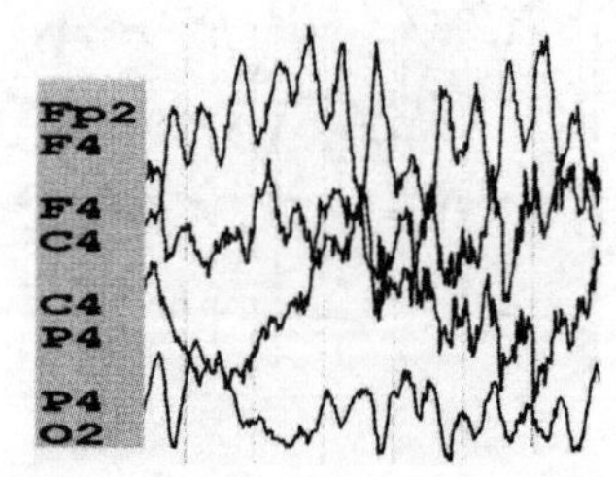

图b　右额区出现10Hz电活动

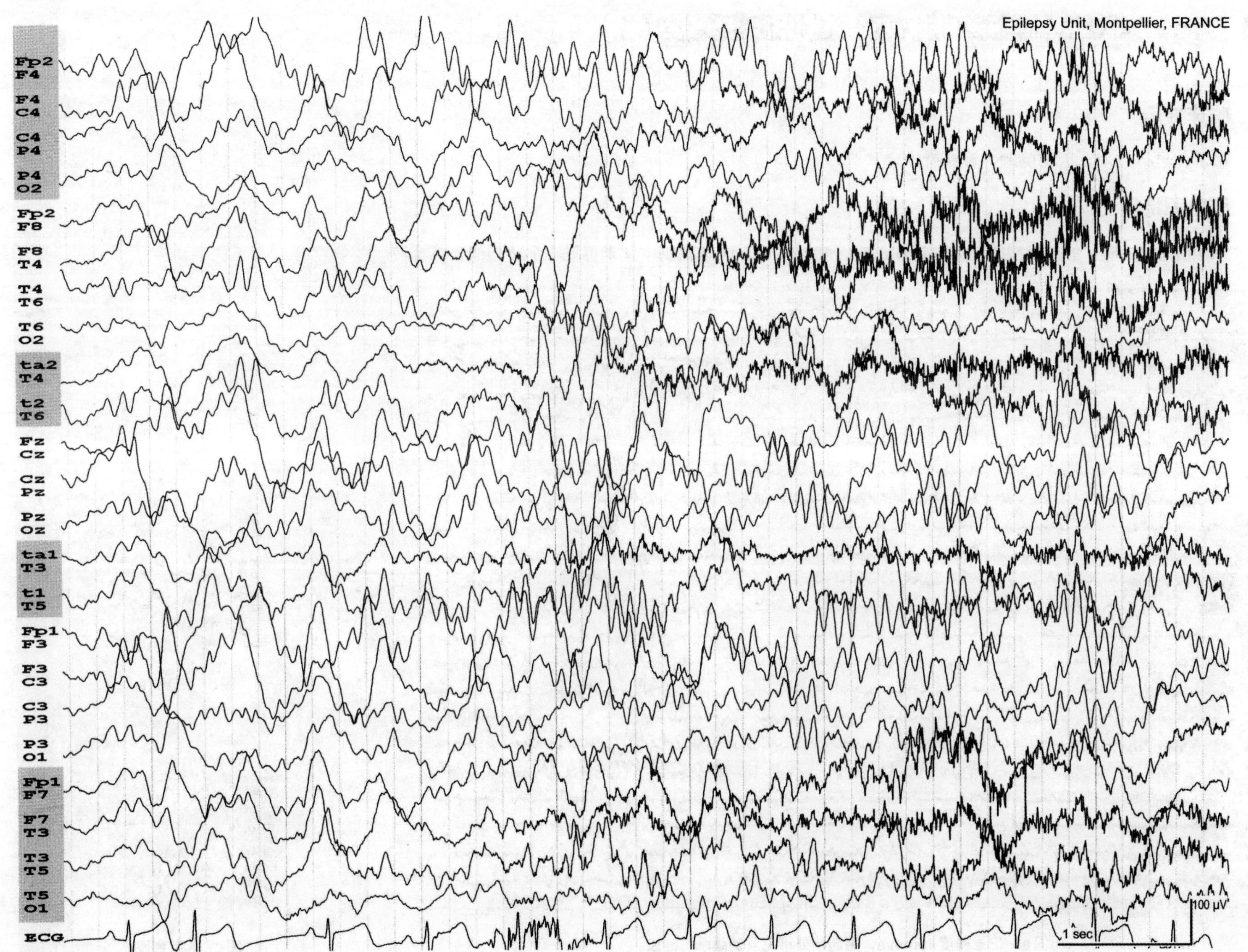
Epilepsy Unit, Montpellier, FRANCE
Fp2 F4
F4 C4
C4 P4
P4 O2
Fp2 F8
F8 T4
T4 T6
T6 O2
ta2 T4
t2 T6
Fz Cz
Cz Pz
Pz Oz
ta1 T3
t1 T5
Fp1 F3
F3 C3
C3 P3
P3 O1
Fp1 F7
F7 T3
T3 T5
T5 O1
ECG
100 μV
1 sec

Ⅲ · 45　NREM 睡眠2期枕区一过性正相尖波（1）

临床提示

患者，男，37岁。因左侧颞叶癫痫就诊。

脑电图特征

NREM睡眠2期，可见典型的枕区一过性正相尖波（POSTs），本页脑电图末可见一个典型的K综合波。

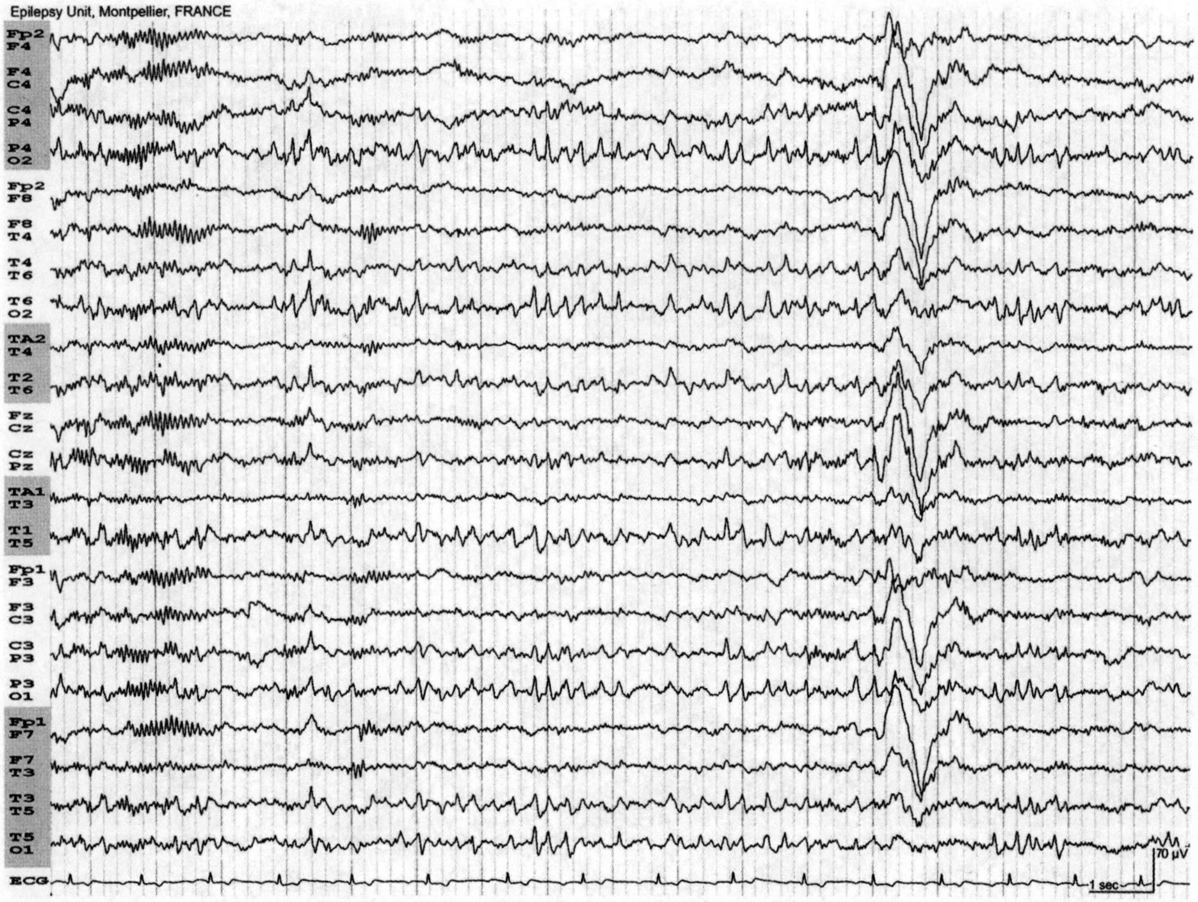

图a　记录速度15mm/s，图起始处可见双侧睡眠纺锤波

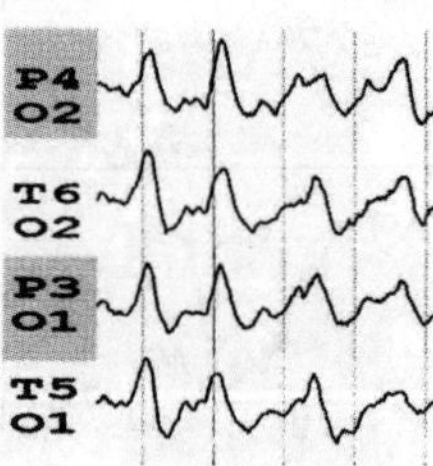

图b　POSTs

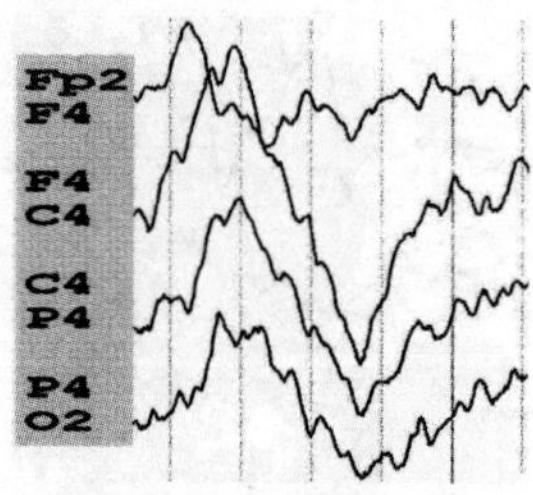

图c　K综合波

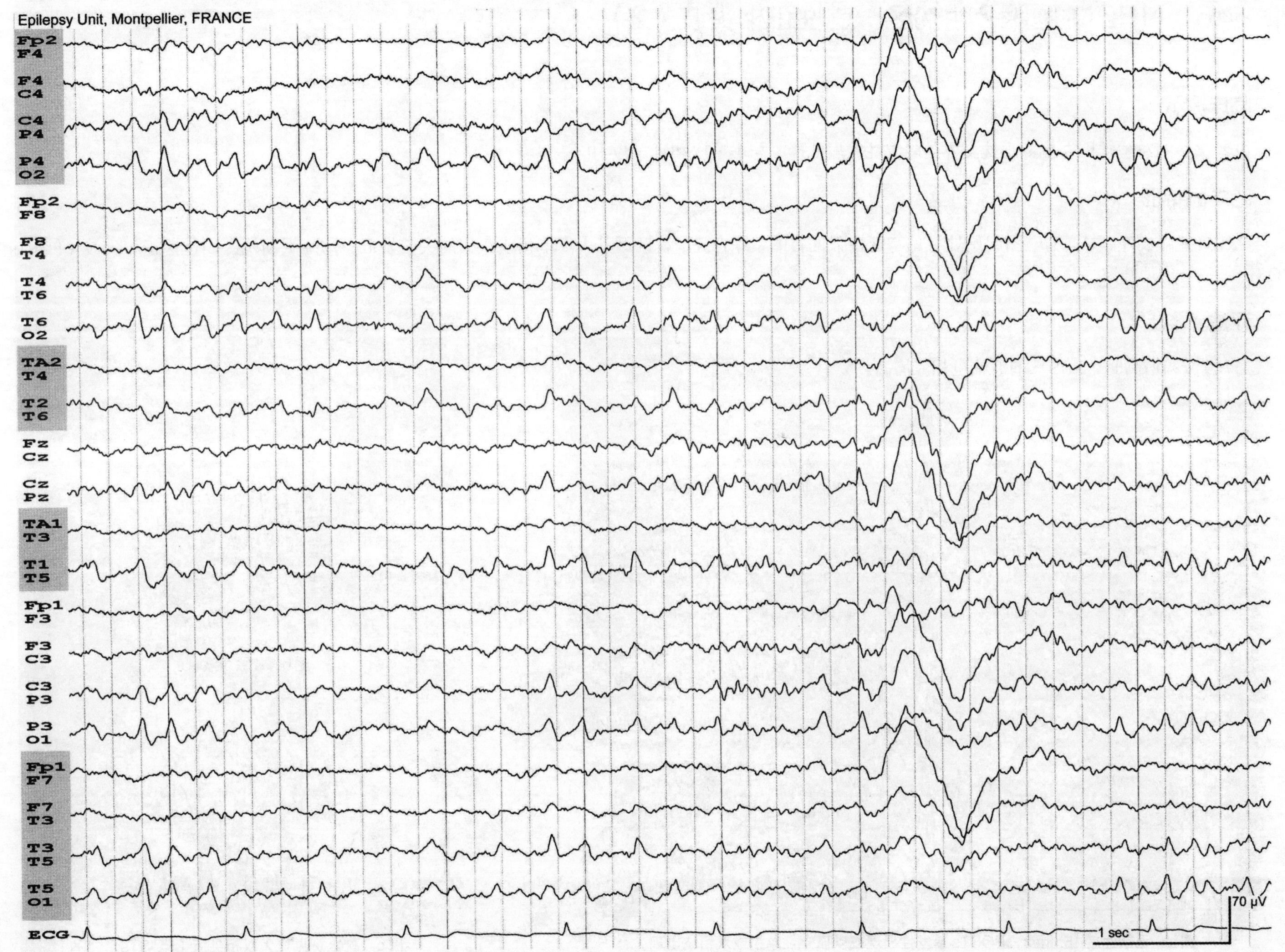
Epilepsy Unit, Montpellier, FRANCE
Fp2 F4
F4 C4
C4 P4
P4 O2
Fp2 F8
F8 T4
T4 T6
T6 O2
TA2 T4
T2 T6
Fz Cz
Cz Pz
TA1 T3
T1 T5
Fp1 F3
F3 C3
C3 P3
P3 O1
Fp1 F7
F7 T3
T3 T5
T5 O1
ECG
70 μV
1 sec

Ⅲ · 46　NREM睡眠2期枕区一过性正相尖波（2）

临床提示

患者，女，27岁。因左侧颞顶枕交界处隐源性癫痫就诊，与Ⅰ·17和Ⅲ·49为同一患者。

脑电图特征

NREM睡眠2期。本页脑电图起始处可见特征性强偏转的K综合波，枕区可见大量单相或双相的尖波发放，即睡眠期枕区一过性正相尖波（POSTs）。POSTs是一种生理性波。

评注

当λ波波幅增高时，POSTs的波幅也相应增高。

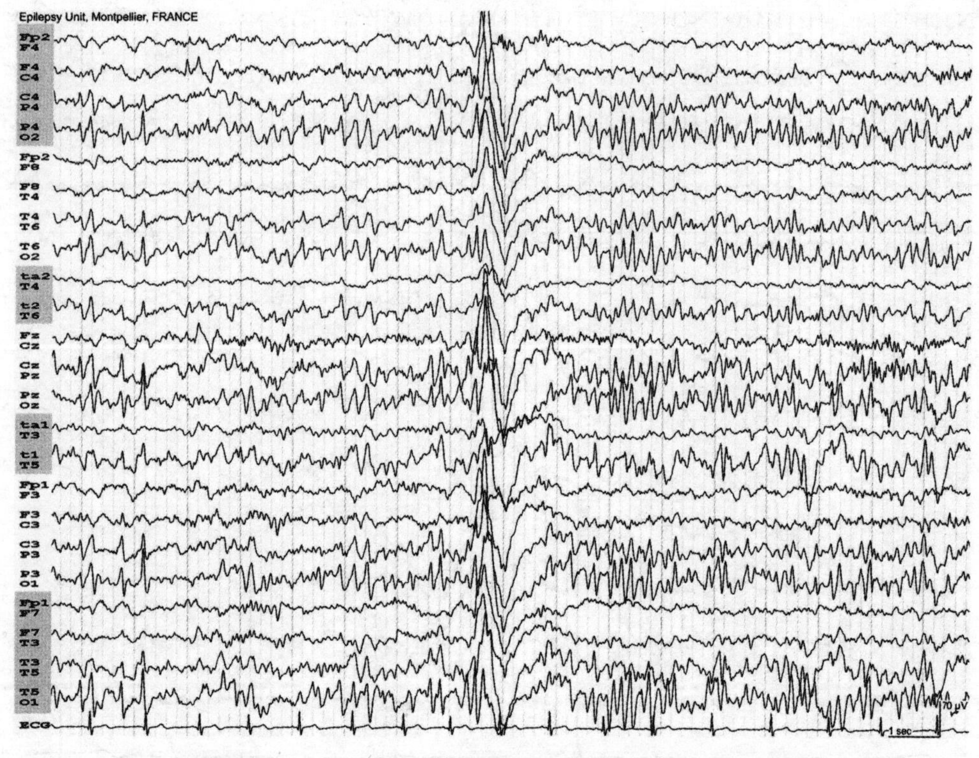

图a　记录速度15mm/s，POSTs暴发性出现或以孤立性单相或双相波出现

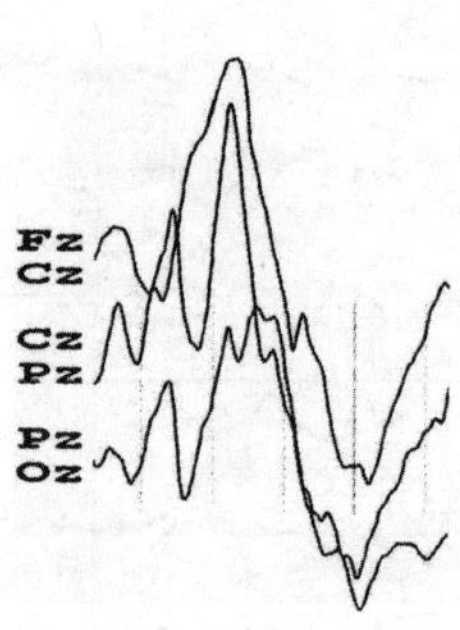

图b　K综合波

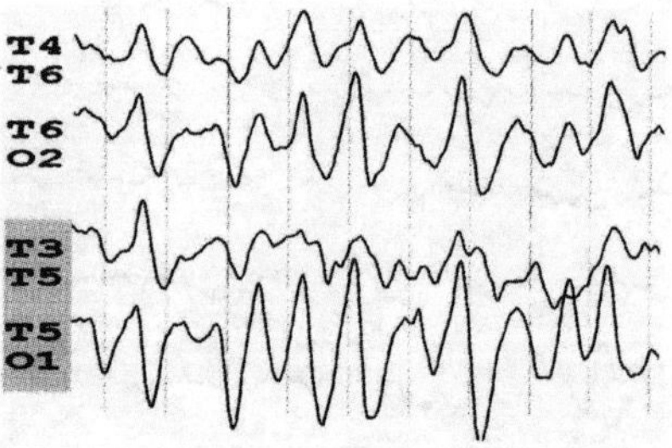

图c　枕区可见宽大双相尖波（POSTs）

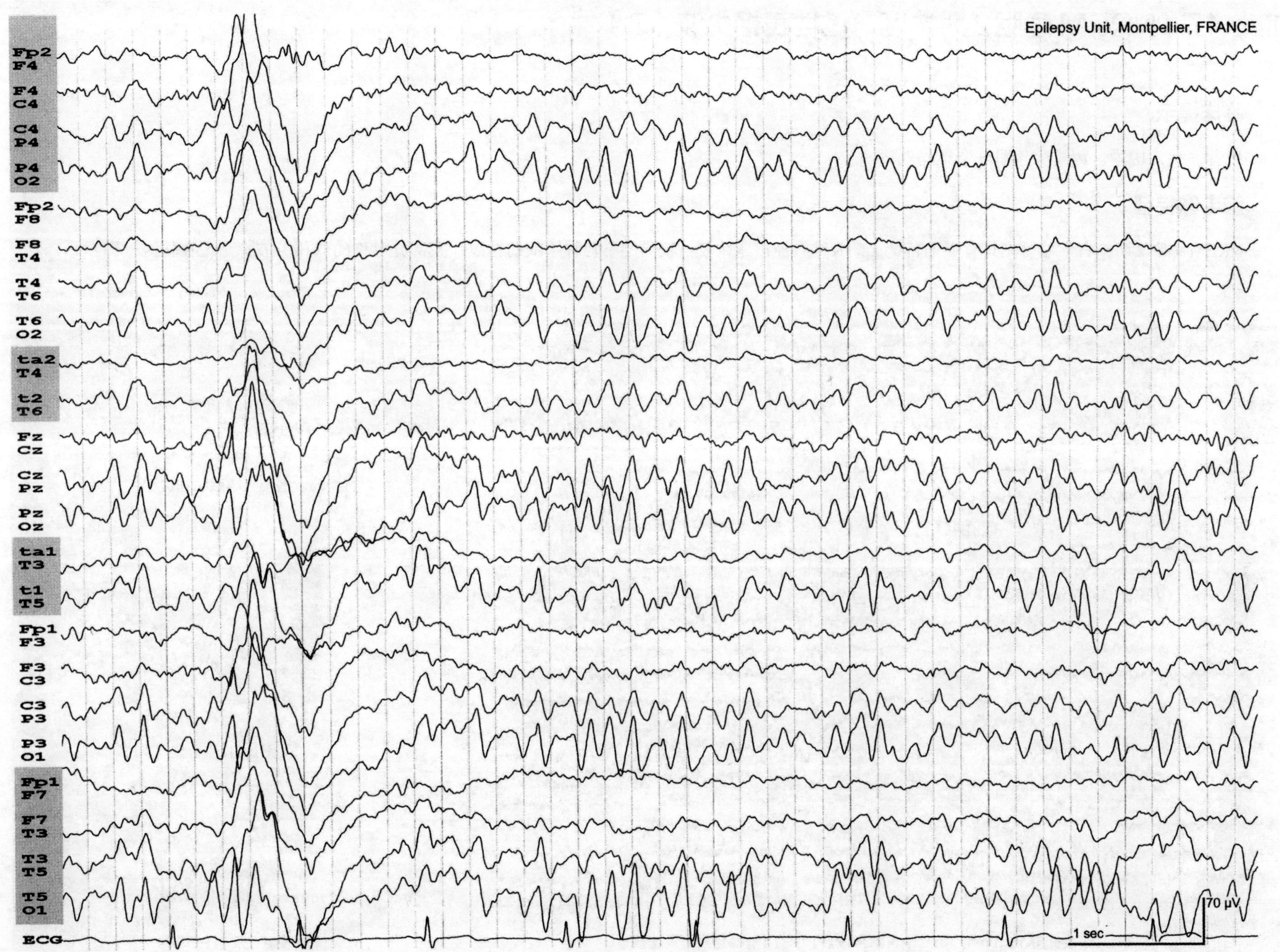
Epilepsy Unit, Montpellier, FRANCE
Fp2 F4
F4 C4
C4 P4
P4 O2
Fp2 F8
F8 T4
T4 T6
T6 O2
ta2 T4
t2 T6
Fz Cz
Cz Pz
Pz Oz
ta1 T3
t1 T5
Fp1 F3
F3 C3
C3 P3
P3 O1
Fp1 F7
F7 T3
T3 T5
T5 O1
ECG
70 μV
1 sec

Ⅲ·47 NREM睡眠2期枕区一过性正相尖波（3）

临床提示

患者，女，19岁。因青少年肌阵挛癫痫就诊。

脑电图特征

NREM睡眠2期，右半球可见具有强偏转特征的K综合波后紧跟波幅较高的不对称睡眠纺锤波，大部分对称的双相尖波都出现在枕区，即POSTs。

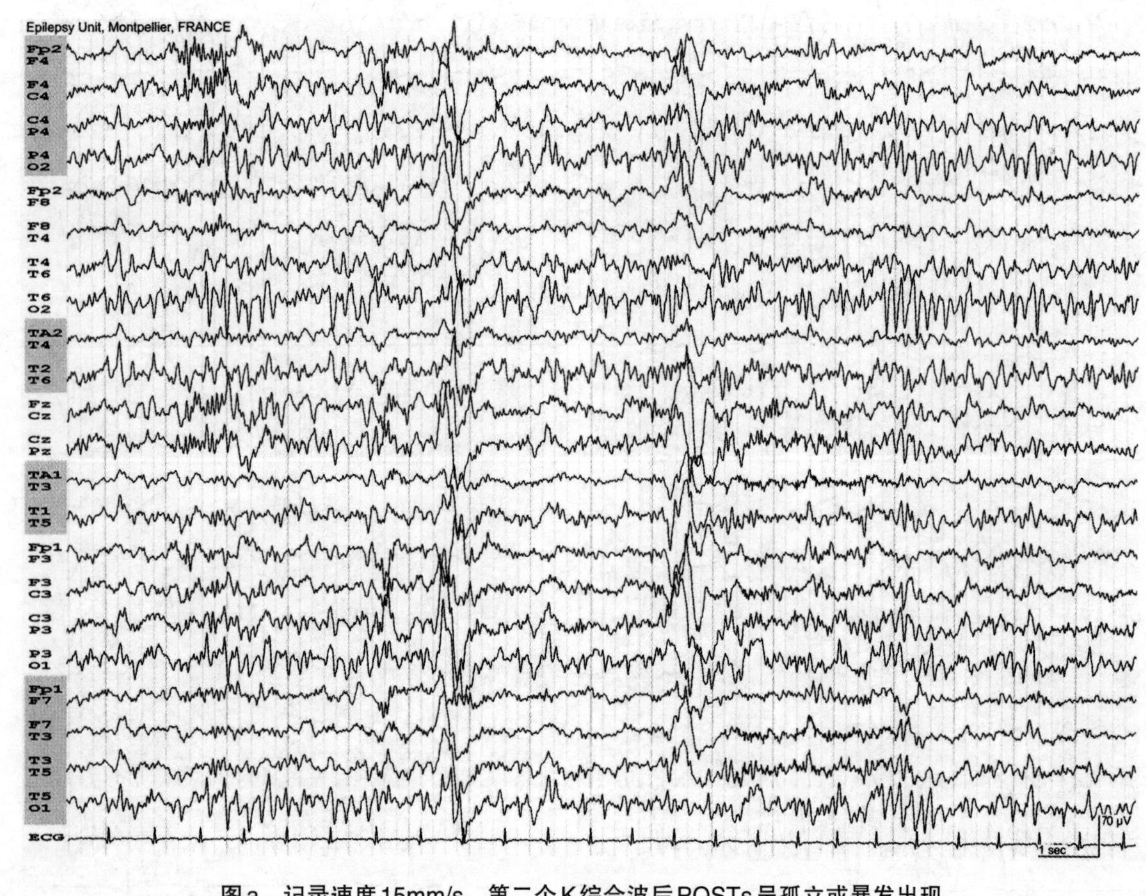

图a 记录速度15mm/s，第二个K综合波后POSTs呈孤立或暴发出现

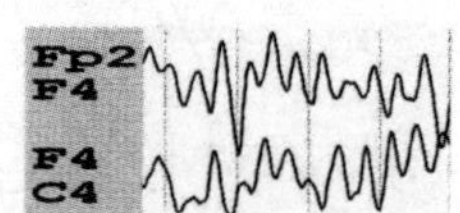

图b 睡眠纺锤波

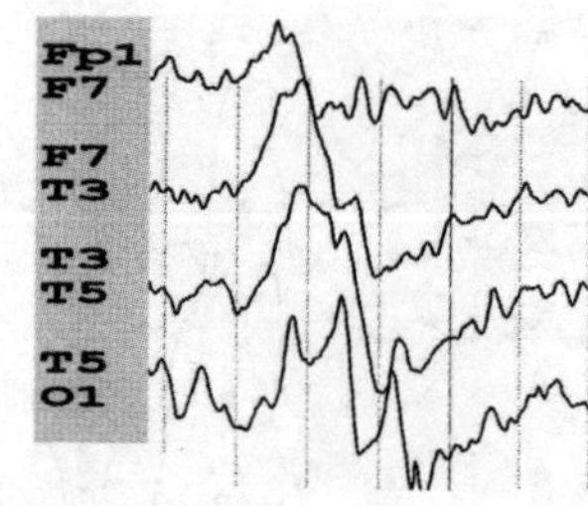

图c K综合波

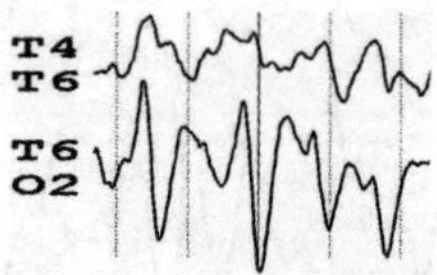

图d 双相POSTs

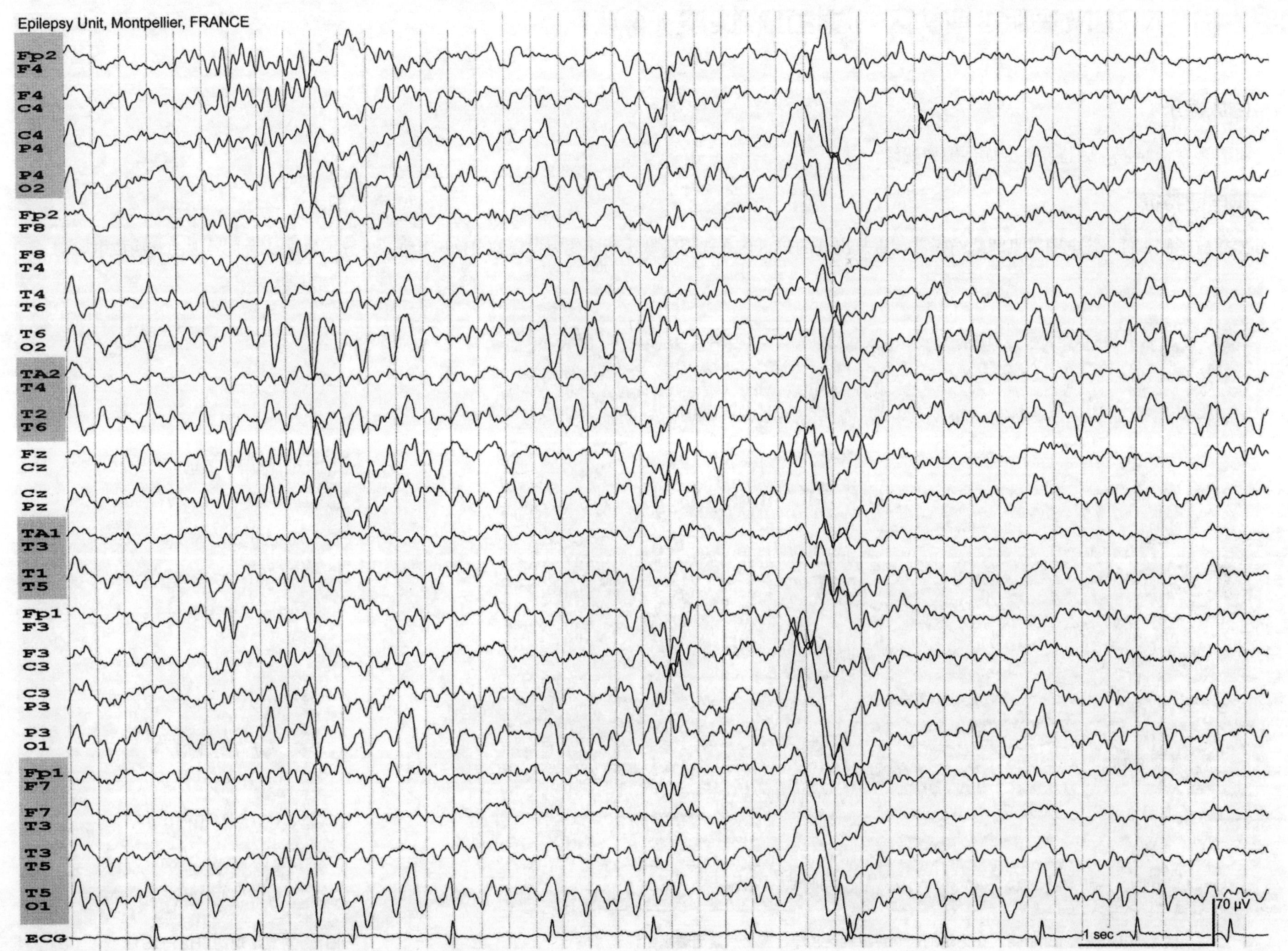
Epilepsy Unit, Montpellier, FRANCE
Fp2 F4
F4 C4
C4 P4
P4 O2
Fp2 F8
F8 T4
T4 T6
T6 O2
TA2 T4
T2 T6
Fz Cz
Cz Pz
TA1 T3
T1 T5
Fp1 F3
F3 C3
C3 P3
P3 O1
Fp1 F7
F7 T3
T3 T5
T5 O1
ECG
70 μV
1 sec

Ⅲ · 48　NREM 睡眠 2 期枕区一过性正相尖波（4）

临床提示

患者，女，24 岁。因特发性全面性癫痫就诊。

脑电图特征

NREM 睡眠 2 期，脑电图可见睡眠纺锤波。重复出现的 POSTs 在枕部区域逐渐演变为尖锐的 6Hz θ 活动，注意不要误认为是异常的癫痫放电。

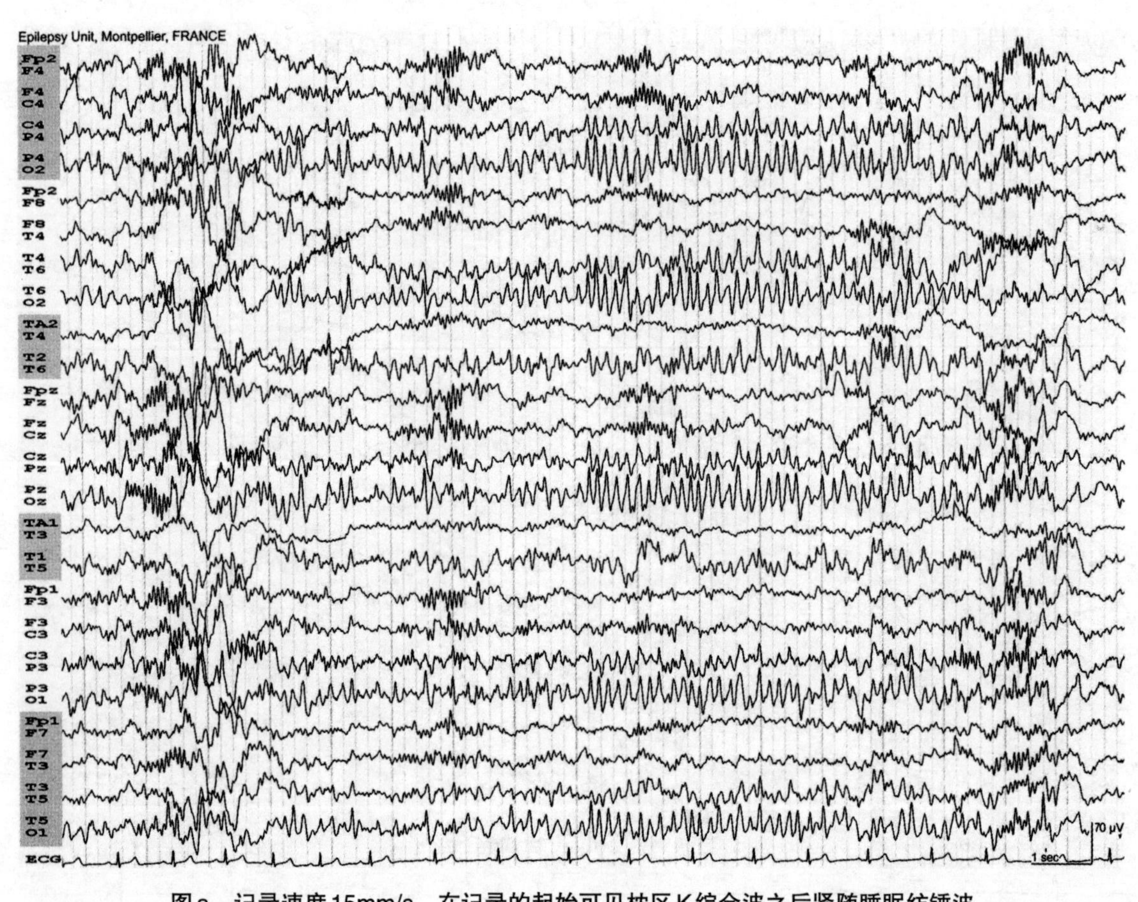

图 a　记录速度 15mm/s，在记录的起始可见枕区 K 综合波之后紧随睡眠纺锤波

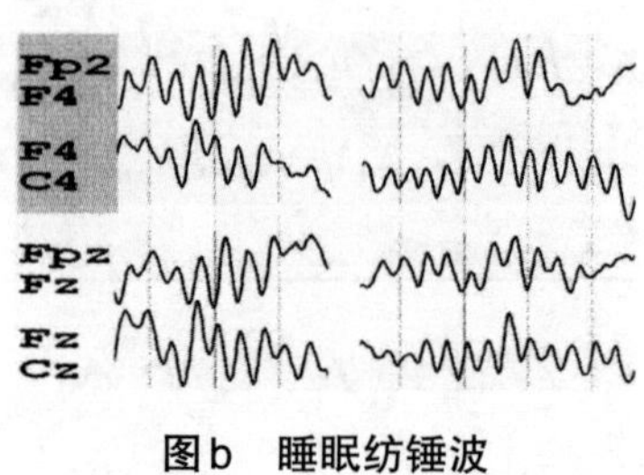

图 b　睡眠纺锤波

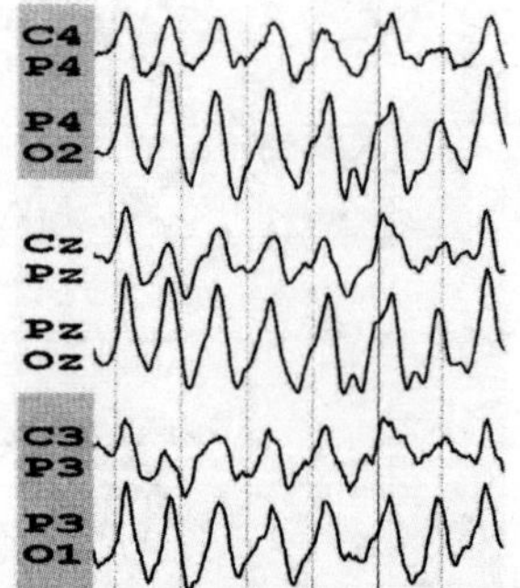

图 c　重复出现的 6Hz POSTs

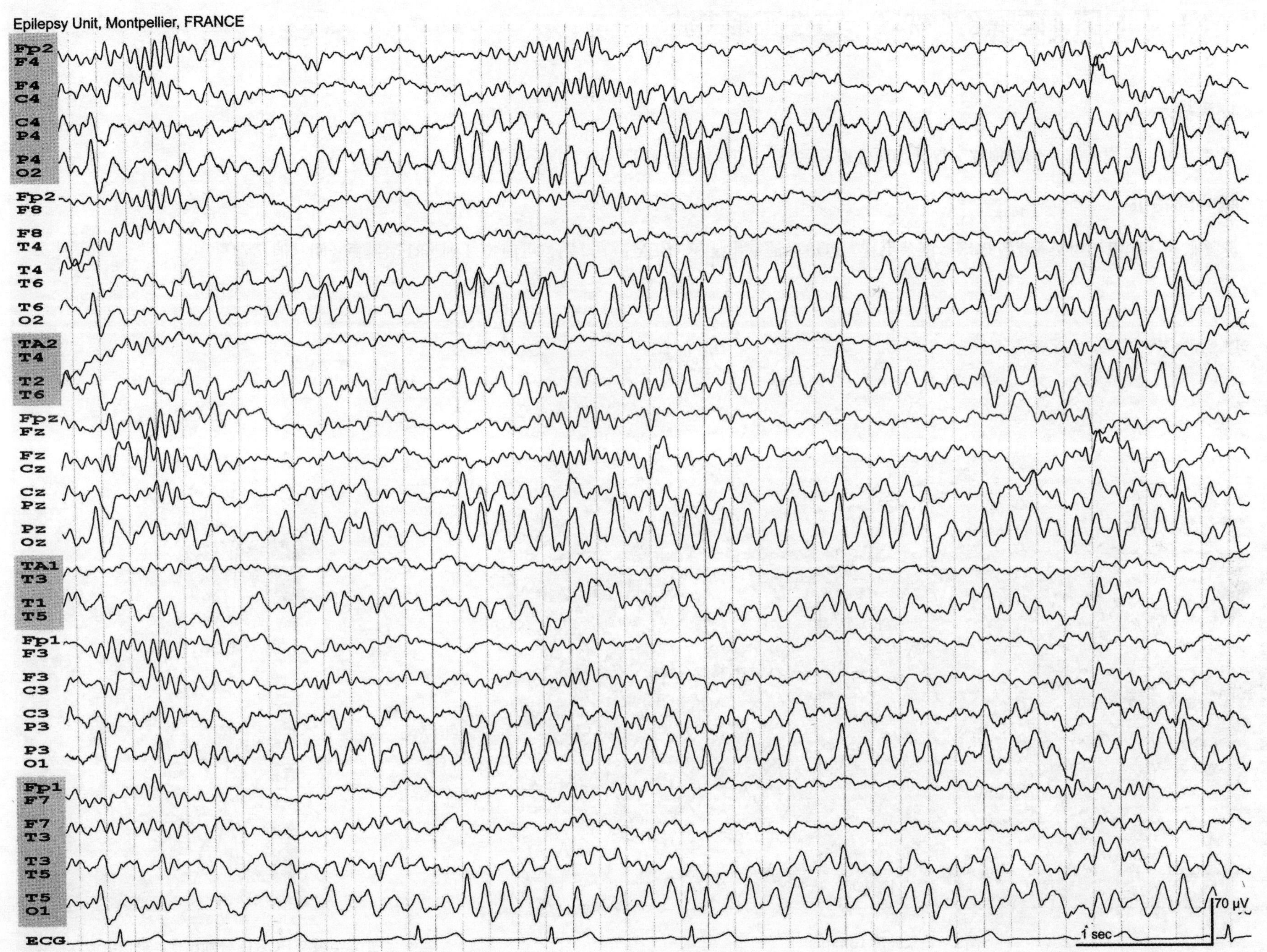
Epilepsy Unit, Montpellier, FRANCE
Fp2 F4
F4 C4
C4 P4
P4 O2
Fp2 F8
F8 T4
T4 T6
T6 O2
TA2 T4
T2 T6
Fpz Fz
Fz Cz
Cz Pz
Pz Oz
TA1 T3
T1 T5
Fp1 F3
F3 C3
C3 P3
P3 O1
Fp1 F7
F7 T3
T3 T5
T5 O1
ECG
70 μV
1 sec

Ⅲ · 49　NREM 睡眠 3 期枕区一过性正相尖波

临床提示

患者，女，27岁。因左侧颞顶枕交界处隐源性癫痫就诊，与同Ⅰ · 17和Ⅲ · 46为同一患者。

脑电图特征

深睡眠期，脑电图可见δ波与POSTs混杂出现，POSTs通常出现在NREM睡眠2期，可能持续到NREM睡眠3期，但不常见。

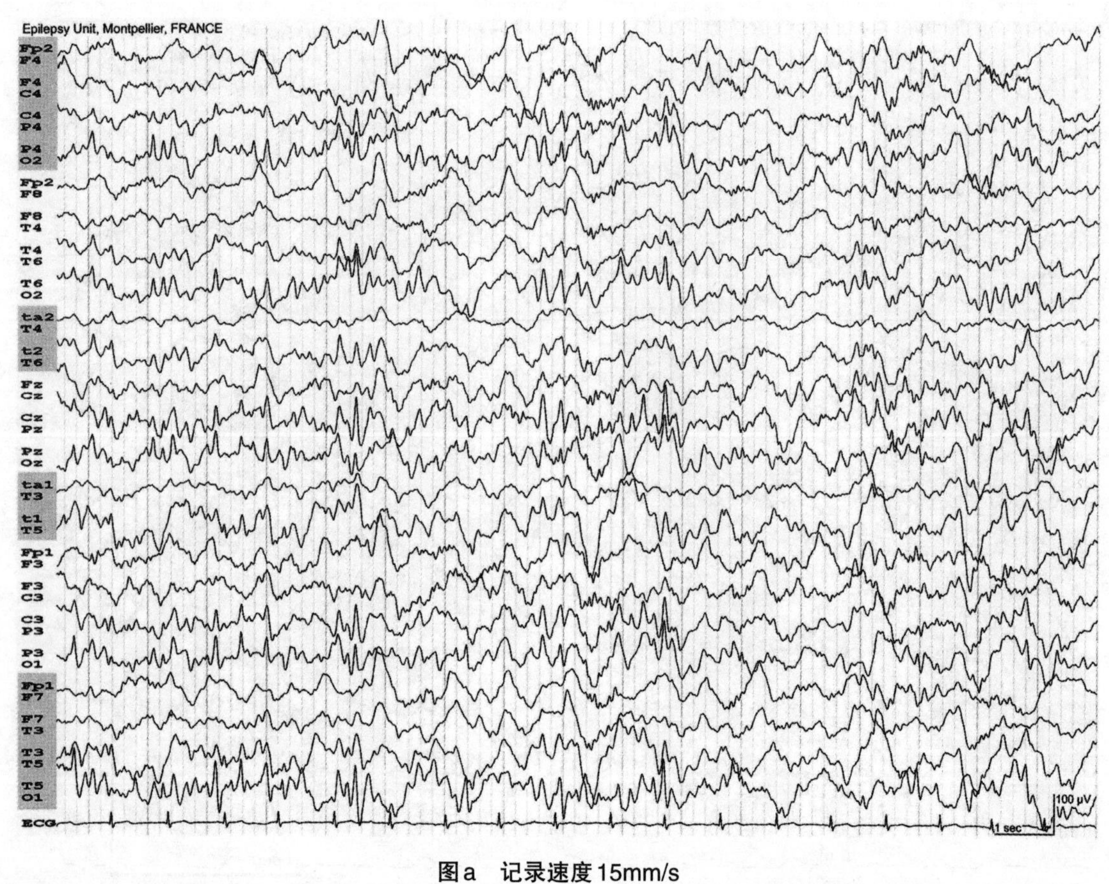

图a　记录速度15mm/s

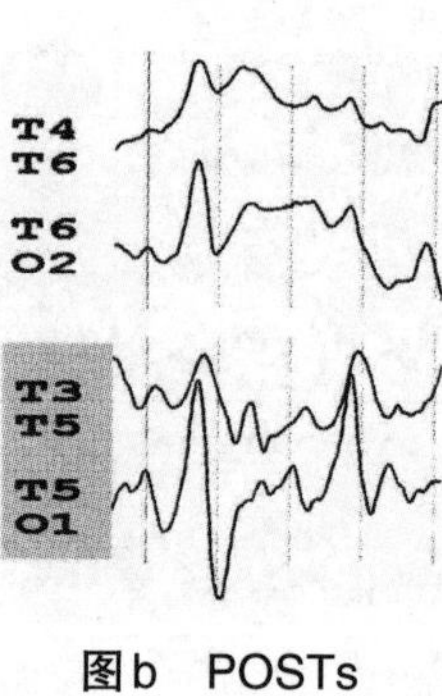

图b　POSTs

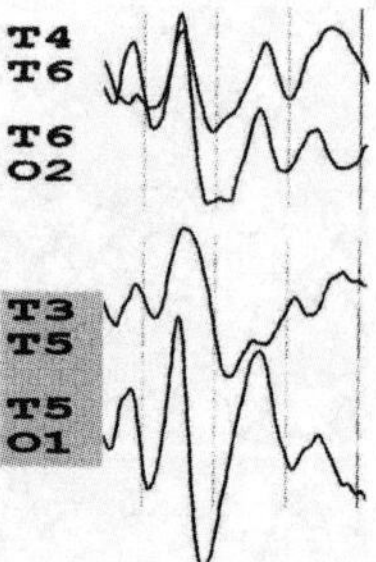

图c　δ波与POSTs叠加出现，形似尖波

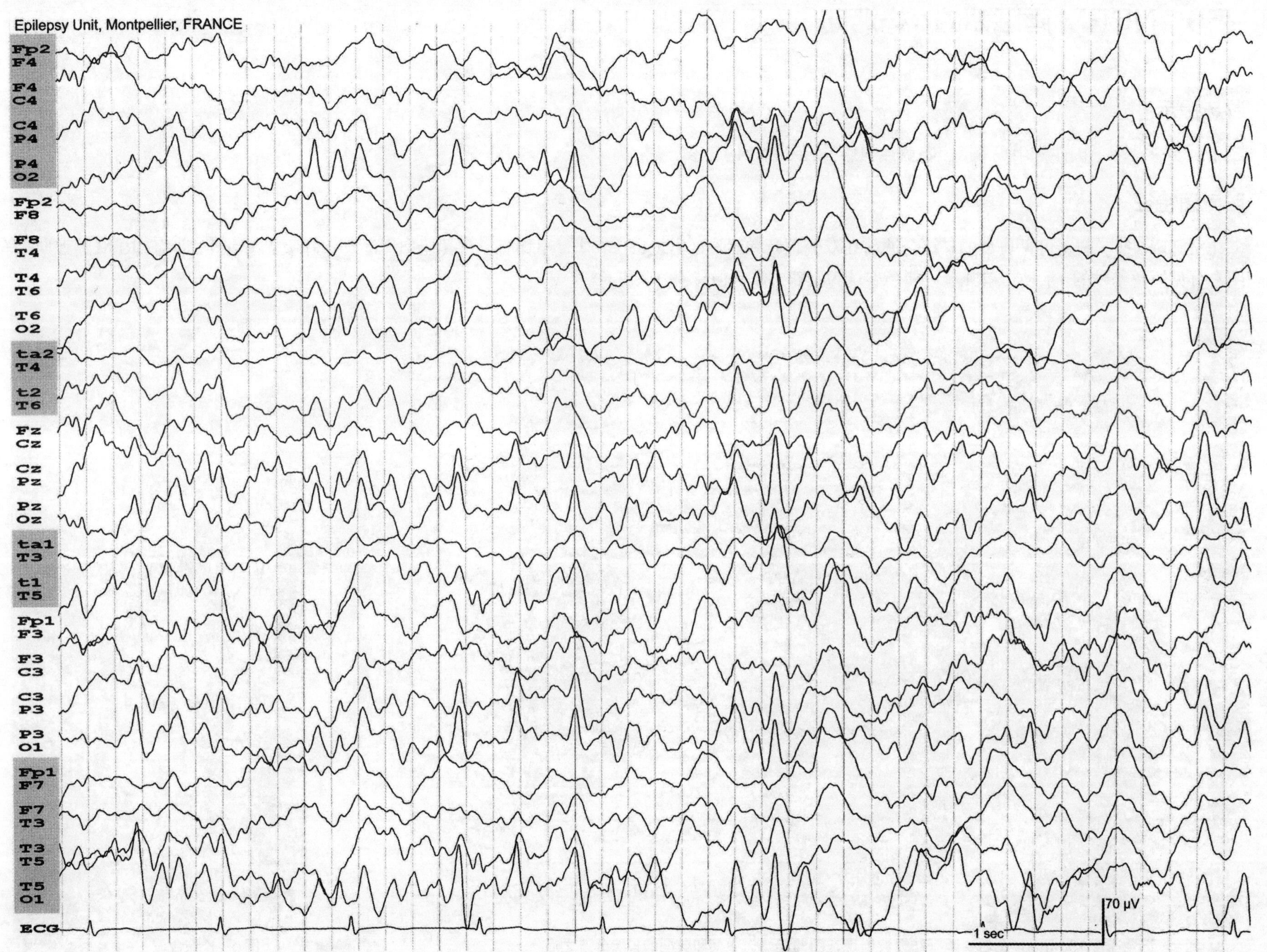
Epilepsy Unit, Montpellier, FRANCE
Fp2 F4
F4 C4
C4 P4
P4 O2
Fp2 F8
F8 T4
T4 T6
T6 O2
ta2 T4
t2 T6
Fz Cz
Cz Pz
Pz Oz
ta1 T3
t1 T5
Fp1 F3
F3 C3
C3 P3
P3 O1
Fp1 F7
F7 T3
T3 T5
T5 O1
ECG
70 μV
1 sec

Ⅲ · 50　NREM睡眠期的α样活动

临床提示

患者，女，22岁。因左侧中央－顶区隐源性癫痫，行术前评估就诊。

脑电图特征

NREM睡眠2期。图左可见典型的K综合波前在双侧顶叶和后颞区出现8Hz节律，不伴有觉醒（肌肉无活动，呼吸无变化），即为NREM睡眠期α样活动。图右可见短暂暴发的α活动，单独看可能会误认为癫痫尖波，但持续时间更长。

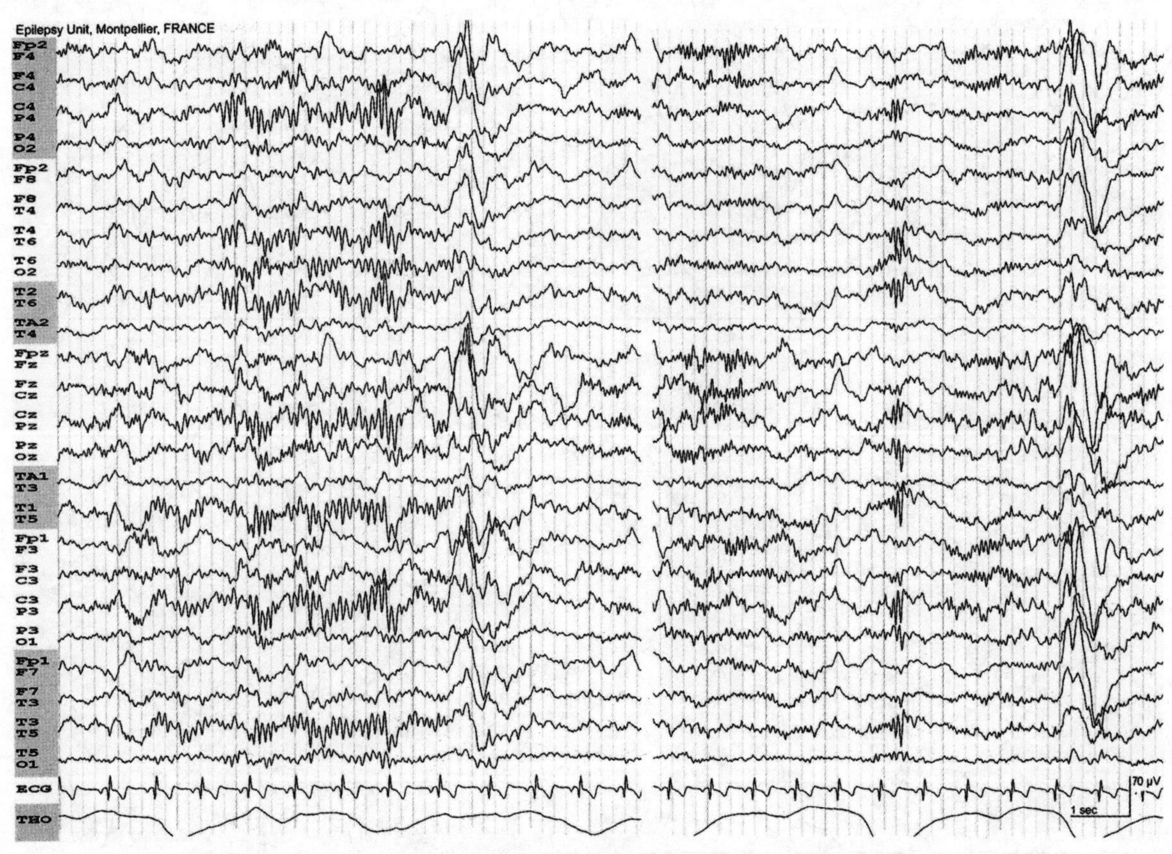

图a　记录速度15mm/s，图右，睡眠纺锤波出现在图的起始、中间和典型的K综合波之后

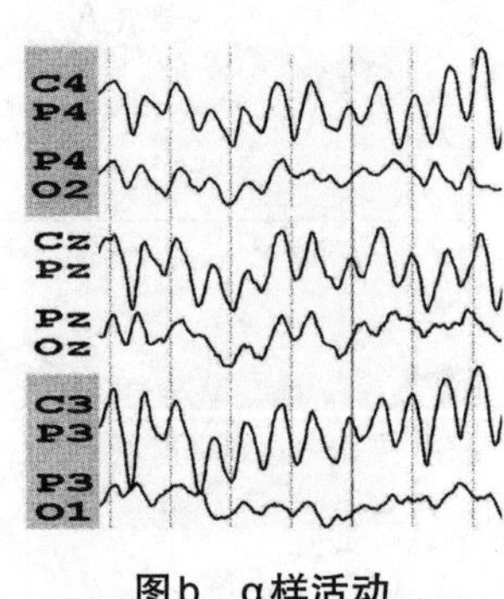

图b　α样活动

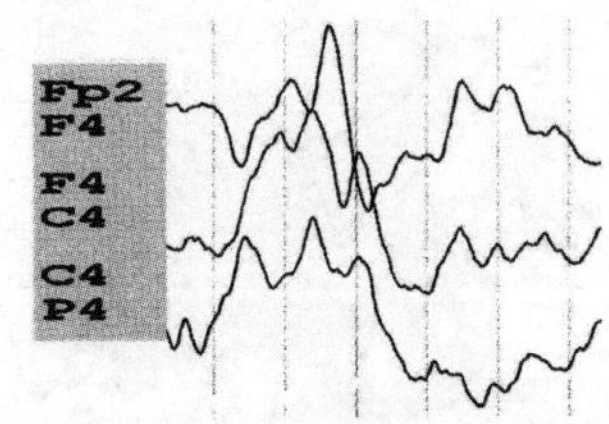

图c　K综合波

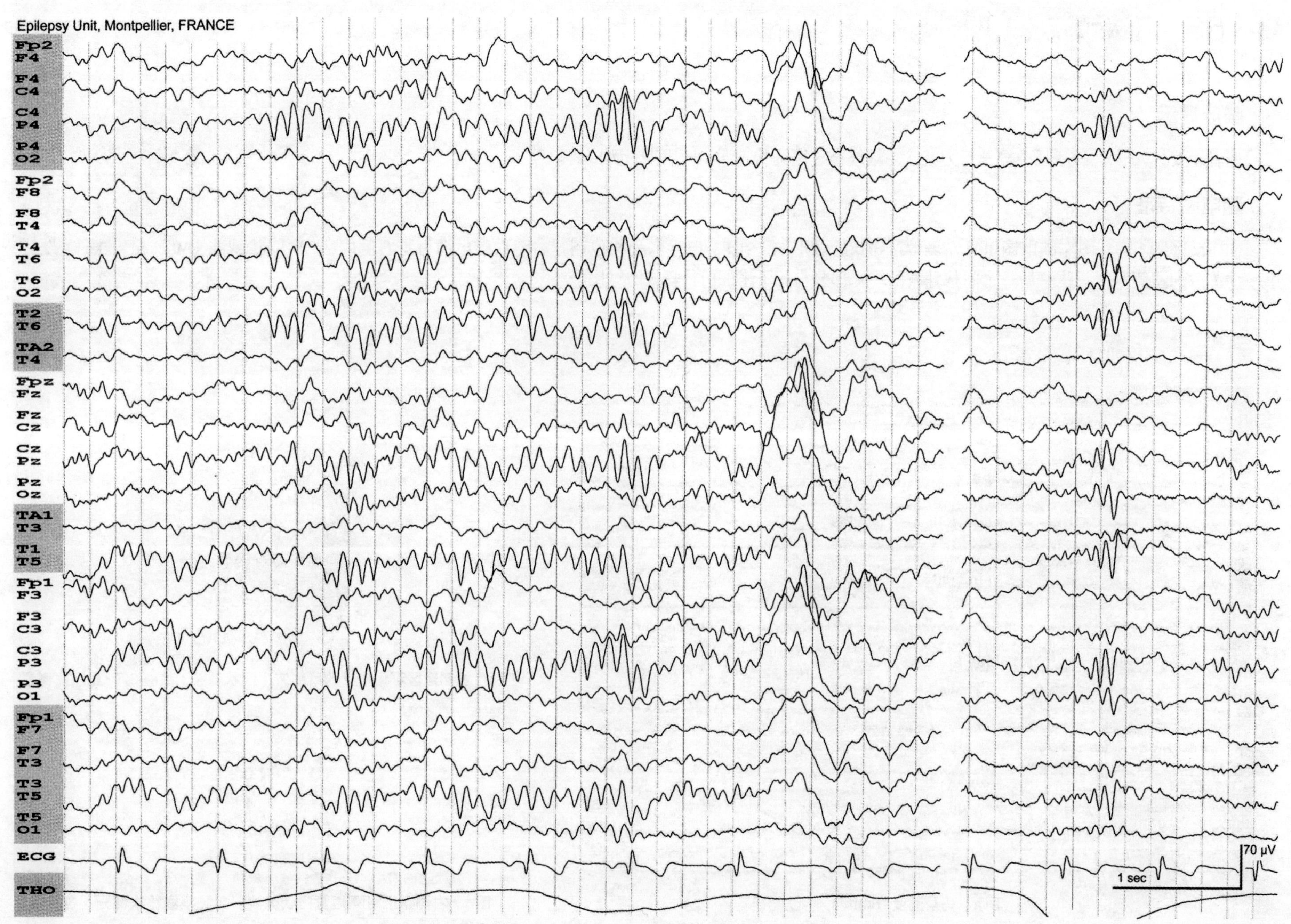
Epilepsy Unit, Montpellier, FRANCE
Fp2 F4
F4 C4
C4 P4
P4 O2
Fp2 F8
F8 T4
T4 T6
T6 O2
T2 T6
TA2 T4
Fpz Fz
Fz Cz
Cz Pz
Pz Oz
TA1 T3
T1 T5
Fp1 F3
F3 C3
C3 P3
P3 O1
Fp1 F7
F7 T3
T3 T5
T5 O1
ECG
THO
70 μV
1 sec

Ⅲ · 51　门状棘波（1）

临床提示

患者，女，70岁。因睡眠中异常行为就诊。最终被诊断为快速眼动睡眠期行为障碍。

脑电图特征

NREM睡眠1期。图左脑电图可见左侧颞区8Hz的弓形波，在F3-T3导联呈相位倒置。图右脑电图可见右侧颞区2次门状棘波（Wicked spikes）发放，第一个扩散到左侧颞区，注意后一个门状棘波的终末部分与接下来的门状棘波的对比。

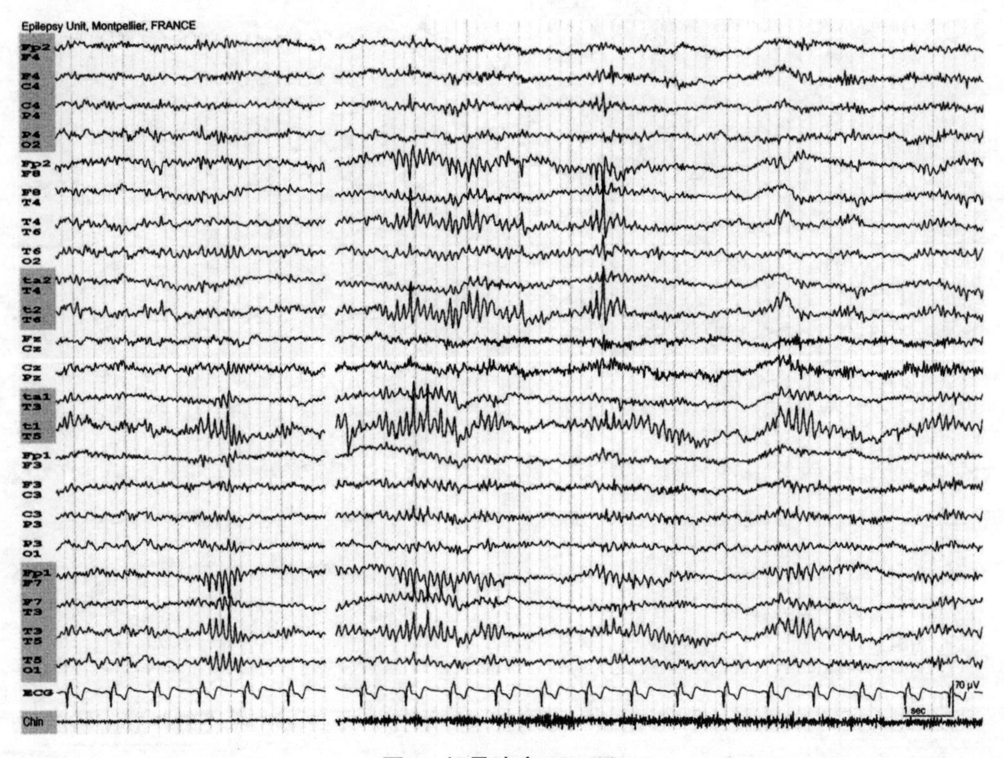

图a　记录速度15mm/s

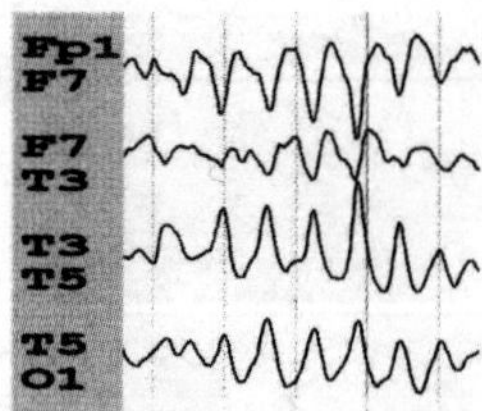

图b　左侧颞区可见8Hz的弓形波（门状棘波），在F3-T3呈相位倒置

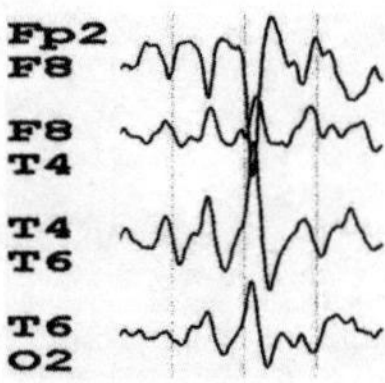

图c　右侧颞区可见短暂门状棘波。单独观察终末部分，容易误认为癫痫样棘波

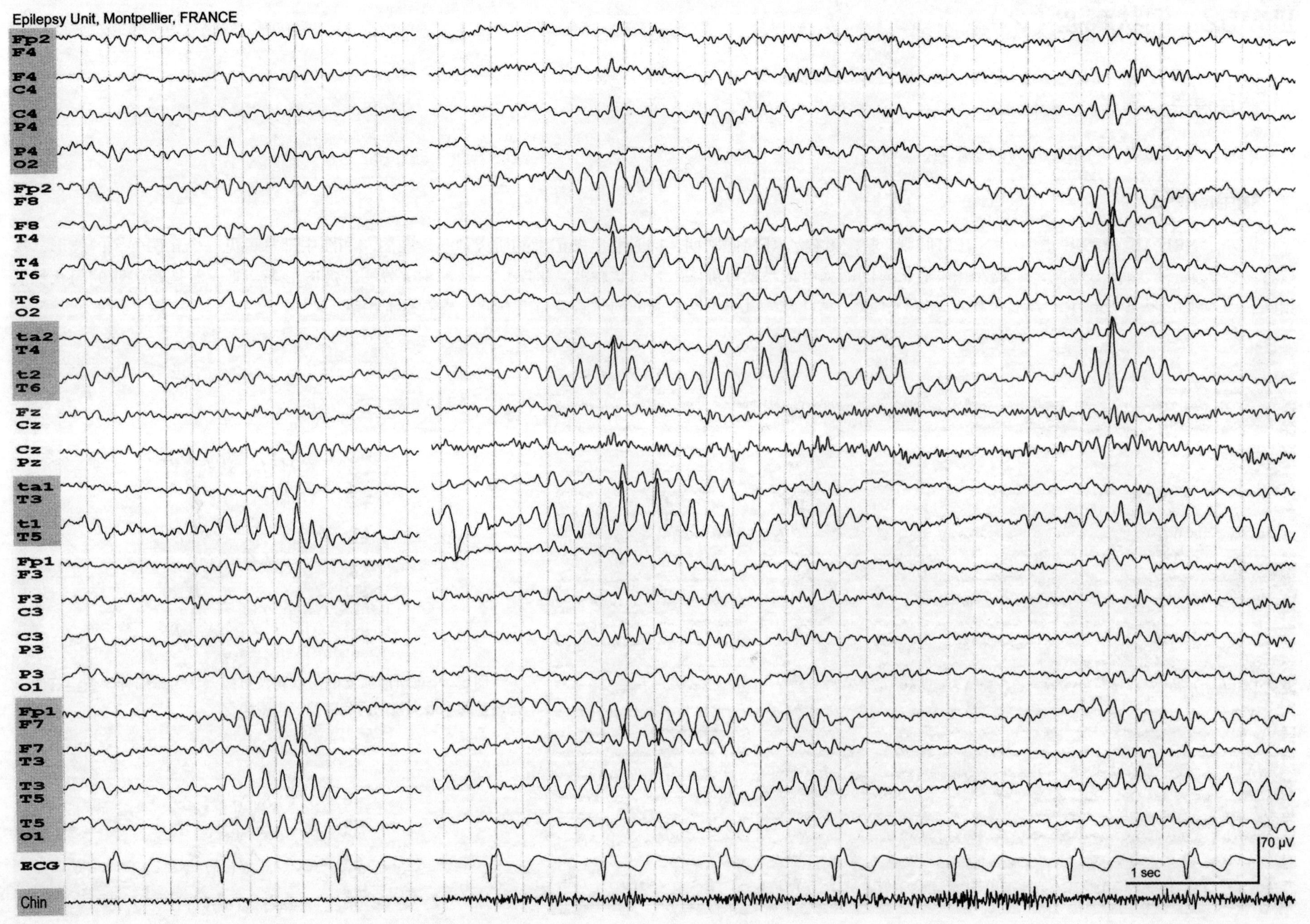
Epilepsy Unit, Montpellier, FRANCE
Fp2 F4
F4 C4
C4 P4
P4 O2
Fp2 F8
F8 T4
T4 T6
T6 O2
ta2 T4
t2 T6
Fz Cz
Cz Pz
ta1 T3
t1 T5
Fp1 F3
F3 C3
C3 P3
P3 O1
Fp1 F7
F7 T3
T3 T5
T5 O1
ECG
Chin
70 μV
1 sec

Ⅲ · 52　门状棘波（2）

临床提示

患者，女，70岁。与Ⅲ · 51为同一患者。

脑电图特征

图左示NREM睡眠2期；图中示NREM睡眠3期；图右示REM睡眠期，同时肌电图记录到肌肉弛缓。在图左和图中部分可见一个轮廓尖锐的波形，单独看易误认为“癫痫样”棘波，但观察一段更长时间的脑电记录就可辨认出是门状棘波。事实上，这种轮廓分明的波的形态与Ⅲ · 51图最尖锐的门状棘波相同。REM期门状棘波较少，其形态和分布保持不变。请注意，几种不同形态的门状棘波可能在同一患者身上出现。

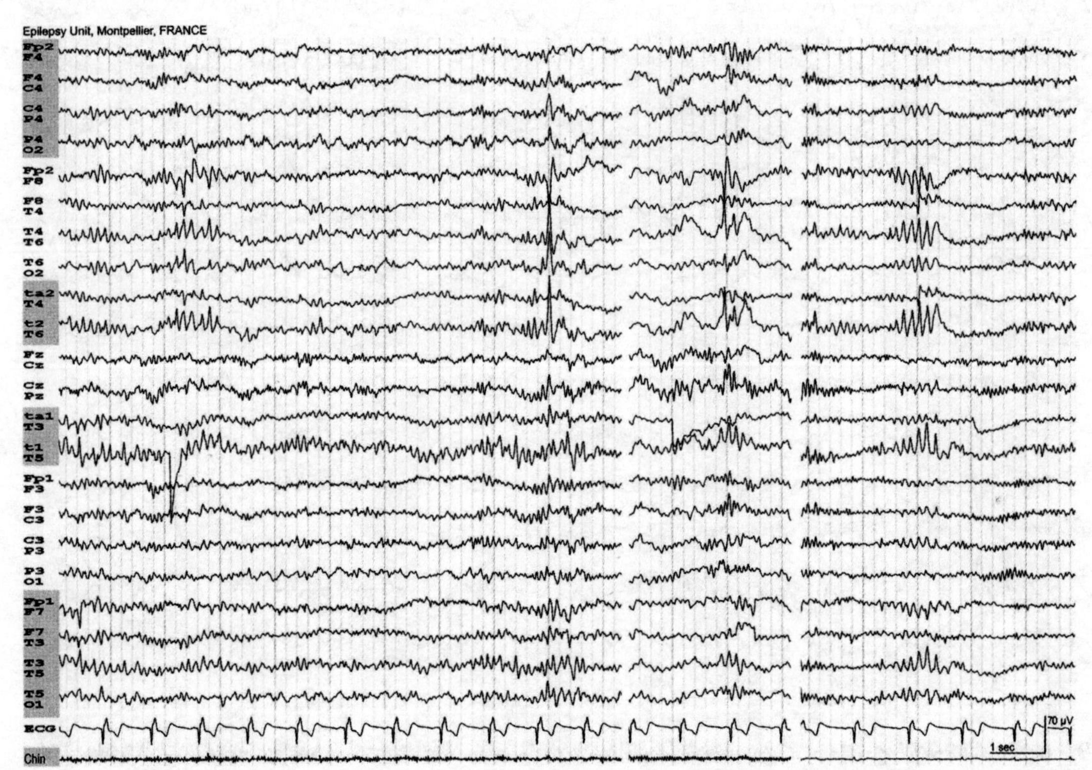

图a　记录速度15mm/s，图左可见门状棘波独立出现在左侧颞区，然后扩散到右侧颞区

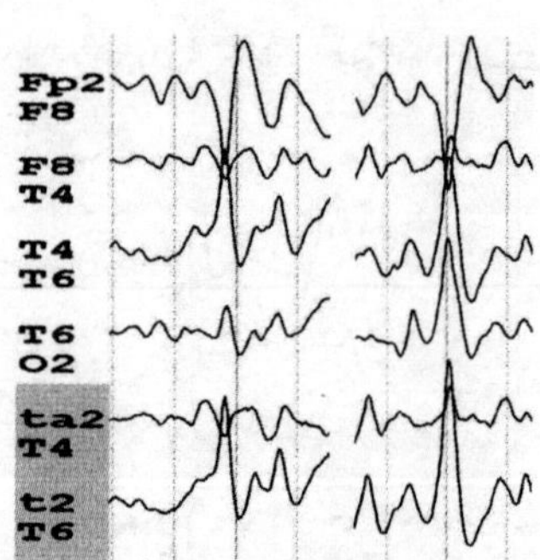

图b　NREM期孤立的门状棘波可被误认为癫痫样棘波，它的形态与前图中最尖锐的门状棘波形态相同

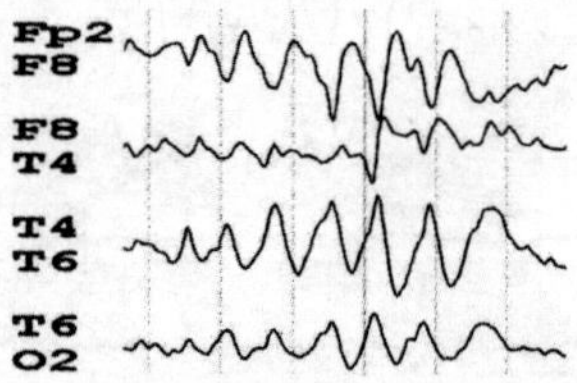

图c　REM期右侧颞区出现门状棘波

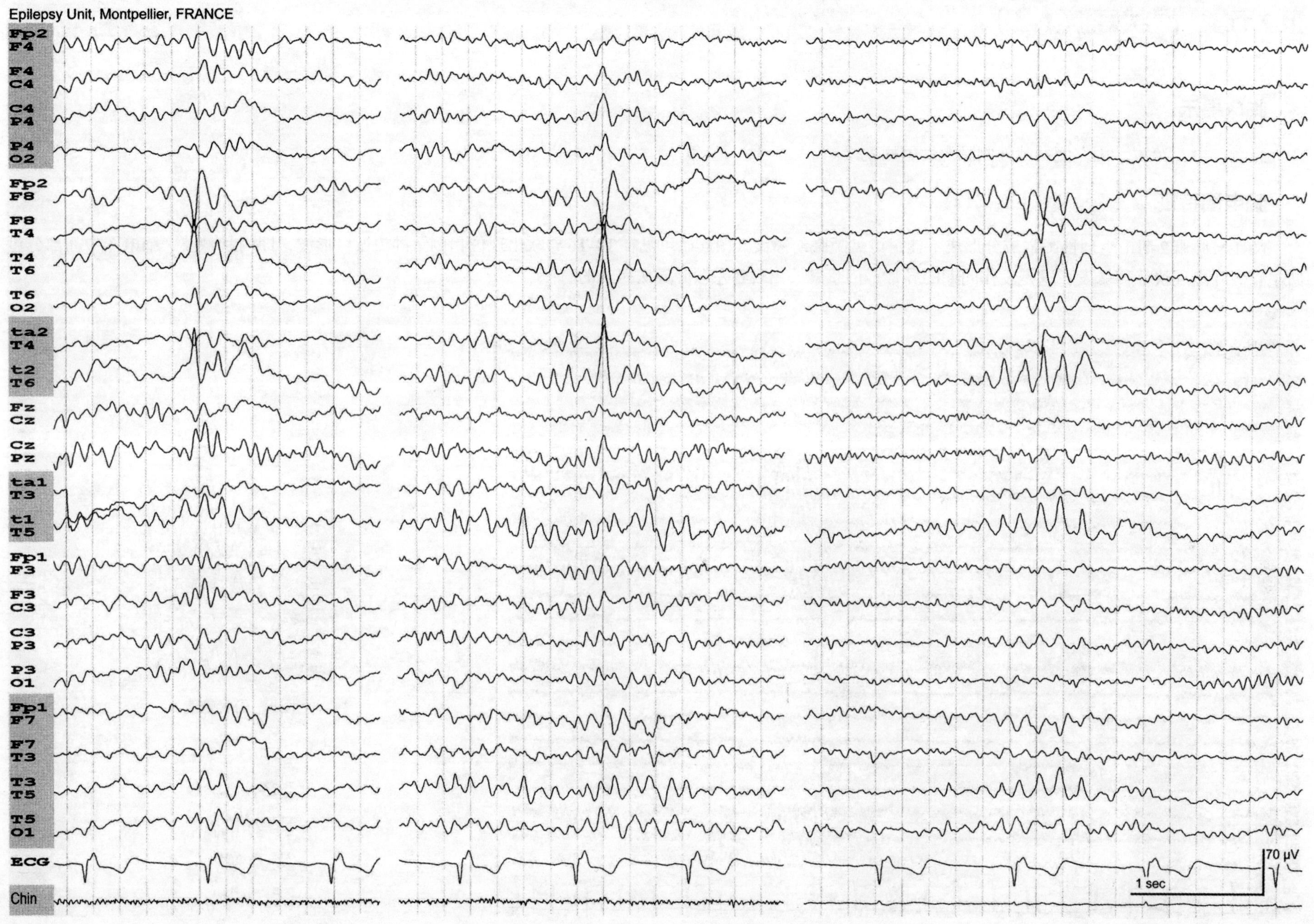

Epilepsy Unit, Montpellier, FRANCE
Fp2 F4
F4 C4
C4 P4
P4 O2
Fp2 F8
F8 T4
T4 T6
T6 O2
ta2 T4
t2 T6
Fz Cz
Cz Pz
ta1 T3
t1 T5
Fp1 F3
F3 C3
C3 P3
P3 O1
Fp1 F7
F7 T3
T3 T5
T5 O1
ECG
Chin
70 μV
1 sec

Ⅲ · 53 门状棘波（3）

临床提示

患者，男，70岁。因左侧颞叶外侧隐源性癫痫就诊。

脑电图特征

NREM睡眠2期，生理性睡眠成分形成不佳，可见睡眠纺锤波。图起始可见在T4-T6导联出现位相倒置的7Hz弓形波，即门状棘波。脑电图中间部分可见左侧颞叶出现快节律暴发，这是发作间期的异常，门状棘波出现在左颞叶癫痫病灶的对侧。

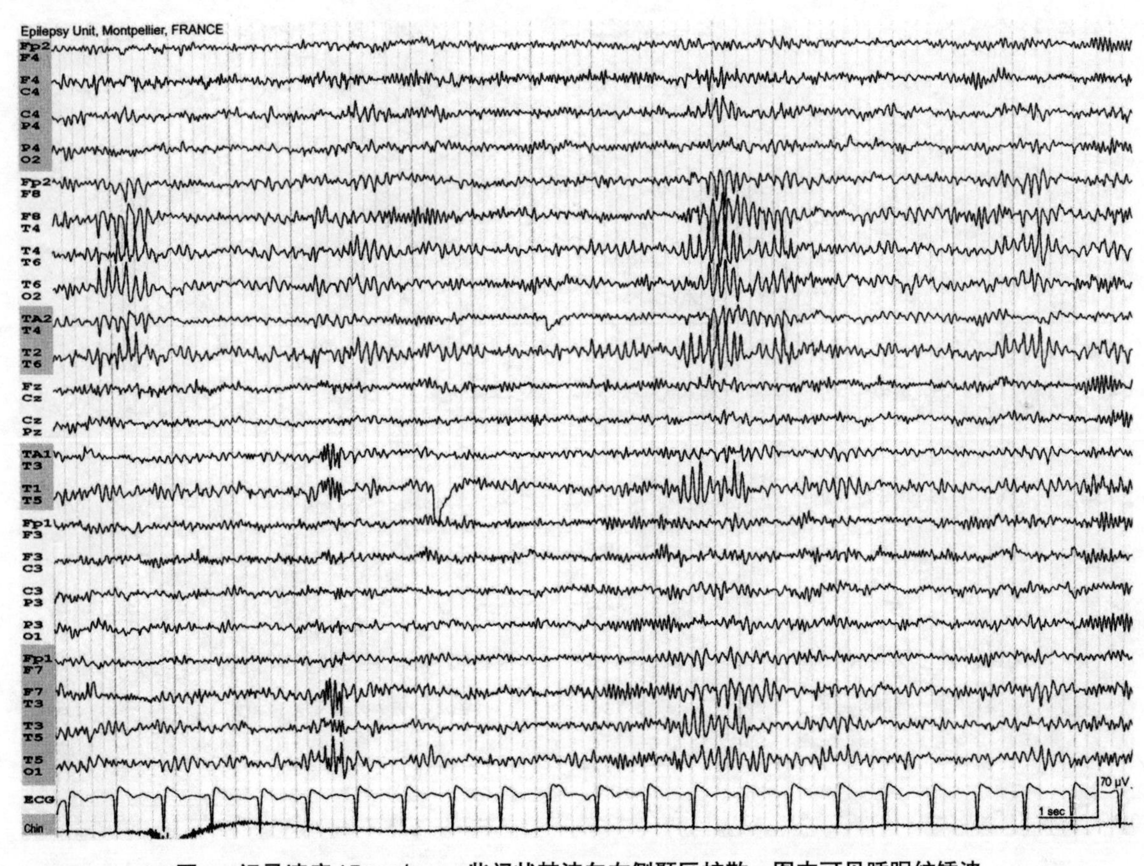

图a 记录速度15mm/s，一些门状棘波向左侧颞区扩散，图末可见睡眠纺锤波

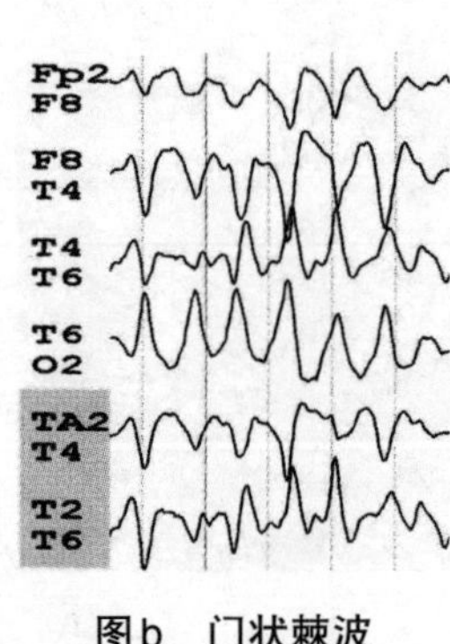

图b 门状棘波

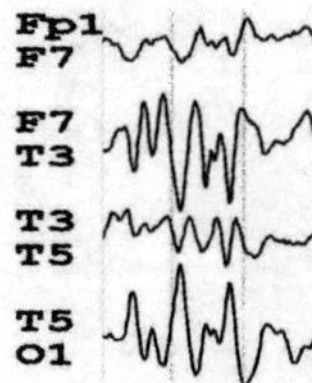

图c 发作间期异常快节律

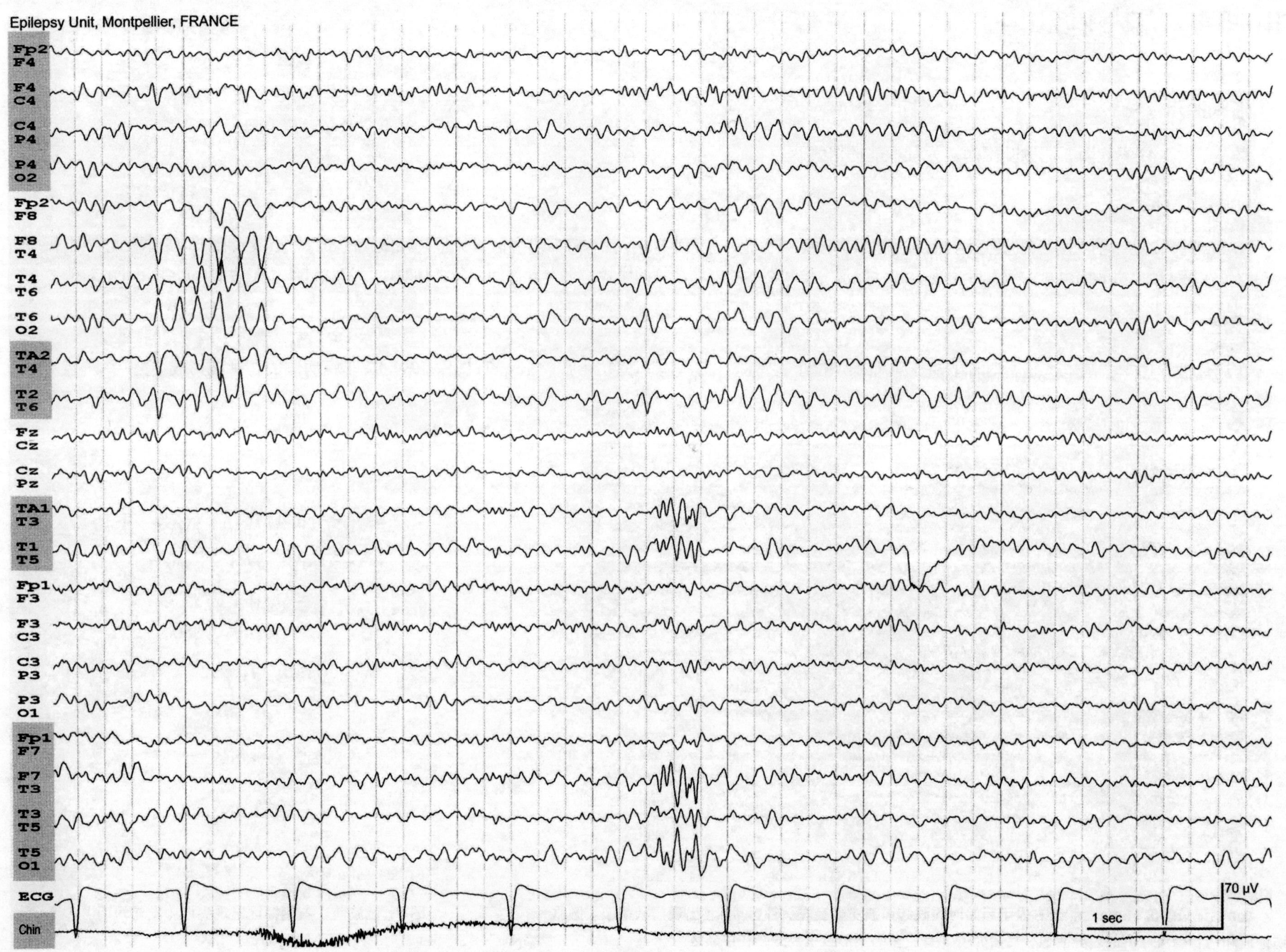
Epilepsy Unit, Montpellier, FRANCE
Fp2 F4
F4 C4
C4 P4
P4 O2
Fp2 F8
F8 T4
T4 T6
T6 O2
TA2 T4
T2 T6
Fz Cz
Cz Pz
TA1 T3
T1 T5
Fp1 F3
F3 C3
C3 P3
P3 O1
Fp1 F7
F7 T3
T3 T5
T5 O1
ECG
Chin
70 μV
1 sec

Ⅲ · 54　门状棘波（4）

临床提示

患者，女，42岁。因右侧颞叶癫痫，为行术前评估就诊。

脑电图特征

NREM睡眠2期，脑电图可见形成不良的K综合波和睡眠纺锤波，左侧半球为著，在F7-T3导联可见呈位相倒置的8Hz弓形波，在T1-T5导联尤为明显，即门状棘波。在第4秒，慢波前可见右侧颞叶出现尖波，提示发作间期的脑电异常。该模式与患者发作间期异常相对应，门状棘波位于右侧颞叶癫痫灶的对侧。

评注

在局灶性癫痫中，脑电图是否对称取决于癫痫病灶位于哪一侧，尤其是睡眠纺锤波（Crespel et al，1998）。非癫痫侧的纺锤波形成更好。

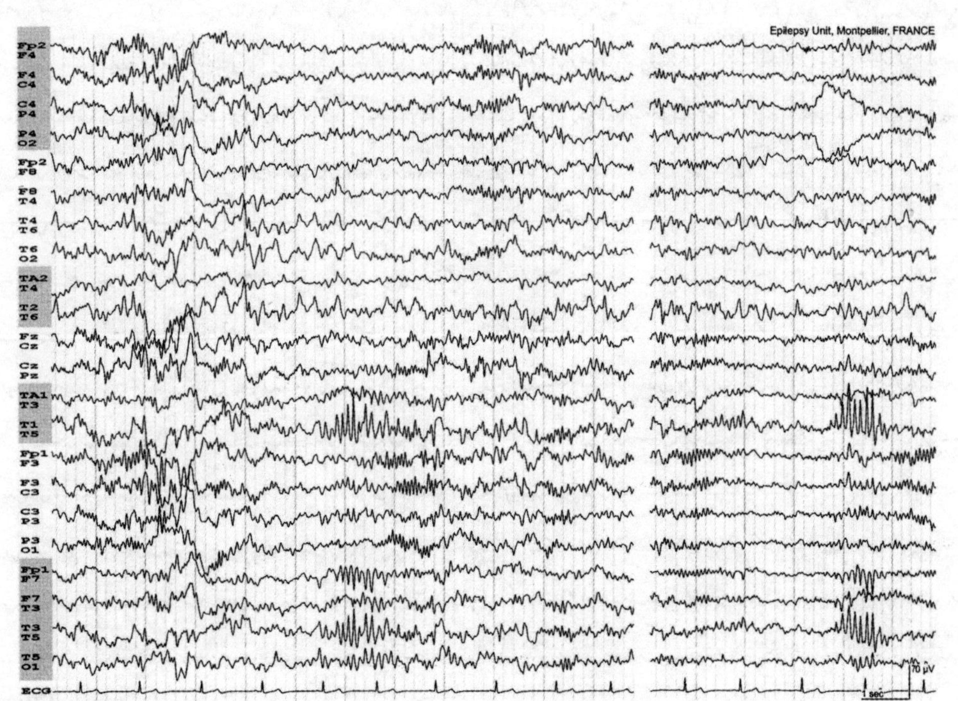

图a　记录速度15mm/s。图右显示起始时睡眠纺锤波主要在左头部，第4秒出现门状棘波。睡眠纺锤波和门状棘波之间的差异明显，后者较慢，有更多的波形且主要分布在中颞区

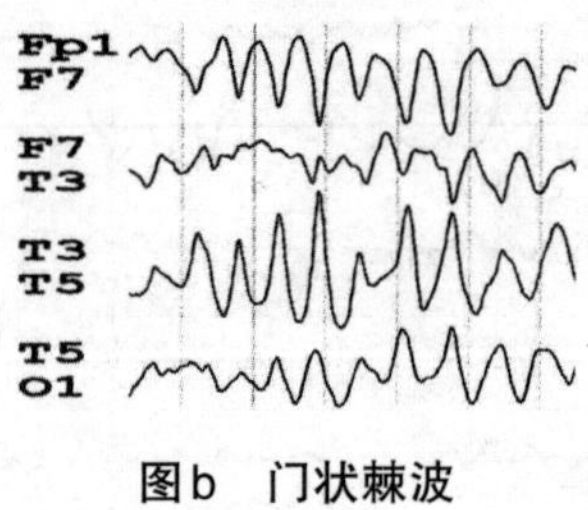

图b　门状棘波

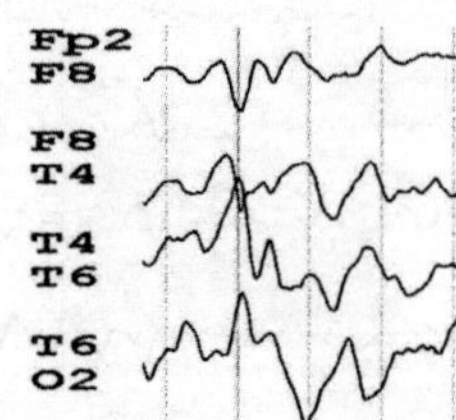

图c　慢波前在右侧颞区出现尖波（发作间期）

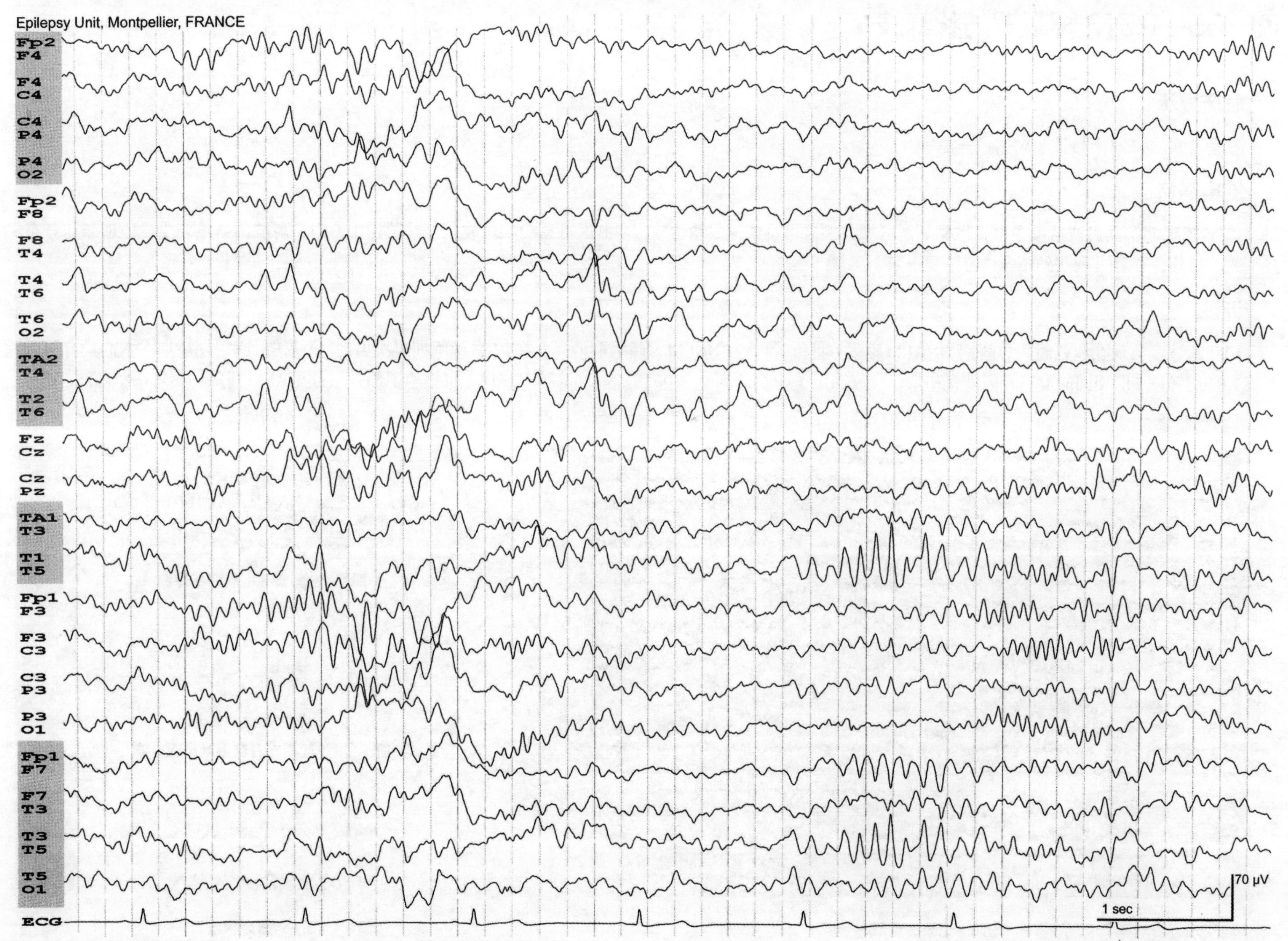
Epilepsy Unit, Montpellier, FRANCE
Fp2 F4
F4 C4
C4 P4
P4 O2
Fp2 F8
F8 T4
T4 T6
T6 O2
TA2 T4
T2 T6
Fz Cz
Cz Pz
TA1 T3
T1 T5
Fp1 F3
F3 C3
C3 P3
P3 O1
Fp1 F7
F7 T3
T3 T5
T5 O1
ECG
70 μV
1 sec

Ⅲ · 55　REM睡眠期门状棘波

临床提示

患者，女，42岁。与Ⅲ · 54为同一患者。

脑电图特征

REM睡眠期，锯齿波从颅顶部扩散到邻近区域，额极可见快速眼动伪差，左颞区可见门状棘波。与前图相比，门状棘波的数量较少，但形态和分布保持不变。另外，右颞可观察到癫痫样异常放电。

评注

门状棘波多出现在放松时、思睡期、NREM睡眠1期和2期，在NREM深睡眠期消失，在REM睡眠期再次出现。在REM睡眠期后期，它们具有与思睡期或NREM睡眠2期相同的形态，但波幅稍低，位置固定（Gelisse et al，2003）。Serafini等（2014）也报道了部分患者在REM睡眠期出现门状棘波。

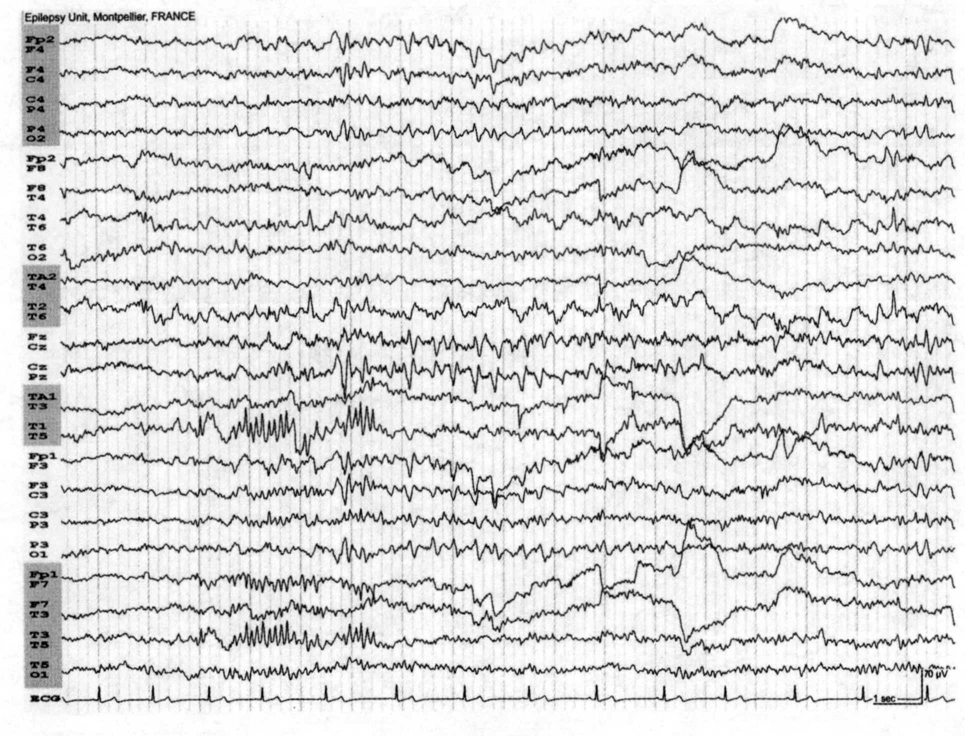

图a　记录速度15mm/s

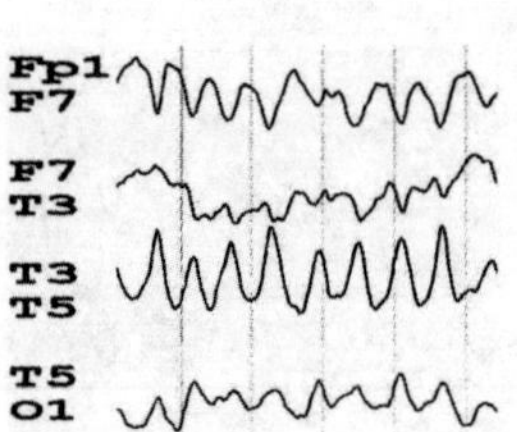

图b　左侧颞区出现门状棘波

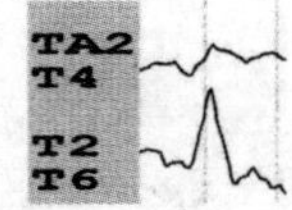

图c　发作间期在右侧颞叶出现棘波

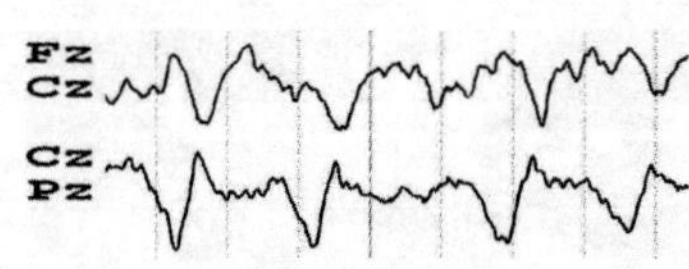

图d　锯齿状波

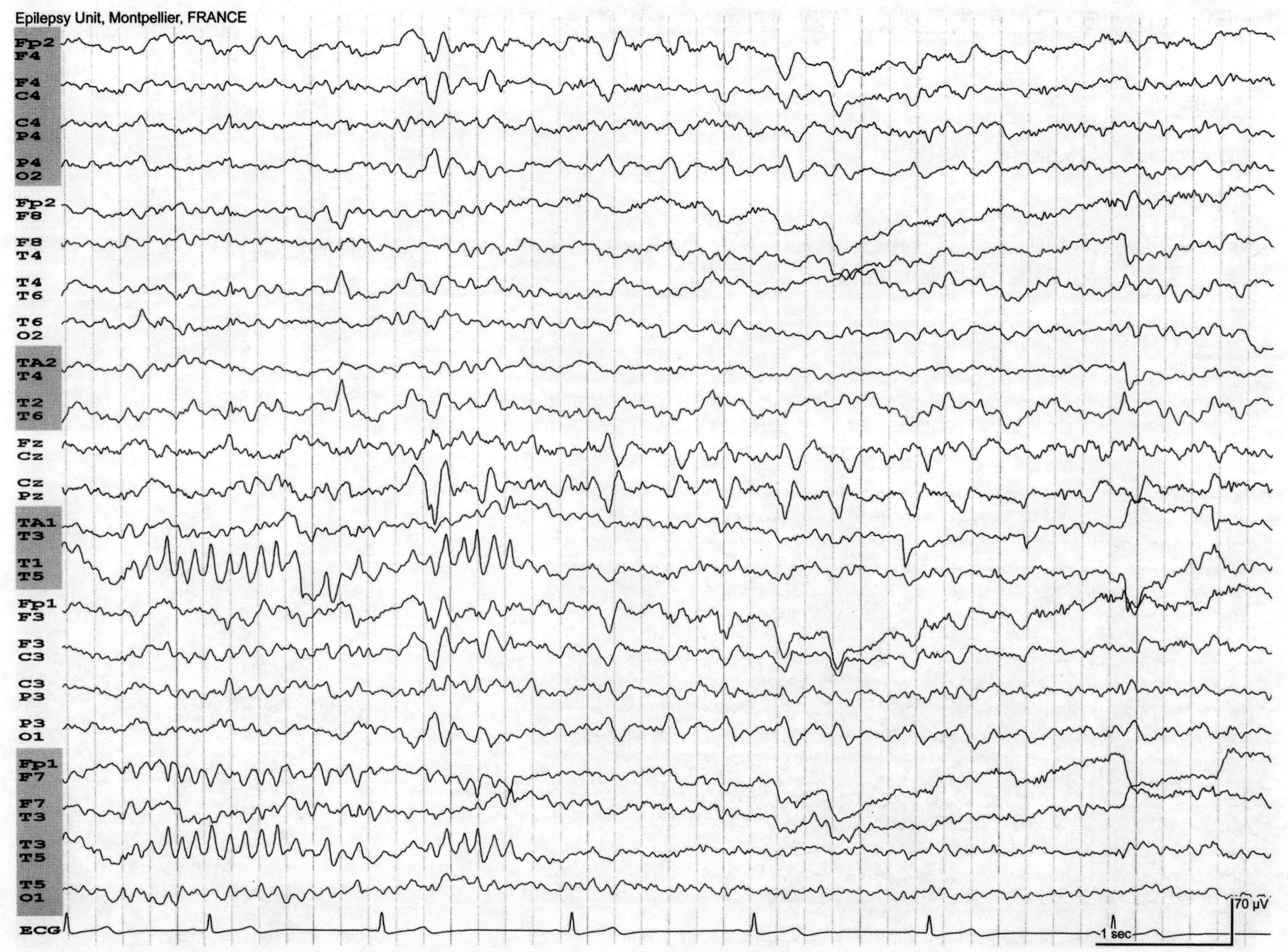
Epilepsy Unit, Montpellier, FRANCE
Fp2 F4
F4 C4
C4 P4
P4 O2
Fp2 F8
F8 T4
T4 T6
T6 O2
TA2 T4
T2 T6
Fz Cz
Cz Pz
TA1 T3
T1 T5
Fp1 F3
F3 C3
C3 P3
P3 O1
Fp1 F7
F7 T3
T3 T5
T5 O1
ECG
70 μV
1 sec

Ⅲ · 56　小棘波/良性散发睡眠期棘波/睡眠良性癫痫样一过性波（1）

临床提示

患者，女，72岁。因发作性意识丧失就诊。

脑电图特征

NREM睡眠2期，脑电图可见后侧和左侧颞区独立出现的低波幅、短时限的棘波，并向中央区扩散，这些棘波即小棘波（SSS）。它们没有已知的病理意义，但有一些研究认为有精神病、癫痫或心血管病史的患者更易出现SSS。

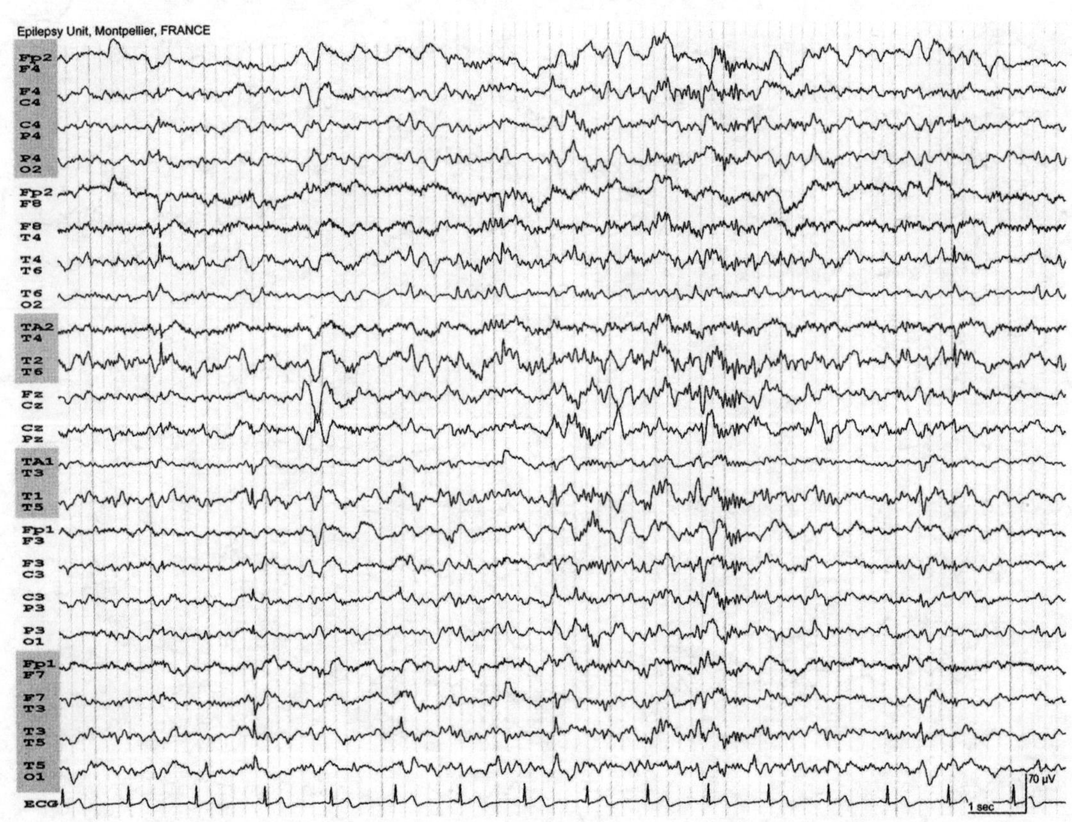

图a　记录速度15mm/s，本页脑电图中间可见睡眠纺锤波，末端可见双侧颞区出现小棘波

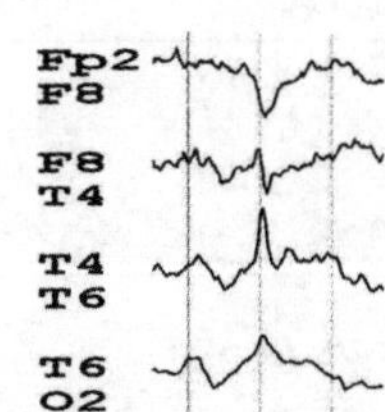

图b　右侧颞区小棘波

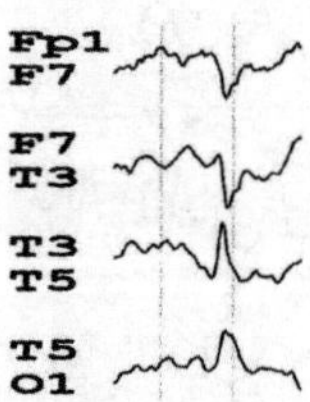

图c　左侧颞叶孤立小棘波

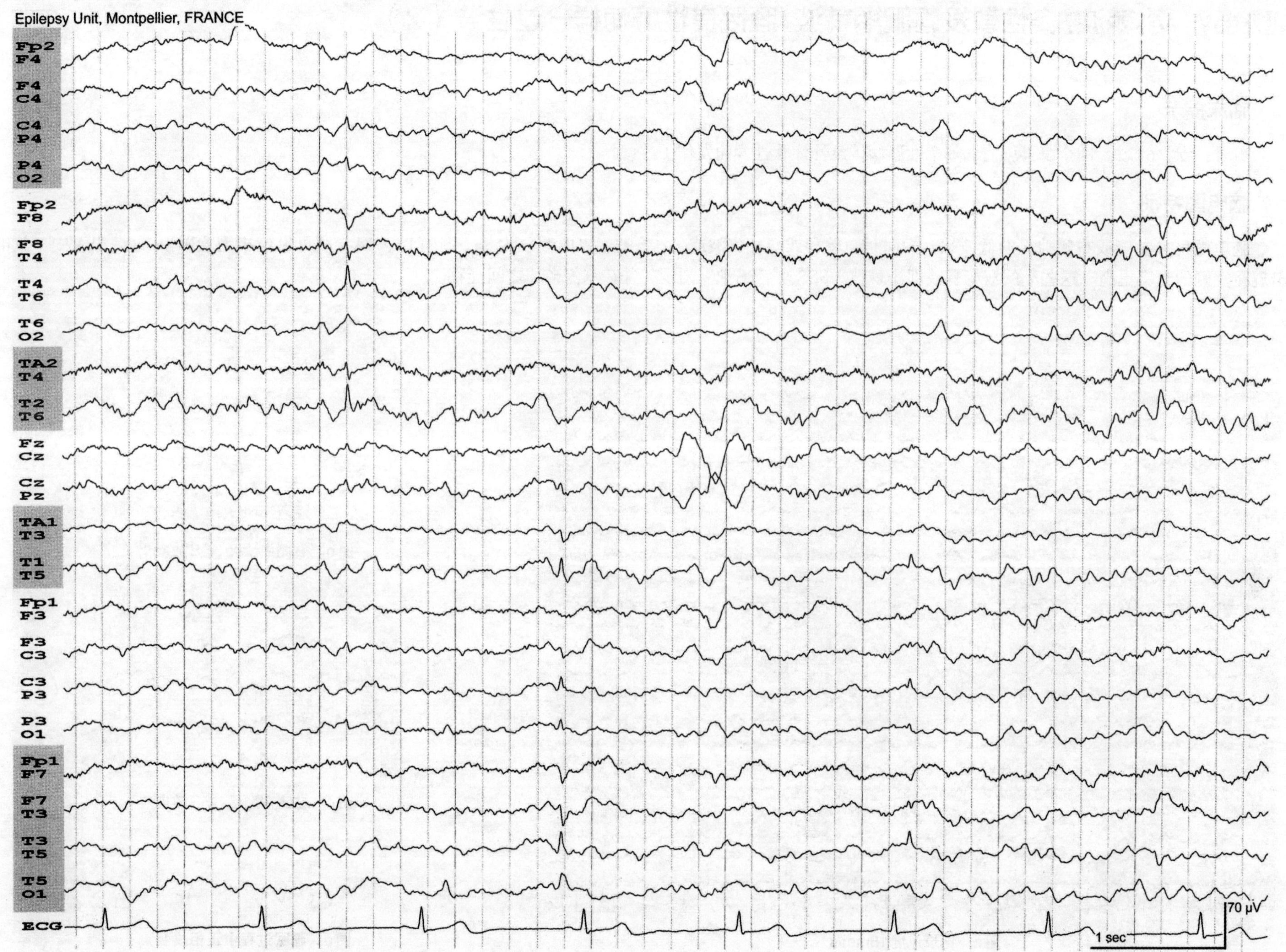

Epilepsy Unit, Montpellier, FRANCE
Fp2 F4
F4 C4
C4 P4
P4 O2
Fp2 F8
F8 T4
T4 T6
T6 O2
TA2 T4
T2 T6
Fz Cz
Cz Pz
TA1 T3
T1 T5
Fp1 F3
F3 C3
C3 P3
P3 O1
Fp1 F7
F7 T3
T3 T5
T5 O1
ECG
70 μV
1 sec

Ⅲ·57　小棘波/良性散发睡眠期棘波/睡眠良性癫痫样一过性波（2）

临床提示

患者，女，61岁。因全身性强直-阵挛性癫痫（急性症状性癫痫发作）就诊。

脑电图特征

脑电图可见左侧或右侧独立的低波幅、短时程、单相或双相尖波或尖-慢波，以中颞区为著（图中T3、T4导联可见位相倒置）。在这名患者中，放电出现在左侧的频率更高。这些小的双相棘波即小棘波（SSS）。SSS独立出现，并在双侧半球之间迁移。

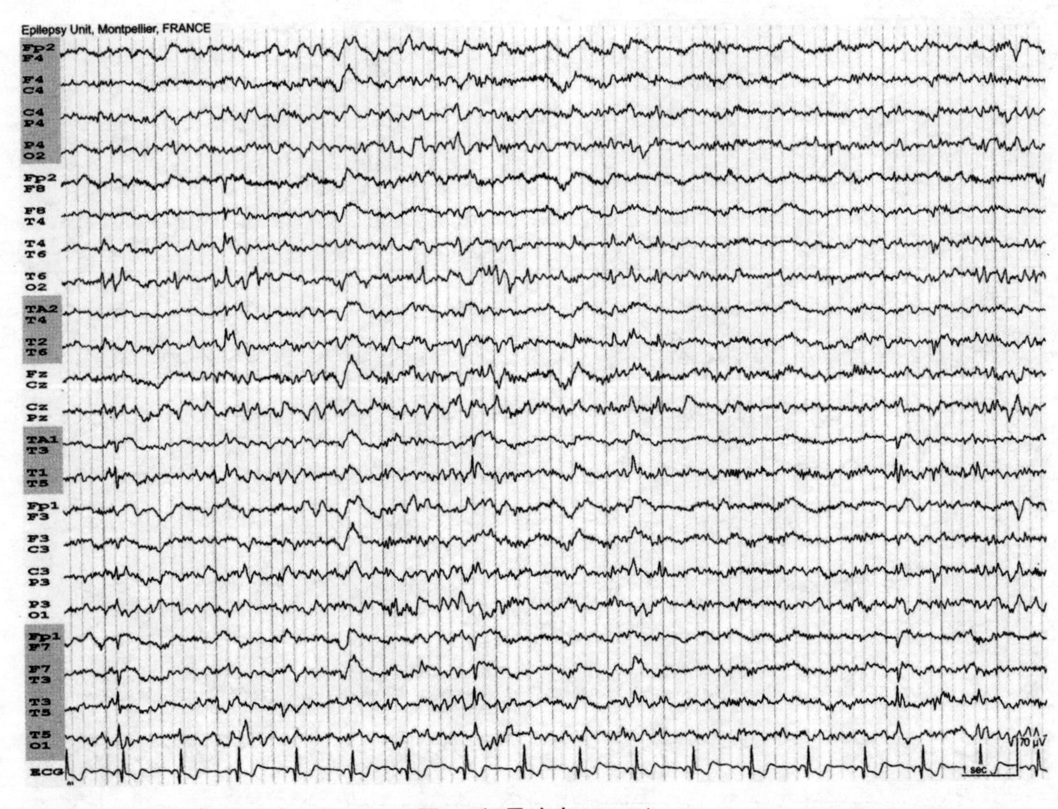

图a　记录速度15mm/s

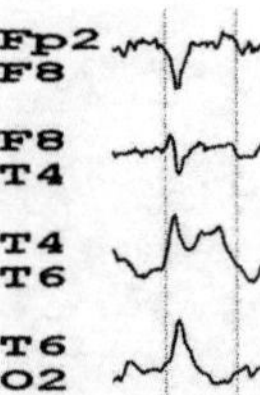

图b　右侧中颞区SSS放电

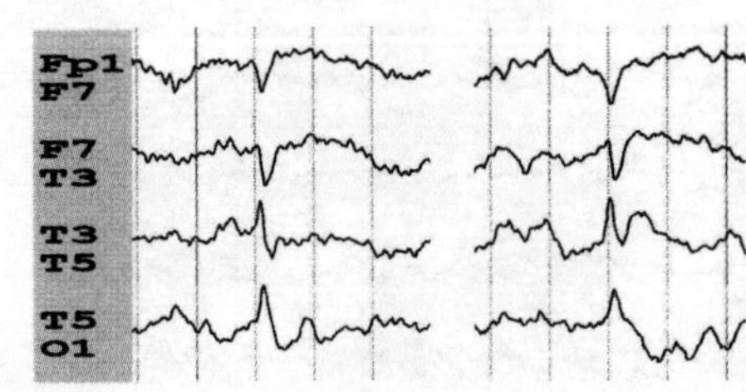

图c　左侧中颞区SSS放电

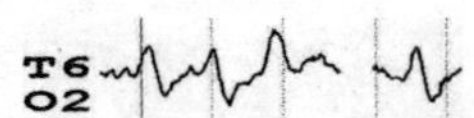

图d　睡眠过程中正相改变

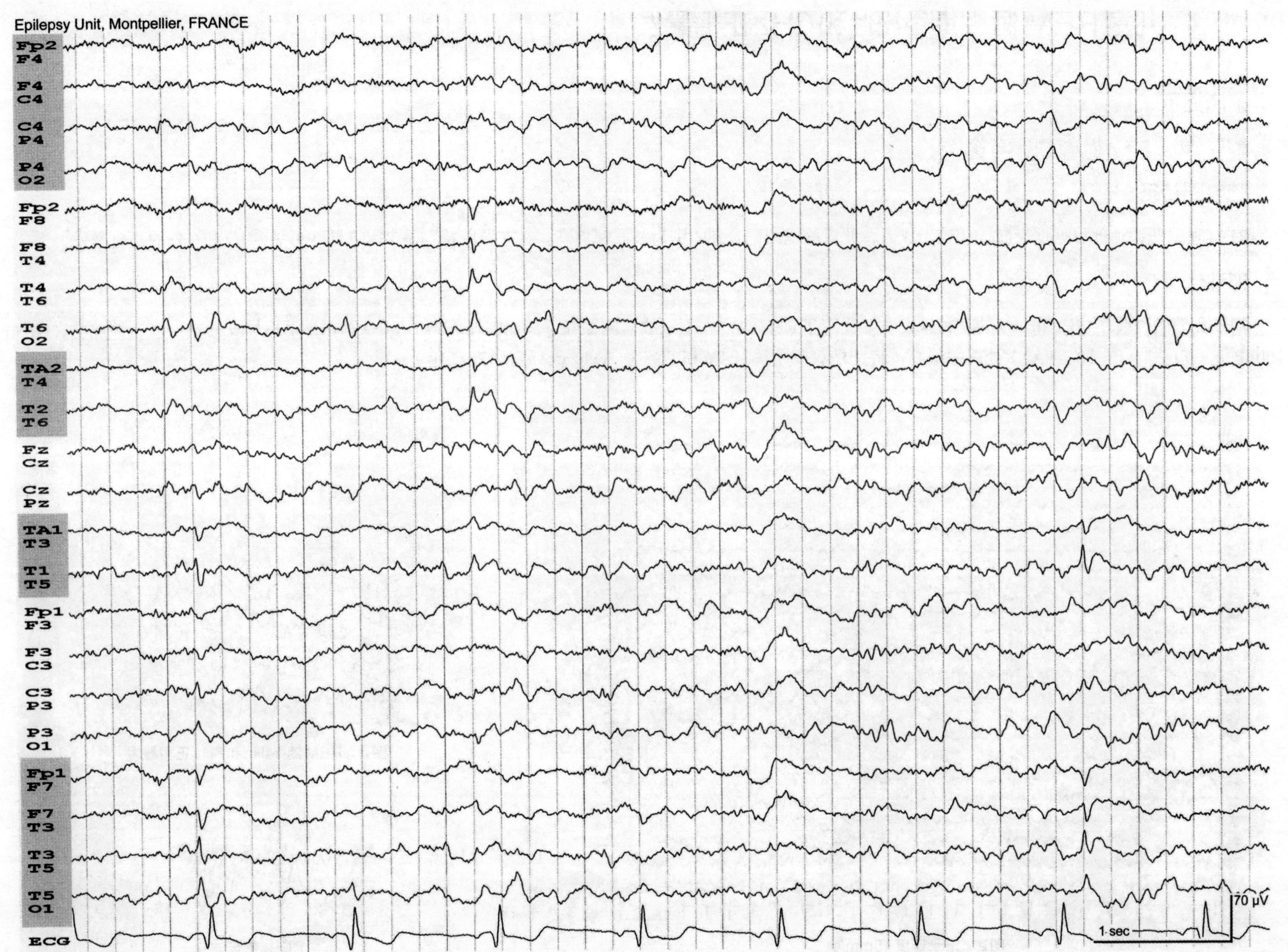
Epilepsy Unit, Montpellier, FRANCE
Fp2 F4
F4 C4
C4 P4
P4 O2
Fp2 F8
F8 T4
T4 T6
T6 O2
TA2 T4
T2 T6
Fz Cz
Cz Pz
TA1 T3
T1 T5
Fp1 F3
F3 C3
C3 P3
P3 O1
Fp1 F7
F7 T3
T3 T5
T5 O1
ECG
70 μV
1 sec

Ⅲ · 58　儿童REM睡眠期14Hz和6Hz正相暴发

临床提示

患儿，男，5岁。因发热惊厥就诊。

脑电图特征

REM睡眠期，顶部可见锯齿波。相较于成人，儿童脑电图记录到的锯齿波波幅更高。在左颞区特别是T1-T5导联可见14Hz和6Hz的正电暴发。

评注

基于我们的经验，14Hz和6Hz的正相暴发主要出现于REM期。在下颞线监测颞叶下部能够显著增加14Hz和6Hz正相暴发的检出，这种放电在附加的颞叶电极（T1、TA1、T2、TA2）处振幅最高，特别是双极导联T2-T6和T1-T5（Velizarova等，2011年）。

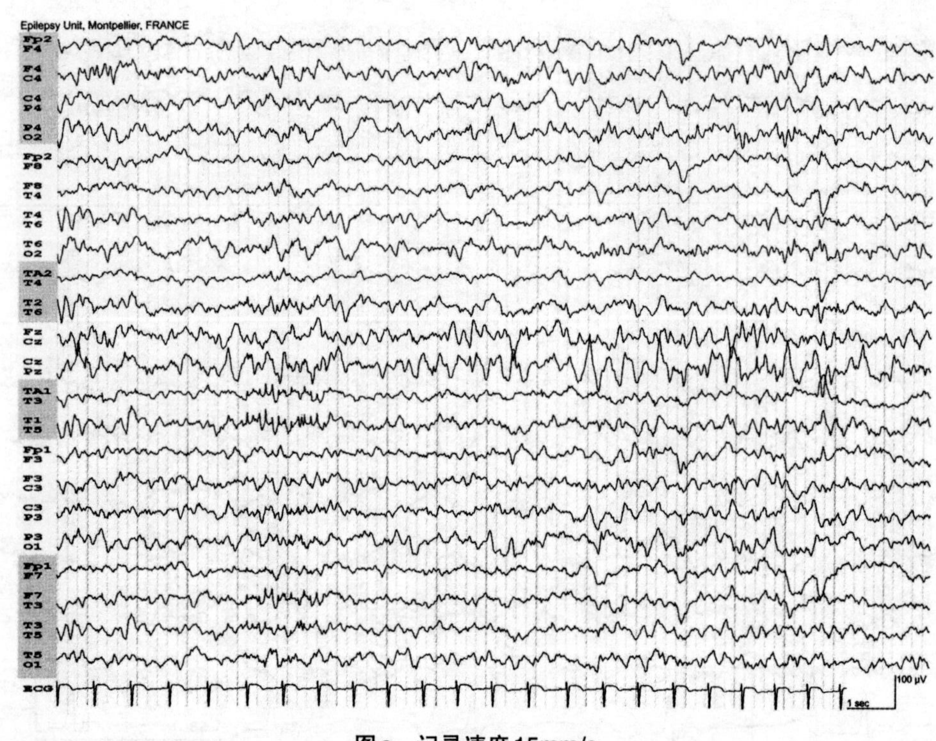

图a　记录速度15mm/s

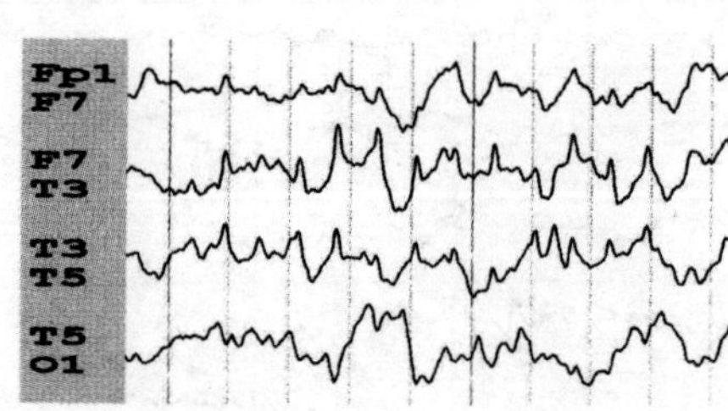

图b　REM期14Hz和6Hz正相暴发

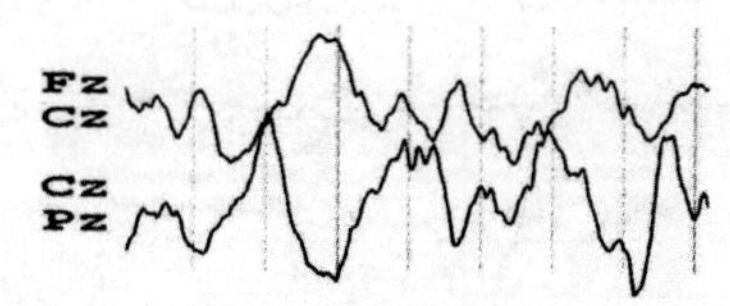

图c　锯齿波

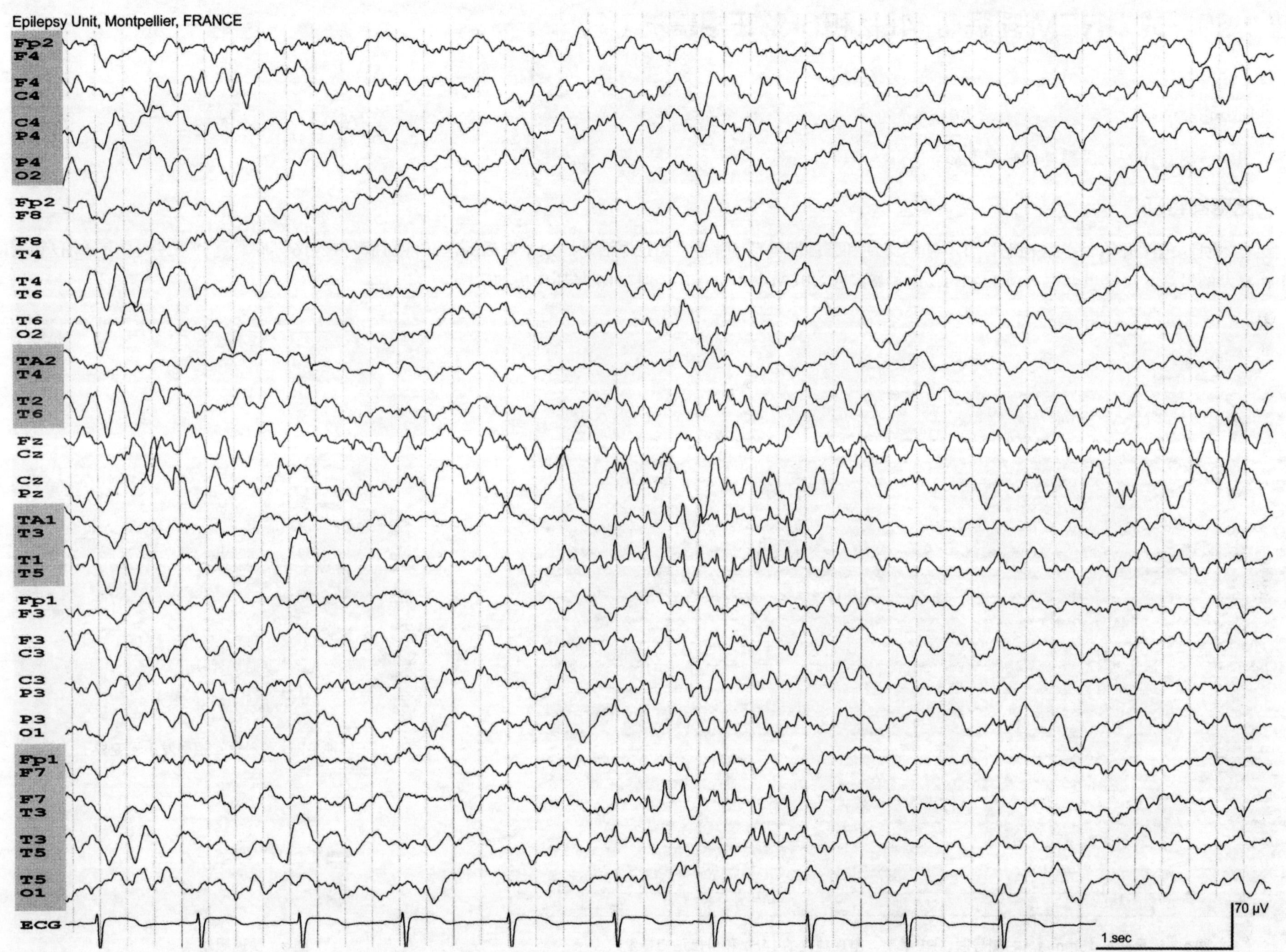
Epilepsy Unit, Montpellier, FRANCE
Fp2 F4
F4 C4
C4 P4
P4 O2
Fp2 F8
F8 T4
T4 T6
T6 O2
TA2 T4
T2 T6
Fz Cz
Cz Pz
TA1 T3
T1 T5
Fp1 F3
F3 C3
C3 P3
P3 O1
Fp1 F7
F7 T3
T3 T5
T5 O1
ECG
70 μV
1 sec

Ⅲ·59　成人REM睡眠期14Hz和6Hz正相暴发（1）

临床提示

患者，男，19岁。因精神性癫痫就诊。

脑电图特征

在本页脑电图开始时，REM睡眠伴有快速眼动和下颌肌电活动减少。7Hz电活动局限于右后颞区，特别是在T2-T6导联。这种暴发对应于14Hz和6Hz正相暴发的慢变异。该患者中，14Hz和6Hz正相暴发在NREM期中也存在，但在REM期中更加活跃。

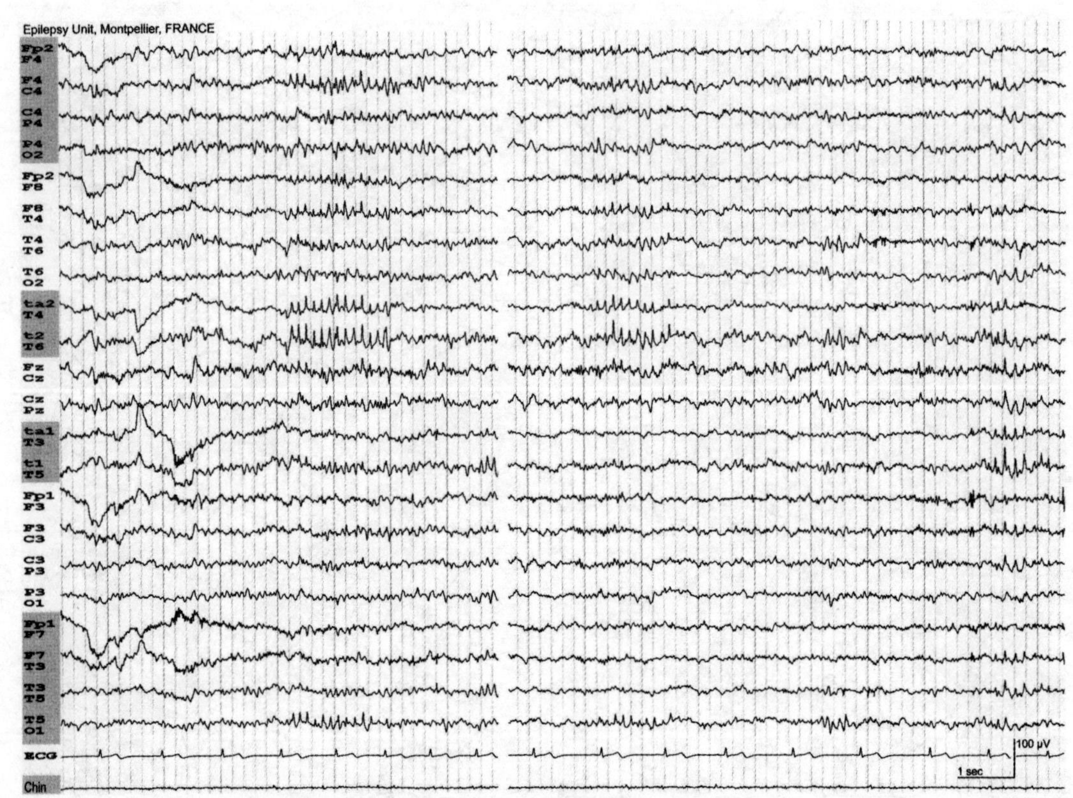

图a　记录速度15mm/s。右侧导联，REM期，出现独立的14Hz和6Hz正相暴发

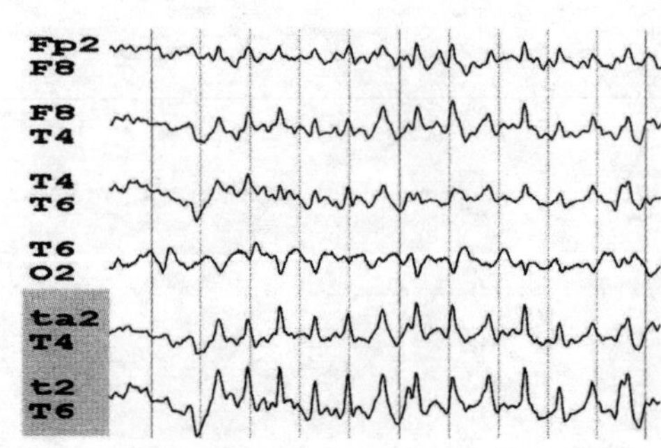

图b　REM期14Hz和6Hz正相暴发（慢变异）

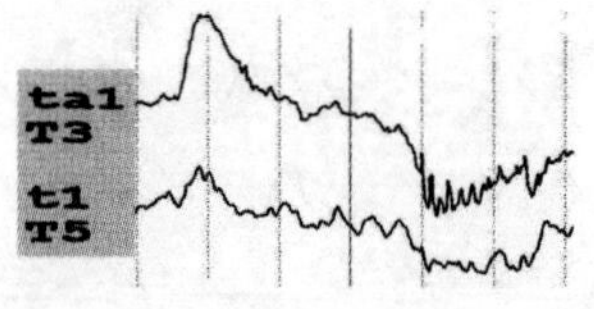

图c　快速眼动

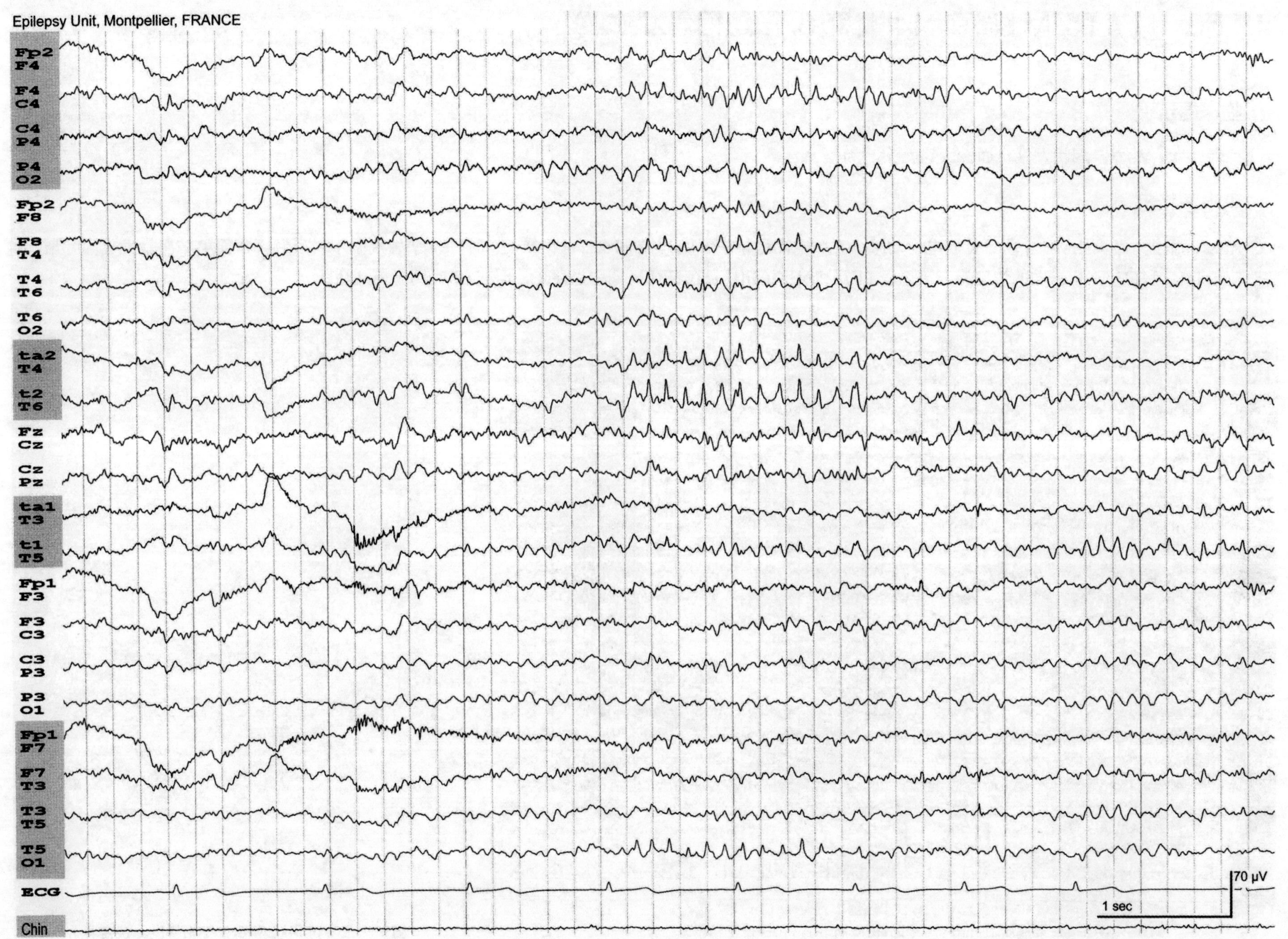
Epilepsy Unit, Montpellier, FRANCE
Fp2 F4
F4 C4
C4 P4
P4 O2
Fp2 F8
F8 T4
T4 T6
T6 O2
ta2 T4
t2 T6
Fz Cz
Cz Pz
ta1 T3
t1 T5
Fp1 F3
F3 C3
C3 P3
P3 O1
Fp1 F7
F7 T3
T3 T5
T5 O1
ECG
Chin
70 μV
1 sec

Ⅲ·60　成人REM睡眠期14Hz和6Hz正相暴发（2）

临床提示

患者，女，21岁。因特发性全面性癫痫就诊。

脑电图特征

REM睡眠期，下颌EMG导联可见肌电活动减少。脑电图记录中可见14Hz和6Hz正相暴发，第二次暴发局限于右后颞区，而第一次暴发更为弥散。这些对应于14Hz和6Hz正相暴发的快变异。该患者14Hz和6Hz正相暴发在NREM期中也存在，但在REM期中更加活跃。

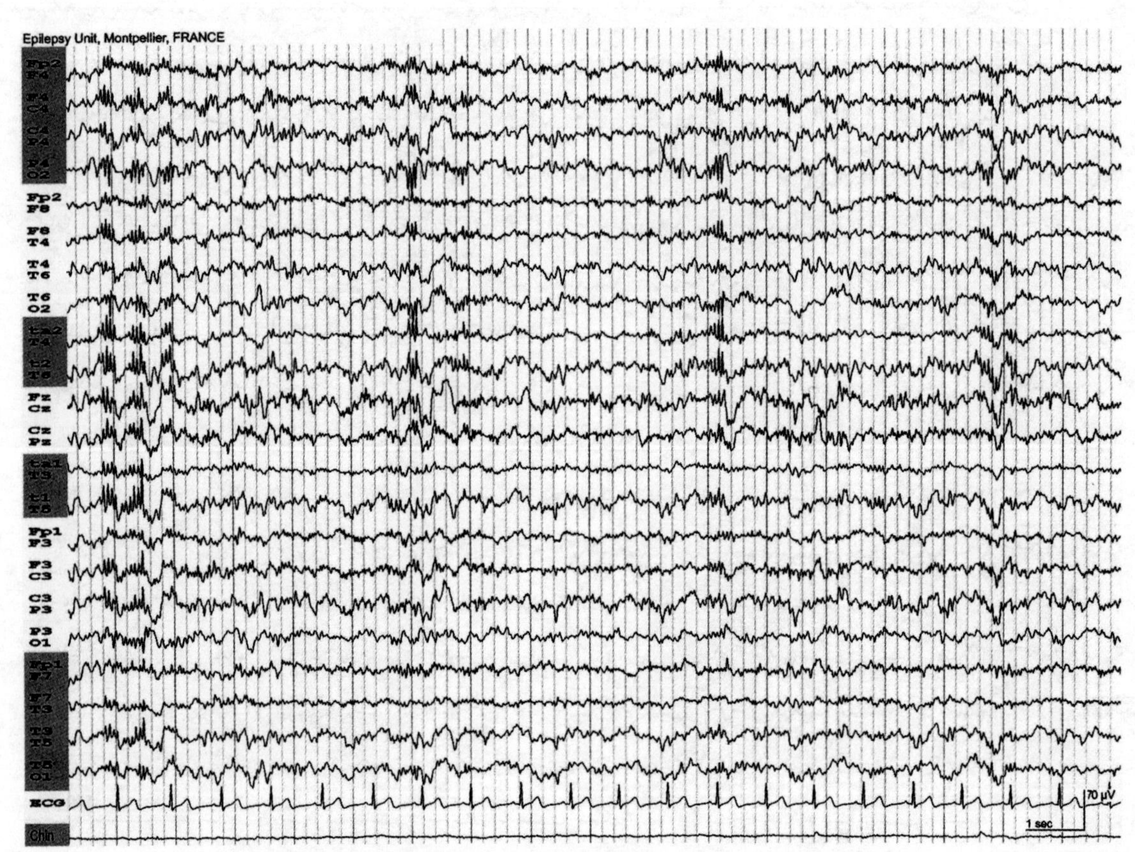

图a　记录速度15mm/s。可见REM期14Hz和6Hz正相暴发

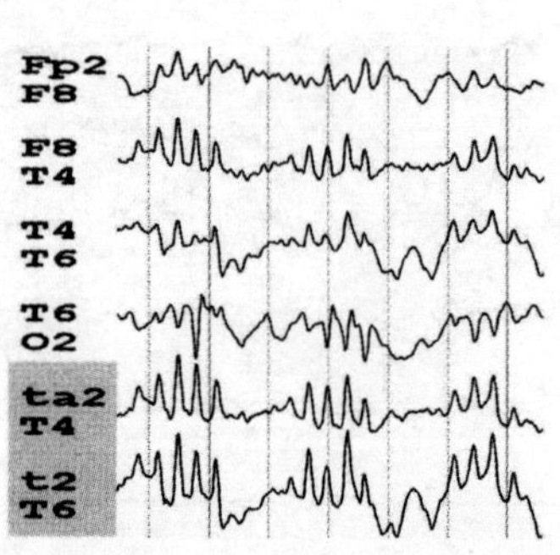

图b　REM期14Hz和6Hz正相暴发（快变异）

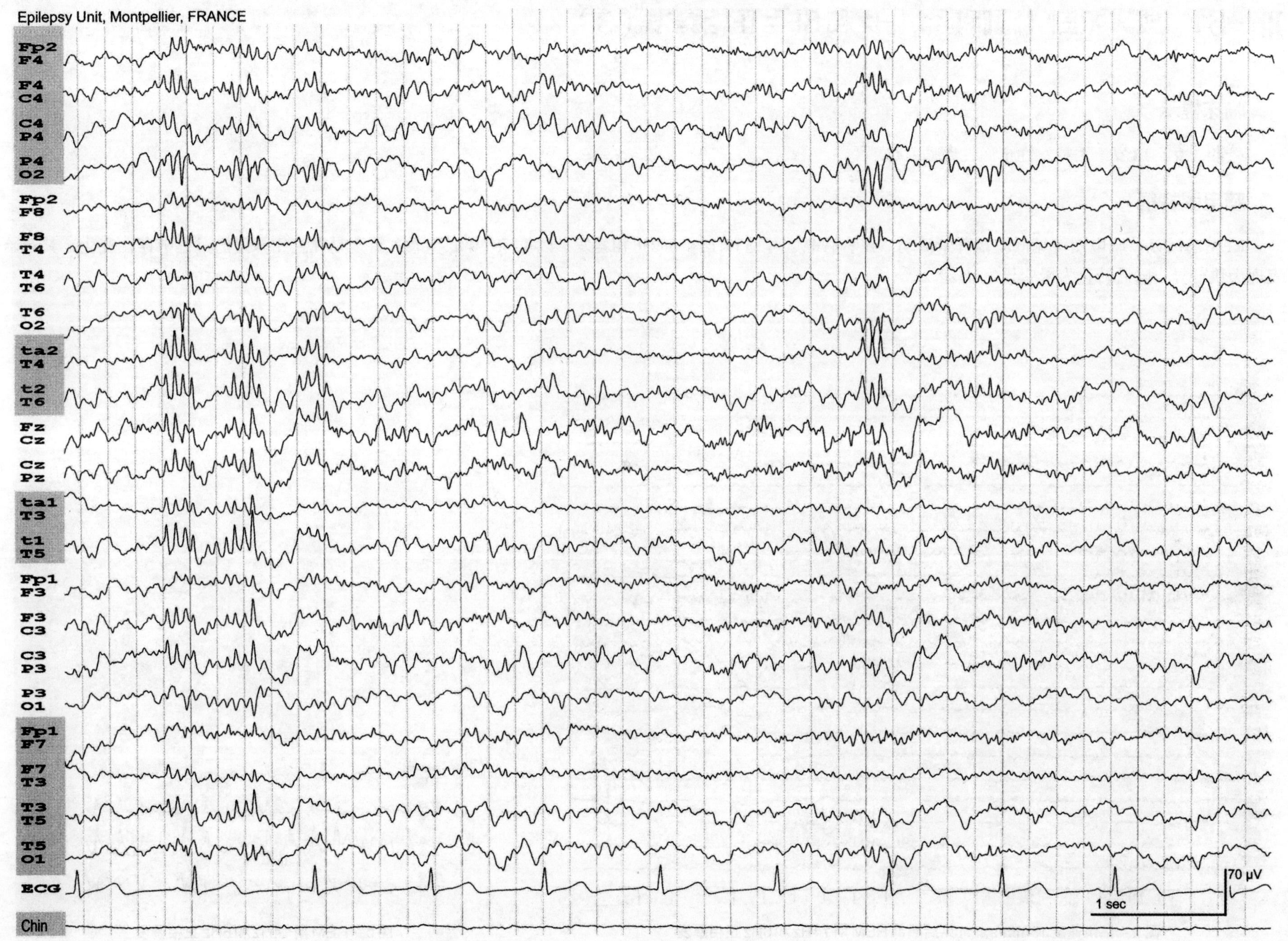
Epilepsy Unit, Montpellier, FRANCE
Fp2 F4
F4 C4
C4 P4
P4 O2
Fp2 F8
F8 T4
T4 T6
T6 O2
ta2 T4
t2 T6
Fz Cz
Cz Pz
ta1 T3
t1 T5
Fp1 F3
F3 C3
C3 P3
P3 O1
Fp1 F7
F7 T3
T3 T5
T5 O1
ECG
Chin
70 μV
1 sec

Ⅲ·61　成人REM睡眠期14Hz和6Hz正相暴发（3）

临床提示

患者，女，18岁。因特发性全面性癫痫就诊。

脑电图特征

REM睡眠期，脑电图可见低波幅背景活动。在右后颞区可见14Hz和6hz正相暴发，以T2-T6导联为著。特别是在正相暴发的过程中存在变化，其开始表现为快变异，随后转化为慢变异（6Hz）。

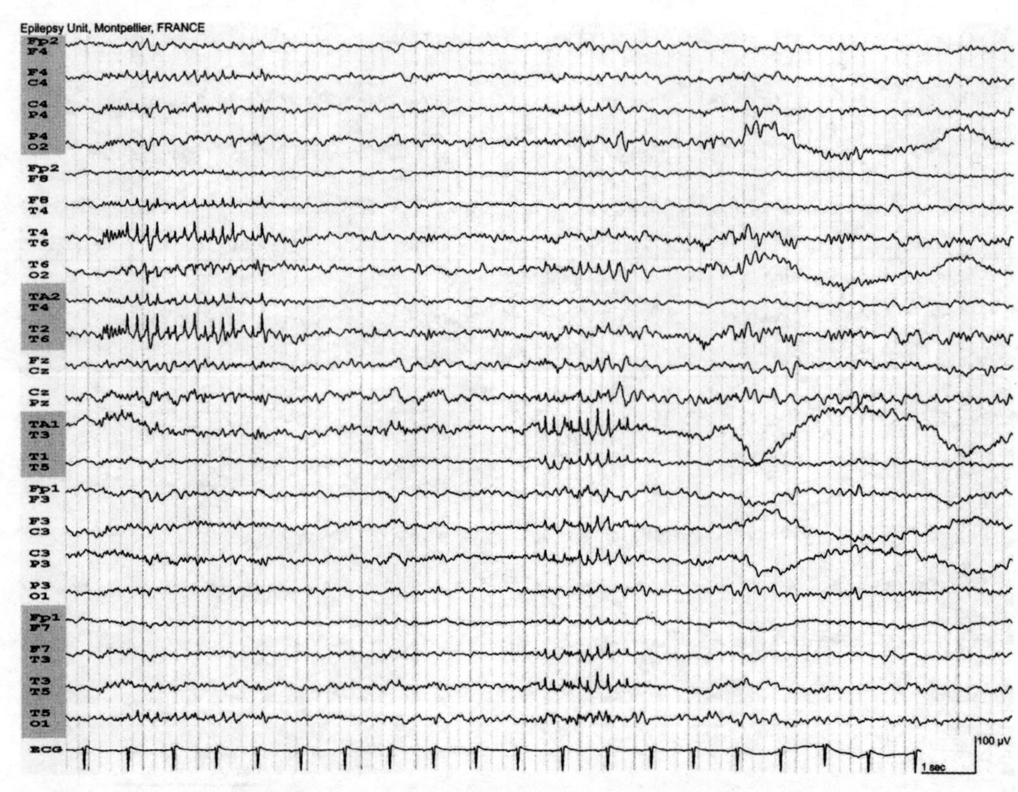

图a　记录速度15mm/s。可见后颞部REM期14Hz和6Hz正相暴发

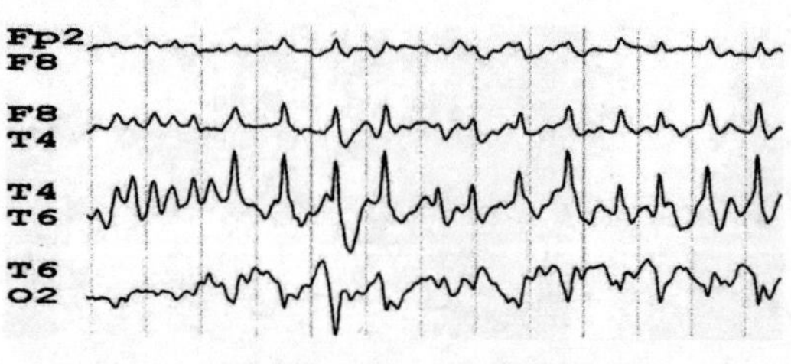

图b　REM期14Hz和6Hz正相暴发

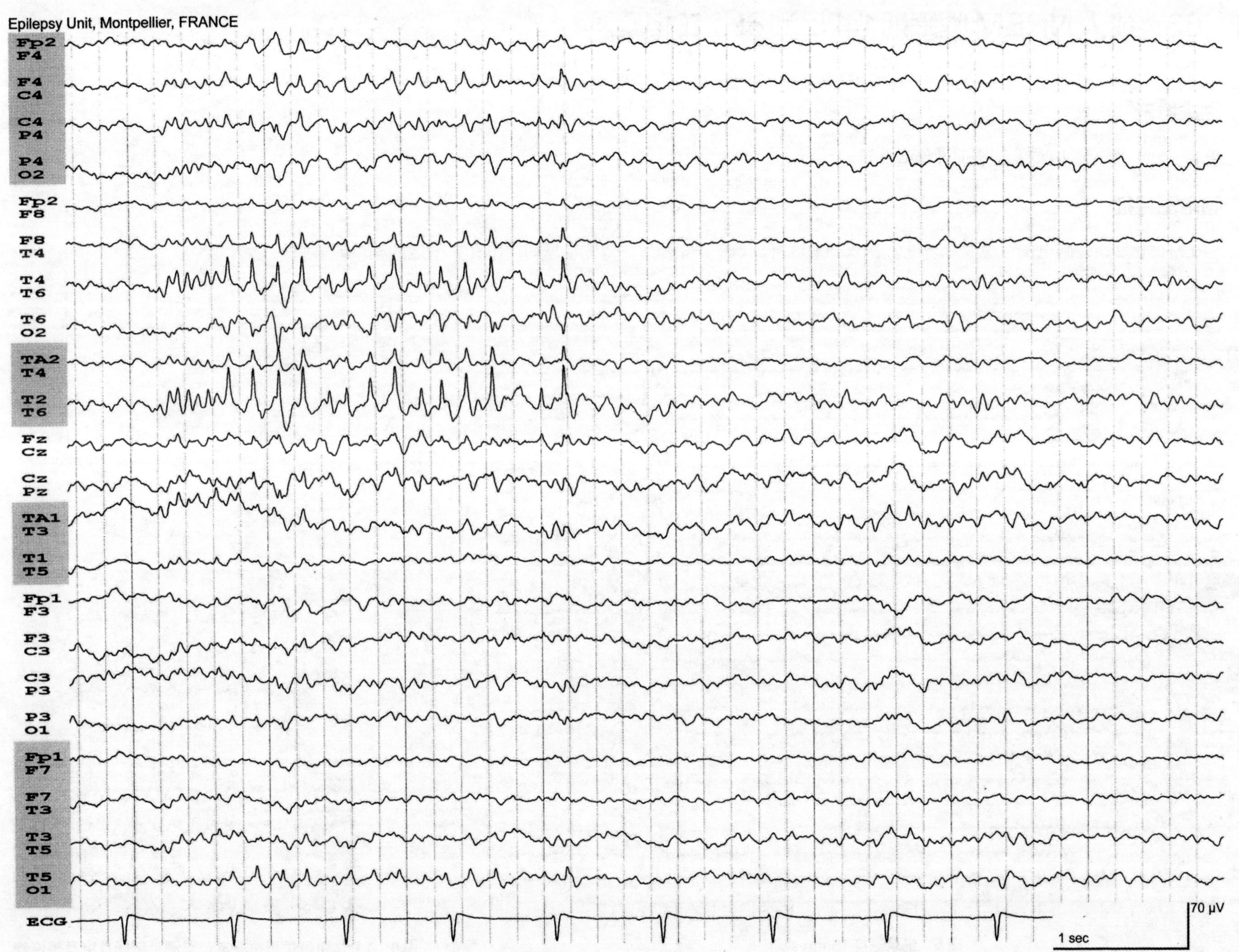
Epilepsy Unit, Montpellier, FRANCE
Fp2 F4
F4 C4
C4 P4
P4 O2
Fp2 F8
F8 T4
T4 T6
T6 O2
TA2 T4
T2 T6
Fz Cz
Cz Pz
TA1 T3
T1 T5
Fp1 F3
F3 C3
C3 P3
P3 O1
Fp1 F7
F7 T3
T3 T5
T5 O1
ECG
70 µV
1 sec

Ⅲ · 62　成人NREM睡眠期14Hz和6Hz正相暴发

临床提示

患者，女，18岁。因特发性全面性癫痫就诊。

脑电图特征

NREM睡眠2期，脑电图可见K综合波。在双侧颞区可见6Hz正相暴发。双侧半球间放电存在一定的相位差。

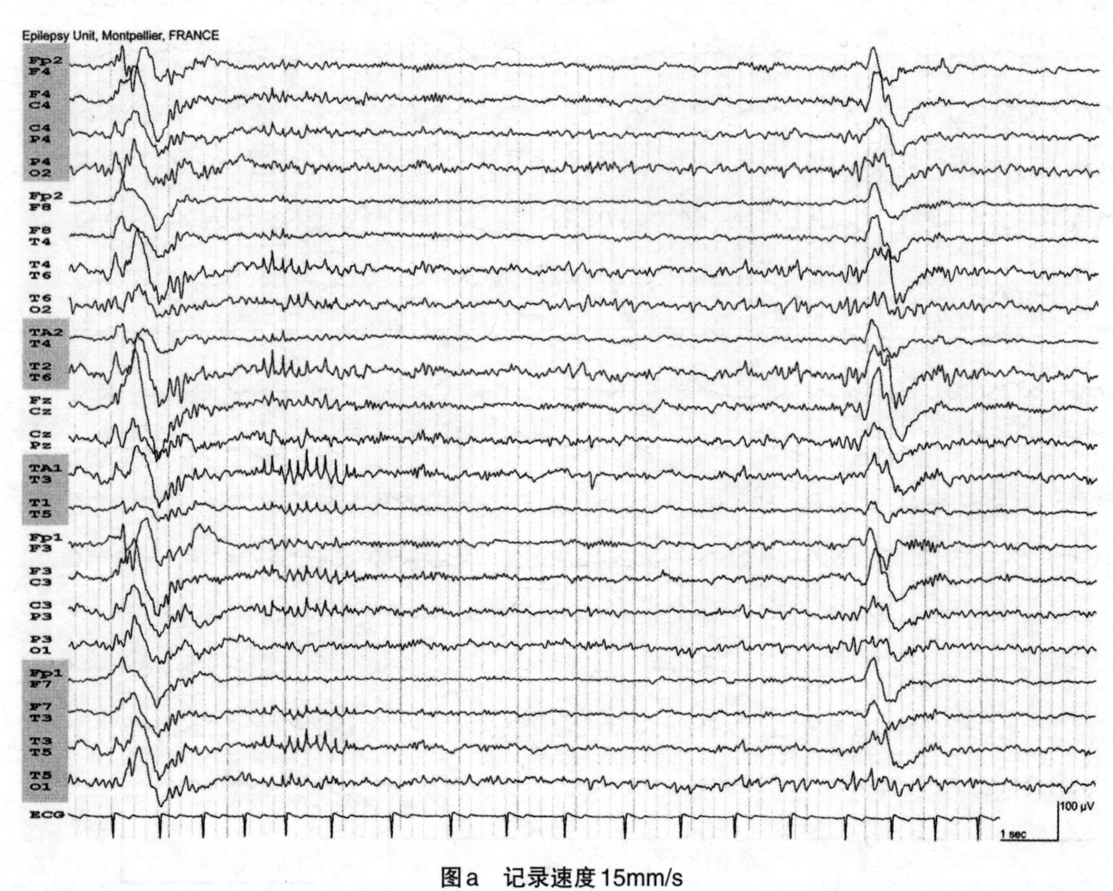

图a　记录速度15mm/s

图b　14Hz和6Hz正相暴发，双侧半球间放电有相位差

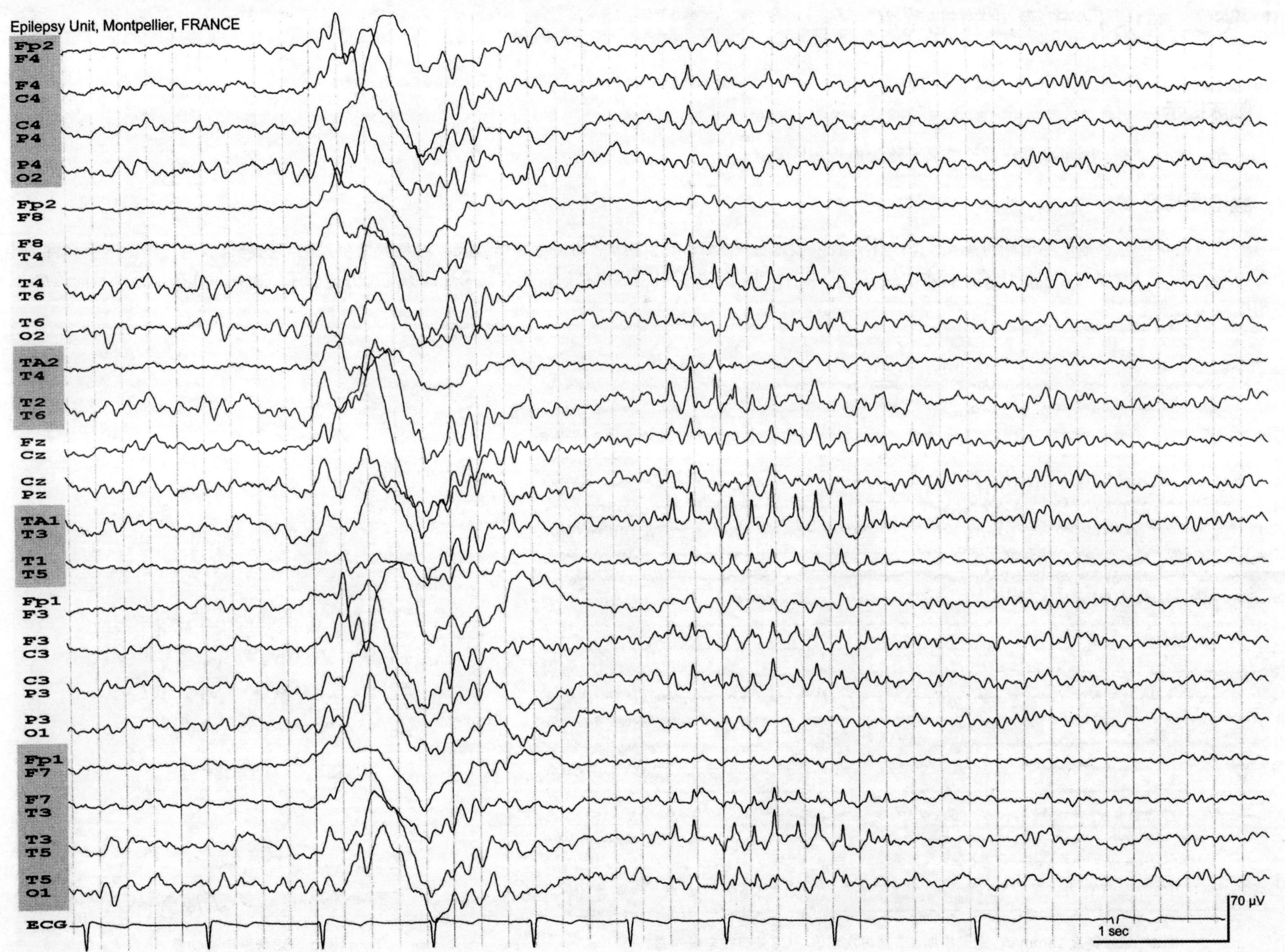
Epilepsy Unit, Montpellier, FRANCE
Fp2 F4
F4 C4
C4 P4
P4 O2
Fp2 F8
F8 T4
T4 T6
T6 O2
TA2 T4
T2 T6
Fz Cz
Cz Pz
TA1 T3
T1 T5
Fp1 F3
F3 C3
C3 P3
P3 O1
Fp1 F7
F7 T3
T3 T5
T5 O1
ECG
70 μV
1 sec

Ⅲ · 63　中颞区节律性放电（1）

临床提示

患者，男，18岁。因晕厥发作就诊。后确诊为血管源性晕厥。

脑电图特征

闭目放松状态。思睡期脑电图可见α节律解体。右中颞区可见5.5Hz的单相θ活动，伴有锯齿波。这是一种罕见的非病理性放电，中颞区节律性放电，形态为锯齿波。C3导联存在电极伪差。行本次脑电图记录前，患者右侧颞叶的放电被误认为右颞局灶性癫痫，并进行了抗癫痫发作药治疗。目前该患者已停用抗癫痫发作药。

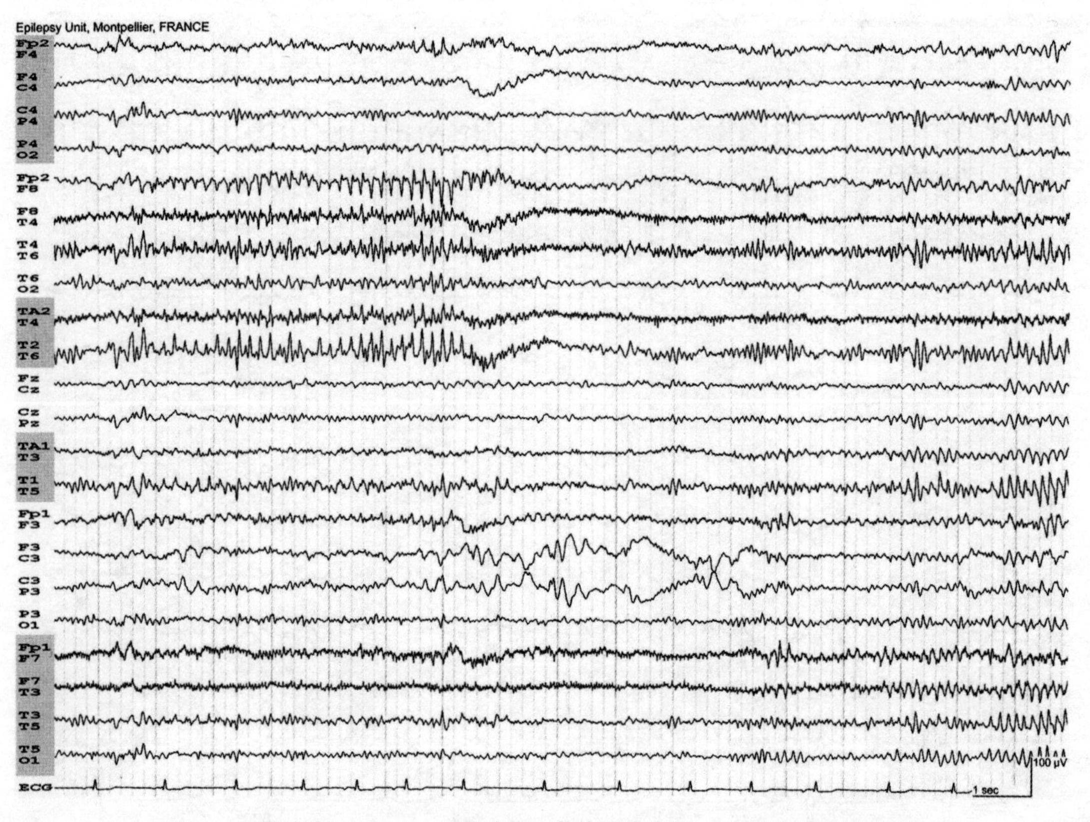

图a　记录速度15mm/s。记录中期α节律再次出现。C3处存在电极伪差

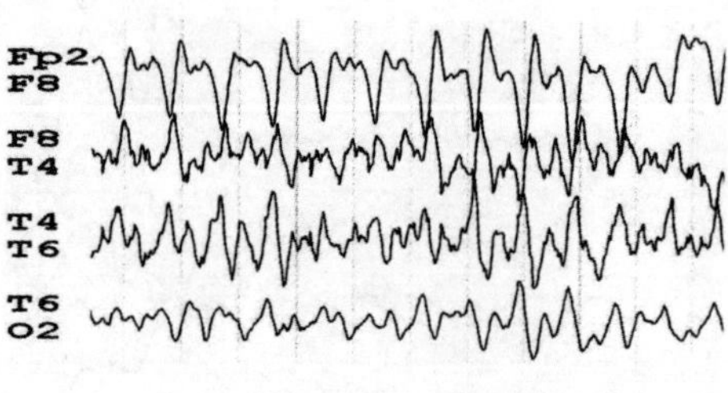

图b　中颞区节律性放电

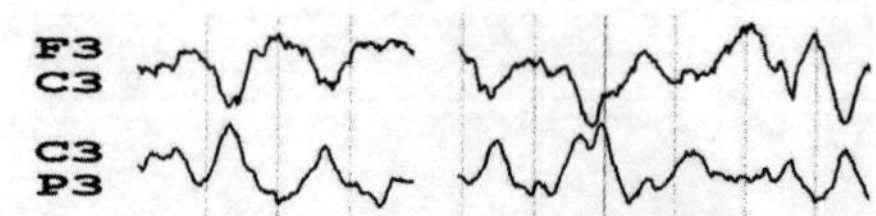

图c　C3导联电极伪差

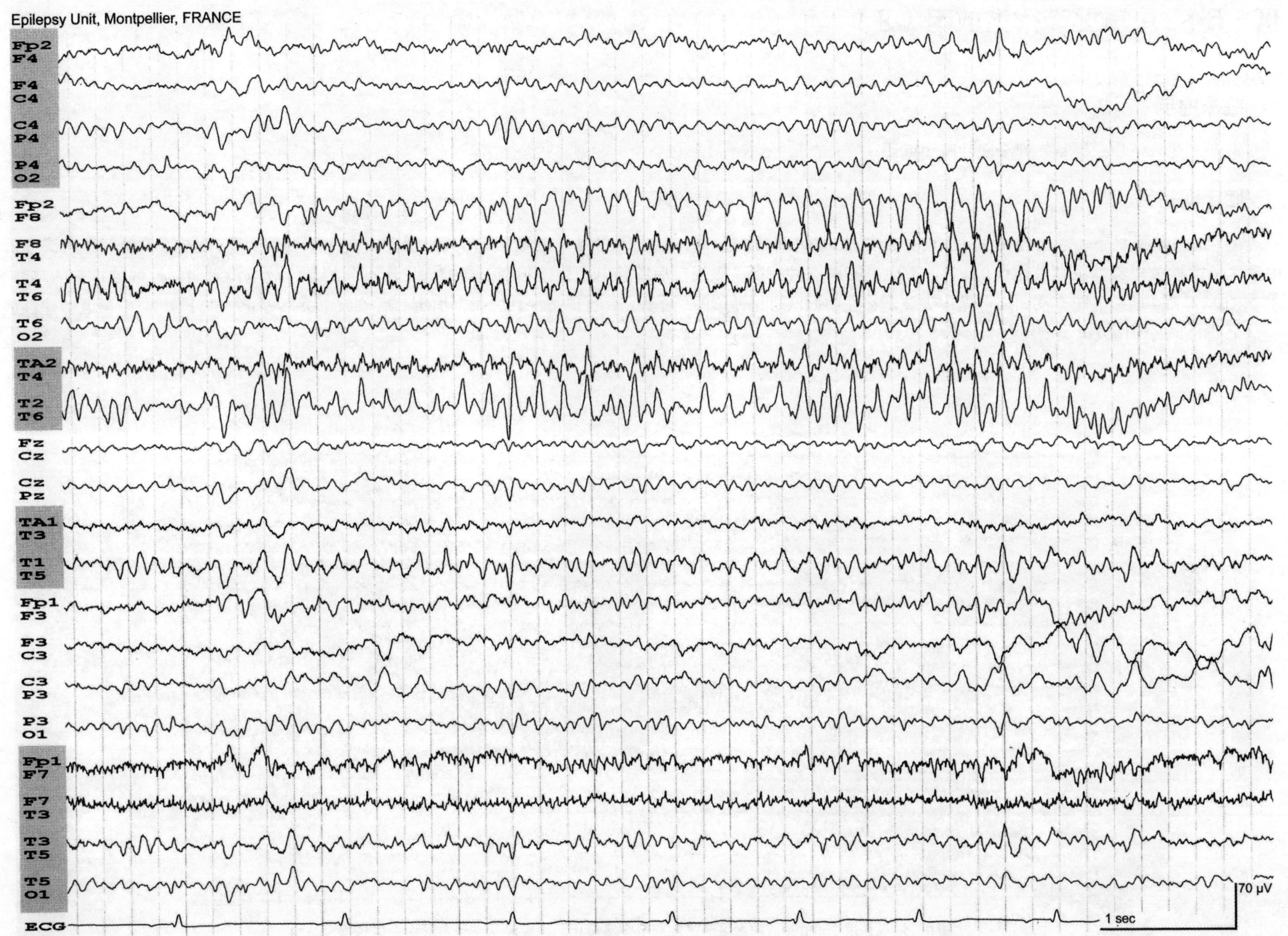
Epilepsy Unit, Montpellier, FRANCE
Fp2 F4
F4 C4
C4 P4
P4 O2
Fp2 F8
F8 T4
T4 T6
T6 O2
TA2 T4
T2 T6
Fz Cz
Cz Pz
TA1 T3
T1 T5
Fp1 F3
F3 C3
C3 P3
P3 O1
Fp1 F7
F7 T3
T3 T5
T5 O1
ECG
70 μV
1 sec

Ⅲ · 64　中颞区节律性放电（2）

临床提示

患者，女，16岁。因特发性全面性癫痫就诊。

脑电图特征

A：闭眼睡眠状态，脑电图未见α活动。患者处于NREM睡眠1期，脑电图可见低波幅θ节律背景活动。左中颞区可见5.5Hz的θ活动，逐渐演变为中颞区节律性放电或睡眠期节律性θ暴发。放电具有单态性特征，振幅在后续脑电中保持不变。与癫痫发作不同的是，放电没有向邻近区域扩散的趋势。B：NREM睡眠1期脑电图，在图末可见顶尖波。在左中颞区可见持续的θ活动，具有单态性且区振幅恒定。后该放电突然停止（见下图）。中颞区节律性放电是罕见的非病理性放电类型。

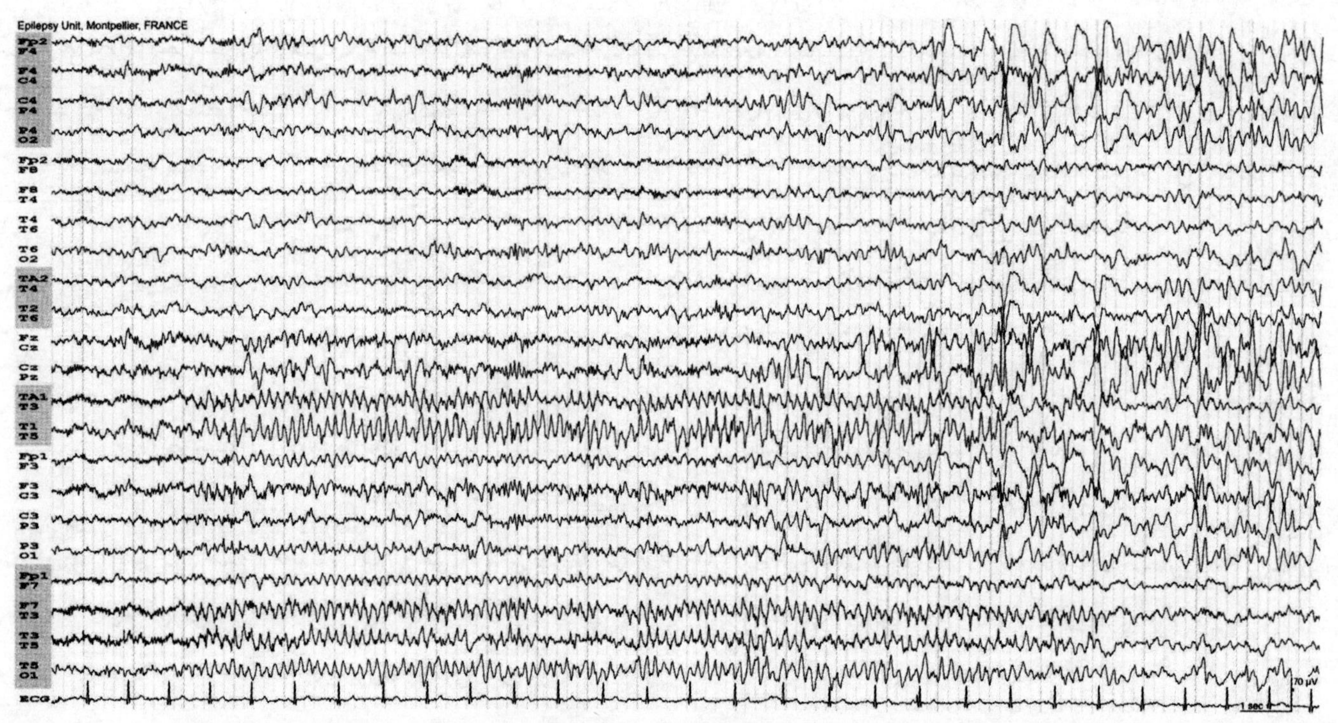

图a　记录速度15mm/s。中颞区节律性放电突然停止。顶尖波从左到右额中央区传播

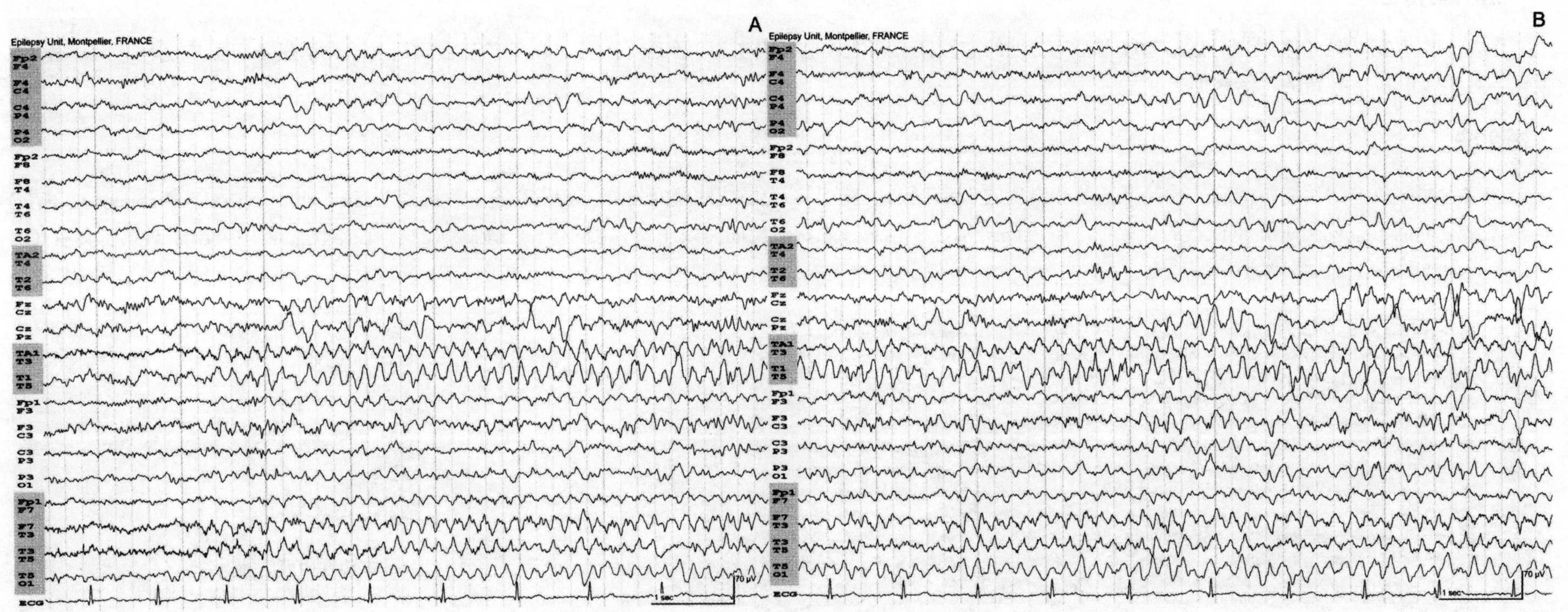
A
B
Epilepsy Unit, Montpellier, FRANCE
Epilepsy Unit, Montpellier, FRANCE
Fp2 F4
F4 C4
C4 P4
P4 O2
Fp2 F8
F8 T4
T4 T6
T6 O2
TA2 T4
T2 T6
Fz Cz
Cz Pz
TA1 T3
T1 T5
Fp1 F3
F3 C3
C3 P3
P3 O1
Fp1 F7
F7 T3
T3 T5
T5 O1
ECG
1 sec
70 μV

Ⅲ·65　中颞区节律性放电（3）

临床提示

患者，女，17岁。因青少年肌阵挛性癫痫就诊。

脑电图特征

图左，患者初始处于睡眠期，后短暂唤醒后有2秒的中颞区节律性放电，表现为θ活动。图右，在患者观看动画时（光诱发）可见广泛性多棘波放电。放电与环境（电视）导致的伪影叠加。

评注

在对中颞区放电的诊断不准确的情况下，颞叶出现的θ活动很容易被误诊为局灶性癫痫发作。特发性全面性癫痫（idiopathic generalized epilepsy，IGE）有其迹象。本例着重说明了临床检查的重要性。脑电图是基于临床观察确认假设的有效工具，但不应优于临床观察。在本例患者中，出于对患者具有IGE的推断，患者接受了大量对光敏度的检查。

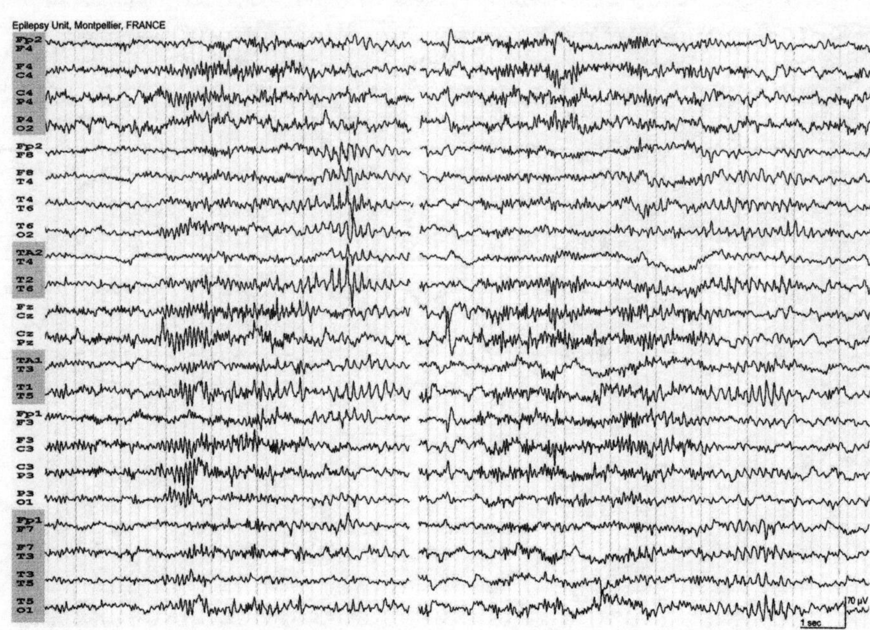

图a　记录速度15mm/s。图右可见5秒β节律放电，提示短暂性唤醒。后出现2秒中颞区节律性放电，以左颞为著

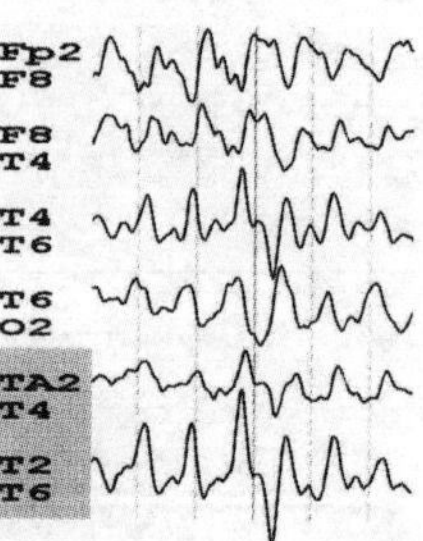

图b　节律性中颞区放电

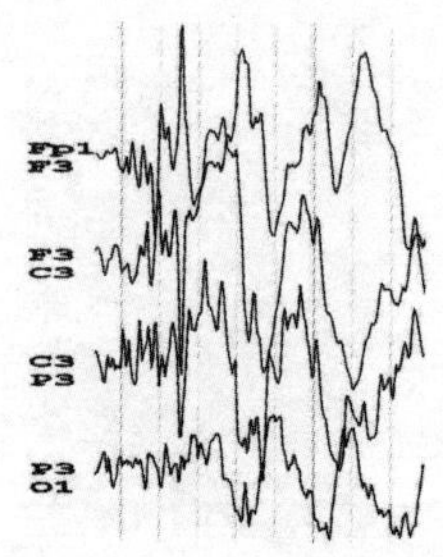

图c　广泛性多棘波暴发

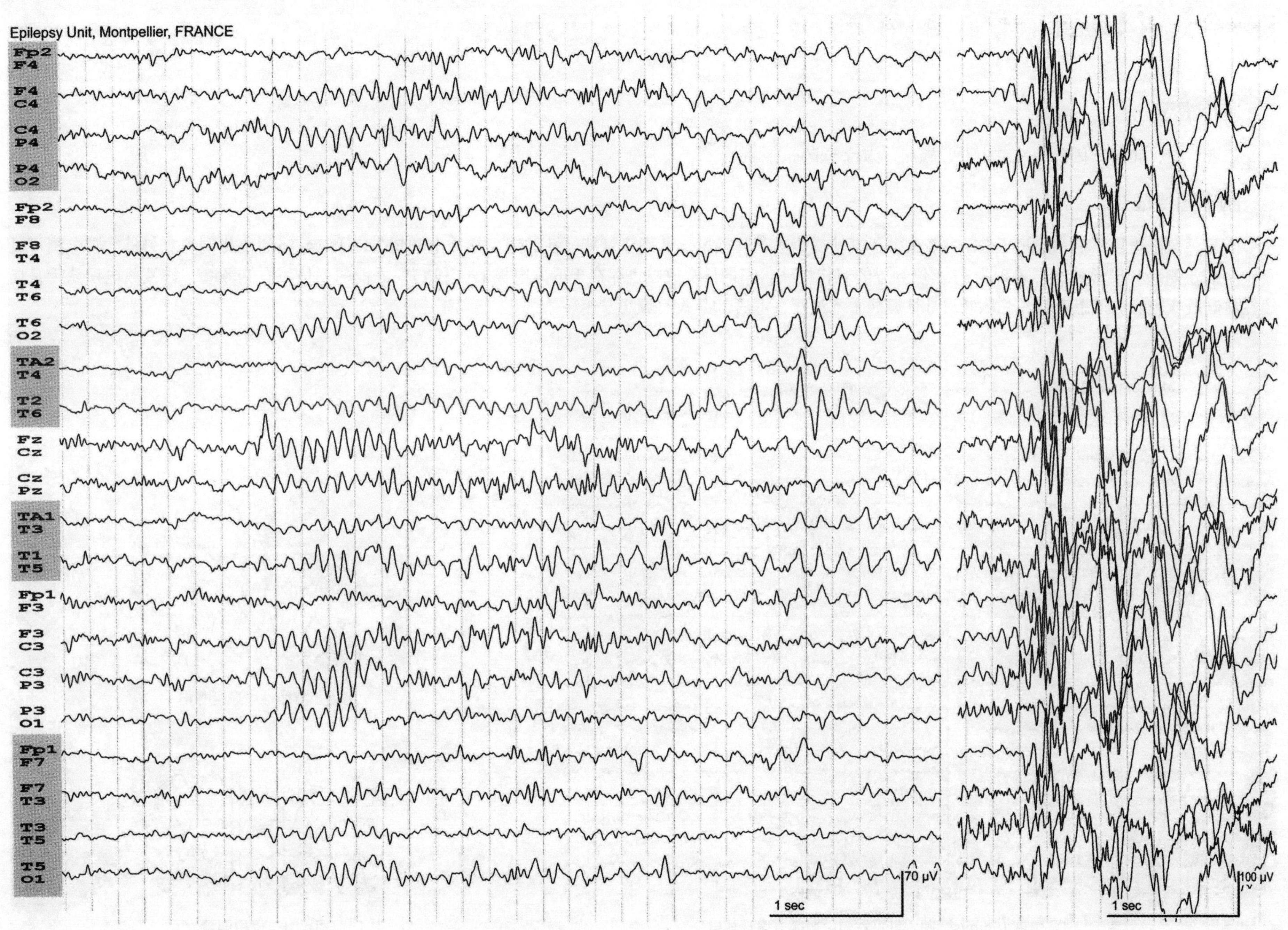

Epilepsy Unit, Montpellier, FRANCE
Fp2 F4
F4 C4
C4 P4
P4 O2
Fp2 F8
F8 T4
T4 T6
T6 O2
TA2 T4
T2 T6
Fz Cz
Cz Pz
TA1 T3
T1 T5
Fp1 F3
F3 C3
C3 P3
P3 O1
Fp1 F7
F7 T3
T3 T5
T5 O1
70 μV
1 sec
100 μV
1 sec

Ⅲ · 66　中颞区节律性放电（4）

临床提示

患者，女，40岁。因隐源性左中颞叶癫痫，为行术前评估就诊。

脑电图特征

闭目休息脑电图，右中颞叶5.5Hz尖峰放电逐渐演变为节律性放电。特别注意特征性的锯齿样放电和Fp2-F8和T4-T6的位相倒置。另外，脑电图可见发作间期左侧颞叶异常放电，表现为F7相位倒置的双相慢波。间期异常放电也存在于下颞电极TA1和T1。之前的评估将右侧颞叶节律性放电误认为是局灶性右侧颞叶癫痫。该患者就左侧颞叶局灶性癫痫手术治疗，术后20年没有癫痫发作。

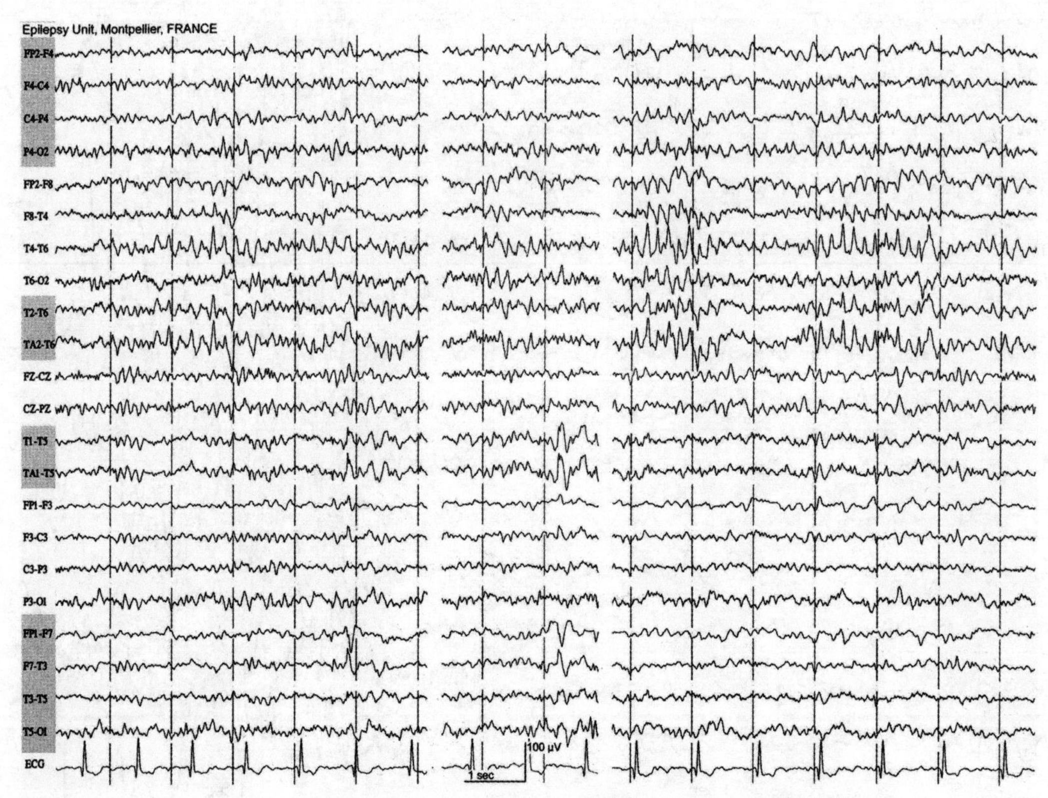

图a　记录速度15mm/s。图右可见右侧中颞区节律性放电

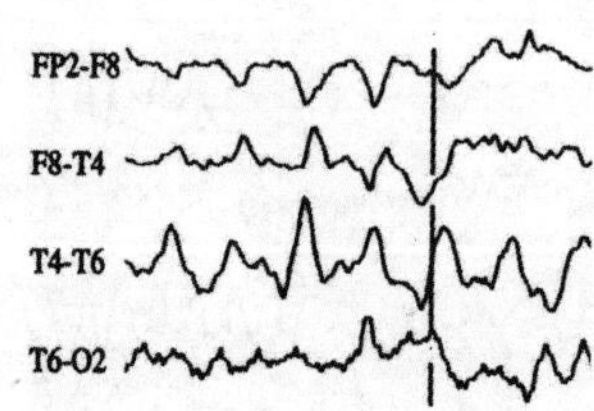

图b　节律性中颞区放电

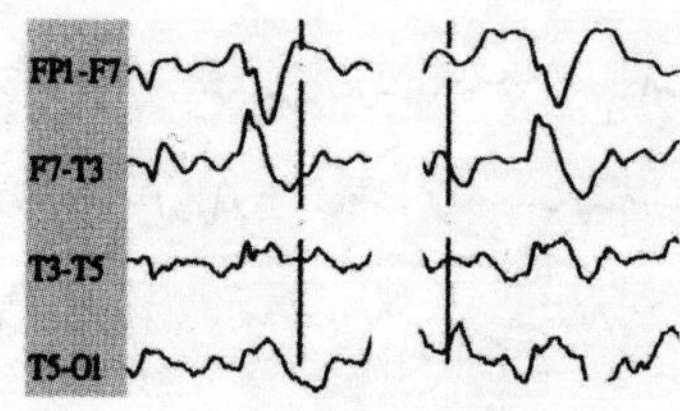

图c　F7位相倒置

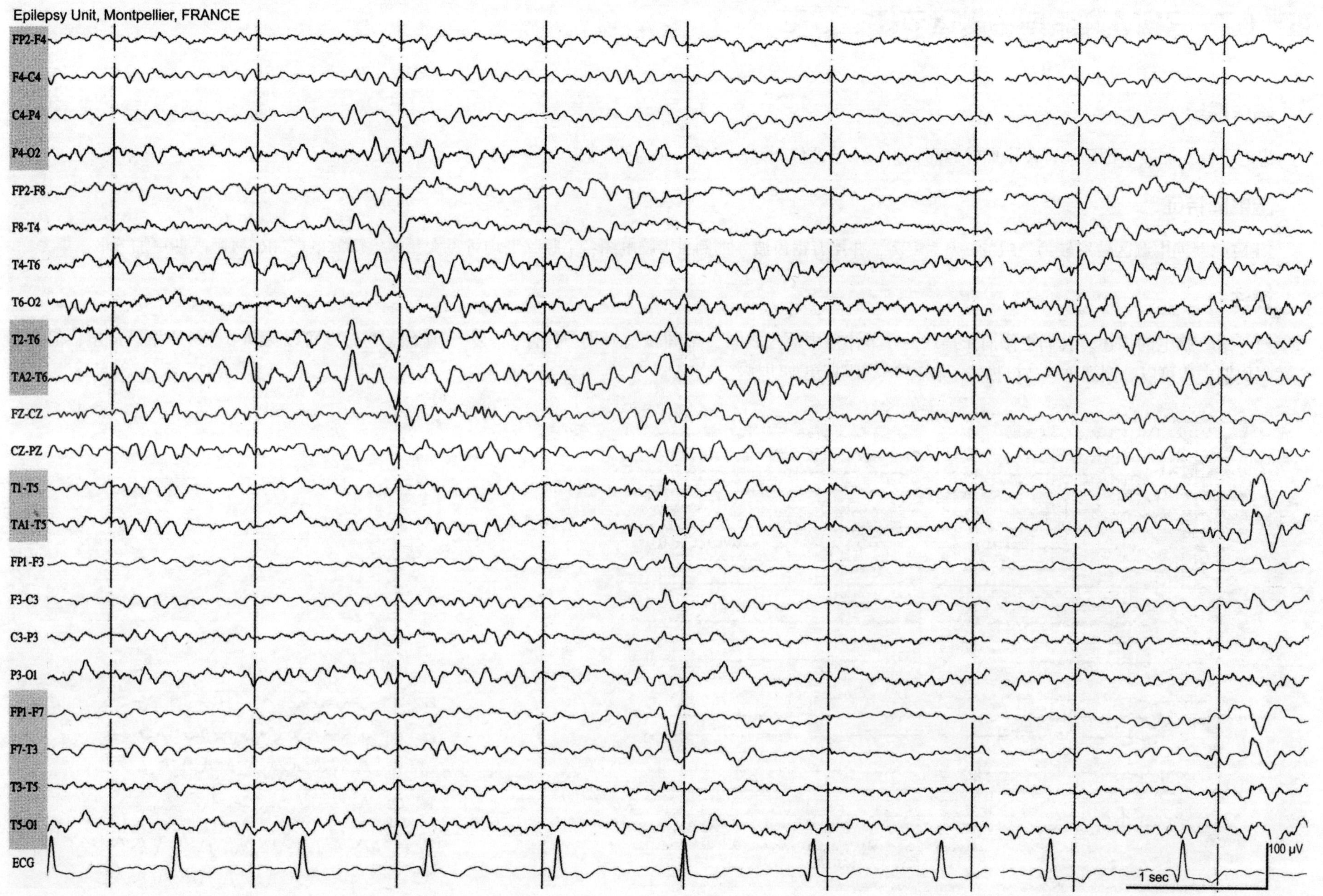
Epilepsy Unit, Montpellier, FRANCE
FP2-F4
F4-C4
C4-P4
P4-O2
FP2-F8
F8-T4
T4-T6
T6-O2
T2-T6
TA2-T6
FZ-CZ
CZ-PZ
T1-T5
TA1-T5
FP1-F3
F3-C3
C3-P3
P3-O1
FP1-F7
F7-T3
T3-T5
T5-O1
ECG
100 μV
1 sec

Ⅲ·67　REM睡眠期中颞区节律性放电

临床提示

患者，女，40岁。因隐源性左中颞叶癫痫，为行术前评估就诊。与Ⅲ·66为同一患者。

脑电图特征

REM睡眠期中颞区波形较为一致的θ频率震荡，并伴有锯齿波。本例患者脑电图各个睡眠期均可见大量放电。放电在NREM睡眠期更加分散。

评注

对于这一脑电的描述，我们更倾向于描述为“节律性中颞区放电”，而非“思睡期节律性θ暴发”。诚然，思睡期可以见到节律性中颞区放电，但在整个睡眠周期中均可以观测到这一放电模式，在REM睡眠期更加明显。

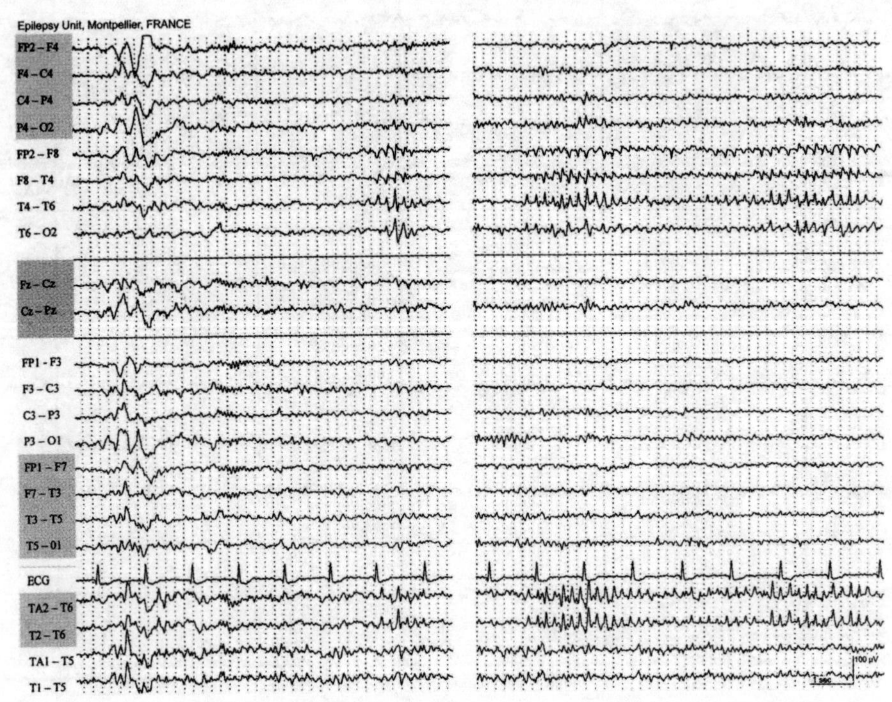

图a　记录速度15mm/s。图左脑电图可见纺锤波后出现K综合波，提示患者正处于NREM睡眠2期。右中颞导联可见一簇固定短时程的θ节律尖波。图右为REM睡眠期脑电图

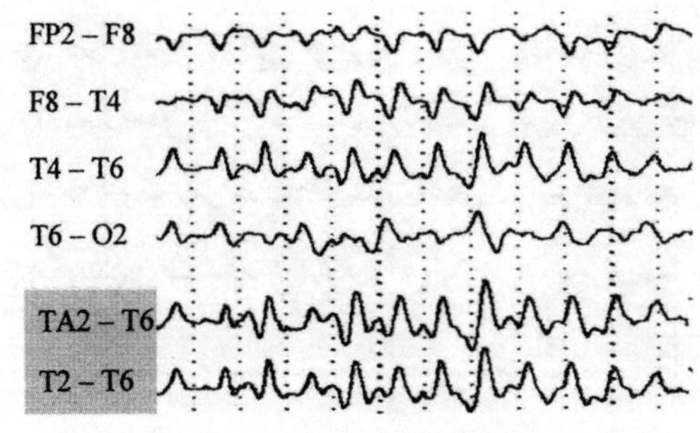

图b　节律性中颞区放电

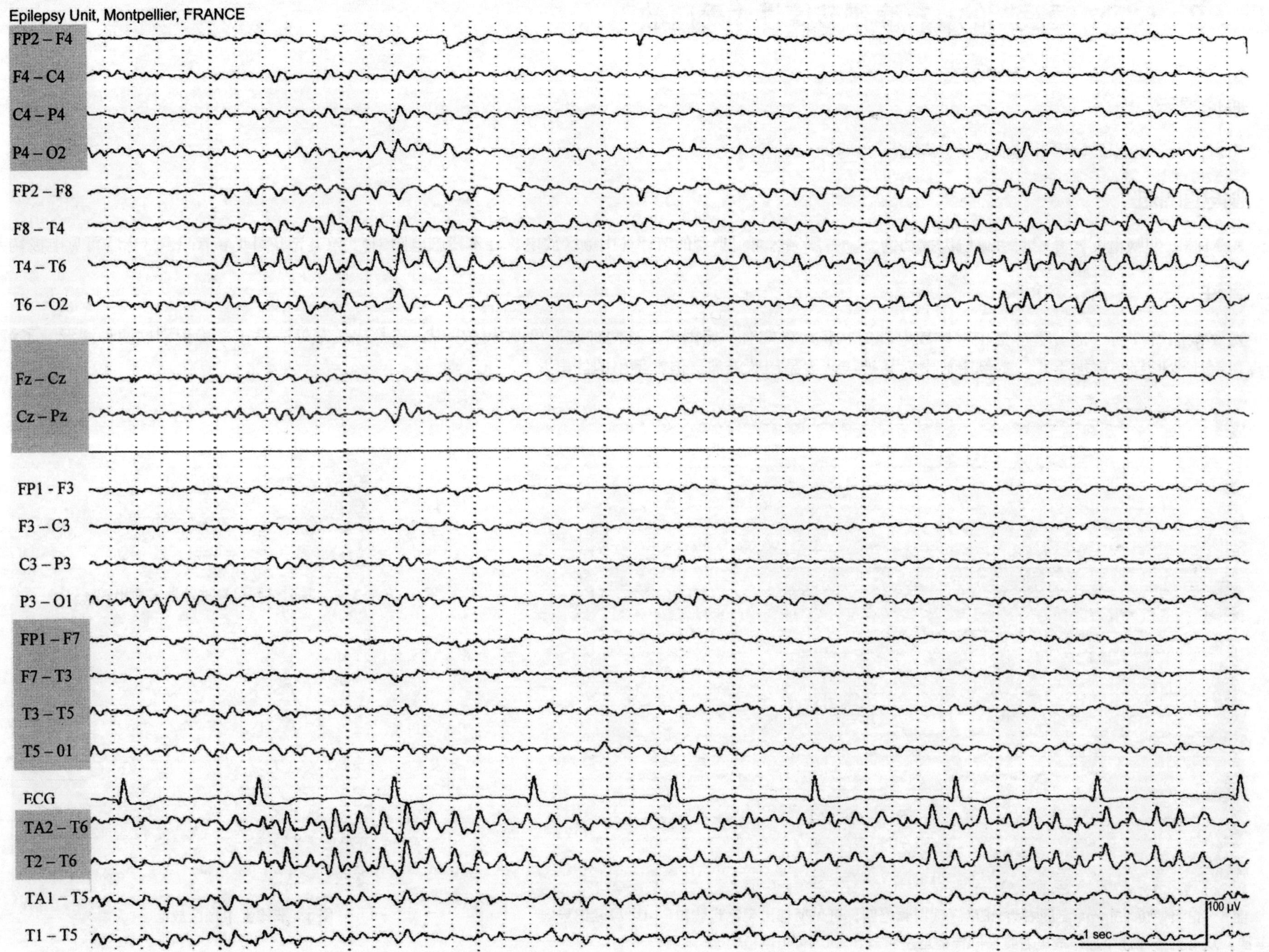
Epilepsy Unit, Montpellier, FRANCE
FP2 – F4
F4 – C4
C4 – P4
P4 – O2
FP2 – F8
F8 – T4
T4 – T6
T6 – O2
Fz – Cz
Cz – Pz
FP1 - F3
F3 – C3
C3 – P3
P3 – O1
FP1 – F7
F7 – T3
T3 – T5
T5 – 01
ECG
TA2 – T6
T2 – T6
TA1 – T5
T1 – T5
100 μV
1 sec

Ⅲ · 68　REM 睡眠期的 μ 节律和节律性中颞区放电

临床提示

患者，女，42 岁。因颞叶癫痫就诊。与Ⅲ · 32 为同一患者。

脑电图特征

REM 睡眠期脑电图，开始时可见肌肉抽动伪差。右侧颞区可见典型的节律性中颞区放电。在本段脑电图中，F4-C4 导联可见 μ 节律，C3 导联可见电极伪差。

评注

对于读图者而言，区分节律性中颞区放电和门状棘波可能有一定困难。这两种波形可能接续出现，且都比较罕见。对于准确识别这两种波形，了解其生理机制比波形判定更加重要。本例中放电容易被误认为是门状棘波，但本例中的放电并非弓形。

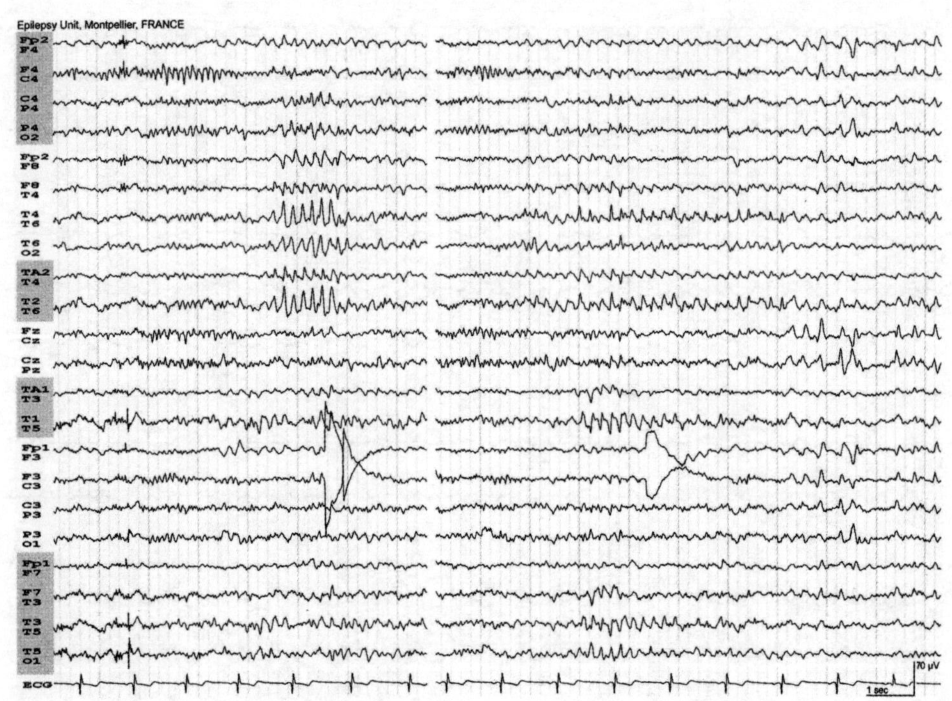

图 a　记录速度 15mm/s。图右为 REM 睡眠期脑电图，可见顶部出现锯齿波和 F4-C4 导联记录到 μ 节律。从可见节律性中颞区放电右侧颞叶传播至左侧颞叶。C3 可见电极伪差

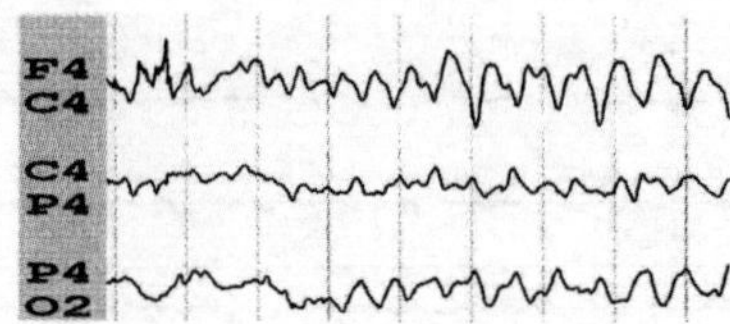

图 b　F4—C4 导联记录到肌肉抽动伪差后出现 μ 节律

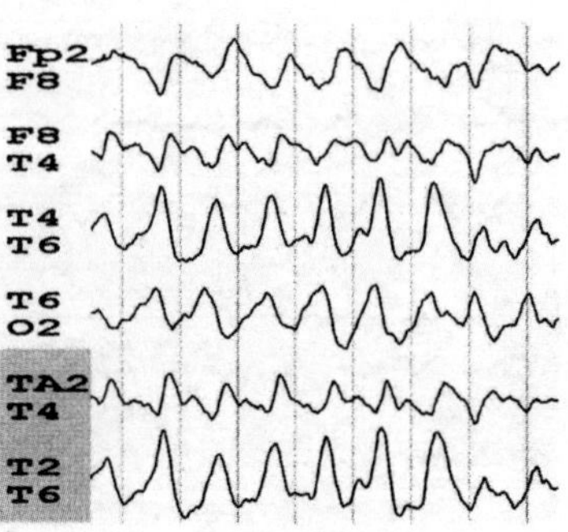

图 c　节律性中颞区放电

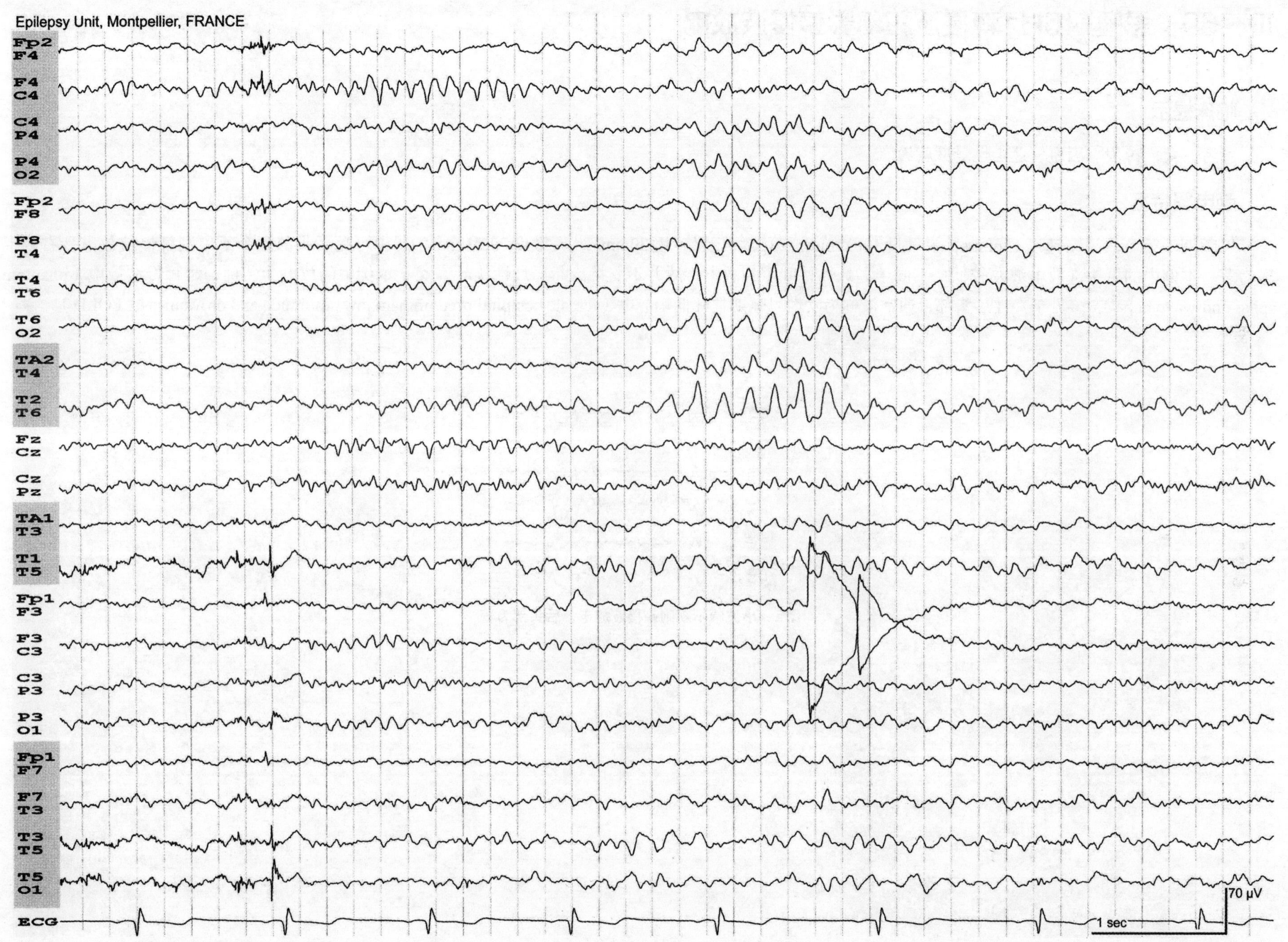
Epilepsy Unit, Montpellier, FRANCE
Fp2 F4
F4 C4
C4 P4
P4 O2
Fp2 F8
F8 T4
T4 T6
T6 O2
TA2 T4
T2 T6
Fz Cz
Cz Pz
TA1 T3
T1 T5
Fp1 F3
F3 C3
C3 P3
P3 O1
Fp1 F7
F7 T3
T3 T5
T5 O1
ECG
70 μV
1 sec

Ⅲ · 69　思睡期6Hz棘慢波和幻影棘慢波放电

临床提示

患者，女，19岁。因血管迷走性晕厥就诊。

脑电图特征

思睡期。第一段记录速度15mm/s，灵敏度10uV/mm。第二段记录速度30mm/s，灵敏度70uV/mm。图中可见后头部两个不规则棘慢波放电，右侧半球为著。本例中的后头部放电波幅较低，不同于局灶性枕叶癫痫放电，故并不支持诊断局灶性枕叶癫痫。本例中的放电为一种幻影棘慢波放电（phantom spike-and-wave burst），多见于女性后头部，通常被称为女性思睡期枕叶低幅放电（female occipital predominant low amplitude and drowsiness，FOLD）。

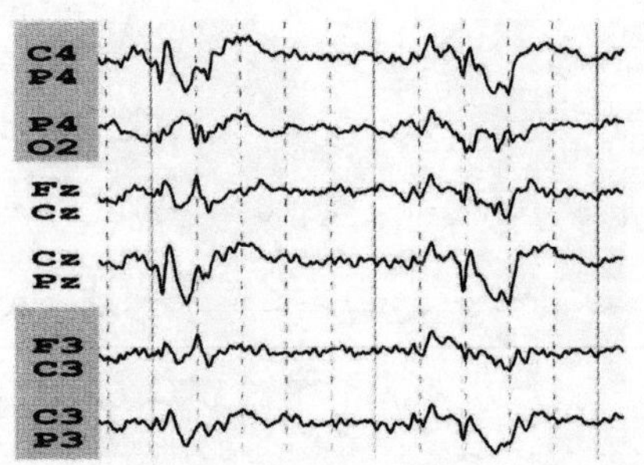

图a　小波幅不规则棘慢波放电，后头部为著

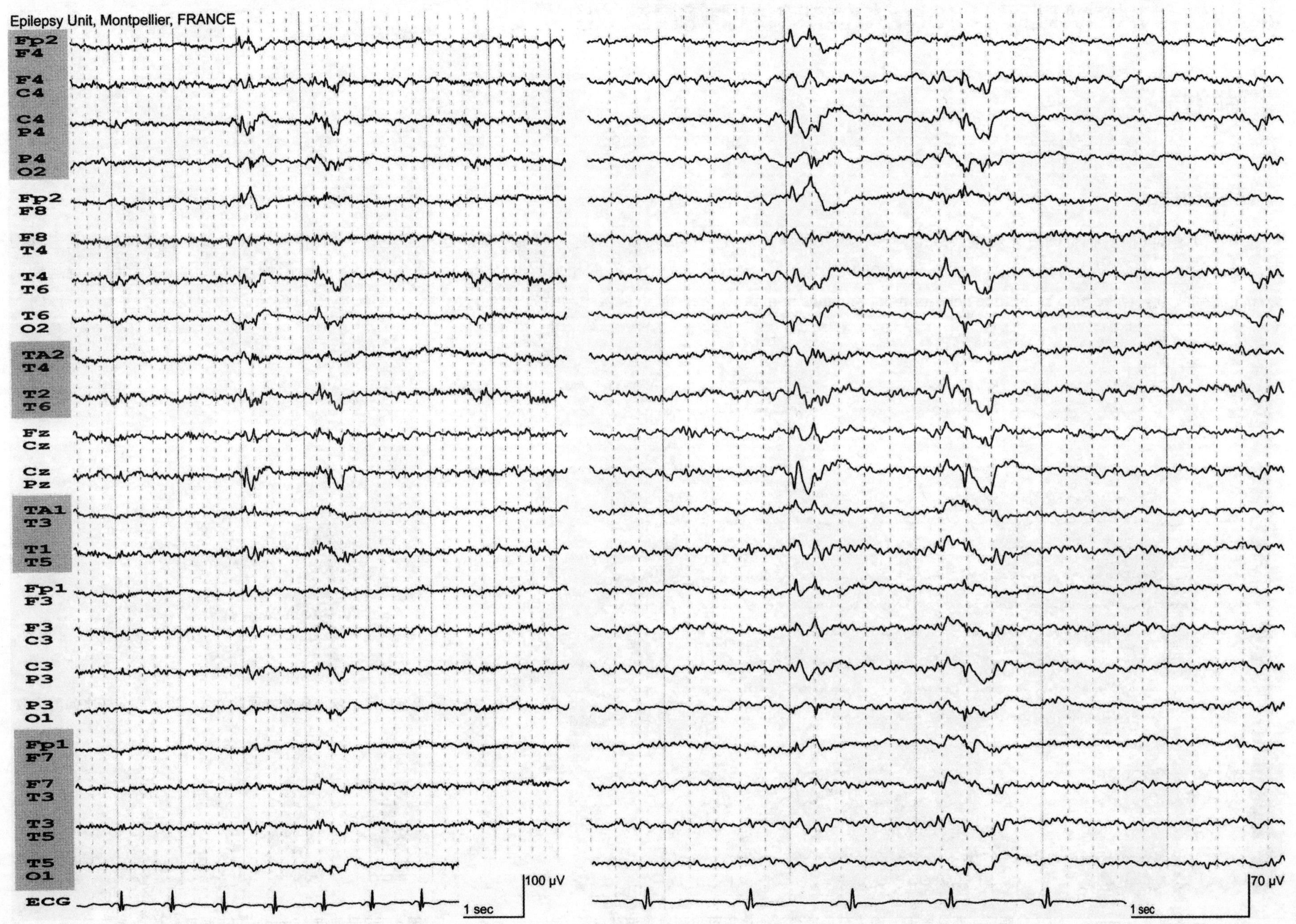
Epilepsy Unit, Montpellier, FRANCE
Fp2 F4
F4 C4
C4 P4
P4 O2
Fp2 F8
F8 T4
T4 T6
T6 O2
TA2 T4
T2 T6
Fz Cz
Cz Pz
TA1 T3
T1 T5
Fp1 F3
F3 C3
C3 P3
P3 O1
Fp1 F7
F7 T3
T3 T5
T5 O1
ECG
100 μV
1 sec
70 μV
1 sec

Ⅲ · 70　NREM睡眠1期6Hz棘慢波和幻影棘慢波放电

临床提示

患者，女，16岁。因晕厥就诊。

脑电图特征

NREM睡眠1期。脑电图可见棘慢波放电，棘波成分以顶叶为著，慢波成分更加弥散向前传播。这一放电在Cz-Pz和C4-P4更多见。这种放电是一种幻影棘慢波放电，通常被认为是FOLD。后头部为著的幻影棘慢波放电被认为与癫痫的相关程度较低。而前头部为著的幻影棘慢波放电（又称男性觉醒期前头部高波幅放电，wake high amplitude anterior predominance in males，WHAM）被认为与特发性癫痫相关。注意脑电图中F7导联可见脉搏伪差。

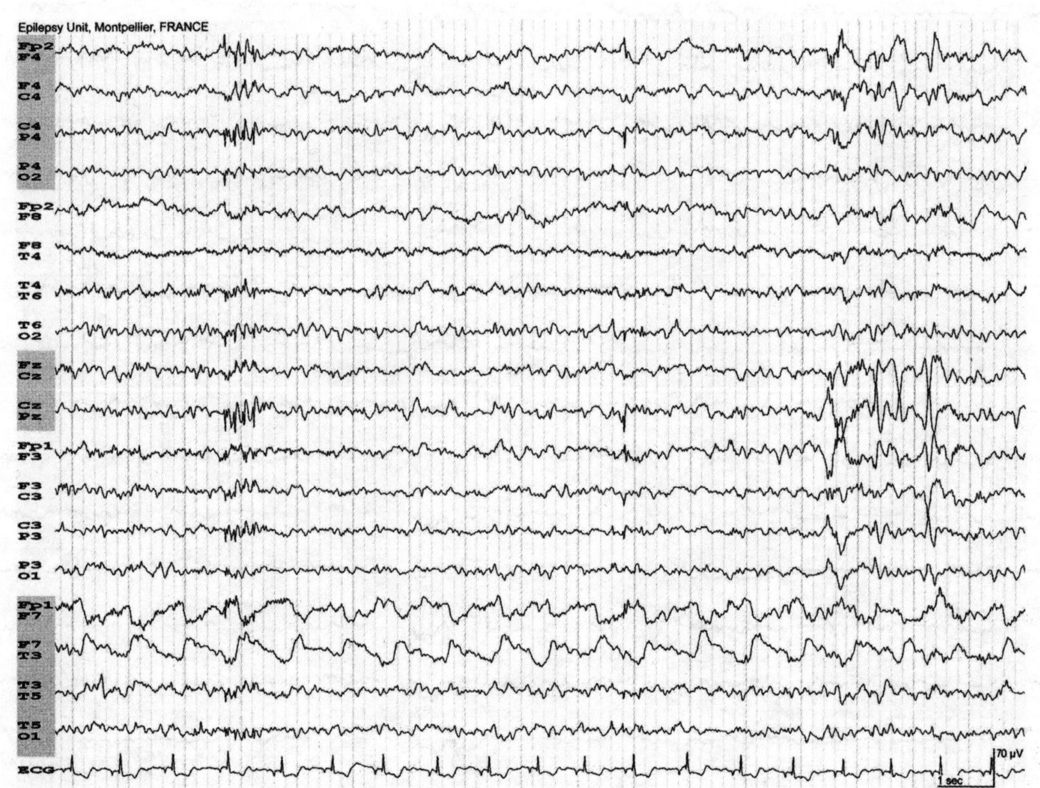

图a　记录速度15mm/s。NREM睡眠1期脑电图，图末可见顶尖波，中段可见孤立棘波放电

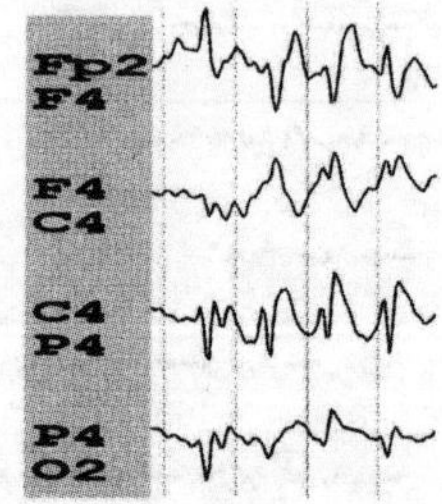

图b　6Hz棘慢波放电，棘波成分以顶叶为著，慢波成分较之向前弥散

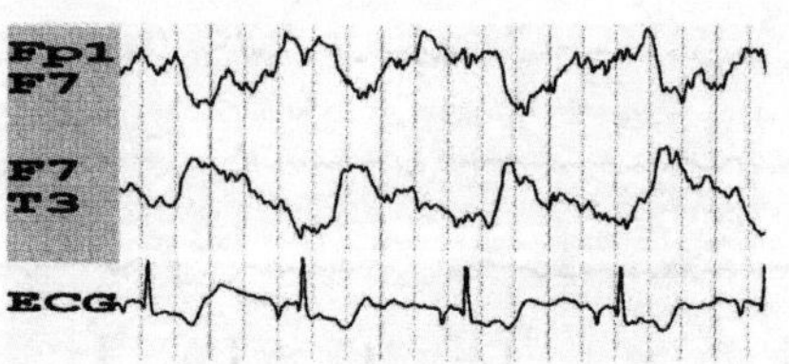

图c　记录速度15mm/s。F7导联脉搏伪差

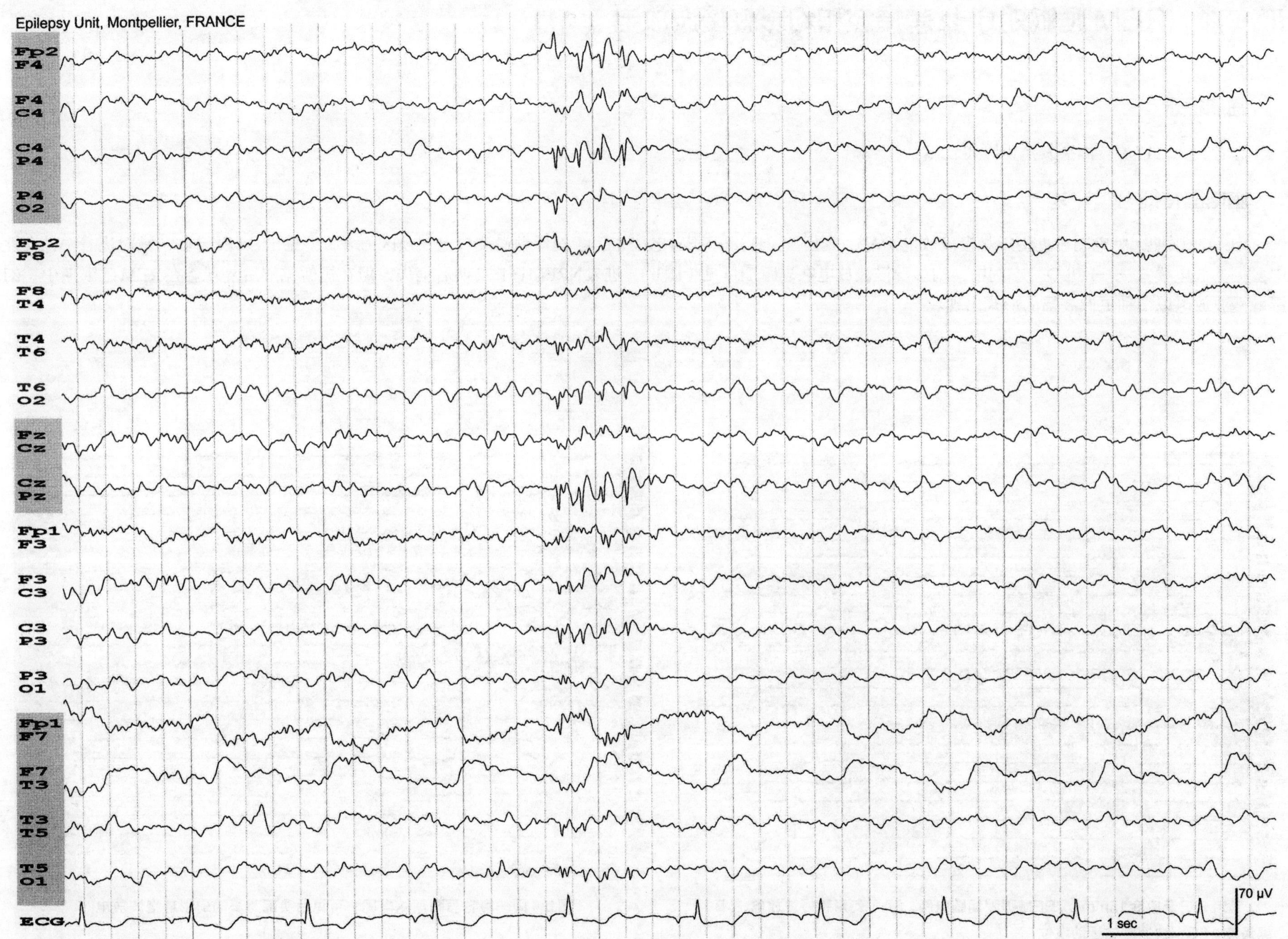
Epilepsy Unit, Montpellier, FRANCE
Fp2 F4
F4 C4
C4 P4
P4 O2
Fp2 F8
F8 T4
T4 T6
T6 O2
Fz Cz
Cz Pz
Fp1 F3
F3 C3
C3 P3
P3 O1
Fp1 F7
F7 T3
T3 T5
T5 O1
ECG
70 μV
1 sec

Ⅲ · 71 REM睡眠期6Hz棘慢波和幻影棘慢波放电

临床提示

患者，女，17岁。因突发意识障碍就诊。

脑电图特征

REM睡眠期，脑电图可见幻影棘慢波放电（A）、锯齿波（B）和REM电位（C）。幻影棘慢波放电在顶区为著，多见于Cz-Pz导联，常对应着一种女性中多见的放电模式——FOLD。本例中，幻影棘慢波放电在思睡期可见（图b），进入NREM睡眠2期后消失，但在短暂觉醒后复现。在REM睡眠期中，幻影棘慢波放电以一种更低波幅的形式出现。

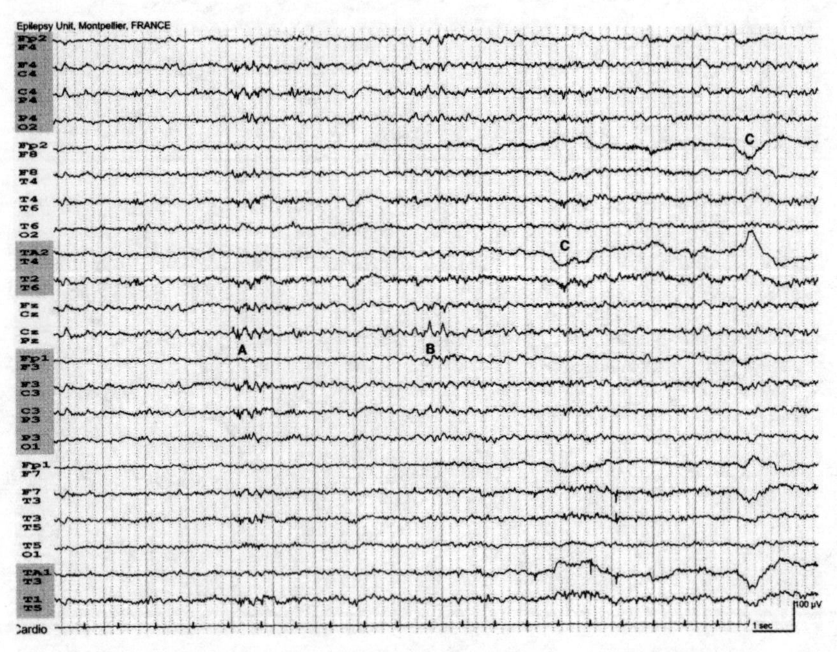

图a　记录速度15mm/s。REM睡眠期脑电图，（A）幻影棘慢波放电、（B）锯齿波、（C）快速眼球运动电位

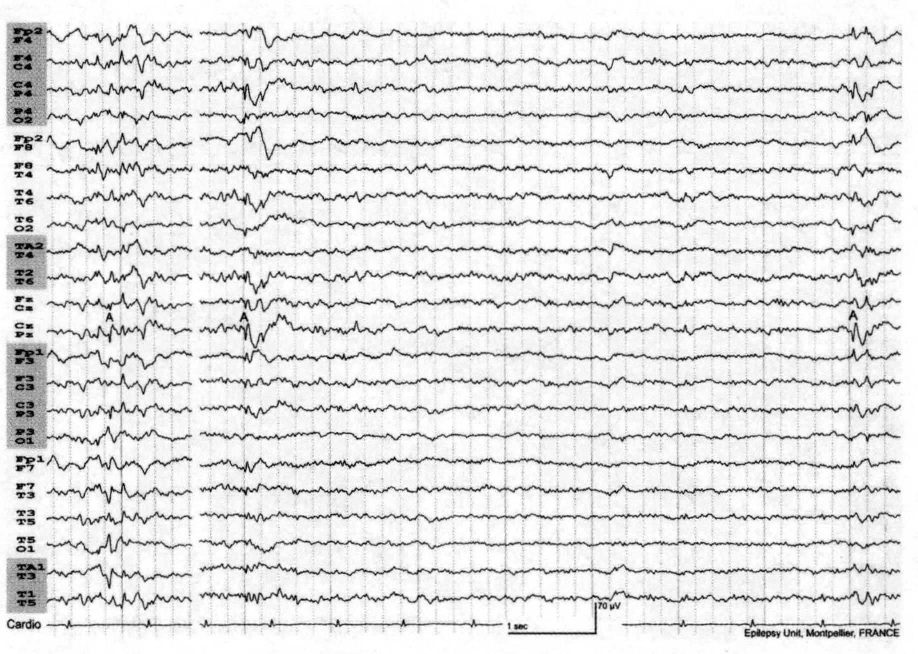

图b　同一患者思睡期脑电图，可见后头部为著的幻影棘慢波放电

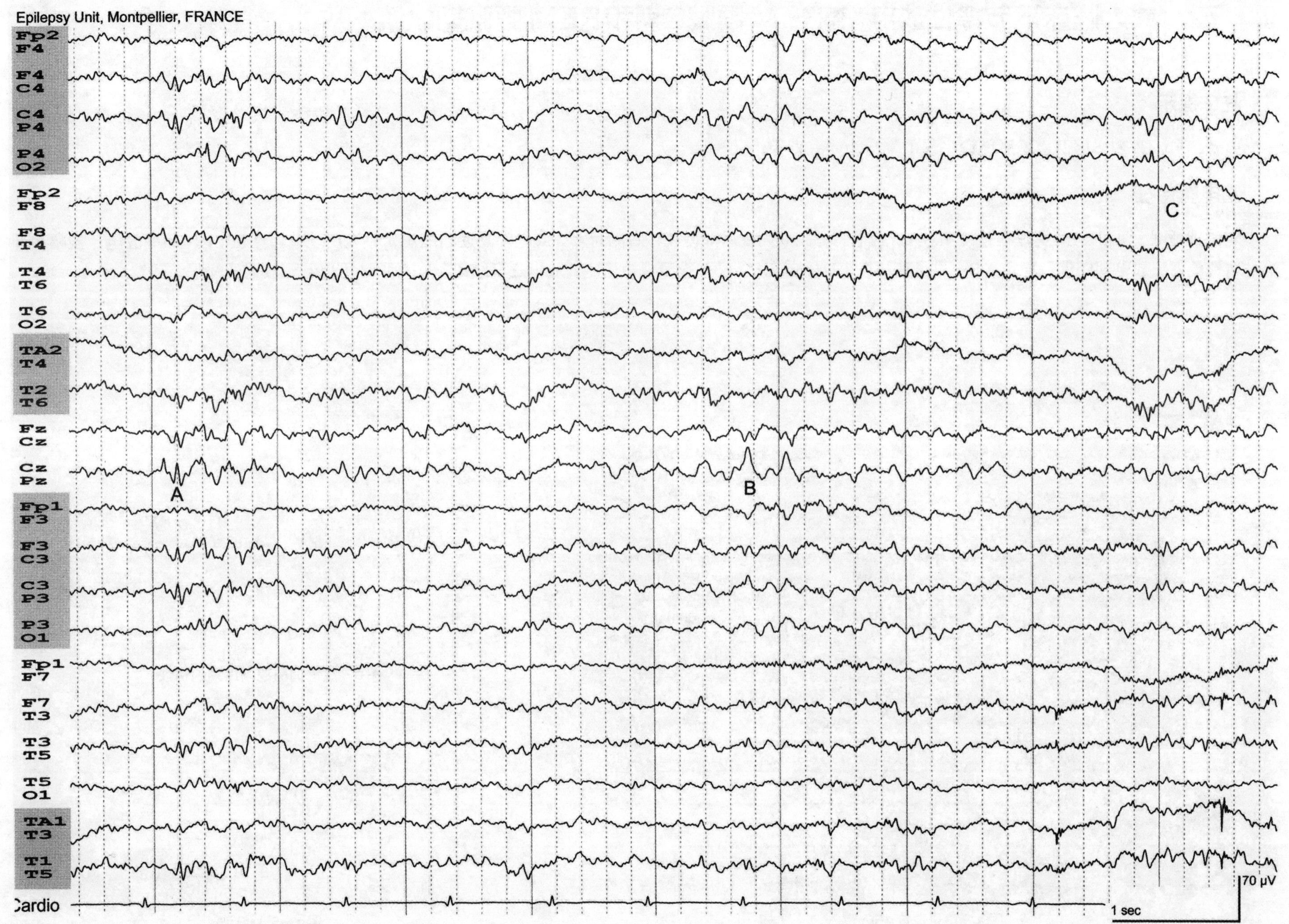

Epilepsy Unit, Montpellier, FRANCE
Fp2 F4
F4 C4
C4 P4
P4 O2
Fp2 F8
F8 T4
T4 T6
T6 O2
TA2 T4
T2 T6
Fz Cz
Cz Pz
Fp1 F3
F3 C3
C3 P3
P3 O1
Fp1 F7
F7 T3
T3 T5
T5 O1
TA1 T3
T1 T5
Cardio
A
B
C
70 μV
1 sec

Ⅲ·72 成人临床下节律性放电：NREM 睡眠2期和REM 睡眠期过渡

临床提示

患者，男，39岁。因两次晕厥就诊。与Ⅰ·25为同一患者。

脑电图特征

NREM睡眠2期和REM期睡眠过渡期。A：脑电图可见双侧中后部慢波，右侧为著。放电间隔逐渐缩短，直至出现节律性5Hz的θ频率放电。振幅在开始时达到最高，放电期间保持稳定。B：可见持续性5Hz的单态θ活动，振幅保持稳定，放电逐渐结束。在颅顶区可以看到较弱的睡眠纺锤波。

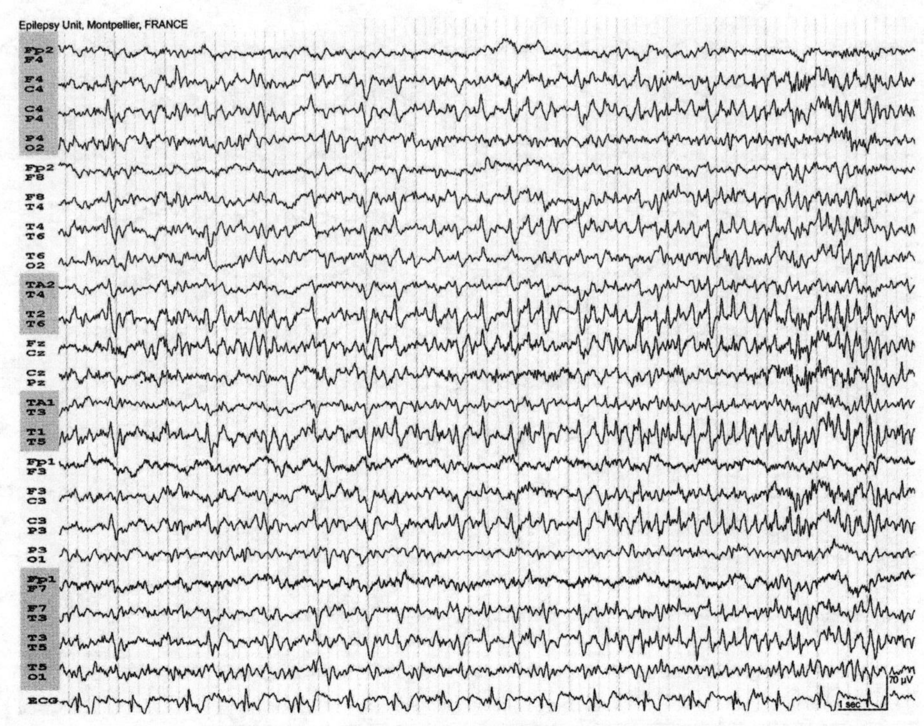

图a　记录速度15mm/s

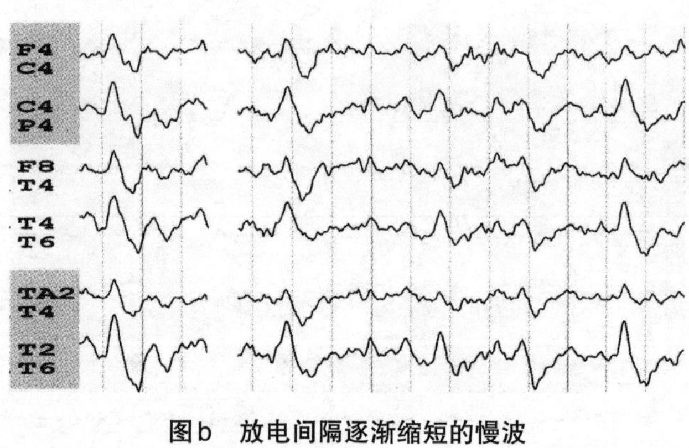

图b　放电间隔逐渐缩短的慢波

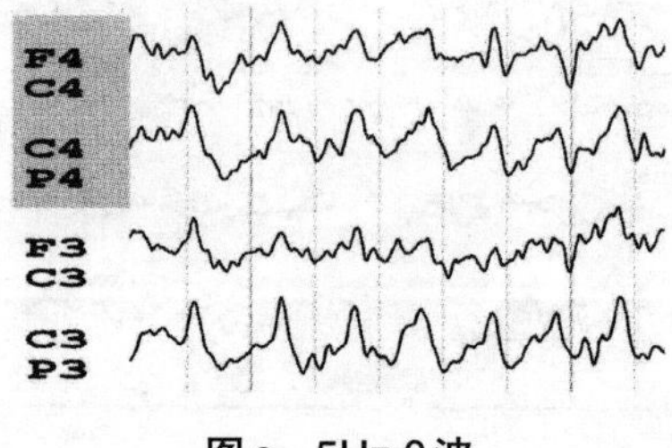

图c　5Hz θ波

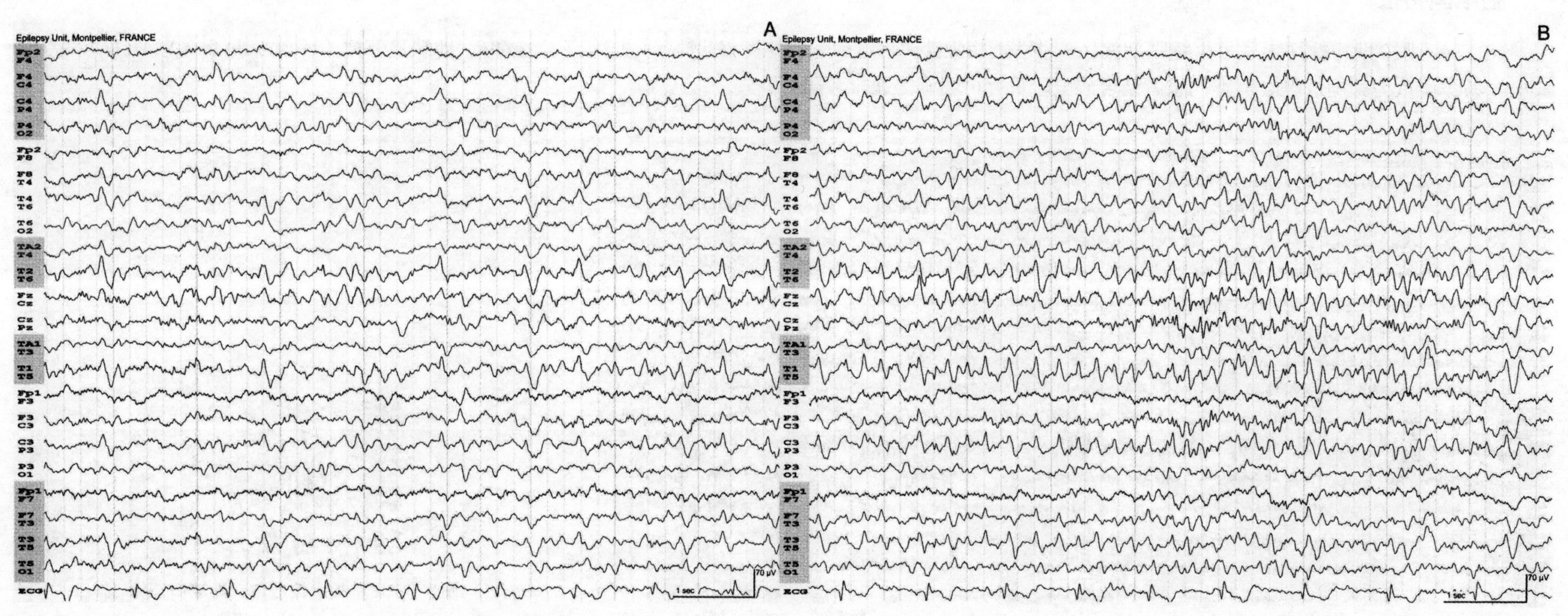
Epilepsy Unit, Montpellier, FRANCE
A
Epilepsy Unit, Montpellier, FRANCE
B
Fp2 F4
F4 C4
C4 P4
P4 O2
Fp2 F8
F8 T4
T4 T6
T6 O2
TA2 T4
T2 T6
Fz Cz
Cz Pz
TA1 T3
T1 T5
Fp1 F3
F3 C3
C3 P3
P3 O1
Fp1 F7
F7 T3
T3 T5
T5 O1
ECG
1 sec
70 µV

Ⅲ·73 睡眠中的缺口节律（1）

临床提示

患者，女，48岁。因右中颞叶癫痫病灶切除术后3年复诊。

脑电图特征

NREM睡眠2期，枕区导联可见睡眠期枕区-过性正相尖波（POSTs）。图左，右颞区可见8Hz尖波放电，即缺口节律（breach rhythm）。图右可见尖峰放电，易被误认为癫痫放电。但本例患者结合放电时长，可明确为缺口节律。

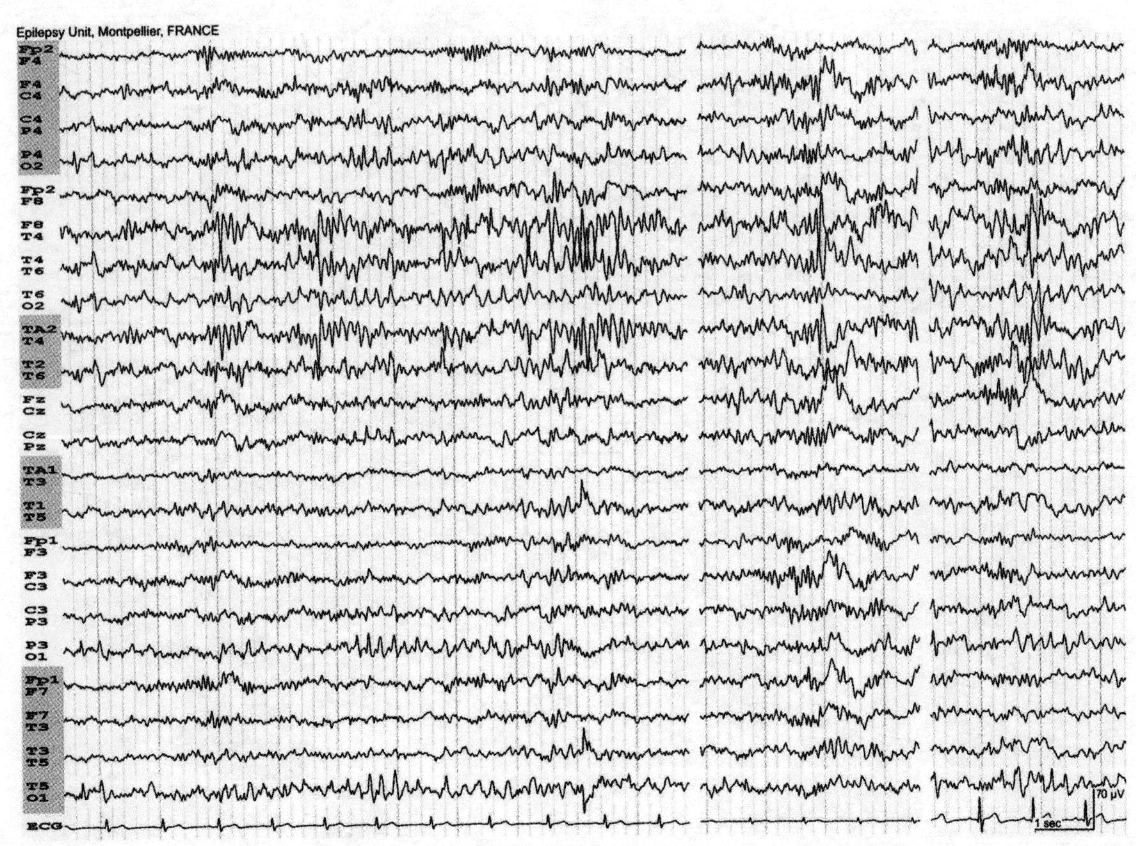

图a 记录速度15mm/s。右图可见尖波发放，易被误认为癫痫放电

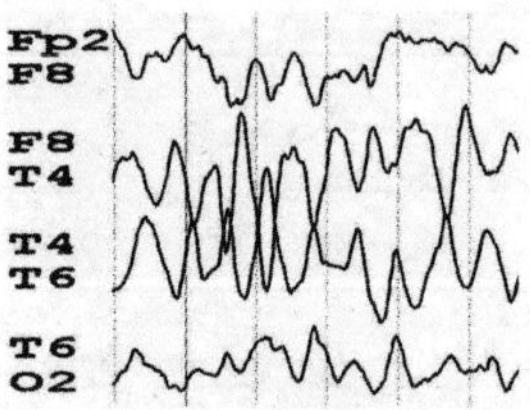

图b 8Hz单相尖波放电，即缺口节律

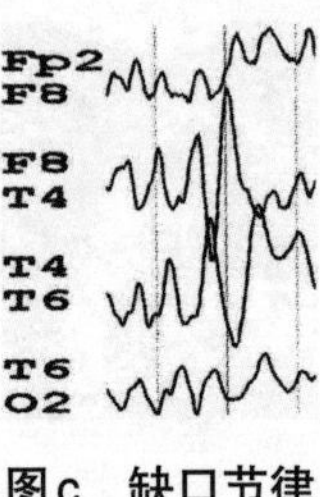

图c 缺口节律

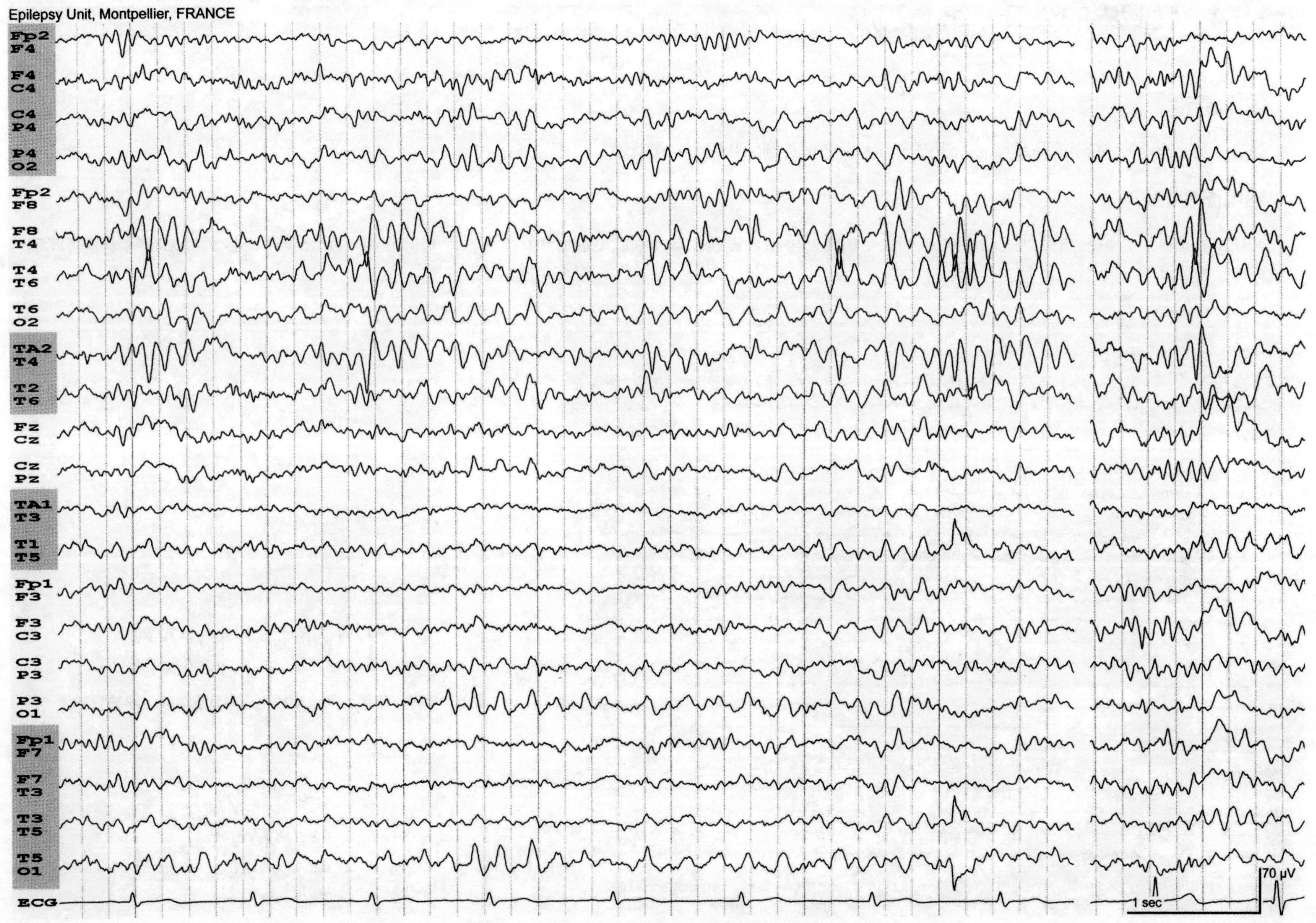
Epilepsy Unit, Montpellier, FRANCE
Fp2 F4
F4 C4
C4 P4
P4 O2
Fp2 F8
F8 T4
T4 T6
T6 O2
TA2 T4
T2 T6
Fz Cz
Cz Pz
TA1 T3
T1 T5
Fp1 F3
F3 C3
C3 P3
P3 O1
Fp1 F7
F7 T3
T3 T5
T5 O1
ECG
70 μV
1 sec

Ⅲ · 74　睡眠中的缺口节律（2）

临床提示

患者，男，50岁。30年前脑膜瘤切除病史，因术后严重右侧额叶癫痫发作就诊。

脑电图特征

NREM睡眠2期，脑电图可见生理性放电。F8导联可见单相、规律、低波幅放电混有θ节律波，即缺口节律。在记录第16秒，可见右侧额颞高波幅棘慢波放电，提示患者间期放电异常。

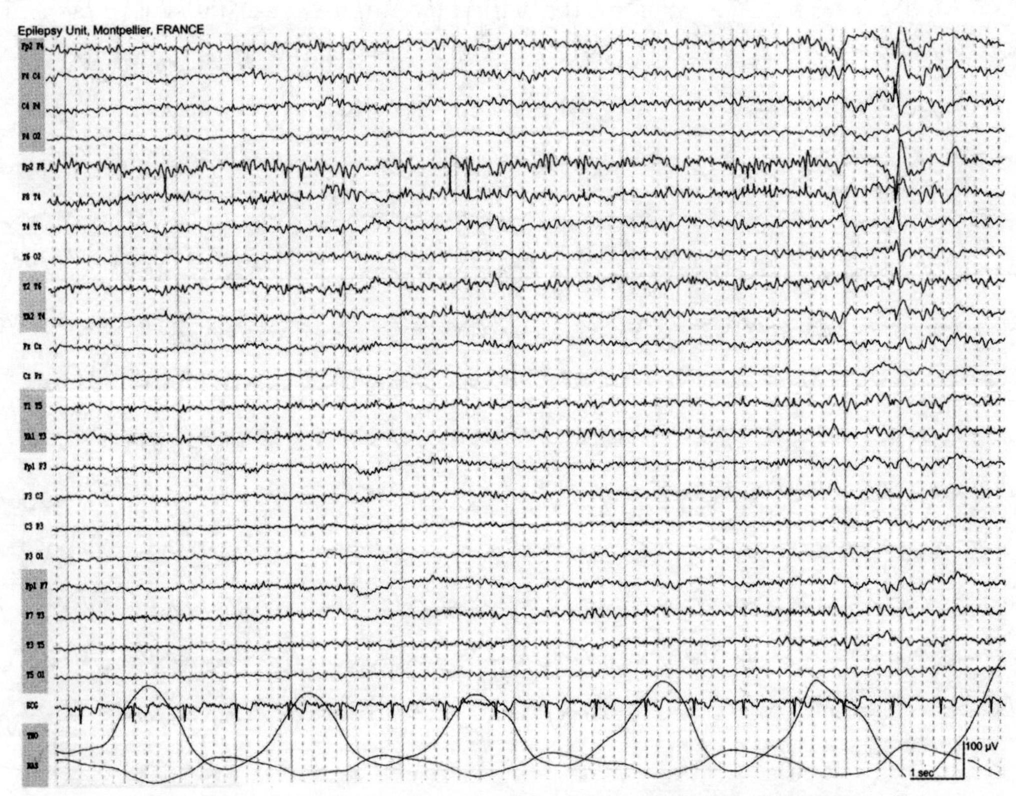

图a　记录速度15mm/s。记录的第16秒可见右侧额颞叶间期棘慢波放电

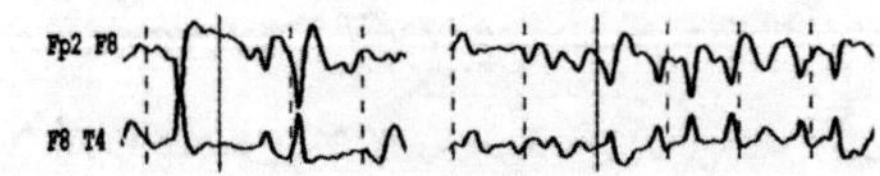

图b　单相、规律、低波幅放电混有θ节律波，即缺口节律

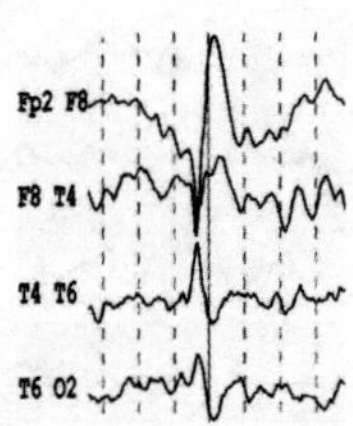

图c　记录速度15mm/s。间期棘慢波放电

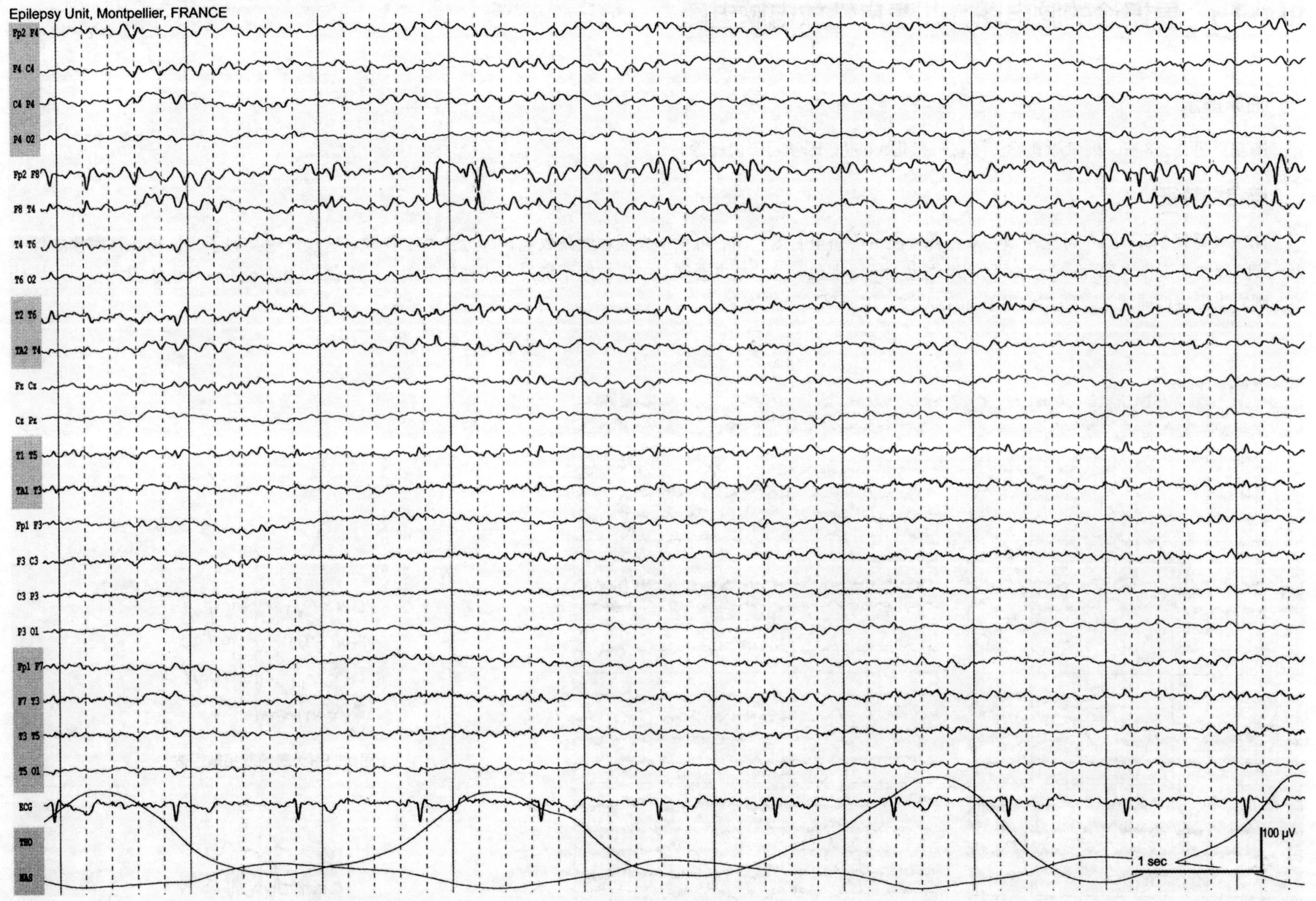
Epilepsy Unit, Montpellier, FRANCE
Fp2 F4
F4 C4
C4 P4
P4 O2
Fp2 F8
F8 T4
T4 T6
T6 O2
T2 T6
TA2 T4
Fz Cz
Cz Pz
T1 T5
TA1 T3
Fp1 F3
F3 C3
C3 P3
P3 O1
Fp1 F7
F7 T3
T3 T5
T5 O1
ECG
THO
NAS
100 µV
1 sec

Ⅲ·75 易误诊的脑电图：儿童良性放电脑电图

临床提示

图左：患儿，8岁，因晕厥就诊。图右：患儿，6岁，因学习障碍就诊。

脑电图特征

NREM睡眠2期。图左可见左顶区双相棘慢波后传播至右侧。图右可见中央区棘慢波放电，部分传播至左颞。这些放电类似于良性局灶性癫痫如伴中央-颞区棘波儿童良性癫痫，但无睡眠期增强也无传播现象。这些放电会随着中枢神经系统发育成熟逐渐消失。左侧F7和右侧Fp1处由于阻抗存在电极伪差。图右未设置低通滤波，图左设置了30Hz滤波，因而伪差干扰较少。

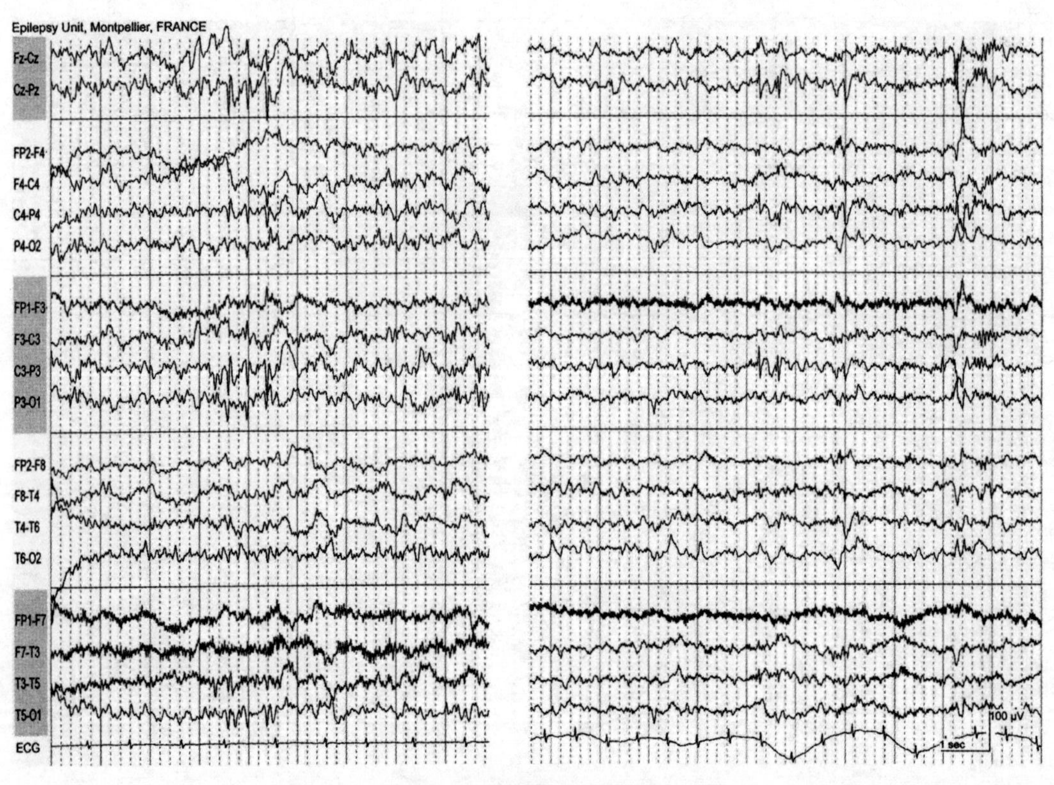

图a 记录速度15mm/s

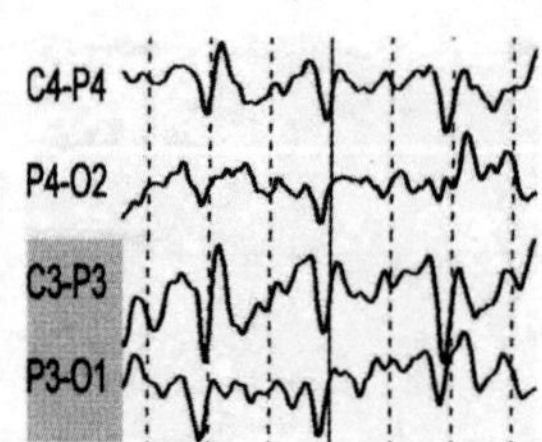

图b P3为著的双相棘慢波

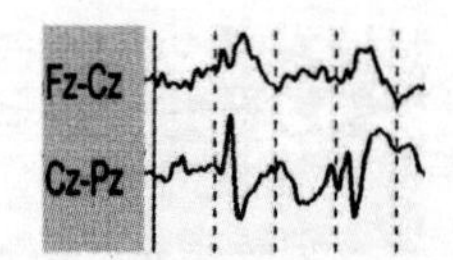

图c Cz-Pz双相棘慢波

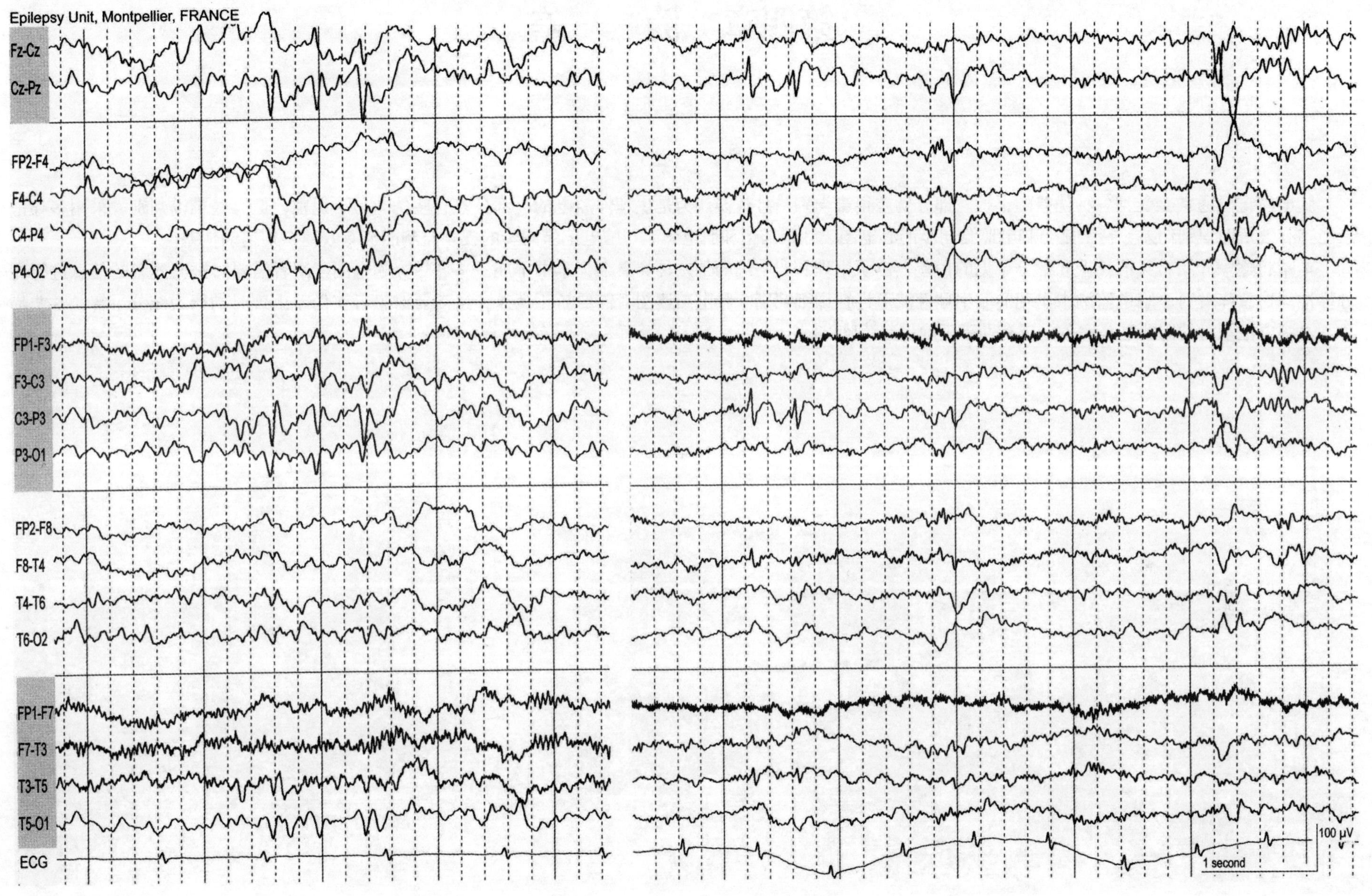
Epilepsy Unit, Montpellier, FRANCE
Fz-Cz
Cz-Pz
FP2-F4
F4-C4
C4-P4
P4-O2
FP1-F3
F3-C3
C3-P3
P3-O1
FP2-F8
F8-T4
T4-T6
T6-O2
FP1-F7
F7-T3
T3-T5
T5-O1
ECG
100 μV
1 second

第四章　伪　　差

脑电图记录通常会受到各种伪差的干扰。部分伪差很难识别，且被误认为是生理性放电的一部分；有些伪差易于识别，但有些难以判别。采用多导记录能够有效帮助识别伪差，特别是与脑电监测同步的心电图、呼吸描记和肌电图。与脑电记录同步的视频监测能够有效地识别运动伪差。

本章将逐一介绍常见的伪差和部分罕见的伪差。由于生理和非生理的伪差种类繁杂，本书不能一一详尽。脑电图读图者需要对被监测者的信息进行充分描述，这意味着对于脑电监测中出现的非生理性波形进行详细判别。脑电图读图者需要矫正伪差，这需要对患者在伪差出现时的行为充分了解，并非易事。对脑电记录时的监测越是完备，越有助于正确地判读脑电图。

Ⅳ·1　皮肤电图（出汗伪差）

临床提示

患儿，1月龄。因脑外伤行脑电图监测。

脑电图特征

脑电图监测可见全导0.5Hz的高波幅活动，在各个导联均展现出了较高的一致性，提示为出汗伪差（皮肤电图，electrodermogram）。随着给新生儿扇风，伪差逐渐消除。

评注

为了减少出汗伪差，最好在低于20℃的室温下进行记录，必要时可以使用空调。或者用风扇或纸扇风降温，但需要动作轻柔，避免电极线位移。同时也可以减少患者因检查产生的焦虑情绪，从而使患者舒缓。

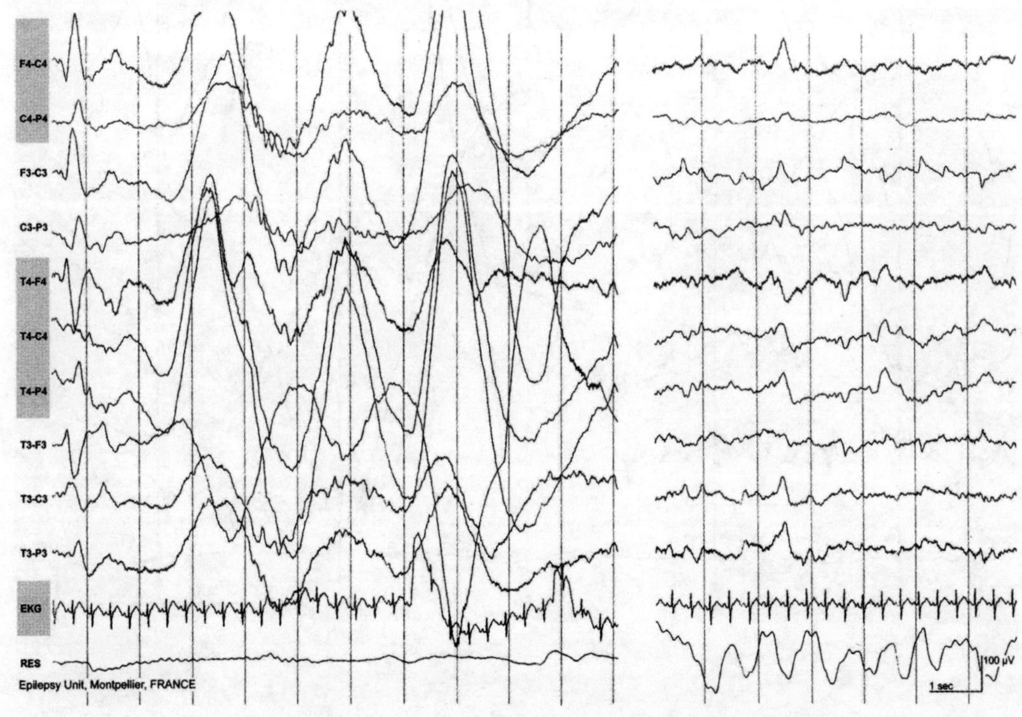

图a　记录速度15mm/s，图右，通风后可见慢波成分消除

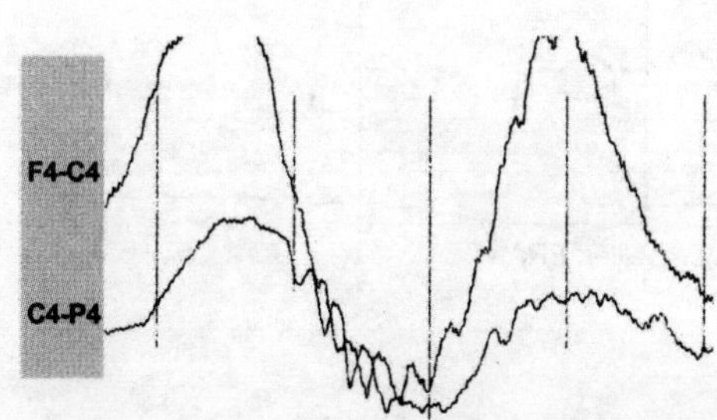

图b　记录速度15mm/s，高波幅δ波对应皮肤电图监测

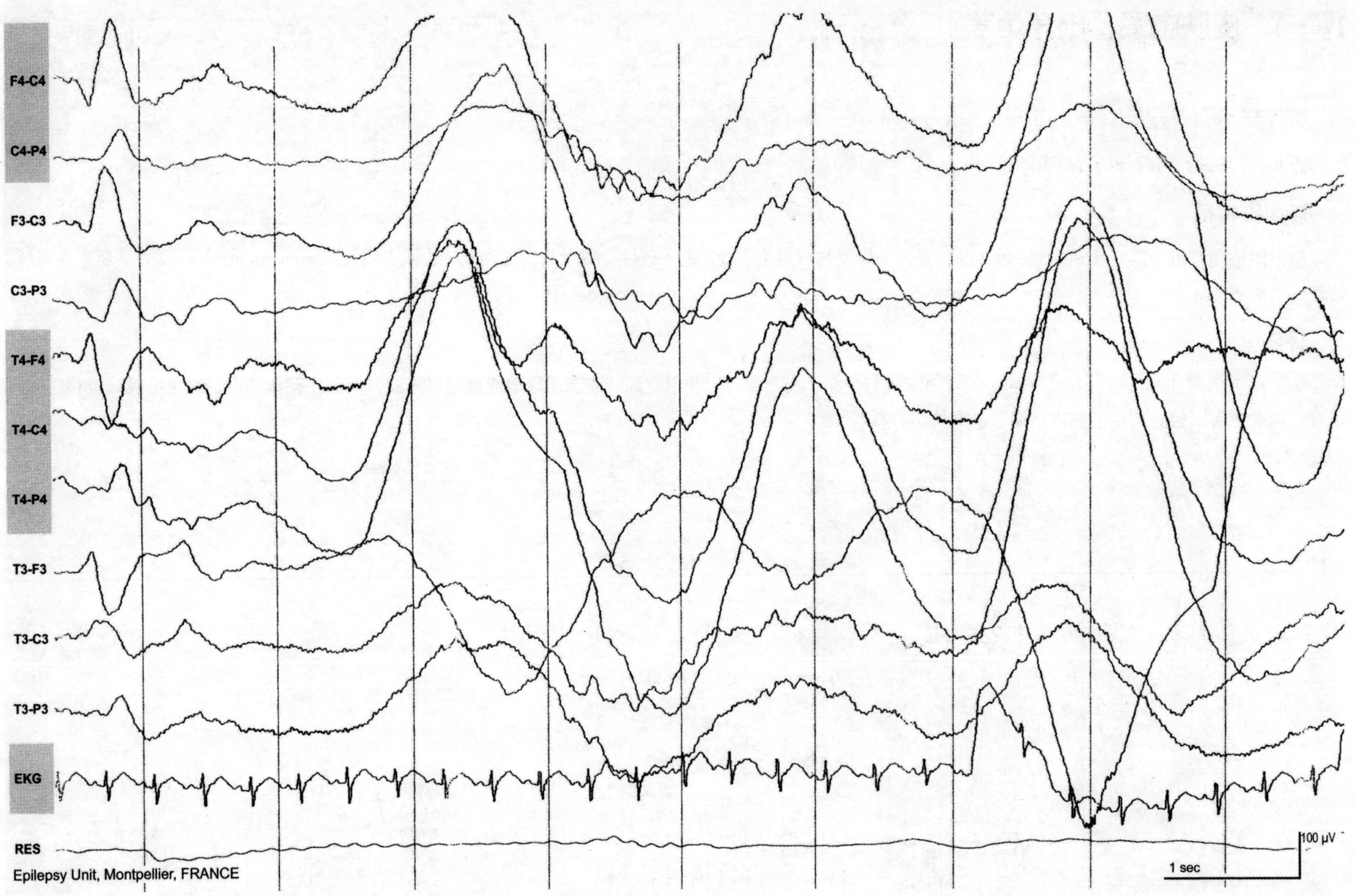
F4-C4
C4-P4
F3-C3
C3-P3
T4-F4
T4-C4
T4-P4
T3-F3
T3-C3
T3-P3
EKG
RES
Epilepsy Unit, Montpellier, FRANCE
100 μV
1 sec

Ⅳ·2　心电图和皮肤电图伪差

临床提示

患者，男，45岁。因右侧中颞癫痫，行术前评估就诊。

脑电图特征

患者处于NREM睡眠期，可见散发睡眠中生理性电活动。双侧半球可见孤立的低电压尖峰放电，与心电图的QRS波呈锁时关系。注意在第5秒，由于室性期前收缩可见暴发尖波样伪差，在T5、T6导联尤著。此外，T4-T6、T6-O2、Fp1-F3、F3-C3存在出汗伪差相应慢波活动。

评注

在读图时需要格外注意与心电QRS波锁时的心电伪差。要减少或消除这些伪影，需要检查阻抗、接地电极并将之放在患者的右侧。同样还需注意患者是否压在有心电伪差的电极上。

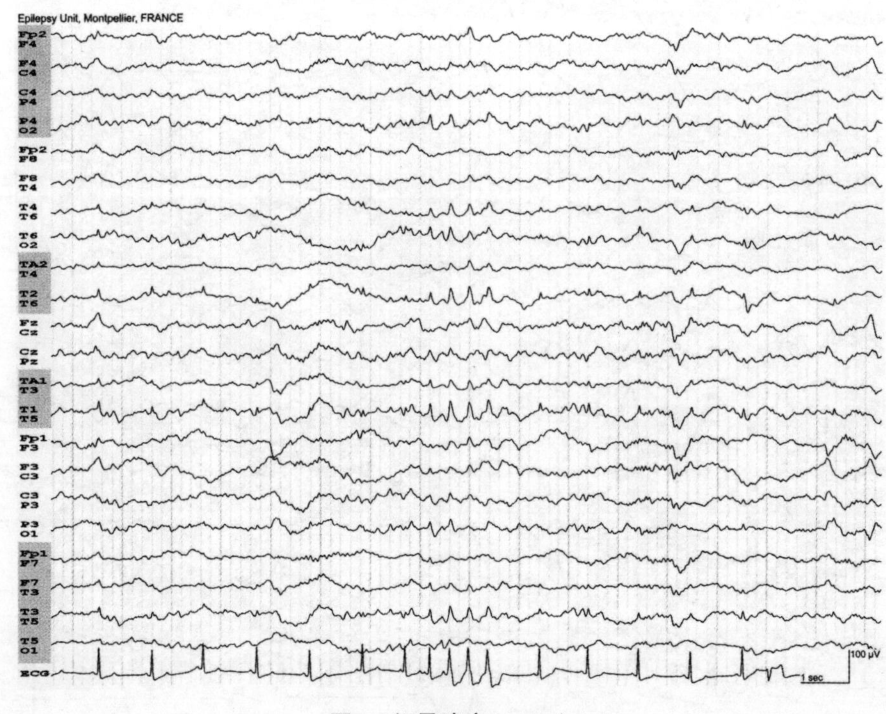

图a　记录速度15mm/s

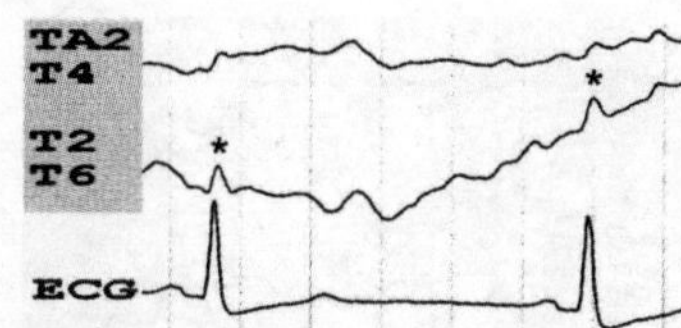

图b　心电伪差对应尖波。由于出汗可见记录漂移

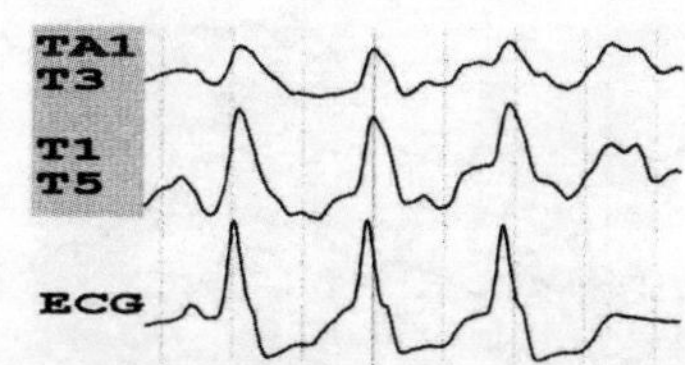

图c　室性期前收缩造成的近暴发样尖波伪差

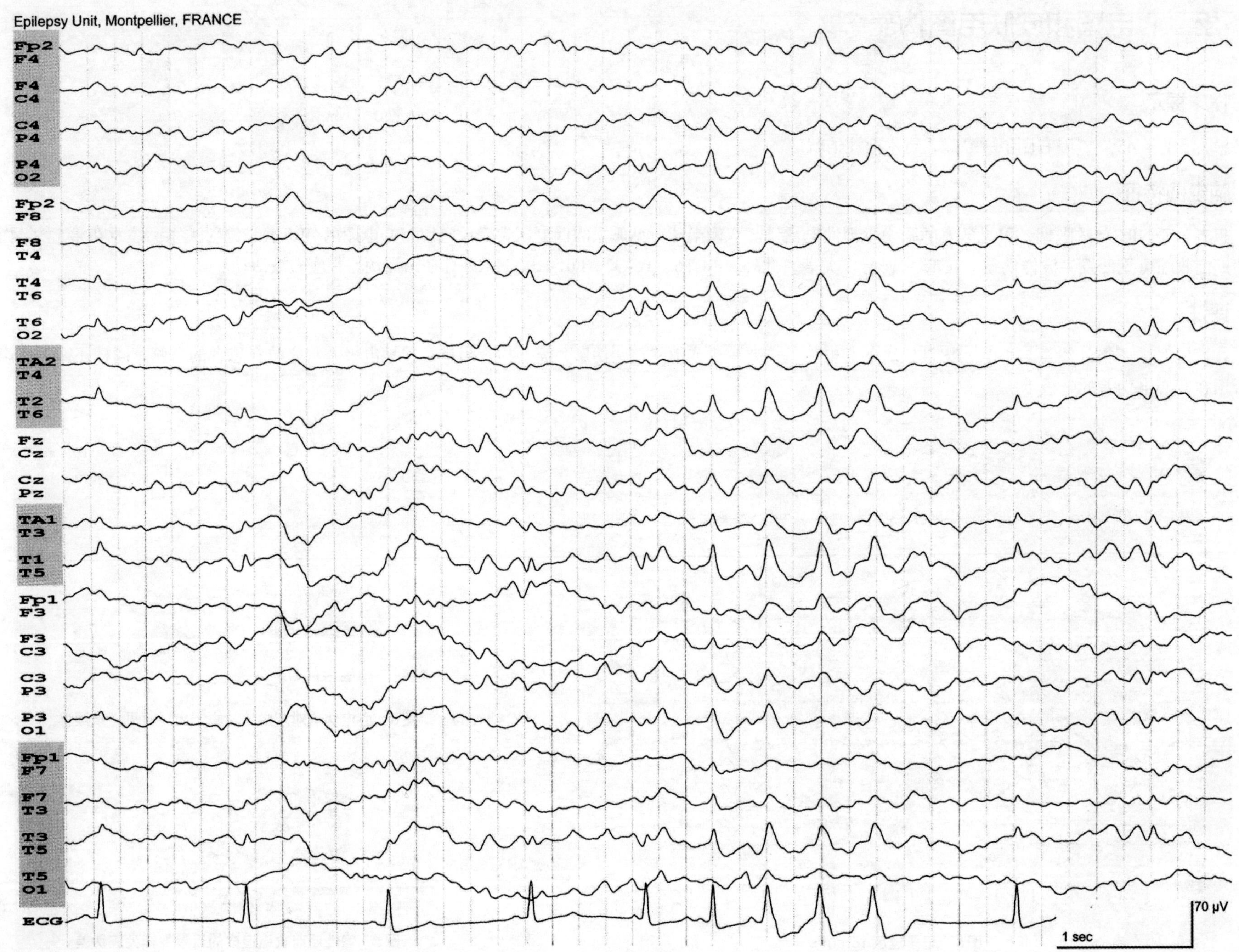
Epilepsy Unit, Montpellier, FRANCE
Fp2 F4
F4 C4
C4 P4
P4 O2
Fp2 F8
F8 T4
T4 T6
T6 O2
TA2 T4
T2 T6
Fz Cz
Cz Pz
TA1 T3
T1 T5
Fp1 F3
F3 C3
C3 P3
P3 O1
Fp1 F7
F7 T3
T3 T5
T5 O1
ECG
70 μV
1 sec

Ⅳ·3 心电伪差

临床提示

患者，男，49岁。因隐源性癫痫就诊。

脑电图特征

REM睡眠期，可见低电压活动。双侧半球可见孤立低电压尖峰活动，与QRS波锁时。因患者多次室性期前收缩造成弥漫性和周期性尖波假象。

评注

心电伪差常见于超重人群、低电压患者和REM睡眠监测中。在左侧半球常见。脑死亡患者因只有心电伪差可以被记录，故需要同步记录心电图从而确定伪差来源。

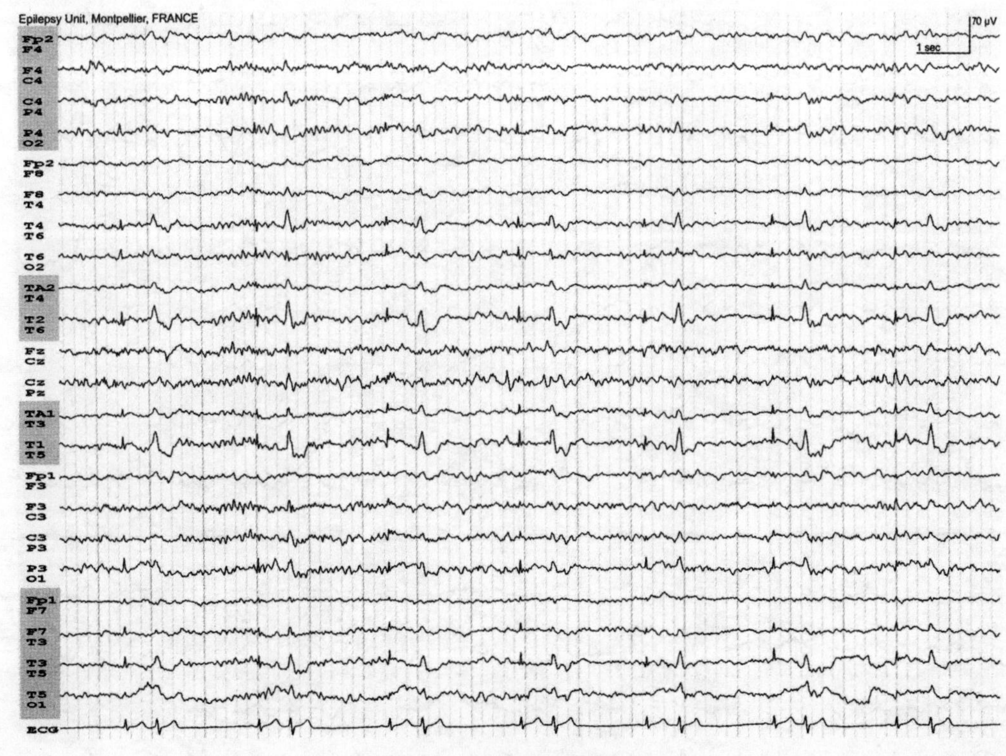

图a 记录速度15mm/s

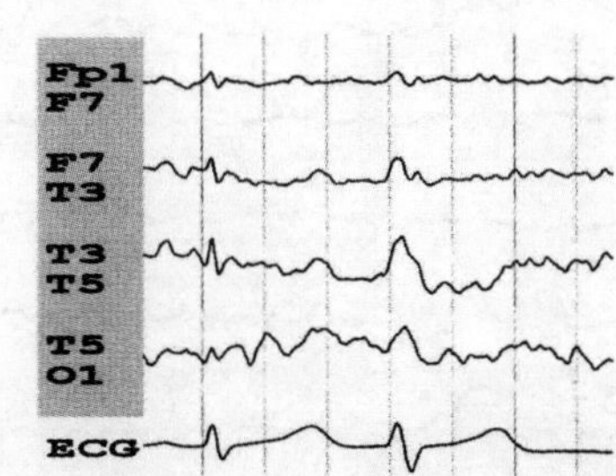

图b 小棘波（心电伪差）后有尖波（期前收缩）

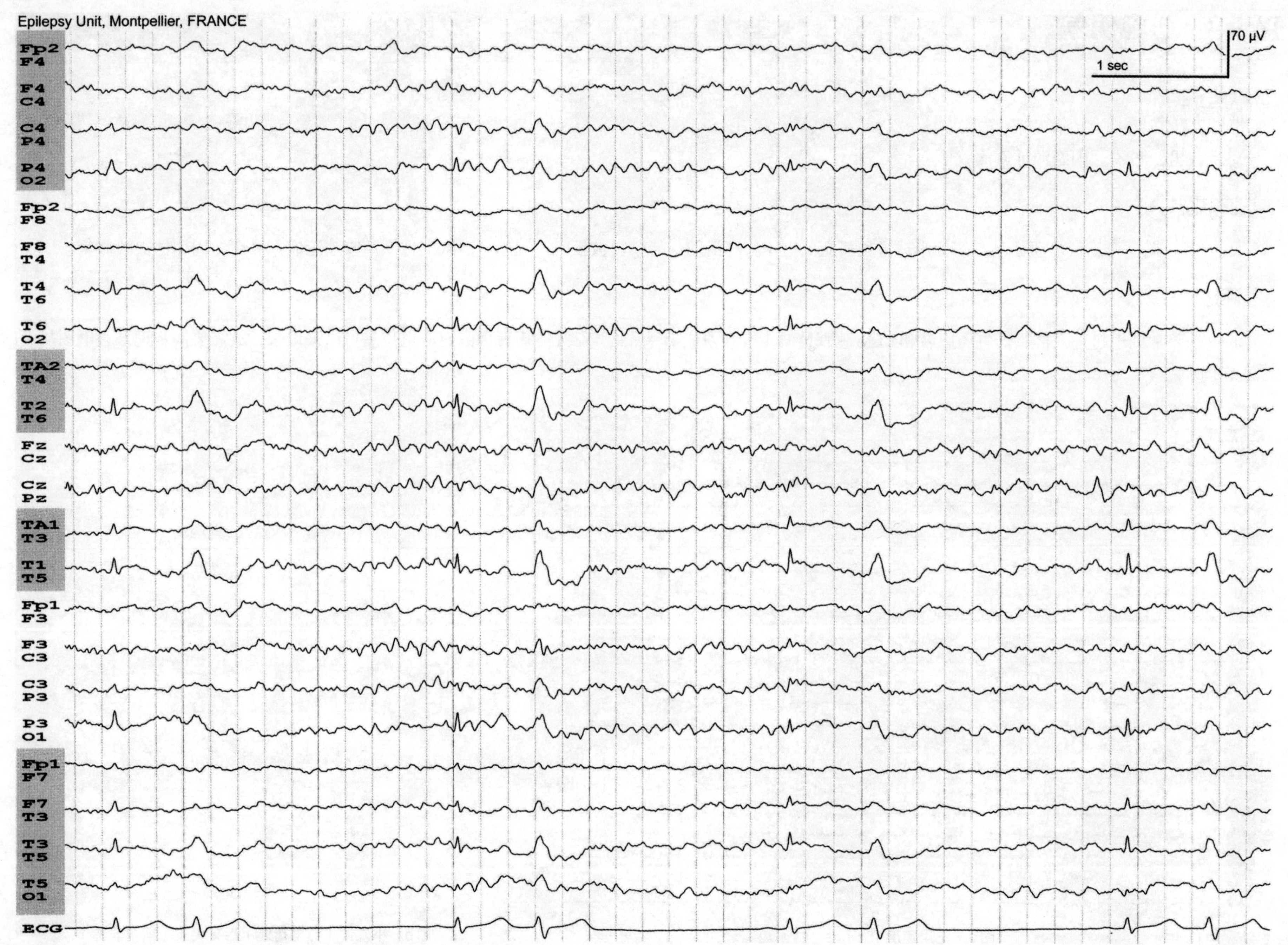
Epilepsy Unit, Montpellier, FRANCE
70 μV
1 sec
Fp2 F4
F4 C4
C4 P4
P4 O2
Fp2 F8
F8 T4
T4 T6
T6 O2
TA2 T4
T2 T6
Fz Cz
Cz Pz
TA1 T3
T1 T5
Fp1 F3
F3 C3
C3 P3
P3 O1
Fp1 F7
F7 T3
T3 T5
T5 O1
ECG

Ⅳ·4　儿童脉搏伪差

临床提示

患儿，6岁。因全身性强直-阵挛发作就诊。

脑电图特征

F4导联可见与心电图（135次/分，窦性心动过速）锁时的脉搏伪差。脉搏伪差在Fp1-F7导联上紧跟于心电伪差，在Fp2-F8也较弱可见。心电伪差来源于心脏收缩，故而心电伪差与QRS波（非常低压尖峰）常锁时。

评注

为了避免脉搏伪差，需要避免把记录导联放置于浅表血管周围。

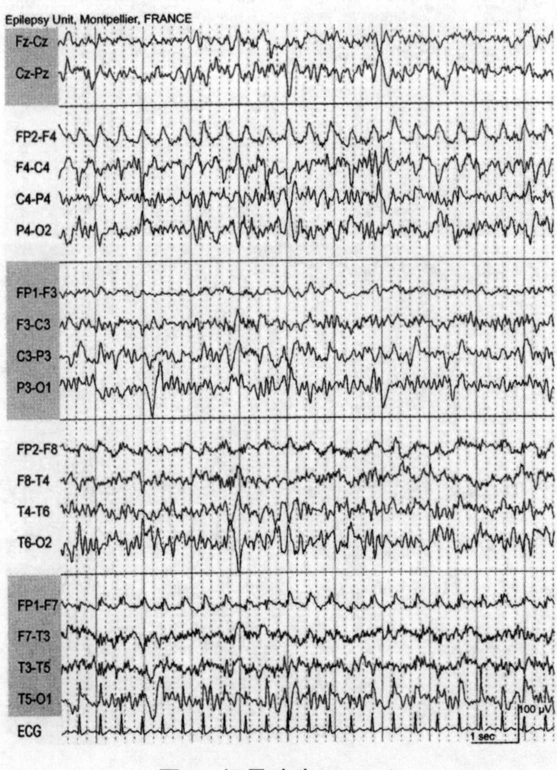

图a　记录速度15mm/s

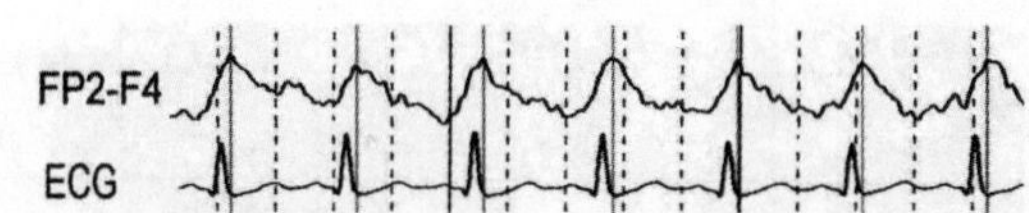

图b　F4可见脉搏伪差。具有周期性，F4导联上其峰紧随于QRS波

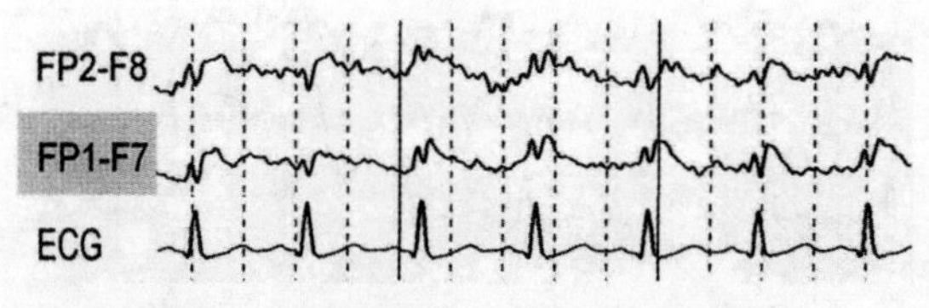

图c　QRS伪差在Fp1-F7和Fp2-F8

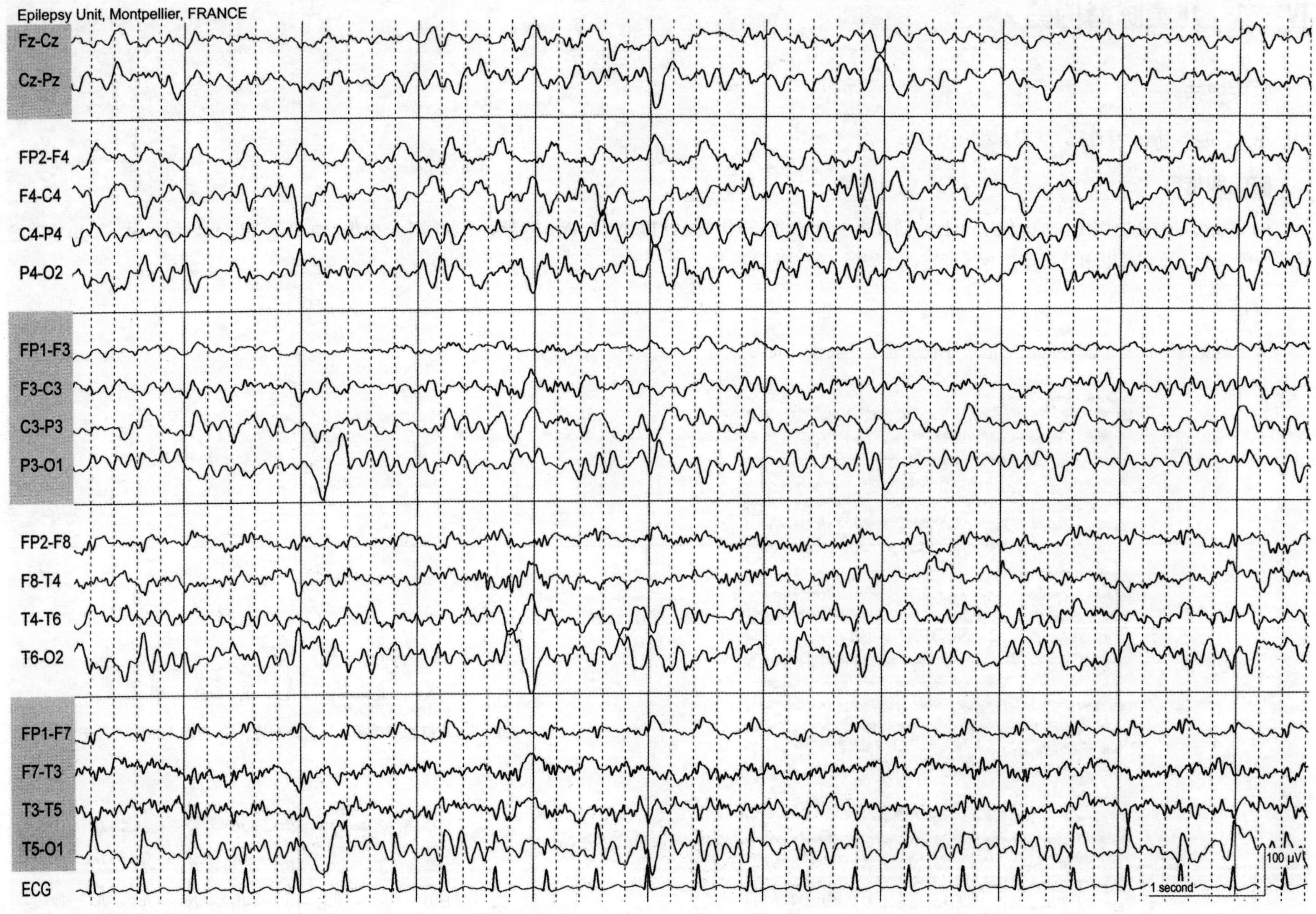
Epilepsy Unit, Montpellier, FRANCE
Fz-Cz
Cz-Pz
FP2-F4
F4-C4
C4-P4
P4-O2
FP1-F3
F3-C3
C3-P3
P3-O1
FP2-F8
F8-T4
T4-T6
T6-O2
FP1-F7
F7-T3
T3-T5
T5-O1
ECG
100 μV
1 second

Ⅳ·5　成人脉搏伪差（1）

临床提示

患者，男，21岁。因左中颞叶癫痫，行术前评估就诊。

脑电图特征

NREM睡眠2期，脑电图可见纺锤波。F8导联周期性活动是与动脉接近产生的与心电图相同频率的脉搏伪差。所记录的信号对应于脉搏。每个波形的峰值和QRS波群并无锁时效应，表明传输心脏收缩的信号。T5电极因阻抗不良存在电极伪差，T3电极存在心电伪差。

评注

脉搏伪差在高血压患者、光头患者及头部创伤后患者的脑电图常见。

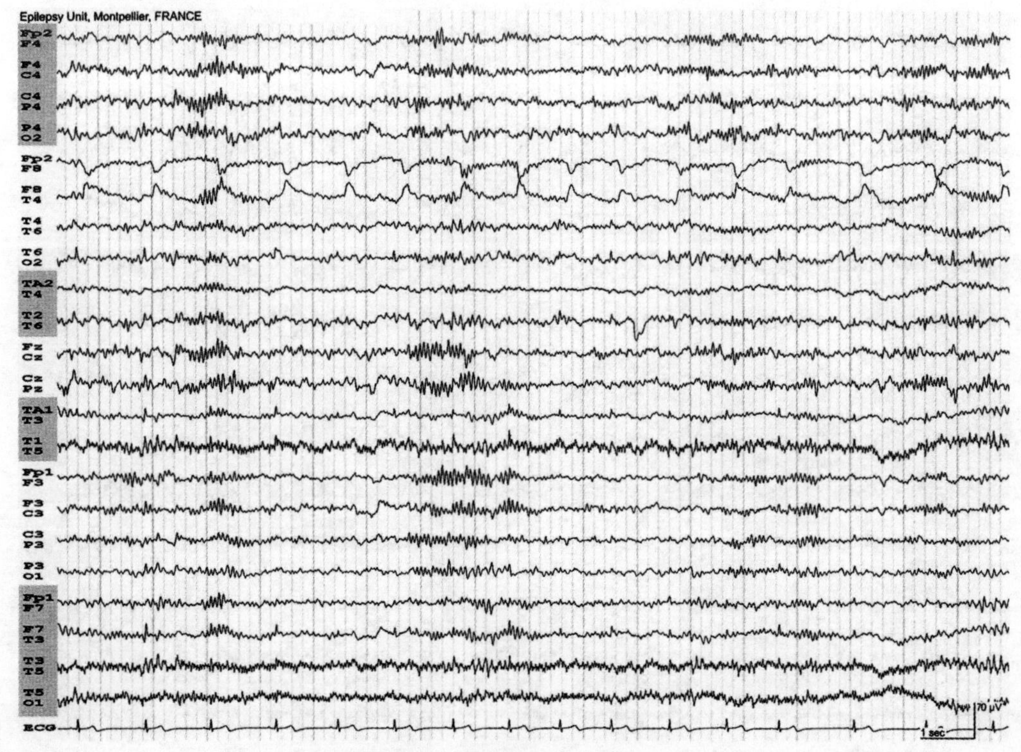

图a　记录速度15mm/s

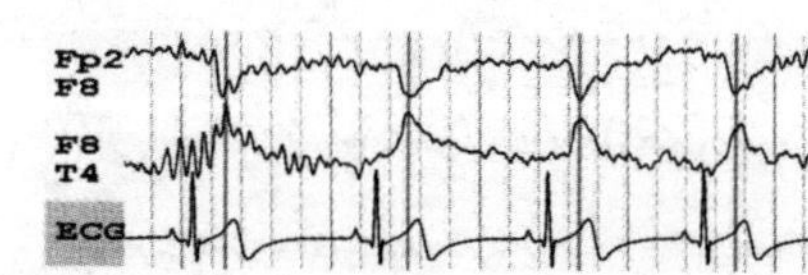

图b　记录速度15mm/s。F8可见周期性出现的脉搏伪差，落后于QRS波

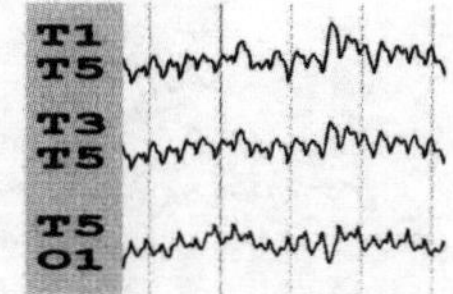

图c　T5可见电极伪差

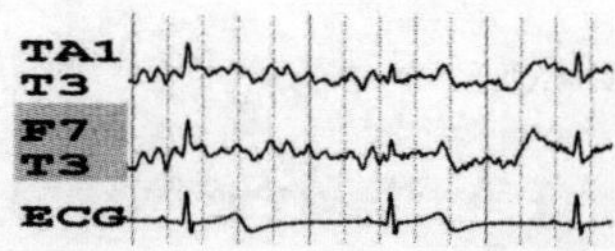

图d　记录速度15mm/s，T3可见心电伪差

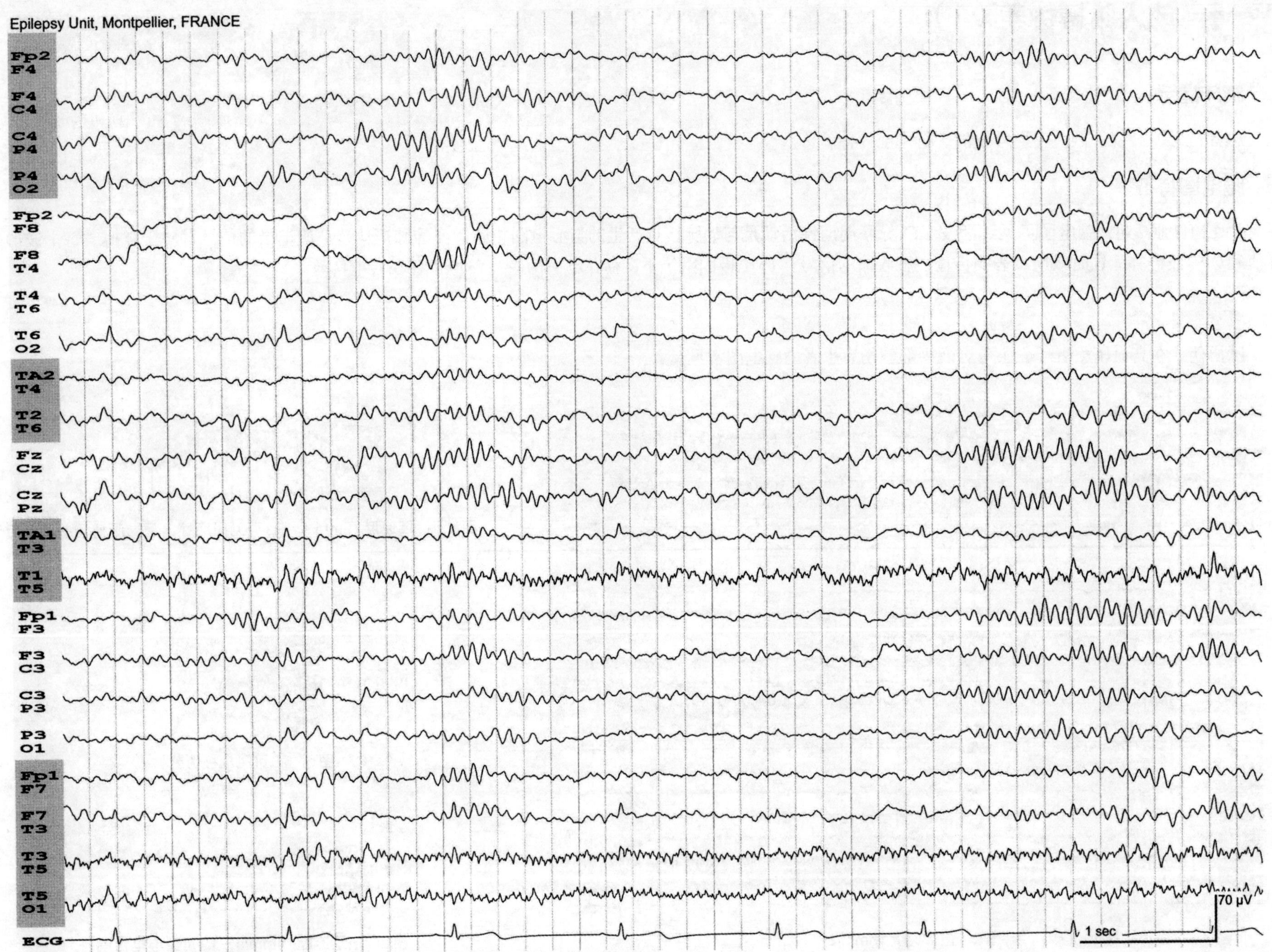
Epilepsy Unit, Montpellier, FRANCE
Fp2 F4
F4 C4
C4 P4
P4 O2
Fp2 F8
F8 T4
T4 T6
T6 O2
TA2 T4
T2 T6
Fz Cz
Cz Pz
TA1 T3
T1 T5
Fp1 F3
F3 C3
C3 P3
P3 O1
Fp1 F7
F7 T3
T3 T5
T5 O1
ECG
70 μV
1 sec

Ⅳ·6 成人脉搏伪差（2）

临床提示

患者，男，30岁。因隐源性额叶癫痫就诊。

脑电图特征

闭目放松状态，前头部可见低波幅的α活动，叠加药物性快波（服用苯二氮䓬类和巴比妥类药物）。在C3-P3和P3-O1区域可见慢活动，伴有P3位相倒置的周期性尖波，对应脉搏伪差。仅限于P3，并且与心电图同步。如果存在某些癫痫样活动，则会扩散到相邻的电极。为避免这种伪差，技术人员应尝试调整电极放置。

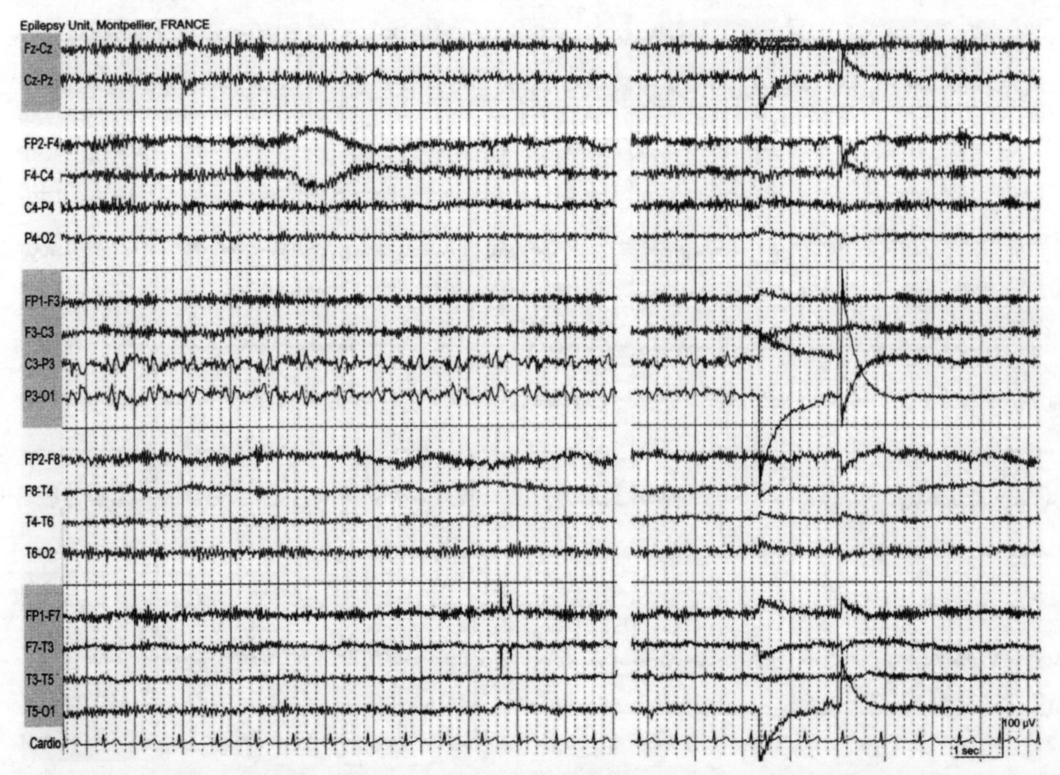

图a 记录速度15mm/s。右侧可见P3导联前2秒仍出现电极伪差，但更换电极后迅速消失。注意更换电极时出现的“爆破”伪差

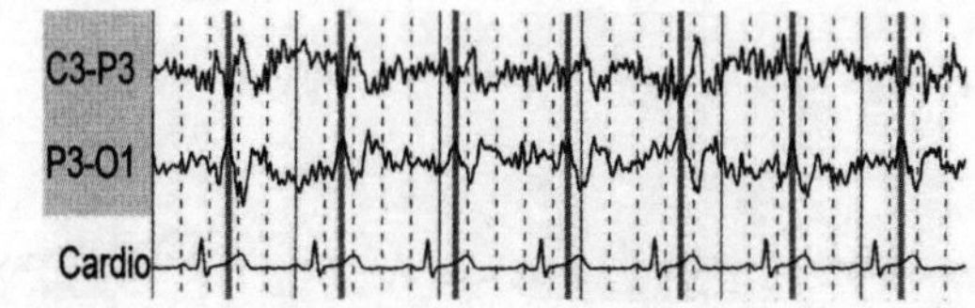

图b 记录速度15mm/s。P3可见周期性活动，峰落后于QRS波

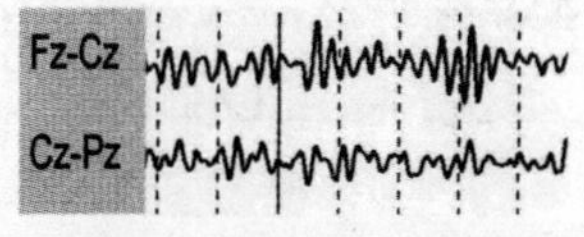

图c 药物性β节律

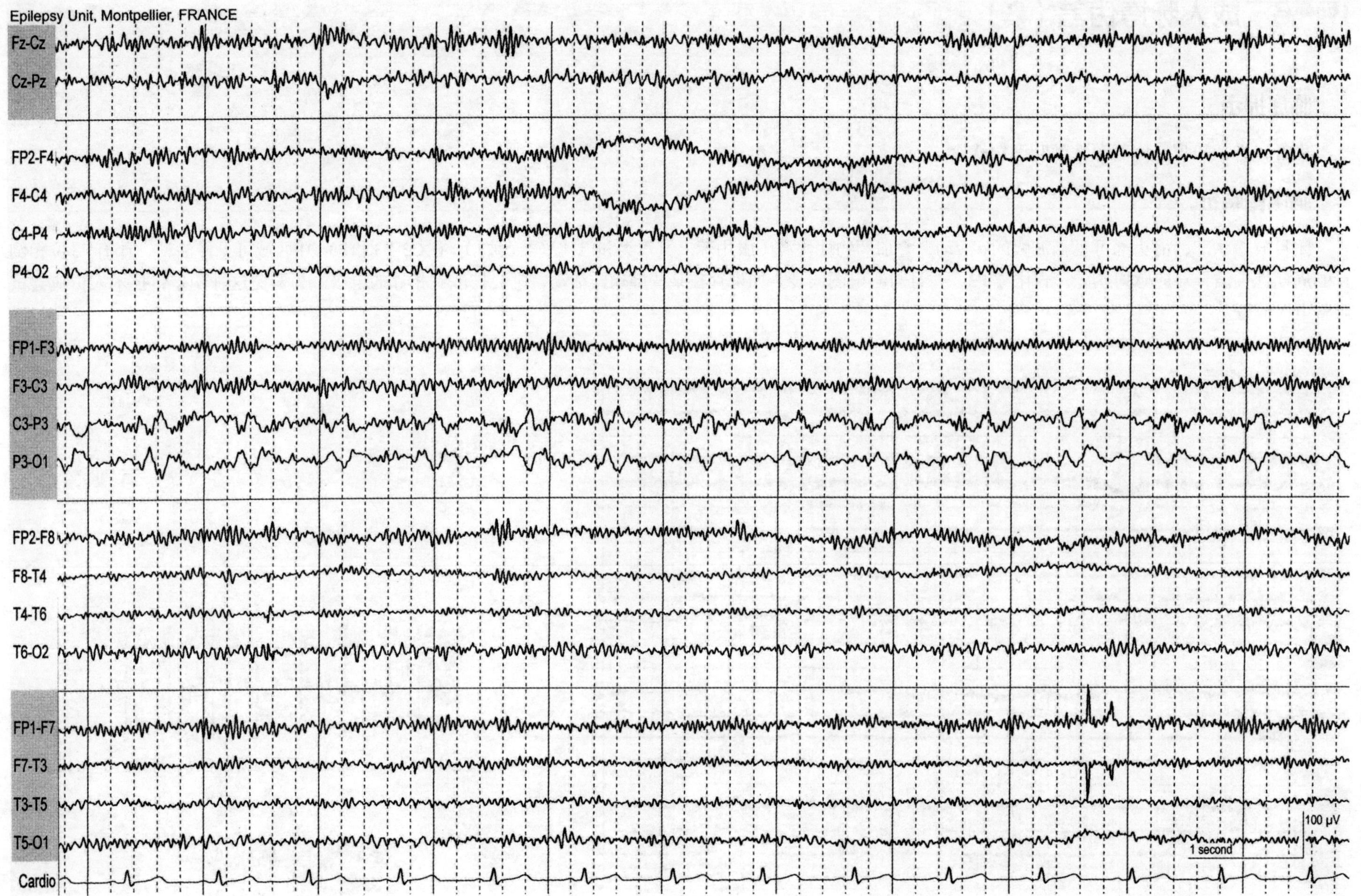
Epilepsy Unit, Montpellier, FRANCE
Fz-Cz
Cz-Pz
FP2-F4
F4-C4
C4-P4
P4-O2
FP1-F3
F3-C3
C3-P3
P3-O1
FP2-F8
F8-T4
T4-T6
T6-O2
FP1-F7
F7-T3
T3-T5
T5-O1
Cardio
100 μV
1 second

Ⅳ · 7　眼颤伪差

临床提示

患者，女，46岁。因晕厥就诊。

脑电图特征

患者对自己的脑电结果非常焦虑，当被要求睁开眼集中注意力盯着一个点时，额极导联7Hz节律消失。本页脑电图末端可见向上瞬目的睁眼伪差，患者凝视某一点，保持睁眼3秒，然后再次闭眼。在这3秒钟内，眼颤伪差消失。与典型的瞬目相比，眼颤伪差的波幅较低。在左右颞导联，以35Hz滤波可过滤对应肌肉活动的低波幅快活动。枕区导联也可见因牙关紧闭引起的肌电伪差。

指导操作

安慰患者以缓解他们的焦虑，帮助他们放松。嘱患者松开牙关，保持嘴巴微张。深呼吸也可以帮助患者放松。

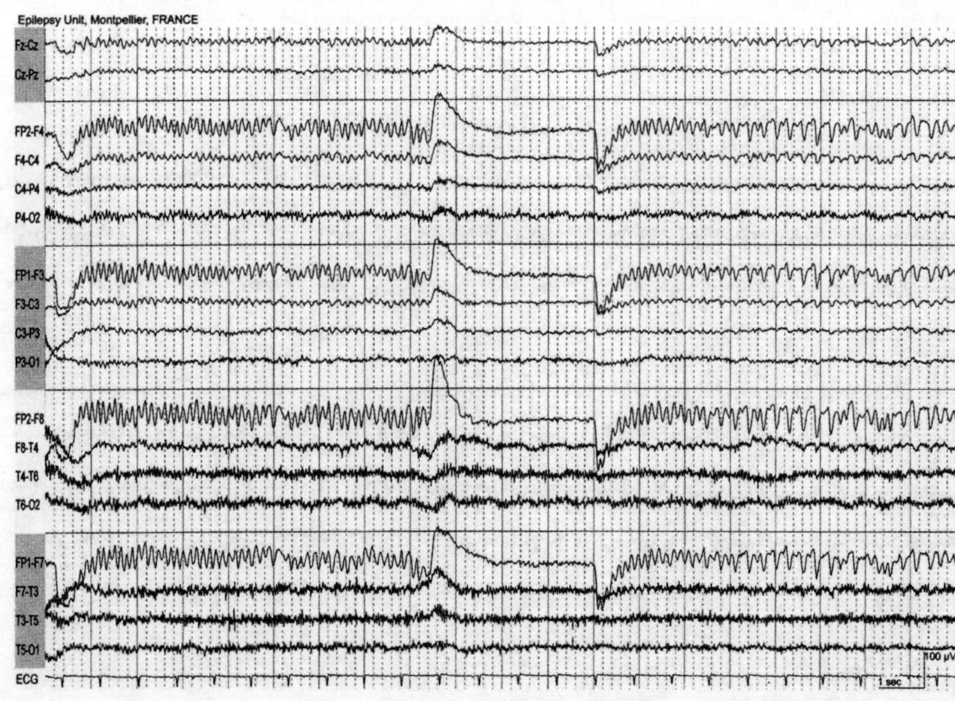

图a　记录速度15mm/s。闭眼后，患者再次频繁眨眼，但频率较前减慢

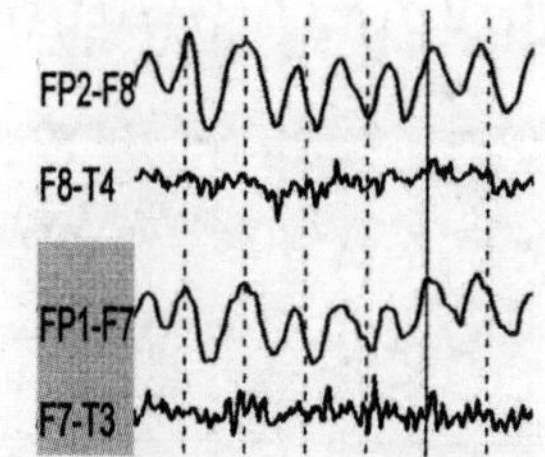

图b　快速眨眼（眼睑颤动）

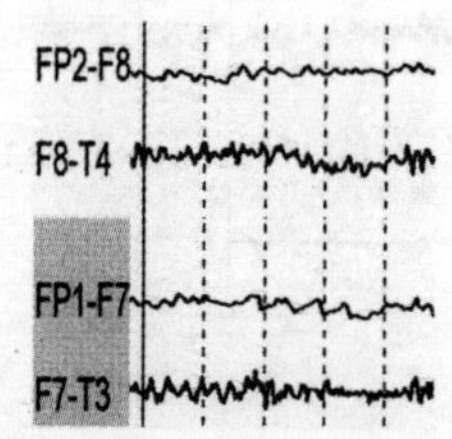

图c　颞区导联肌电活动伪差

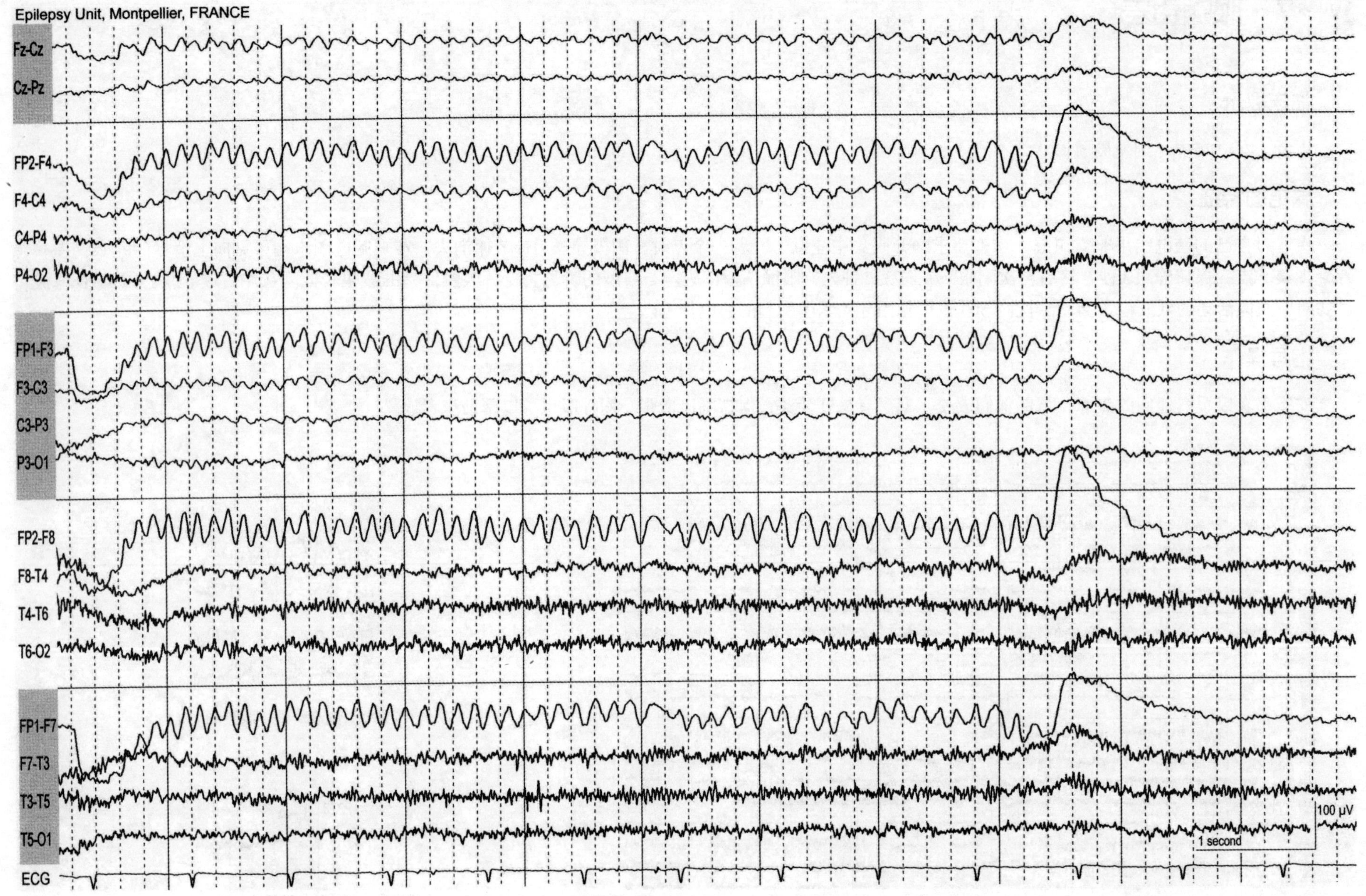
Epilepsy Unit, Montpellier, FRANCE
Fz-Cz
Cz-Pz
FP2-F4
F4-C4
C4-P4
P4-O2
FP1-F3
F3-C3
C3-P3
P3-O1
FP2-F8
F8-T4
T4-T6
T6-O2
FP1-F7
F7-T3
T3-T5
T5-O1
ECG
100 μV
1 second

Ⅳ·8 儿童眼球运动的脑电图特征

临床提示

患儿，男，8岁。因隐源性局灶性癫痫就诊。

脑电图特征

患者清醒，闭眼放松状态。脑电图可见9Hz的后头部α波混有较慢的θ波。额极导联可见3～4Hz不规则节律性波形向相邻区域传播，与眼球的快速运动相对应。本页脑电图的最后3秒，当患儿自发中断眼球运动，上述波形消失。同样注意右顶区（P4和Pz电极）可见低波幅的发作间期棘波。这些棘波并非伪差，因为它们涉及多个电极，并在所有相关电极上都能看到相同的形态。该患者合并轻度窦性心律失常。

指导操作

嘱患者想象盯着一个点，保持眼球静止。脑电图见前头部出现节律性活动时，若存在不确定性，技术人员可用手轻轻盖住眼睛以打断眼球运动，观察脑电图形态变化。

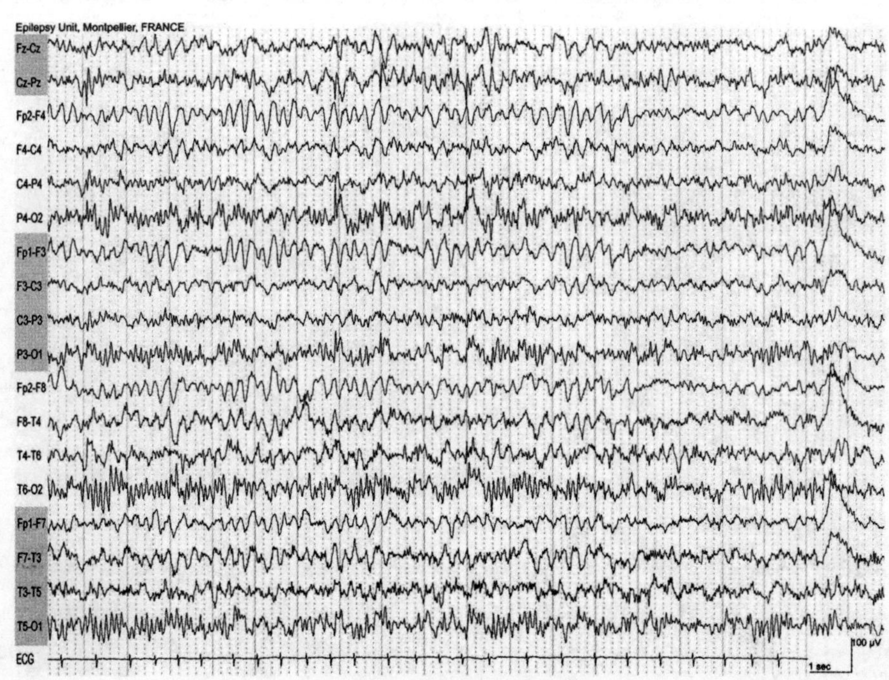

图a 记录速度15mm/s

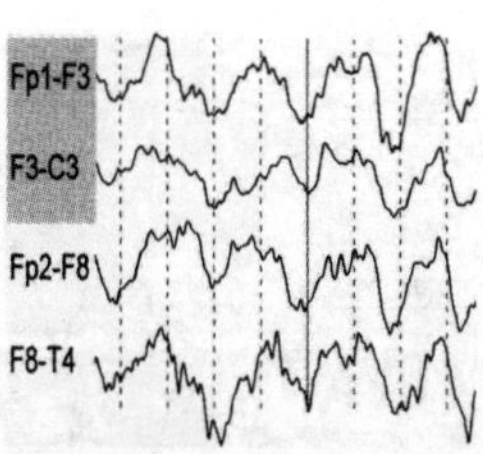

图b 额区导联的节律性活动（眼球运动）

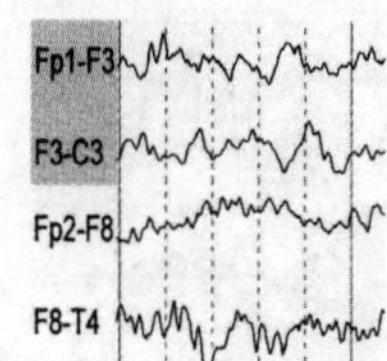

图c δ活动自发抵消

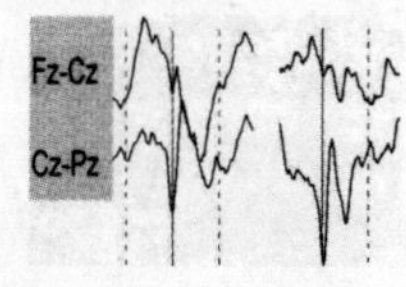

图d 棘波

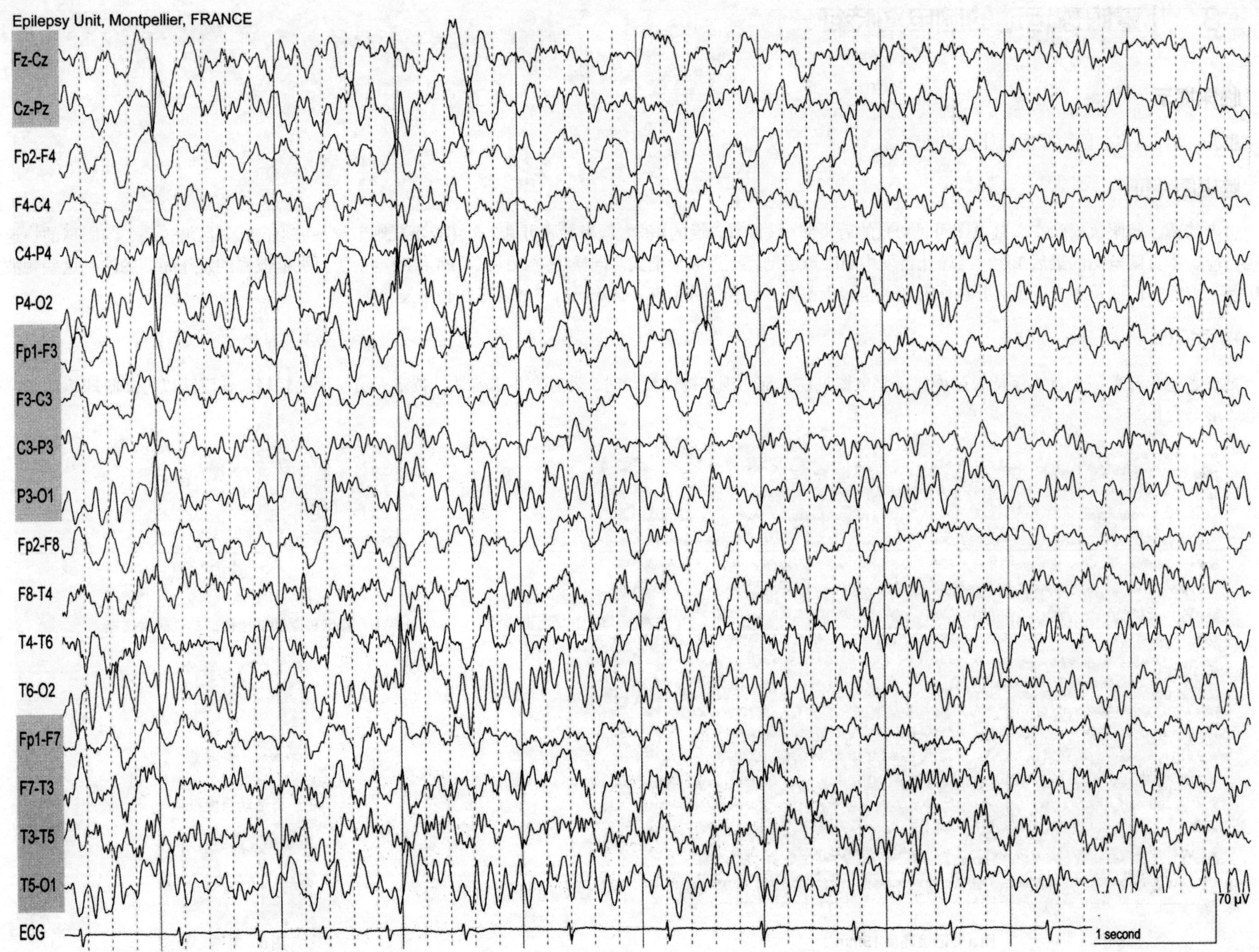
Epilepsy Unit, Montpellier, FRANCE
Fz-Cz
Cz-Pz
Fp2-F4
F4-C4
C4-P4
P4-O2
Fp1-F3
F3-C3
C3-P3
P3-O1
Fp2-F8
F8-T4
T4-T6
T6-O2
Fp1-F7
F7-T3
T3-T5
T5-O1
ECG
70 μV
1 second

Ⅳ·9　成人的眼球运动，电极“爆破”伪差

临床提示

患者，男，37岁。因晕厥就诊。

脑电图特征

患者清醒闭眼放松状态，脑电图可见后头部11Hz α节律。额极导联的2～3Hz节律性活动随眼球运动停止而消失。在第5秒，中央区出现电极“爆破”伪差，然后在1秒后P4导联处出现一个类似但更大的伪差。在P4-O2和T6-O2导联波形随着头部的移动而移动，提示电极接触不良。

指导操作

技术人员可用手轻轻盖住眼睛，以中断眼球运动。检查接触不良的电极。

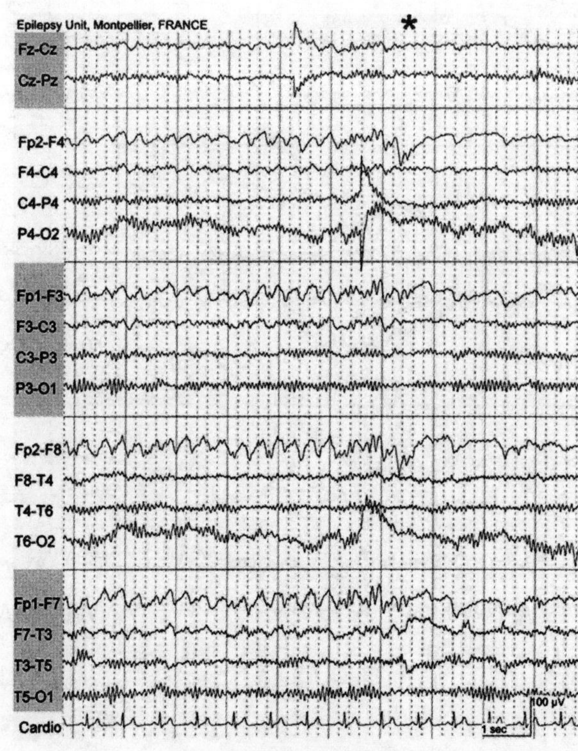

图a　记录速度15mm/s

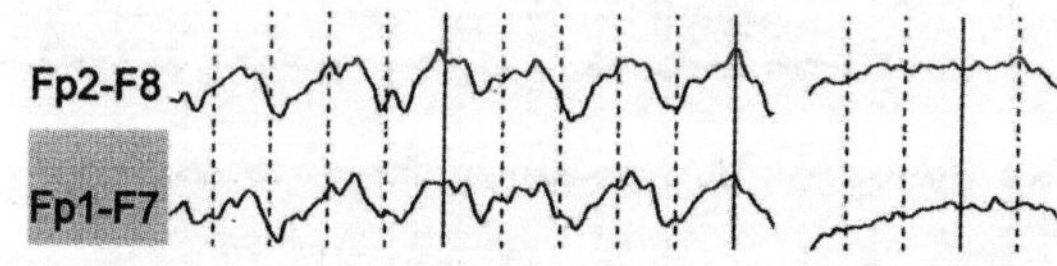

图b　额极的眼球运动伪差，当眼球保持静止时消失

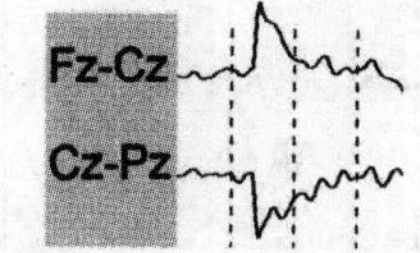

图c　Cz的电极“爆破”伪差

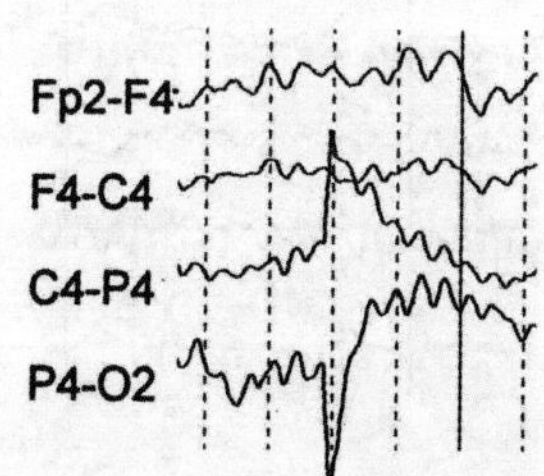

图d　P4的电极“爆破”伪差

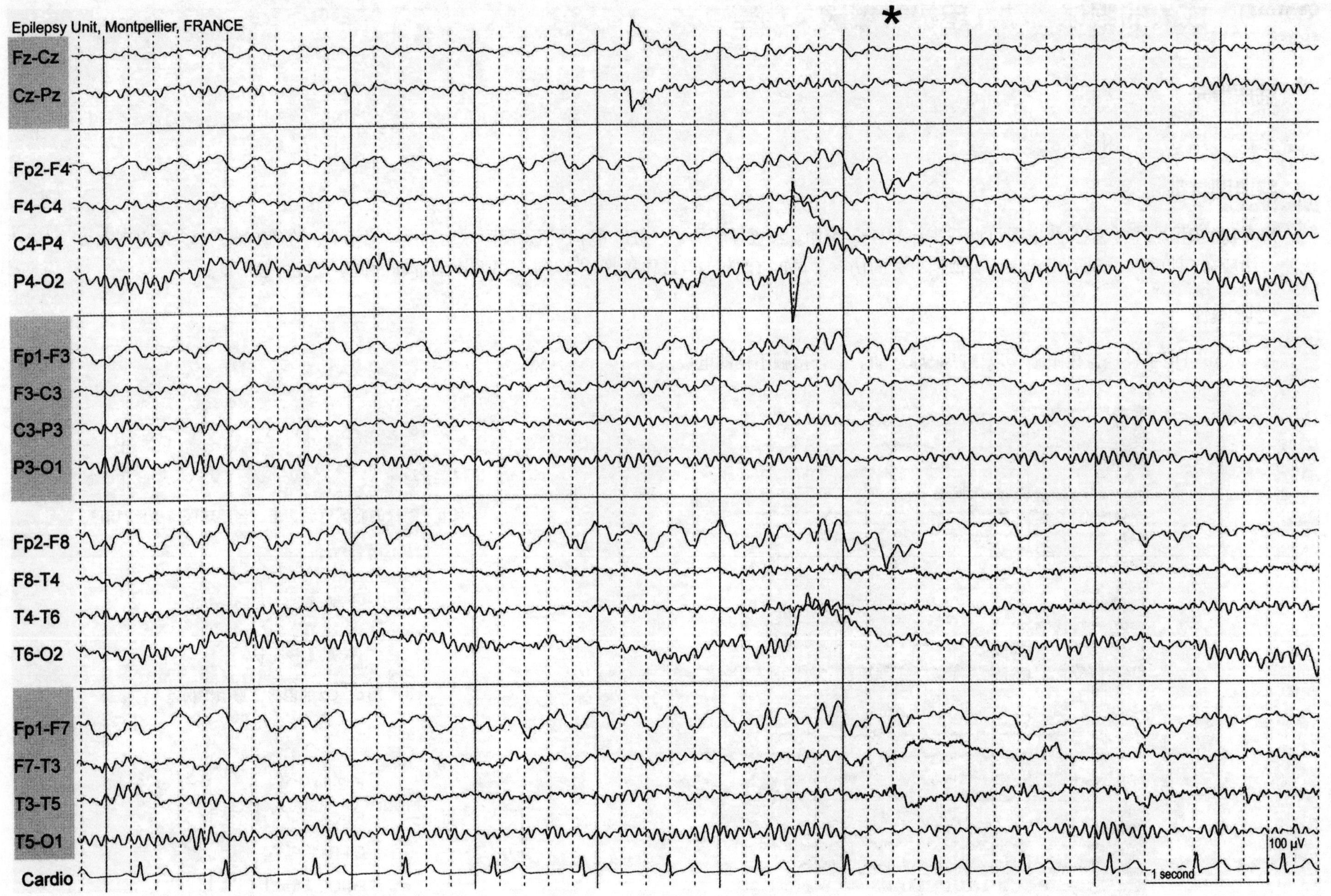
Epilepsy Unit, Montpellier, FRANCE
*
Fz-Cz
Cz-Pz
Fp2-F4
F4-C4
C4-P4
P4-O2
Fp1-F3
F3-C3
C3-P3
P3-O1
Fp2-F8
F8-T4
T4-T6
T6-O2
Fp1-F7
F7-T3
T3-T5
T5-O1
Cardio
100 µV
1 second

Ⅳ · 10　眼球扫视运动和眼外直肌棘波

临床提示

患者，女，26岁。因特发性全面性癫痫就诊。

脑电图特征

患者清醒睁眼状态。前颞和额极导联可见方形波，提示眼球快速地向一侧运动。额前区也可见F7和F8导联位相倒置的快活动，与眼外直肌收缩相对应。眼外直肌肌肉收缩引起的伪差称为眼外直肌棘波。注意枕区可见λ波。

指导操作

嘱患者保持眼睛不动，想像自己正盯着一个点。

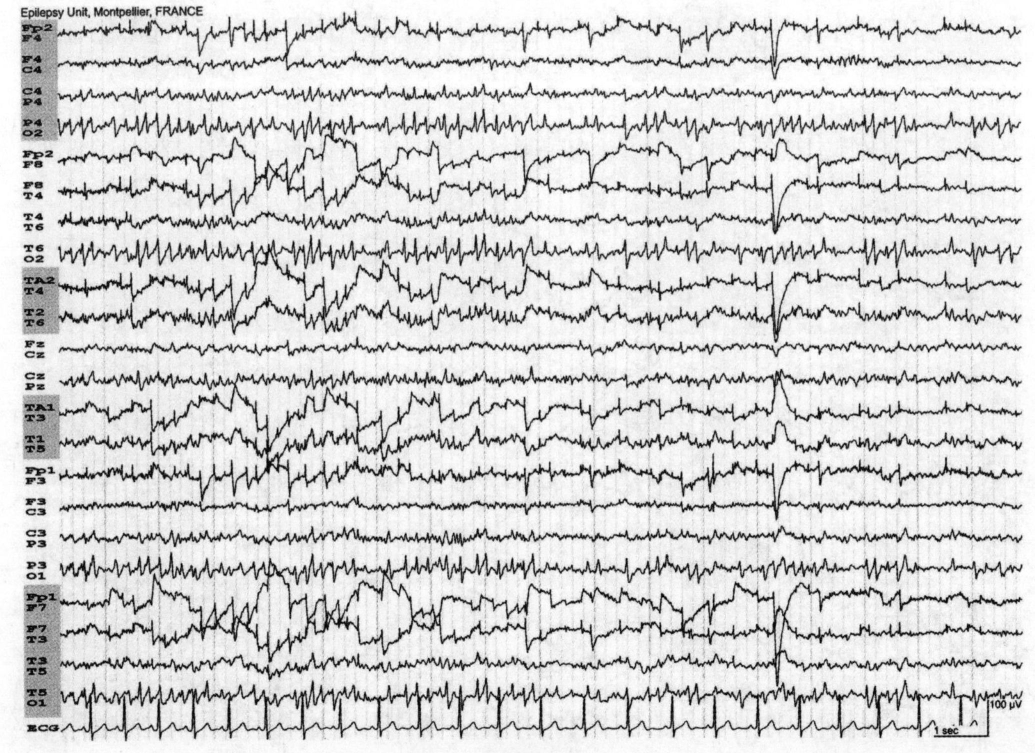

图a　记录速度15mm/s

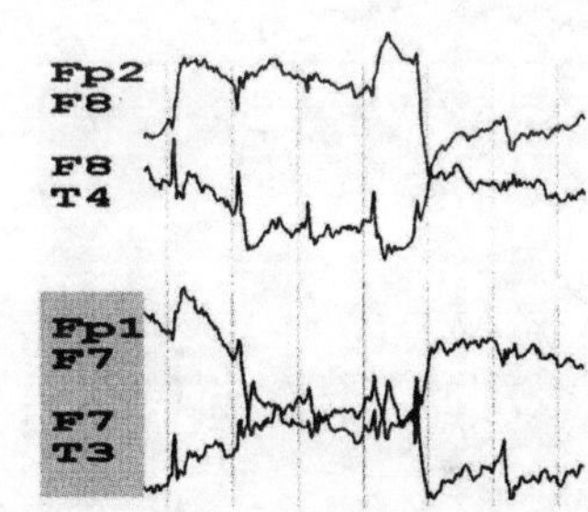

图b　眼球扫视运动和眼外直肌棘波

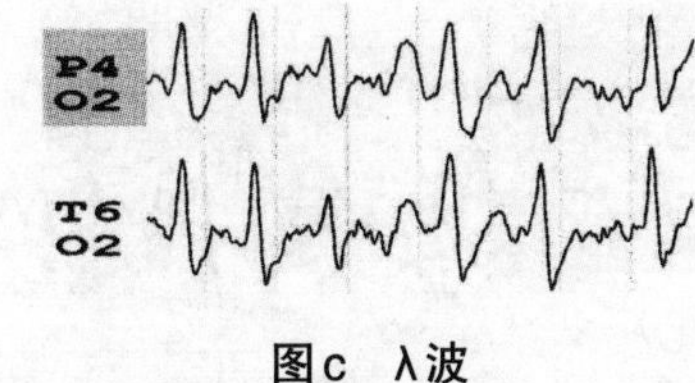

图c　λ波

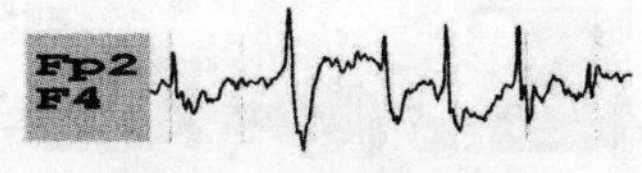

图d　眼外直肌棘波

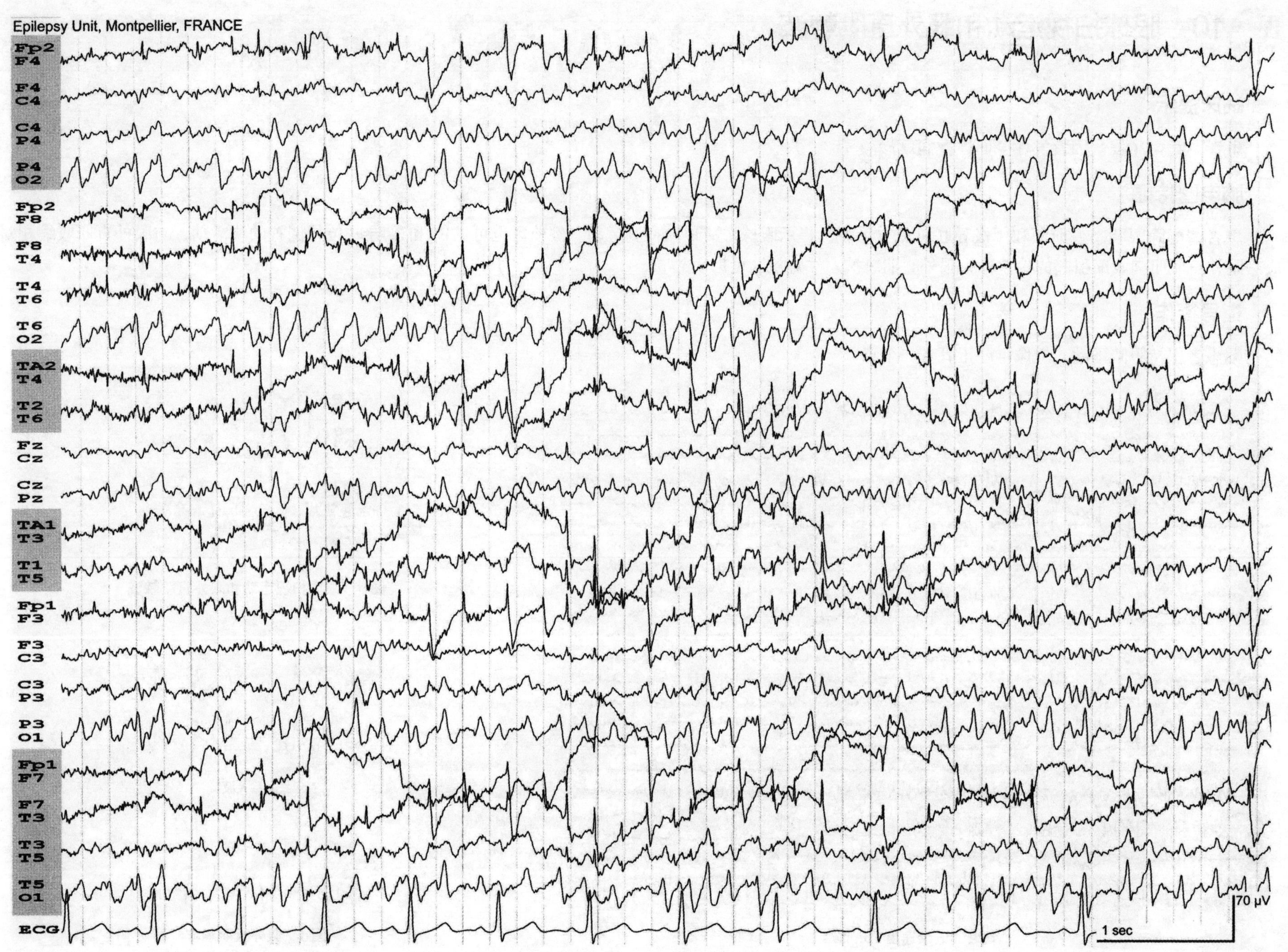
Epilepsy Unit, Montpellier, FRANCE
Fp2 F4
F4 C4
C4 P4
P4 O2
Fp2 F8
F8 T4
T4 T6
T6 O2
TA2 T4
T2 T6
Fz Cz
Cz Pz
TA1 T3
T1 T5
Fp1 F3
F3 C3
C3 P3
P3 O1
Fp1 F7
F7 T3
T3 T5
T5 O1
ECG
70 μV
1 sec

Ⅳ·11　不对称的眼球扫视运动、眨眼及肌电伪差

临床提示

患者，男，54岁。因局灶性癫痫就诊。

脑电图特征

患者睁眼状态。脑电图可见不对称的眨眼伪差，还有一些右半球的眼球扫视运动伪差。左颞区可见左咬肌收缩引起的肌电伪差。

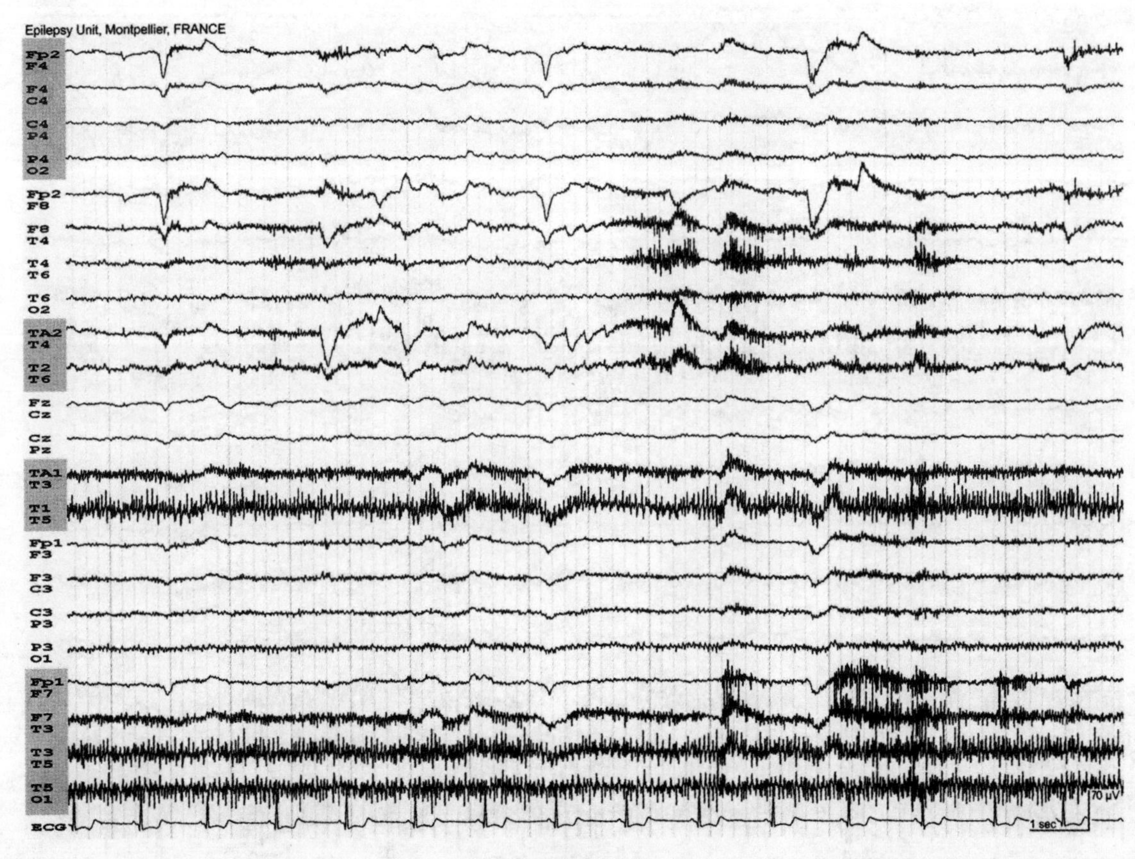

图a　记录速度15mm/s

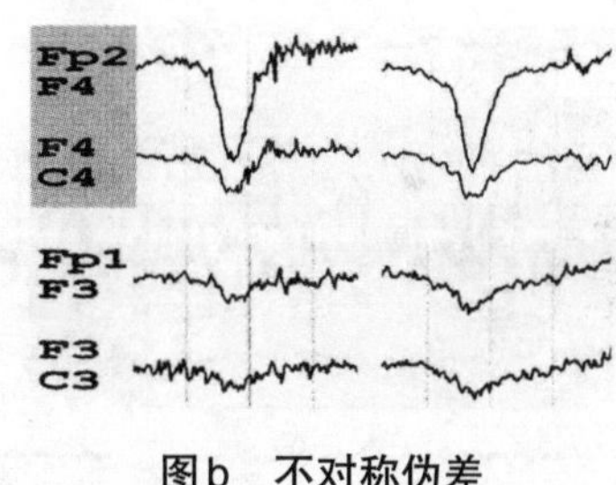

图b　不对称伪差

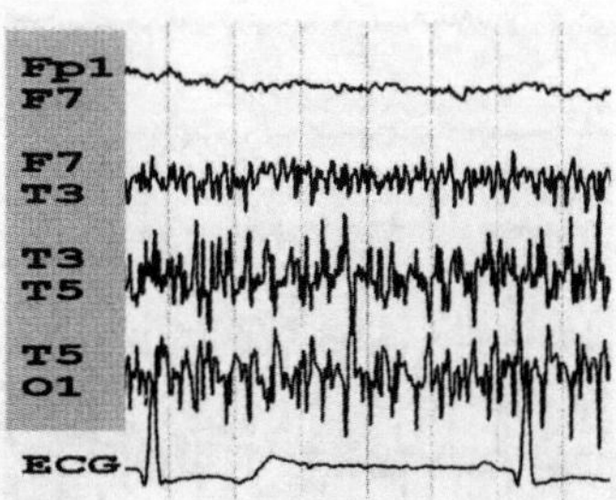

图c　对应于肌肉运动的快活动（左咬肌收缩）

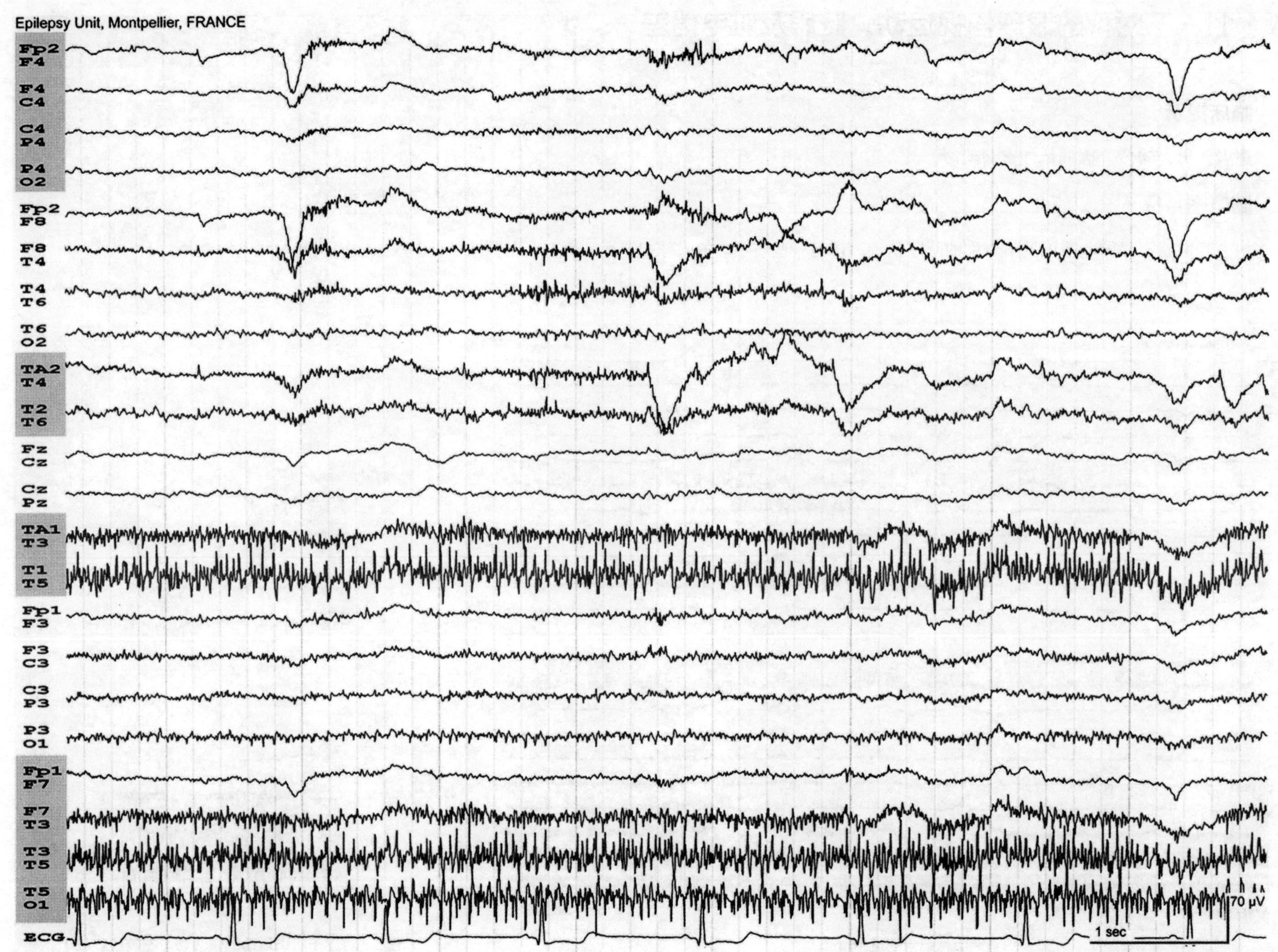
Epilepsy Unit, Montpellier, FRANCE
Fp2 F4
F4 C4
C4 P4
P4 O2
Fp2 F8
F8 T4
T4 T6
T6 O2
TA2 T4
T2 T6
Fz Cz
Cz Pz
TA1 T3
T1 T5
Fp1 F3
F3 C3
C3 P3
P3 O1
Fp1 F7
F7 T3
T3 T5
T5 O1
ECG
70 μV
1 sec

Ⅳ · 12　不对称的 REM 睡眠期快速眼动

临床提示

患者，男，19岁。因外伤后癫痫就诊。眼科检查示患者因严重的眼眶骨折引起左眼眼球内陷。

脑电图特征

REM睡眠期，脑电图可见不对称的快速眼动伪差，右半球为著。

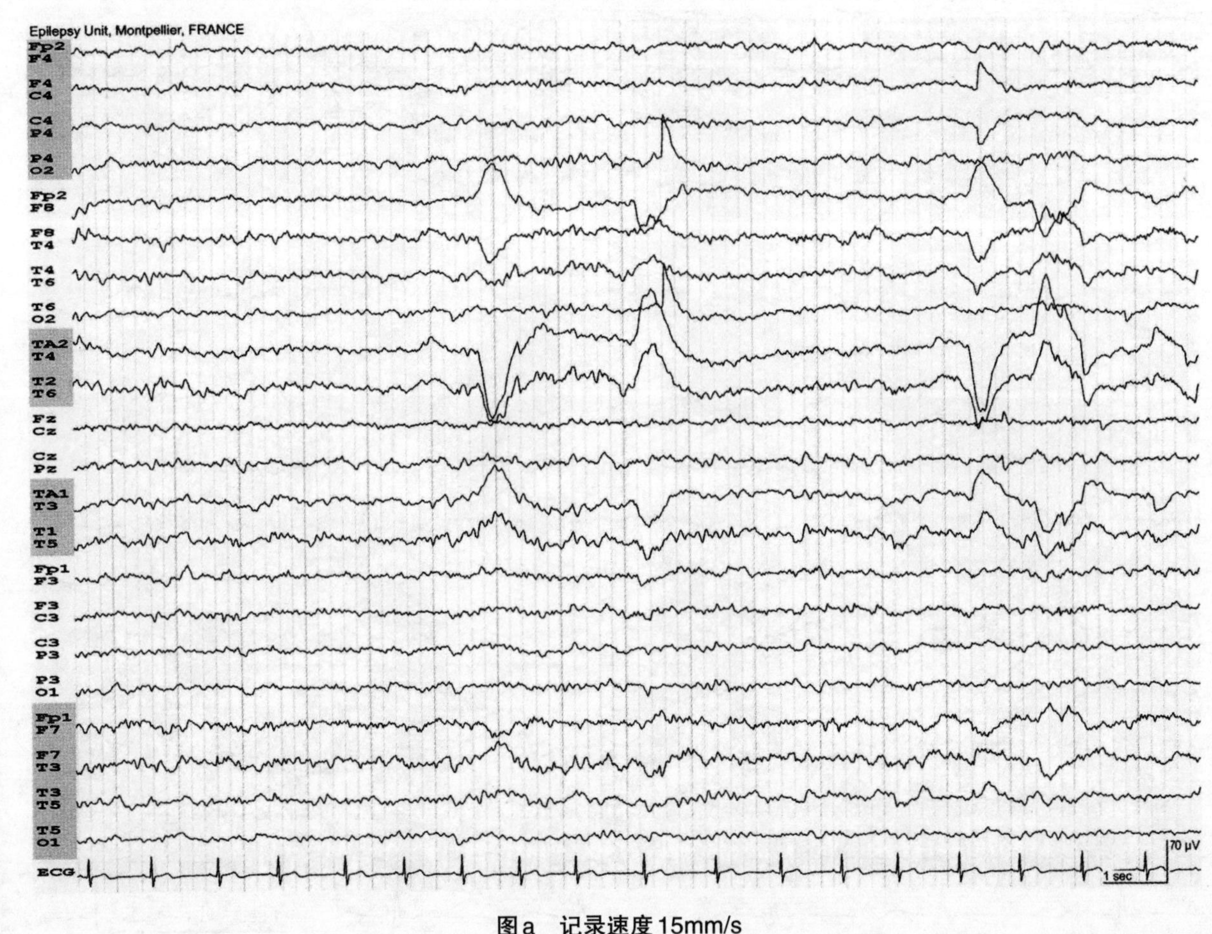

图a　记录速度15mm/s

TA2 T4
T2 T6
TA1 T3
T1 T5

图b　明显不对称的快速眼动伪差

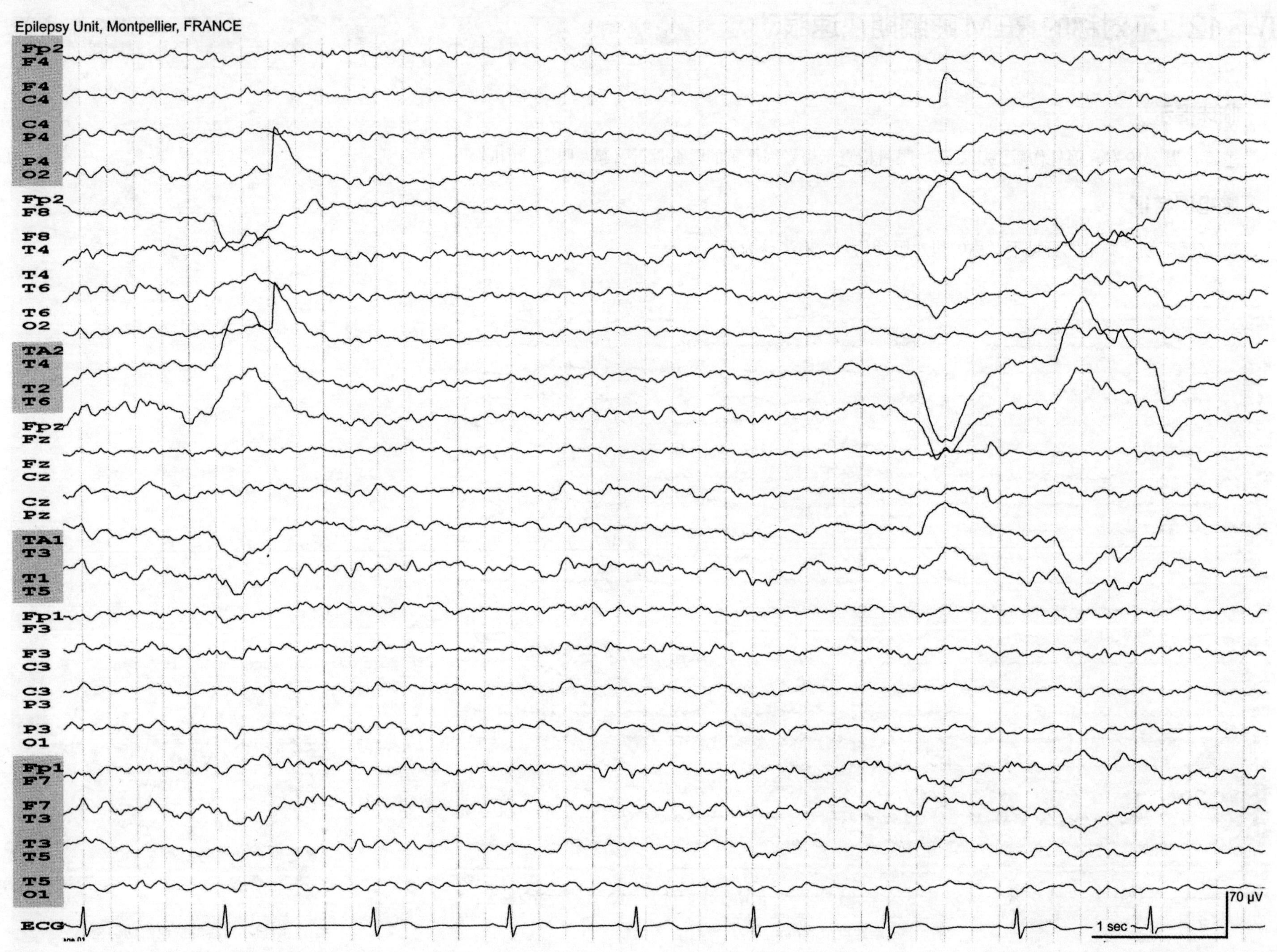

Epilepsy Unit, Montpellier, FRANCE
Fp2 F4
F4 C4
C4 P4
P4 O2
Fp2 F8
F8 T4
T4 T6
T6 O2
TA2 T4
T2 T6
Fpz Fz
Fz Cz
Cz Pz
TA1 T3
T1 T5
Fp1 F3
F3 C3
C3 P3
P3 O1
Fp1 F7
F7 T3
T3 T5
T5 O1
ECG
70 μV
1 sec

Ⅳ·13　成人的等电位线和眼球运动

临床提示

患者，男，34岁。因特发性全面性癫痫就诊。

脑电图特征

患者清醒闭眼放松状态，脑电图可见9Hz的α背景活动。在额极和前颞电极存在眼球运动伪差，扩散到额区导联。由于Cz和Pz之间存在过量的导电膏，Cz-Pz导联出现较其他导联更低的极低电压（等电位线）。

指导操作

技术人员可用手轻轻盖住患者眼睛，以中断眼球的运动，并应擦拭掉多余的导电膏。

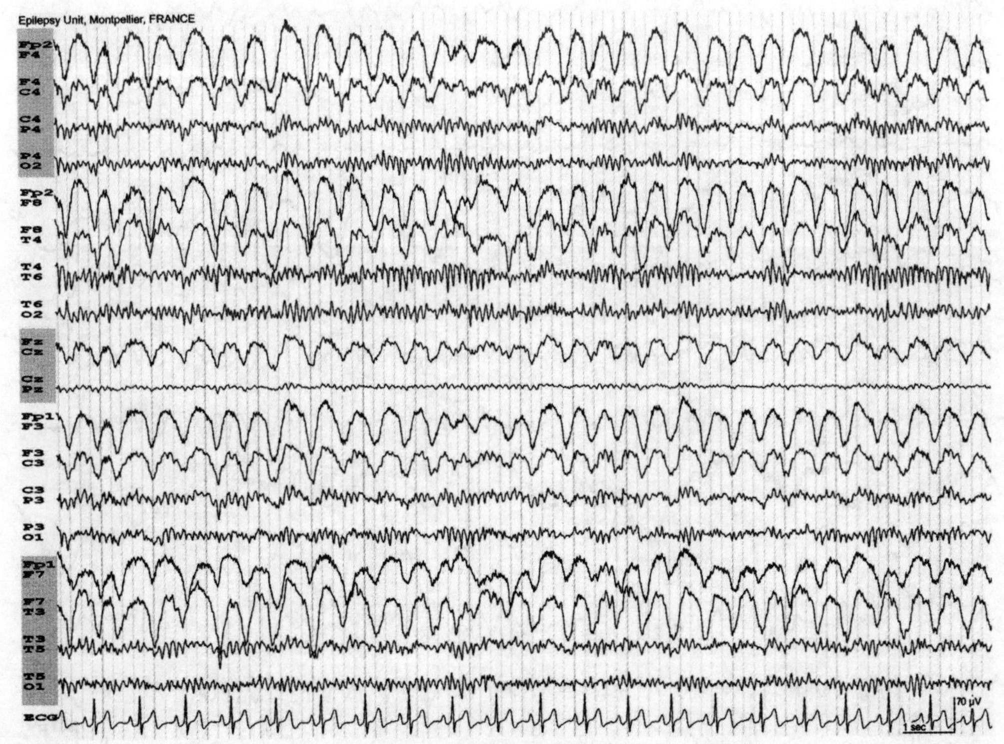

图a　记录速度15mm/s

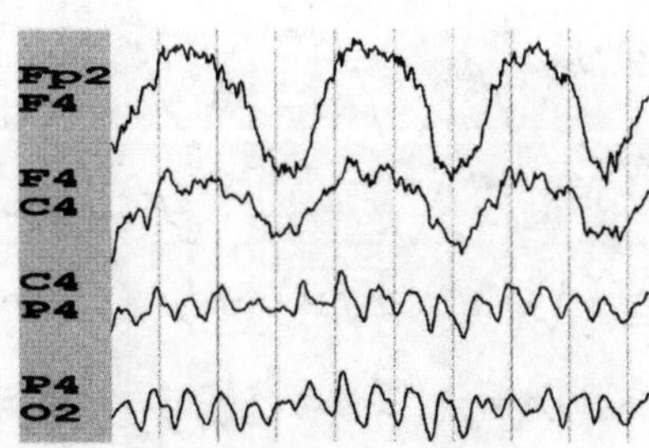

图b　眼动伪差，后头部α节律

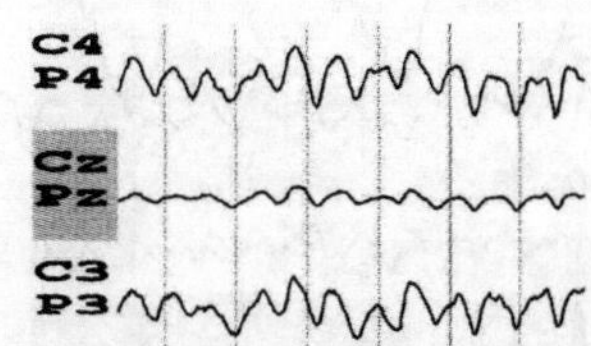

图c　Cz和Pz电极之间过量的导电膏

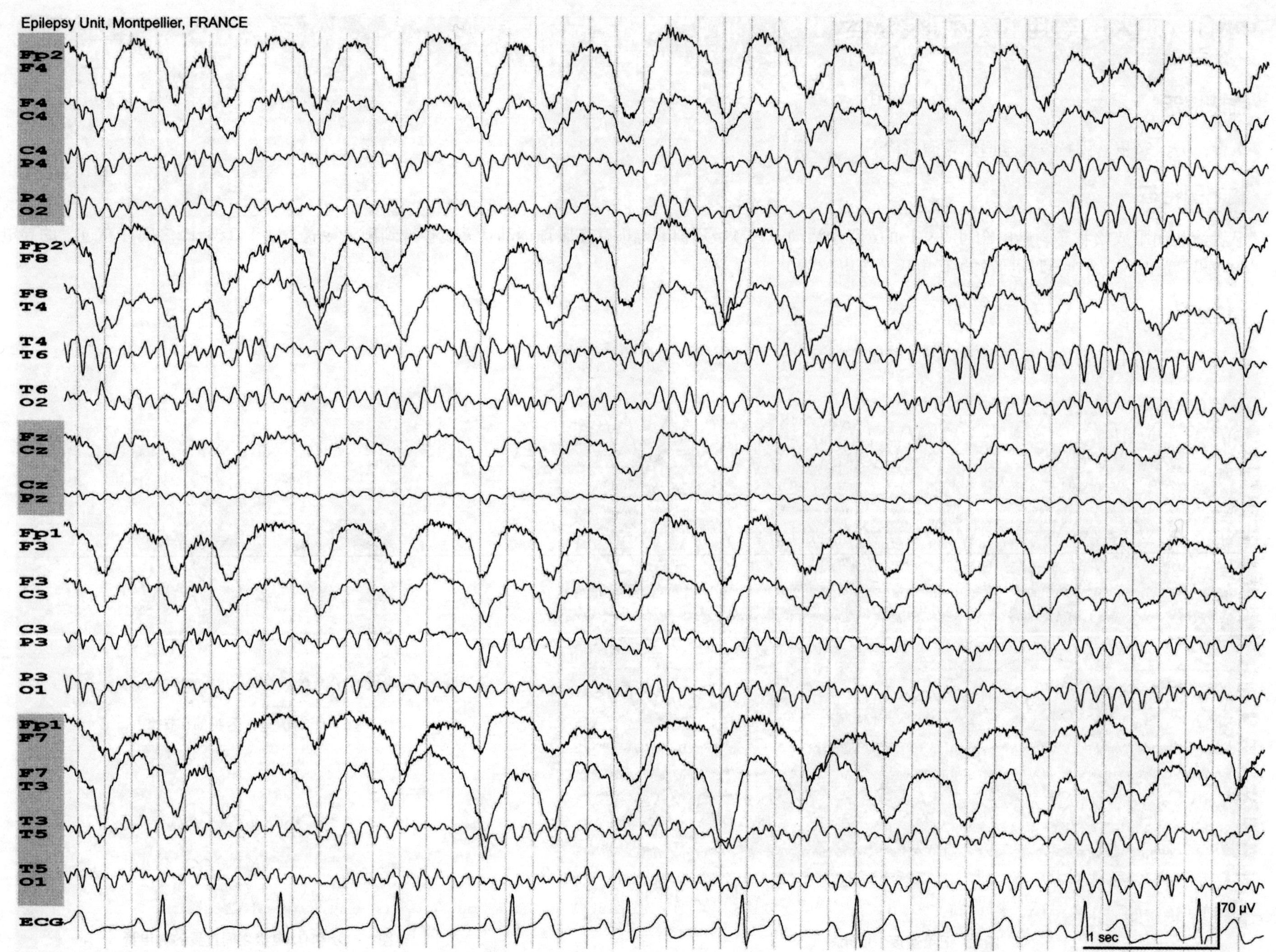
Epilepsy Unit, Montpellier, FRANCE
Fp2 F4
F4 C4
C4 P4
P4 O2
Fp2 F8
F8 T4
T4 T6
T6 O2
Fz Cz
Cz Pz
Fp1 F3
F3 C3
C3 P3
P3 O1
Fp1 F7
F7 T3
T3 T5
T5 O1
ECG
1 sec
70 μV

Ⅳ·14 眼球侧向运动

临床提示

患者，女，30岁。因智力障碍和癫痫就诊。眼科检查示患者先天性眼震。

脑电图特征

患者睁眼状态。额极导联可见肌电伪差。患者因水平向右眼震，在眼睛附近的电极（F8、F7、TA2、TA1）可见2.5Hz的“锯齿样”节律性活动。快速眼球运动之前有眼外直肌棘波。

评注

眼震样眼球运动的特征形式包括快速上升和逐渐回到基线（眼震的快相和慢相成分），从而产生帆状或鲨鱼鳍状波形。放置在眼睛附近的电极（F8和F7）容易检测到水平快速的眼球运动。在垂直眼震的病例中，伪差通常在额极导联中更为突出。

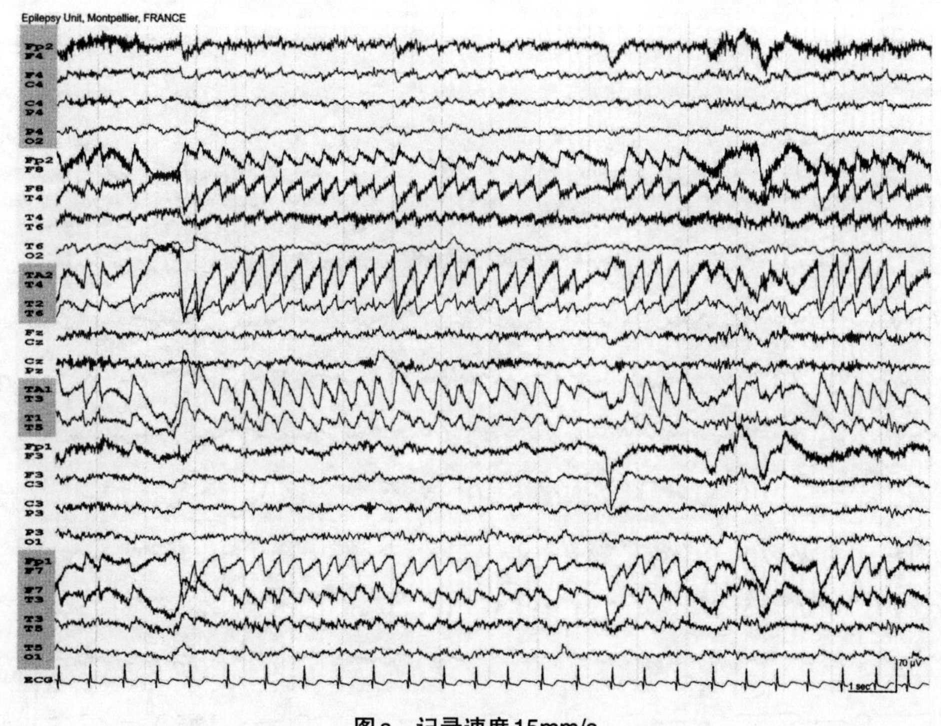

图a 记录速度15mm/s

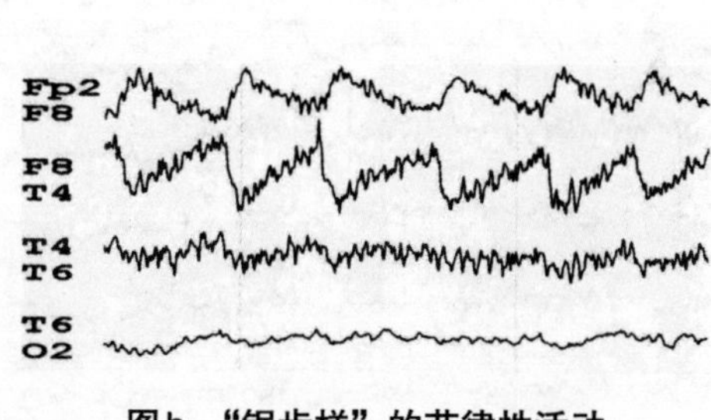

图b “锯齿样”的节律性活动

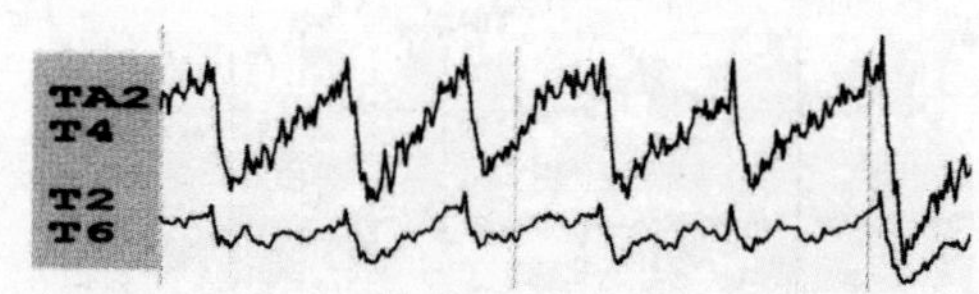

图c 眼外直肌棘波标志着快相的开始

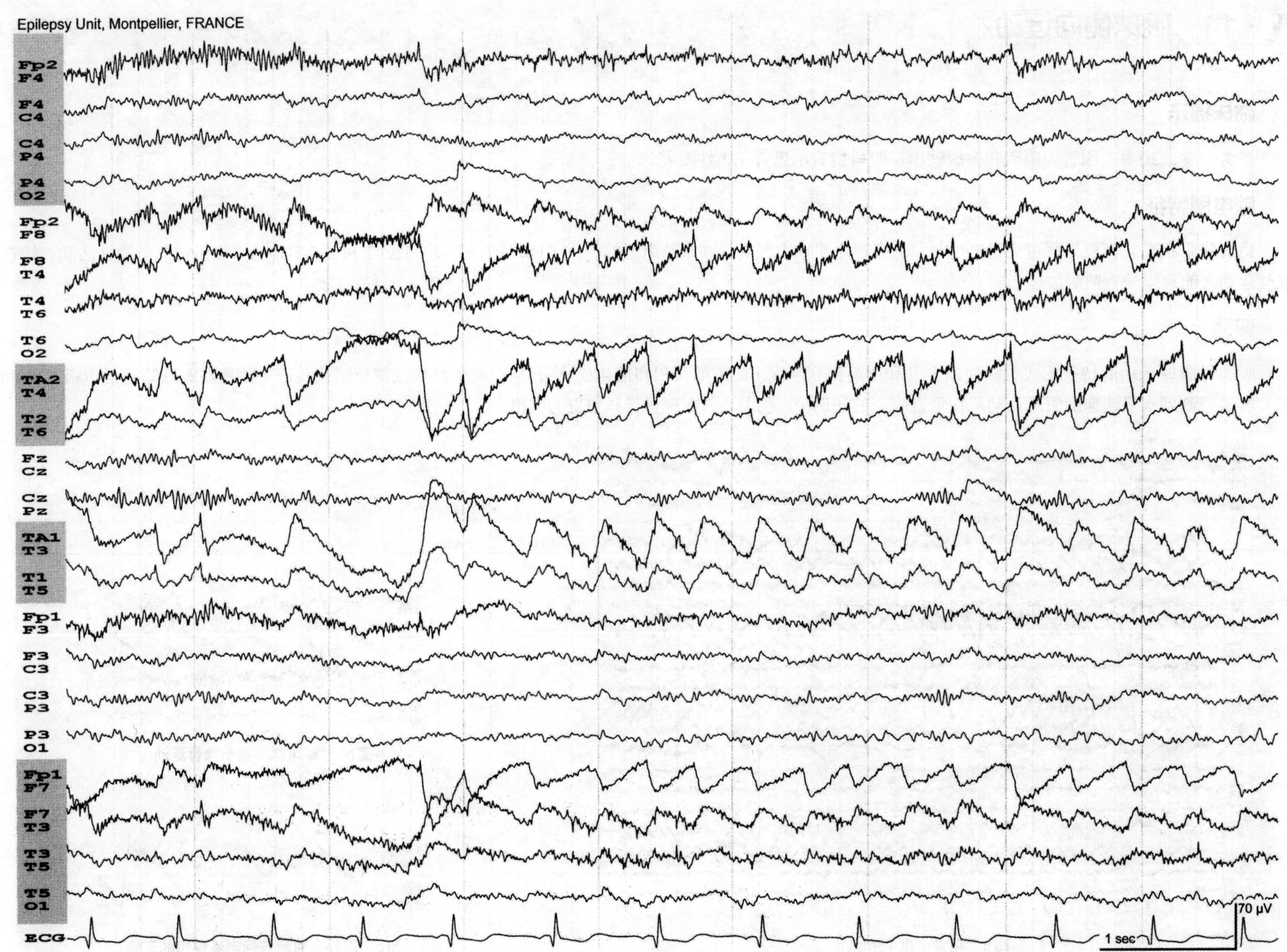
Epilepsy Unit, Montpellier, FRANCE
Fp2 F4
F4 C4
C4 P4
P4 O2
Fp2 F8
F8 T4
T4 T6
T6 O2
TA2 T4
T2 T6
Fz Cz
Cz Pz
TA1 T3
T1 T5
Fp1 F3
F3 C3
C3 P3
P3 O1
Fp1 F7
F7 T3
T3 T5
T5 O1
ECG
70 μV
1 sec

临床提示

患者，男，19岁。为获得飞行员执照行脑电图检查。

脑电图特征

NREM睡眠2期。本页脑电图左侧示右侧颞区可见肌电活动暴发及头部运动伪差，提示患者颈部肌肉抽动。这种肌肉活动和运动的伪差会造成多棘慢波发放的假象。本页脑电图右侧可见另一次肌肉抽动并可见患者短暂觉醒。

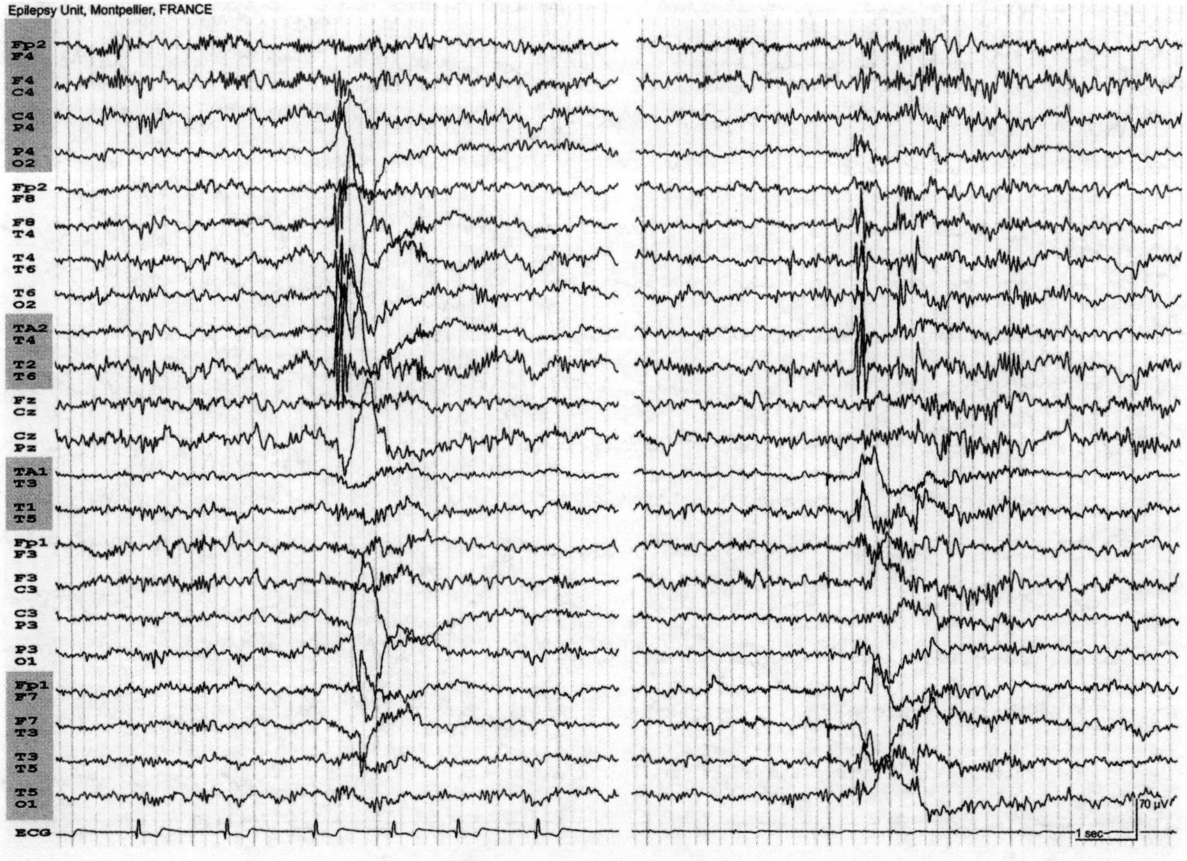

Epilepsy Unit, Montpellier, FRANCE

图a　记录速度15mm/s

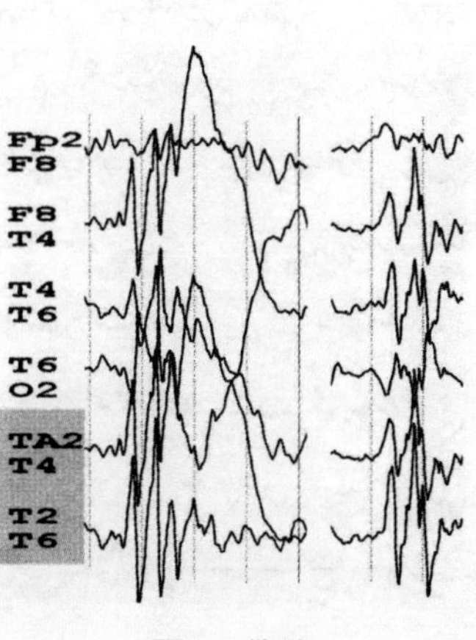

图b　伪差

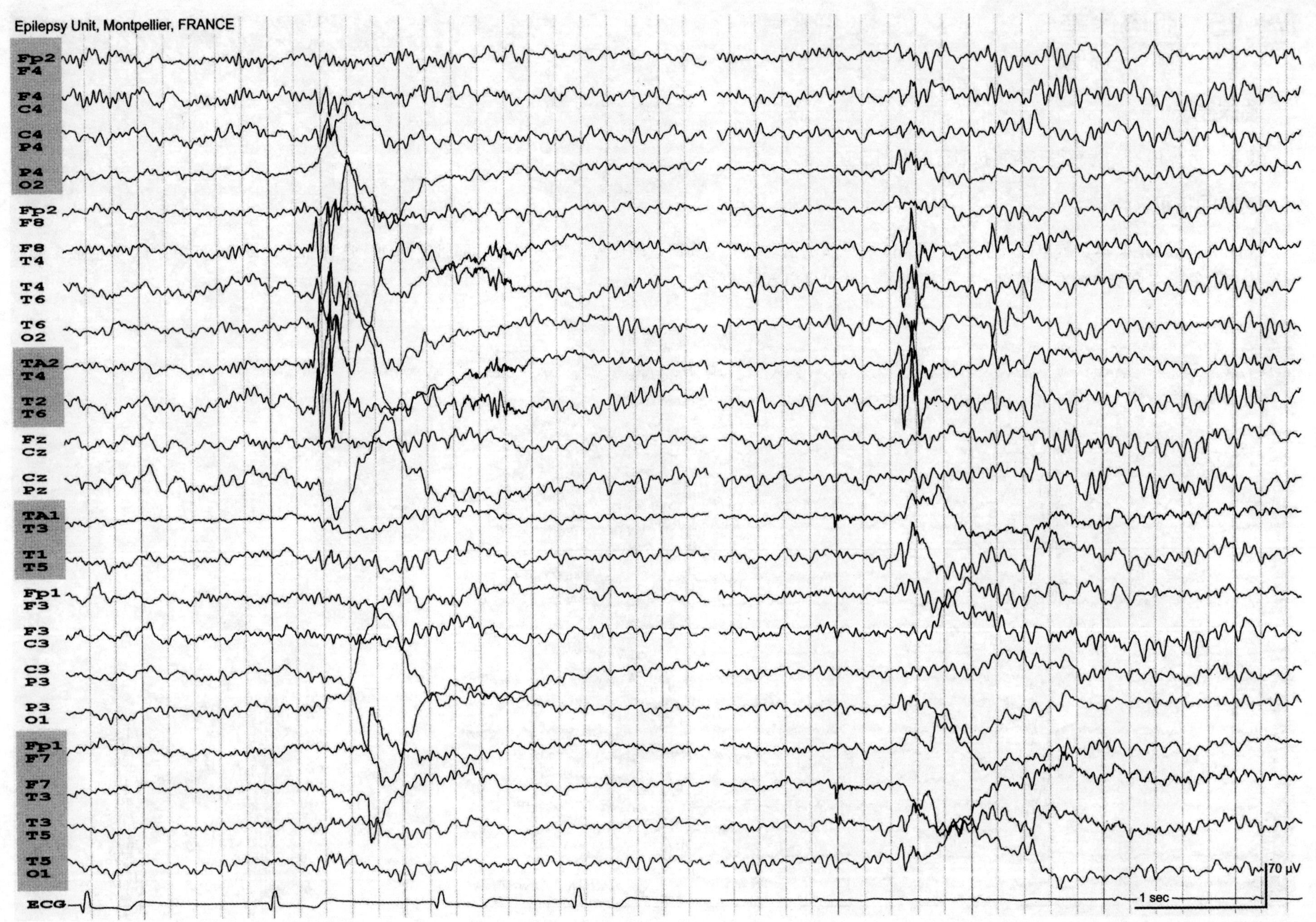
Epilepsy Unit, Montpellier, FRANCE
Fp2 F4
F4 C4
C4 P4
P4 O2
Fp2 F8
F8 T4
T4 T6
T6 O2
TA2 T4
T2 T6
Fz Cz
Cz Pz
TA1 T3
T1 T5
Fp1 F3
F3 C3
C3 P3
P3 O1
Fp1 F7
F7 T3
T3 T5
T5 O1
ECG
70 µV
1 sec

Ⅳ·16 节律性运动：身体摇摆

临床提示

患者，男，28岁。因特发性全面性癫痫就诊。

脑电图特征

患者思睡期。脑电图可见左后颞区和颅顶区2.5Hz的节律性δ波。这些慢波也可以出现在左侧的大脑侧裂上区域，但并不那么突出。这种节律性活动与癫痫发作特征不相符，这种节律在起始波幅即达到最大，随即波幅降低，该特征与癫痫发作相反。此外，在视频中可以清楚地观察到思睡期中身体有节奏的晃动，以及由于头部横向运动产生大量的伪差。F4导联可见肢体运动产生的低波幅快活动肌电伪差。

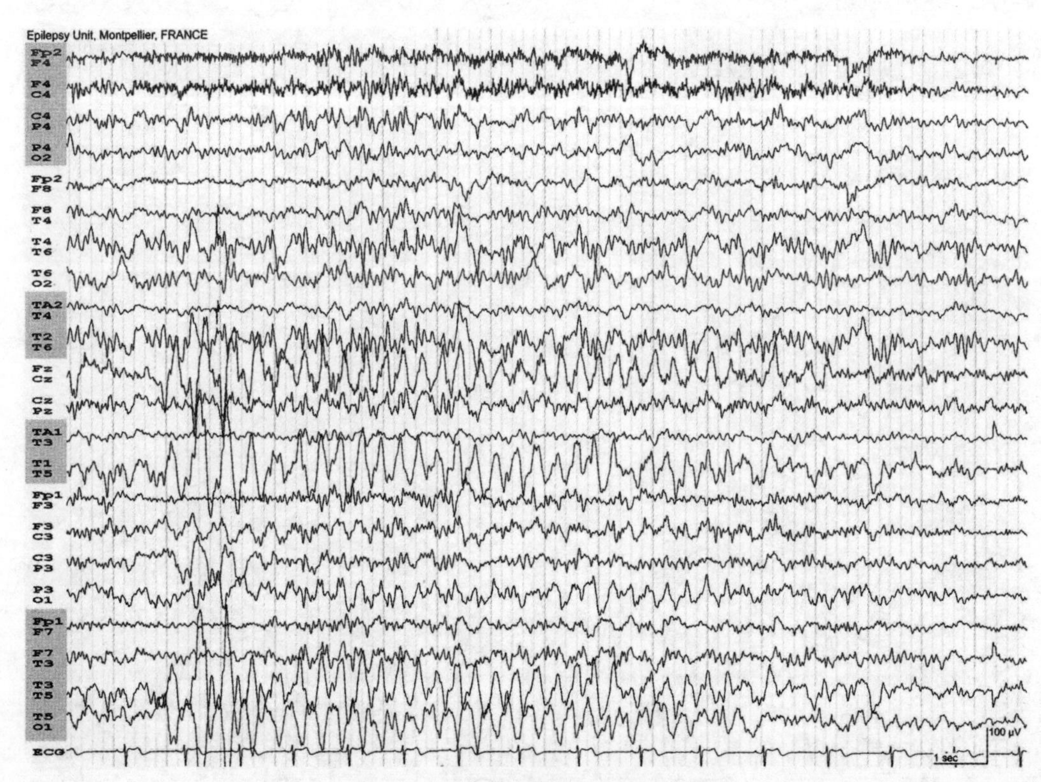

图a 左后颞区和颅顶区的节律性δ波

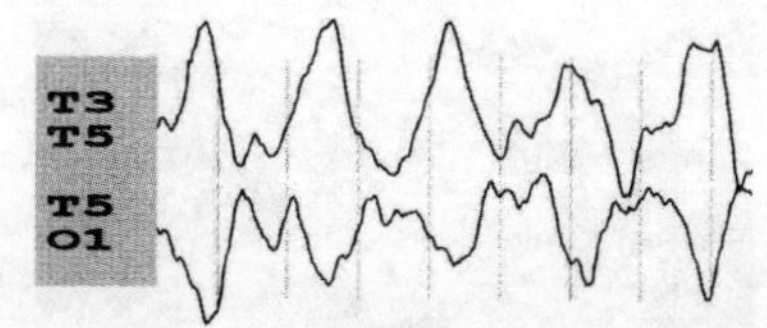

图b T5导联可见因身体摇摆产生的伪差

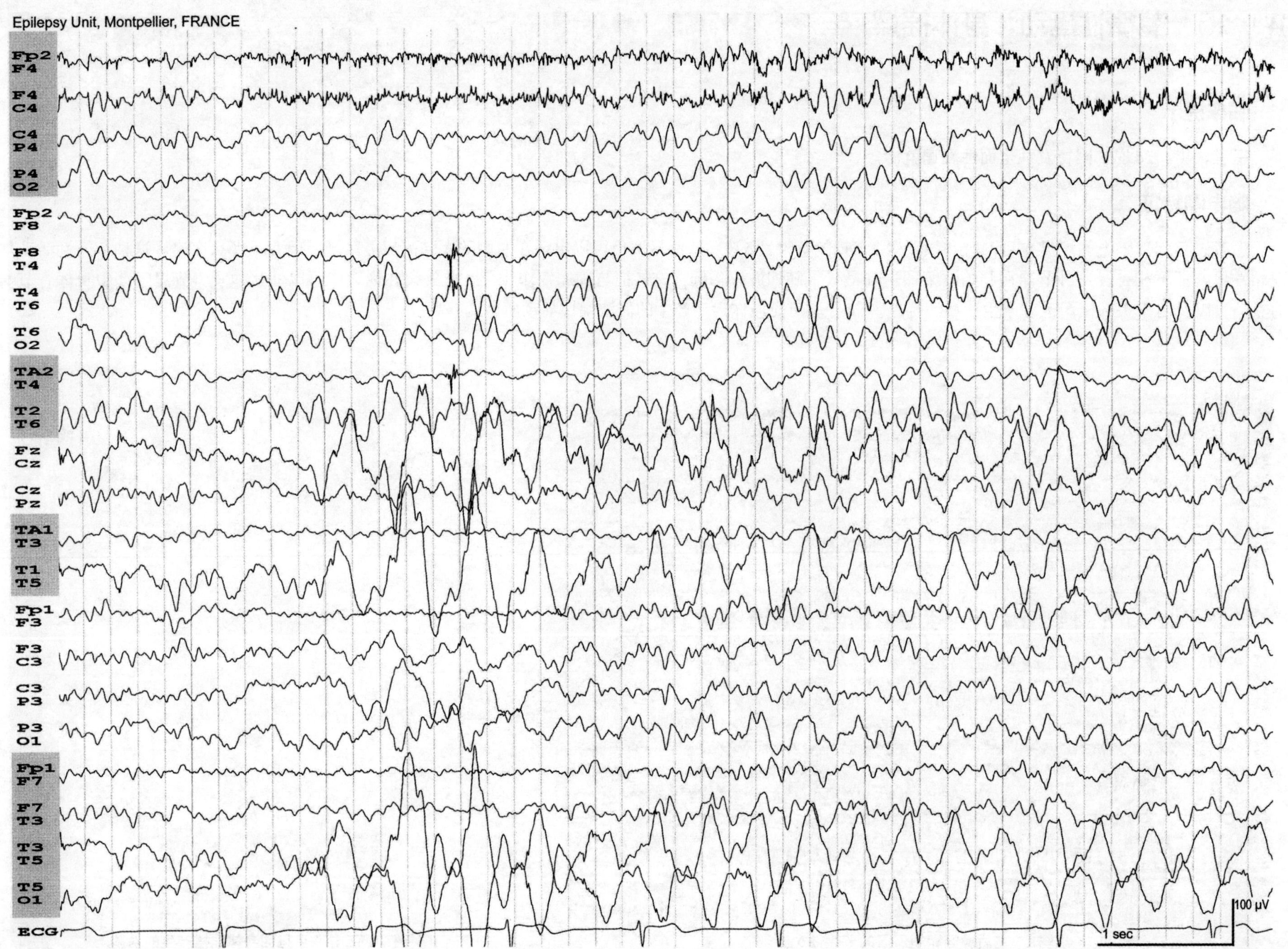
Epilepsy Unit, Montpellier, FRANCE
Fp2 F4
F4 C4
C4 P4
P4 O2
Fp2 F8
F8 T4
T4 T6
T6 O2
TA2 T4
T2 T6
Fz Cz
Cz Pz
TA1 T3
T1 T5
Fp1 F3
F3 C3
C3 P3
P3 O1
Fp1 F7
F7 T3
T3 T5
T5 O1
ECG
100 μV
1 sec

Ⅳ·17　节律性运动：头部震颤（1）

临床提示

患者，女，83岁。因晕厥后摔倒就诊。

脑电图特征

脑电图可见右侧前颞区（T4）5～6Hz的节律性θ活动向右侧中央区扩散，即右侧颞区占优势的头部震颤伪差。要注意，与癫痫发作或异常生理节律（如节律性中颞放电）相反，这种活动的波幅变化更大，形态呈正弦波。这种类型的伪差通常在肌电活动中可见，予35Hz高通滤波后，仅能在额极和左侧的大脑侧裂上区域少量见到。另，在心电导联处可见心律失常。

指导操作

技术人员需仔细辨认，论证这种活动是否为一种震颤伪差。

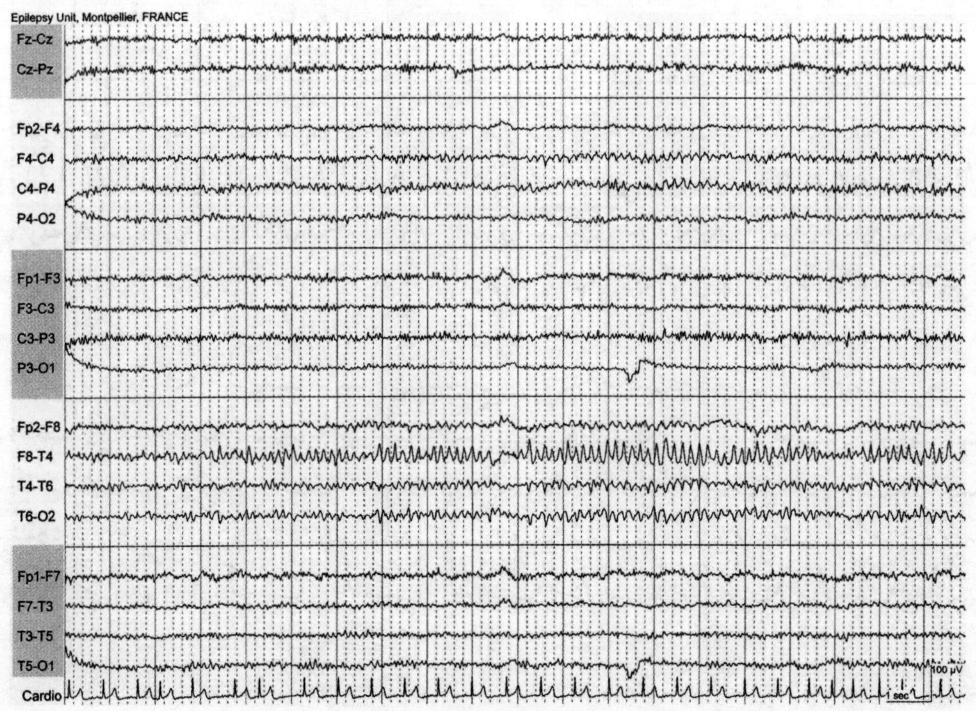

图a　记录速度15mm/s

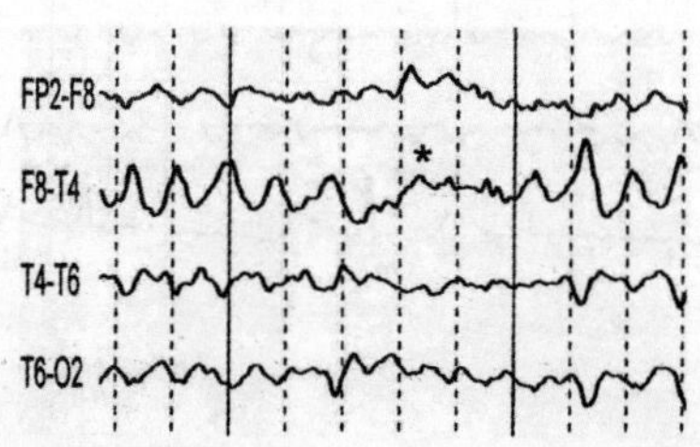

图b　震颤引起的节律性θ活动在*处消失，随后再次出现

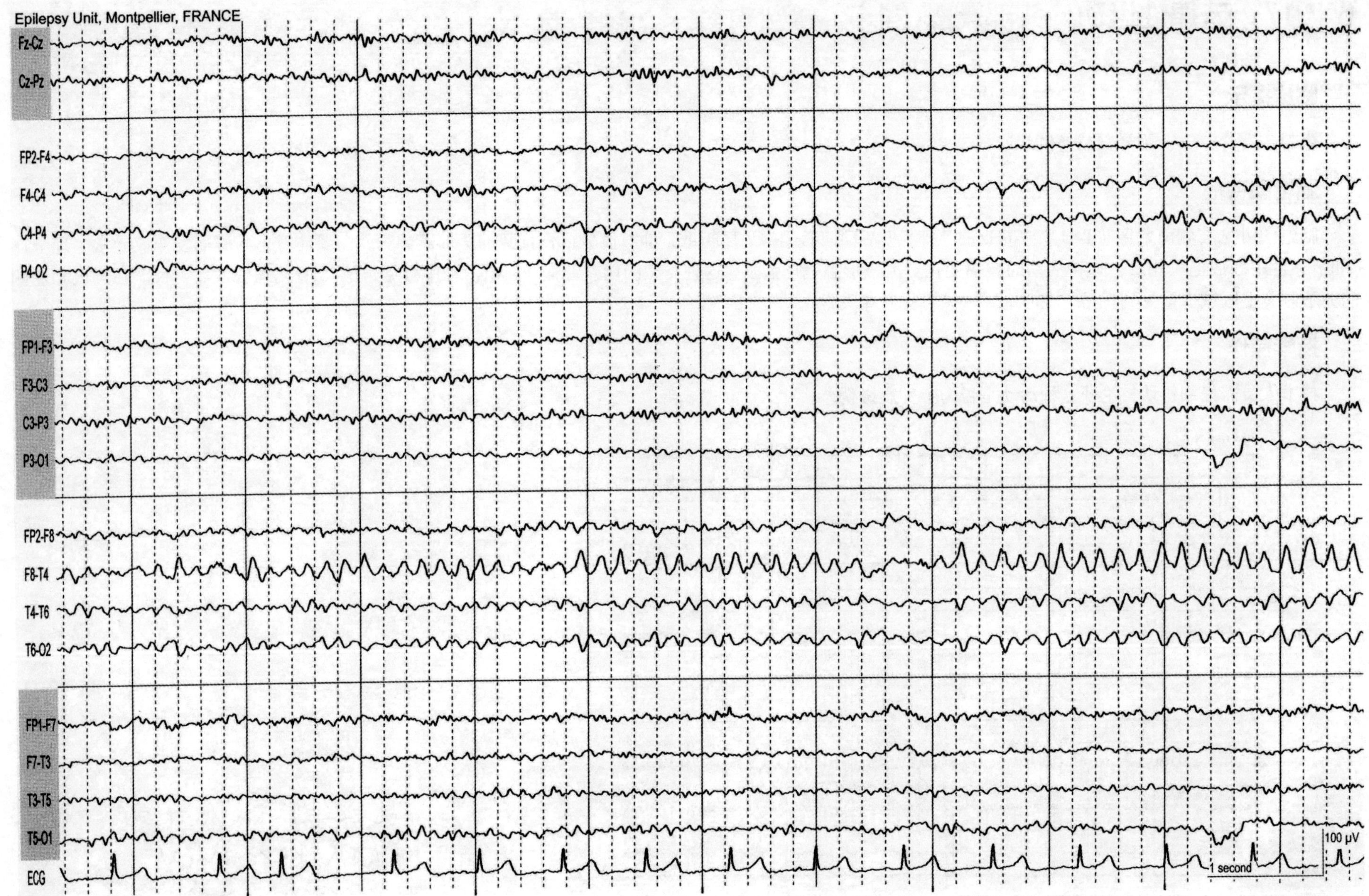
Epilepsy Unit, Montpellier, FRANCE
Fz-Cz
Cz-Pz
FP2-F4
F4-C4
C4-P4
P4-O2
FP1-F3
F3-C3
C3-P3
P3-O1
FP2-F8
F8-T4
T4-T6
T6-O2
FP1-F7
F7-T3
T3-T5
T5-O1
ECG
100 μV
1 second

Ⅳ · 18　节律性运动：头部震颤（2）

临床提示

患者，女，20岁。因左中颞癫痫，行术前评估就诊。

脑电图特征

患者睁眼状态。本页脑电图起始处可见眼动伪差，额极导联可见肌电伪差。左颞区可见4.5Hz θ波发放，放电持续6.5秒，这与头部震颤伪差相对应；右侧三角肌节律性活动，震颤传至头部。

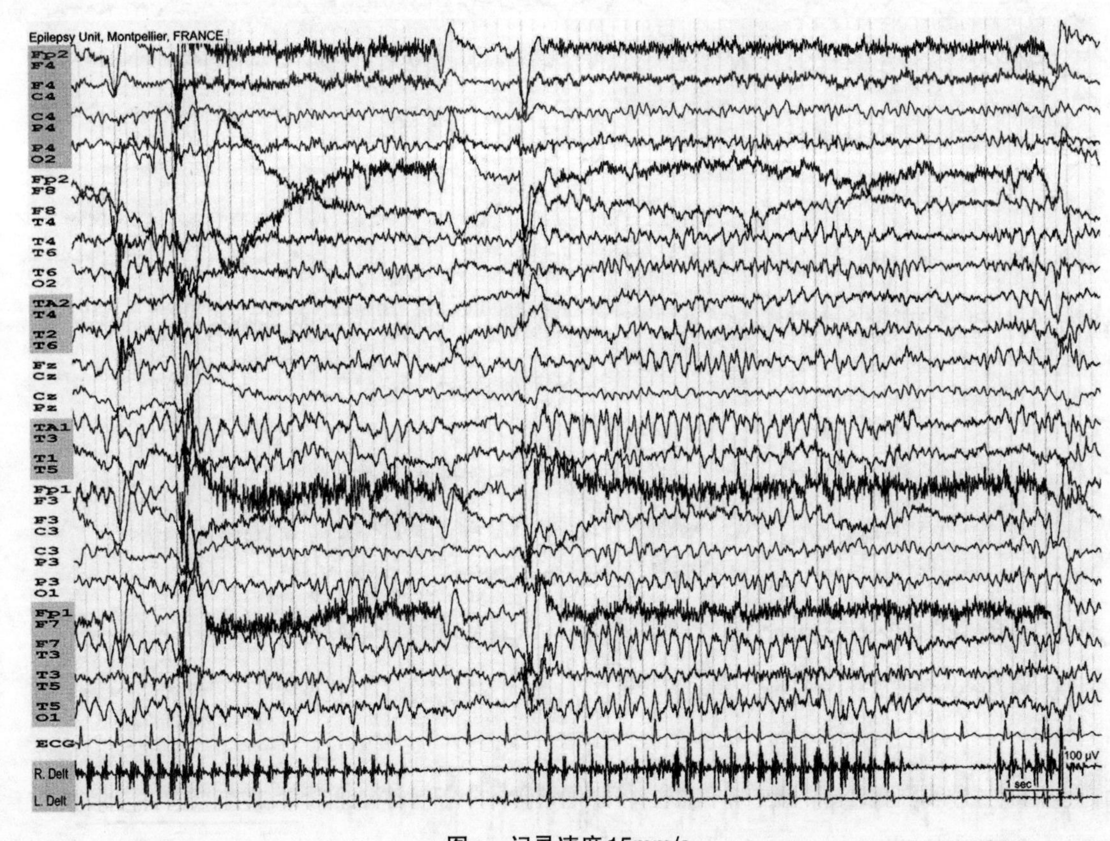

图a　记录速度15mm/s

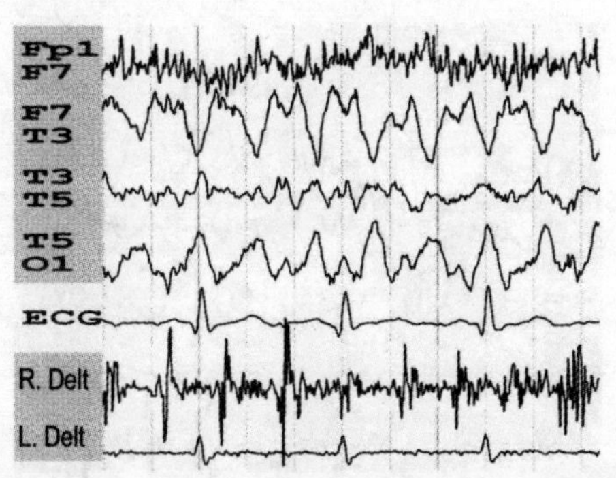

图b　左颞区θ活动与右三角肌的节律性运动对应

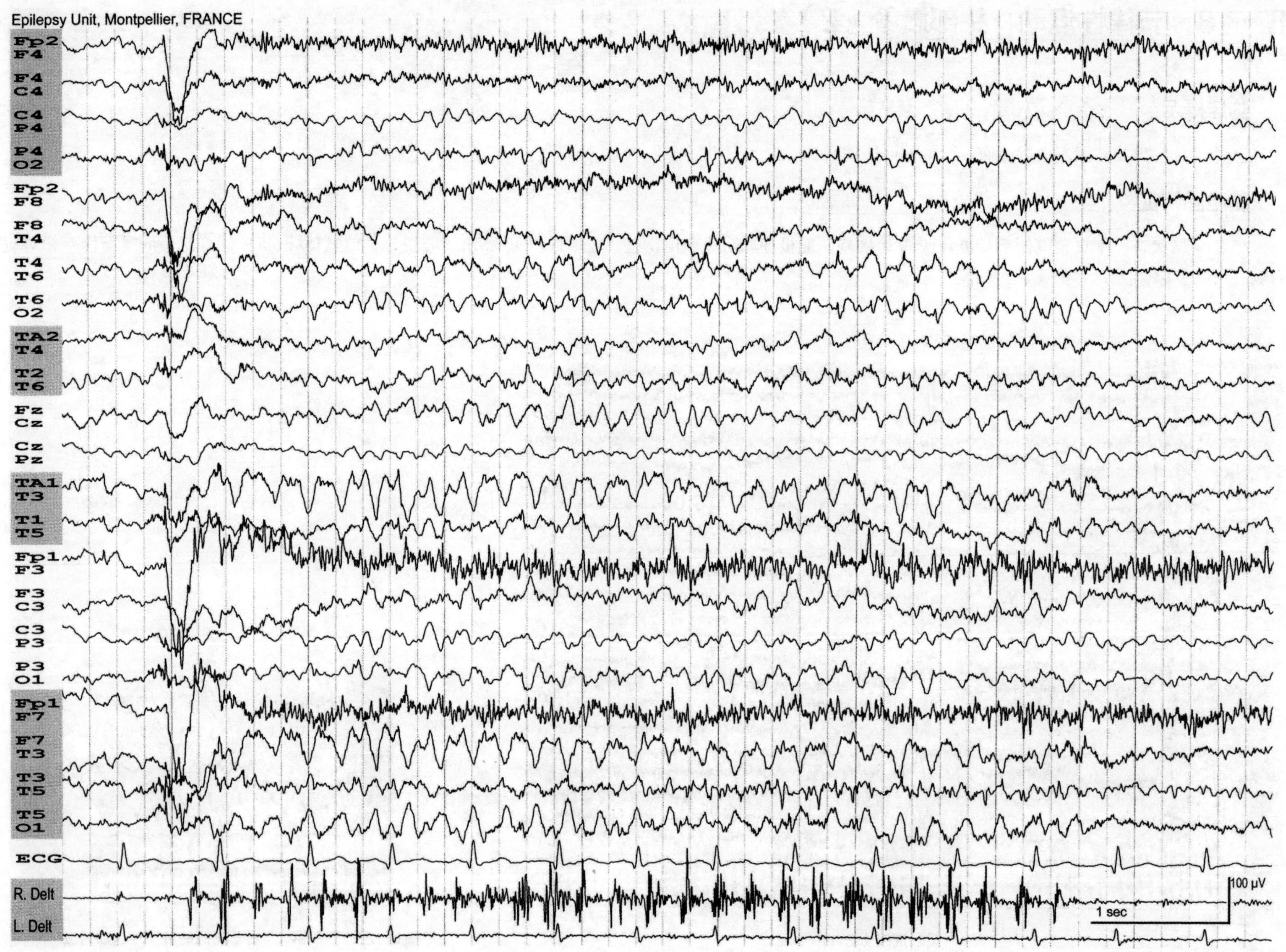
Epilepsy Unit, Montpellier, FRANCE
Fp2 F4
F4 C4
C4 P4
P4 O2
Fp2 F8
F8 T4
T4 T6
T6 O2
TA2 T4
T2 T6
Fz Cz
Cz Pz
TA1 T3
T1 T5
Fp1 F3
F3 C3
C3 P3
P3 O1
Fp1 F7
F7 T3
T3 T5
T5 O1
ECG
R. Delt
L. Delt
100 μV
1 sec

Ⅳ·19　节律性运动：头部震颤（3）

临床提示

患者，男，40岁。因癫痫伴严重精神运动障碍就诊。

脑电图特征

患者睁眼状态。脑电图可见小幅度的眼动伪差。枕区可见节律性高波幅θ波，右侧为著。波幅逐渐增大，然后逐渐减小，并在本页脑电图末尾停止。渐强渐弱的形态不提示发作。这种活动与头部的震颤相对应。

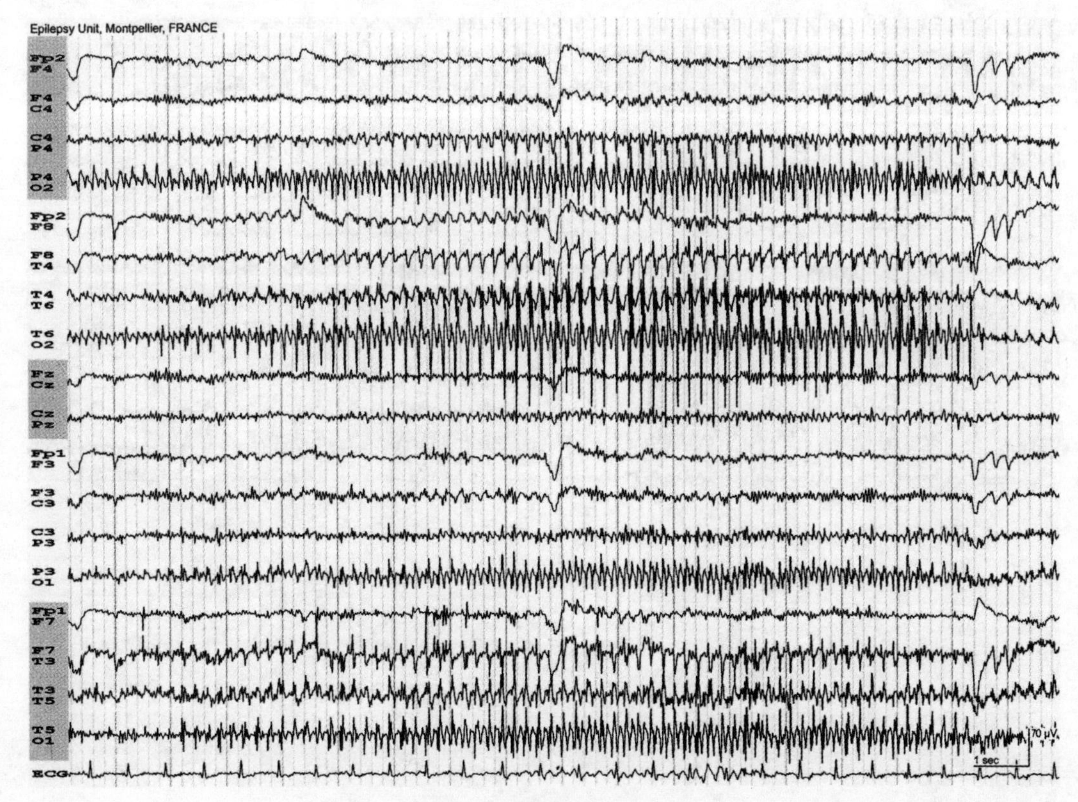

图a　记录速度15mm/s

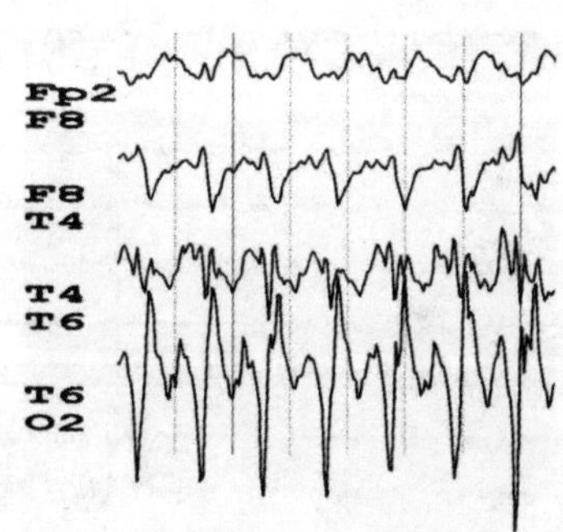

图b　后头部导联可见尖锐的多相波（震颤）

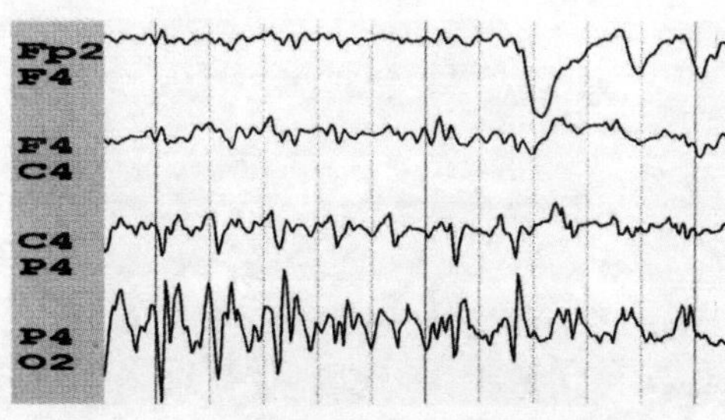

图c　头部震颤停止，活动逐渐衰减

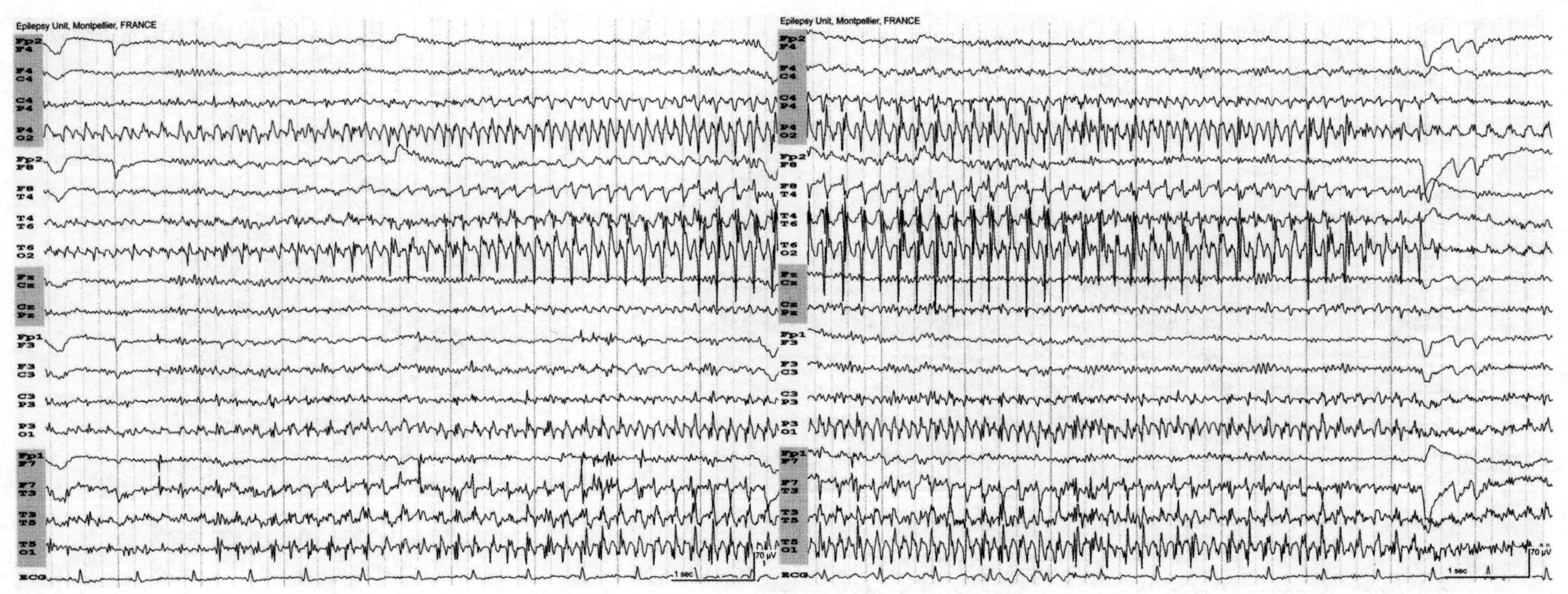
Epilepsy Unit, Montpellier, FRANCE
Fp2 F4
F4 C4
C4 P4
P4 O2
Fp2 F8
F8 T4
T4 T6
T6 O2
Fz Cz
Cz Pz
Fp1 F3
F3 C3
C3 P3
P3 O1
Fp1 F7
F7 T3
T3 T5
T5 O1
ECG
1 sec
70 μV
Epilepsy Unit, Montpellier, FRANCE

临床提示

患者，男，76岁。因认知障碍就诊。

脑电图特征

右侧枕区可见与头部抖动相对应的5Hz节律性慢波。左中央区可见与头部抖动相对应的θ波。上述波形只在O2和C3电极处观察到，提示伪差干扰。考虑到患者的躁动状态，脑电图很难解读。因此，无法确认是否存在局部区域慢波。额极导联可见眼动伪差与幅度波动的肌电活动混合。最高波幅的肌电电位对应于眶周肌肉的收缩。

评注

婴儿的头部抖动伪差产生与节律性后头部慢波类似的活动，其频率与抖动动作有锁时关系。

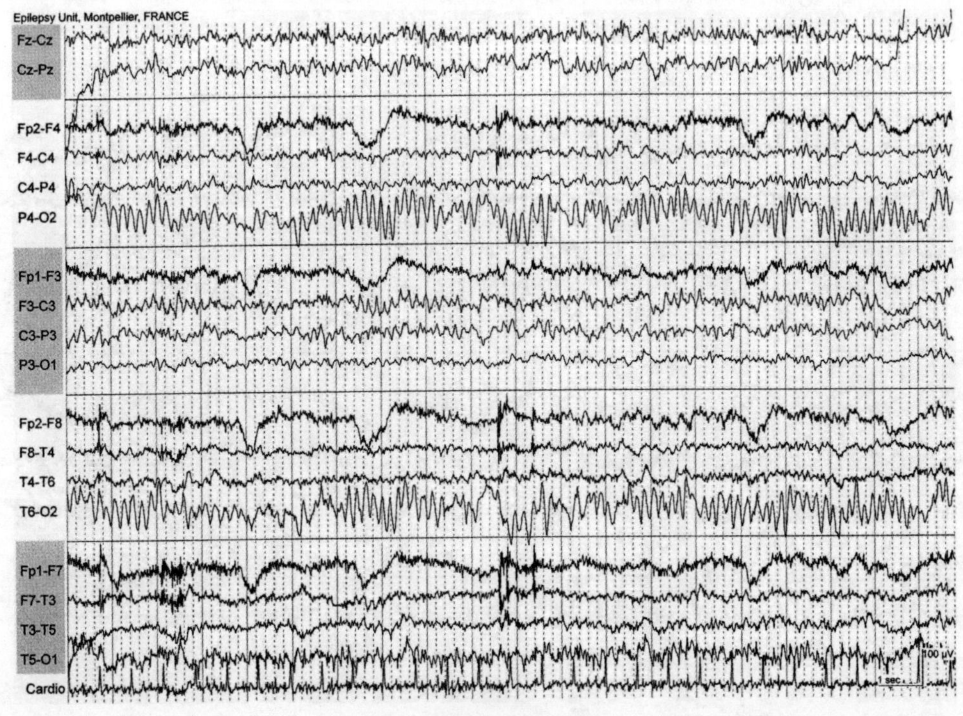

图a　记录速度15mm/s

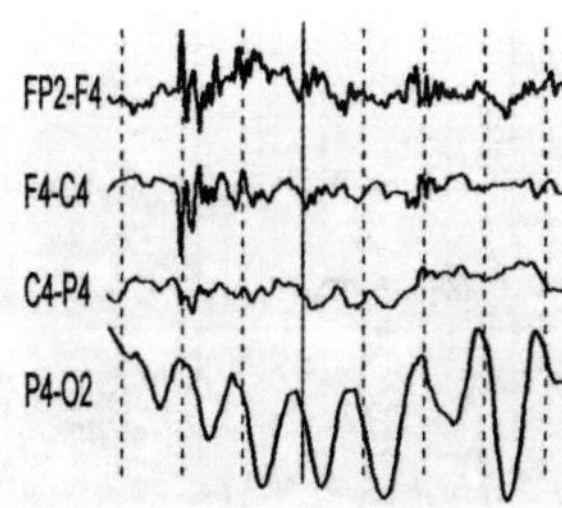

图b　O2电极可见节律性活动，对应于头部抖动。肌电伪差对应皱眉动作

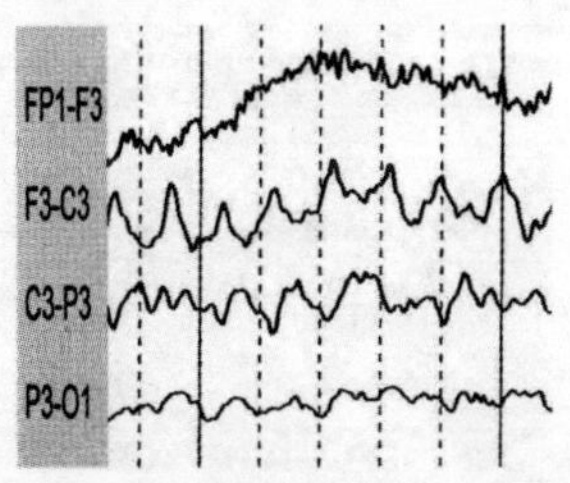

图c　C3电极可见节律性活动，对应头部抖动

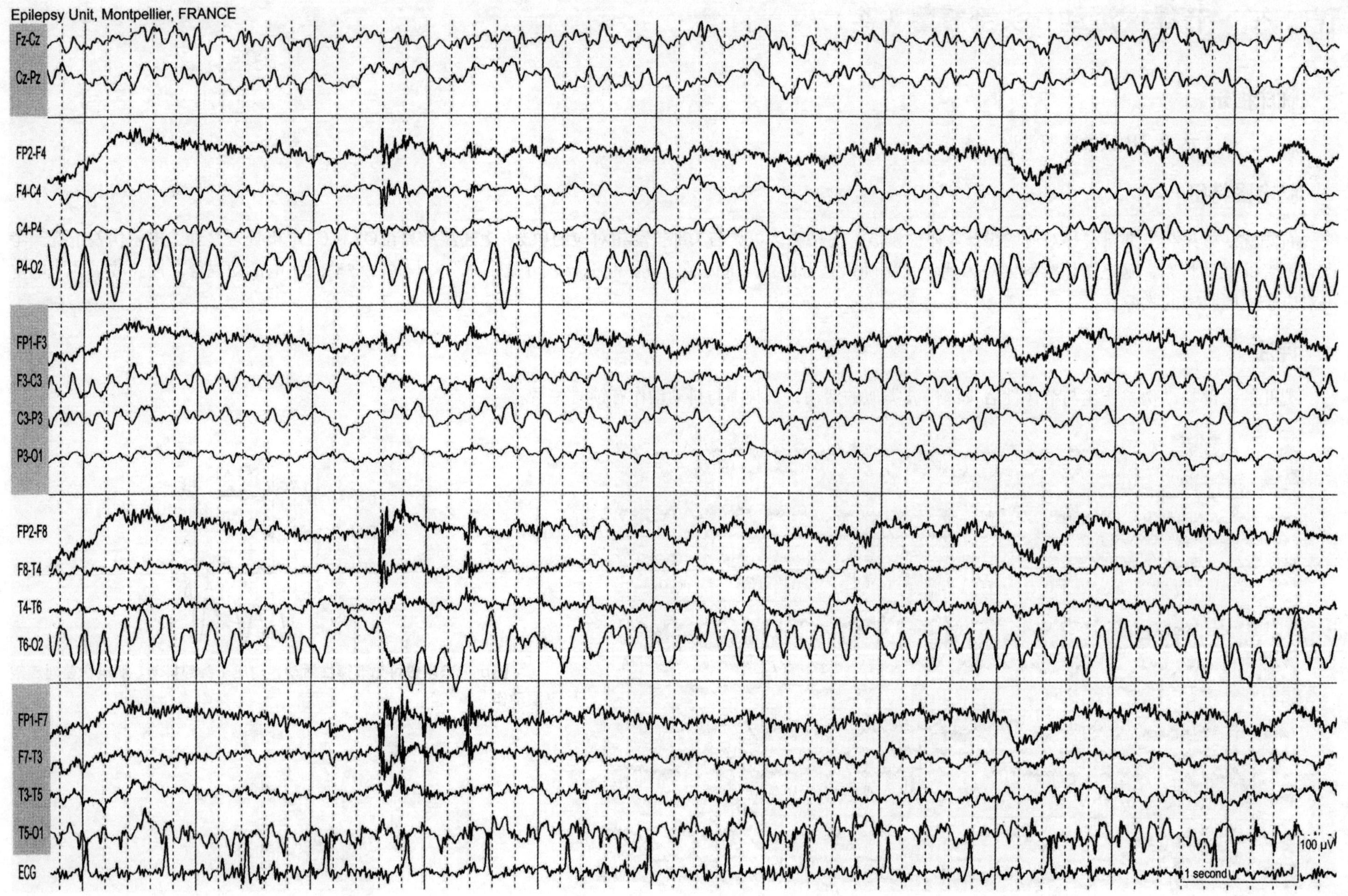
Epilepsy Unit, Montpellier, FRANCE
Fz-Cz
Cz-Pz
FP2-F4
F4-C4
C4-P4
P4-O2
FP1-F3
F3-C3
C3-P3
P3-O1
FP2-F8
F8-T4
T4-T6
T6-O2
FP1-F7
F7-T3
T3-T5
T5-O1
ECG
100 μV
1 second

Ⅳ · 21　节律性运动：头部运动（1）

临床提示

患者，男，78岁。因认知障碍就诊。与Ⅳ · 20为同一患者。

脑电图特征

Fz和C3电极可见尖锐的节律性θ活动，在颞区也有较低波幅的活动，波幅逐渐增大，第14秒，C3导联θ活动突然停止，但在Fz导联仍可见。上述电活动对应头部的快速运动。

指导操作

嘱患者保持不动，不要压到电极或尽量保持头部不动。这可能会消除动作伪差，但不能消除肌肉收缩伪差，当患者不能理解时，会更加躁动。此时，脑电图技术人员须对这些伪差及与之相对应的头部有节律的运动进行打标。因理解力差配合困难，对此类认知障碍患者进行脑电图检查存在一定困难。

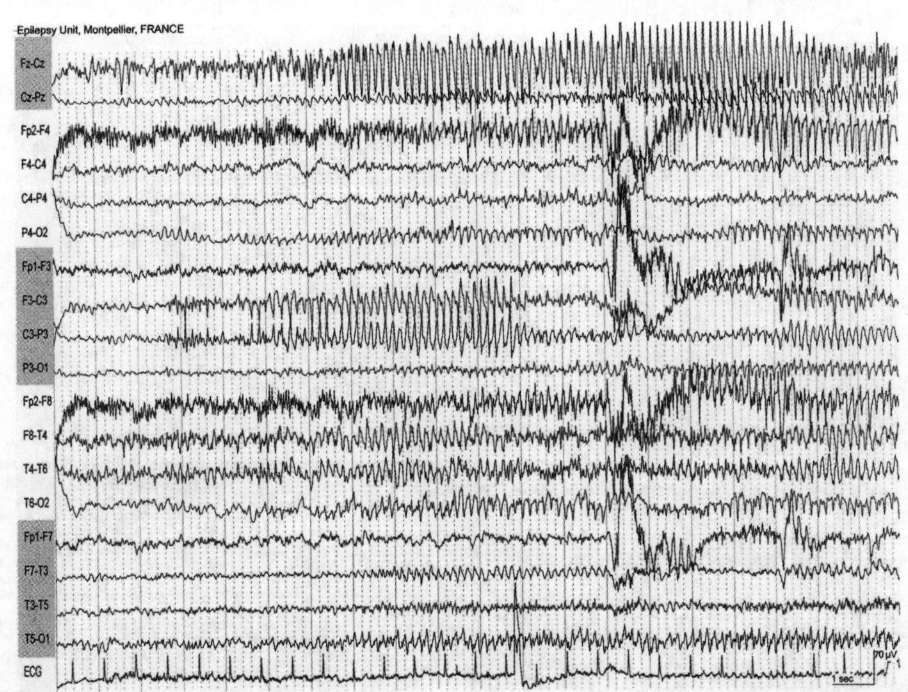

图a　记录速度15mm/s。Fz处波幅逐渐增大，然后随着头部运动的减少，在图的末尾波幅逐渐减小

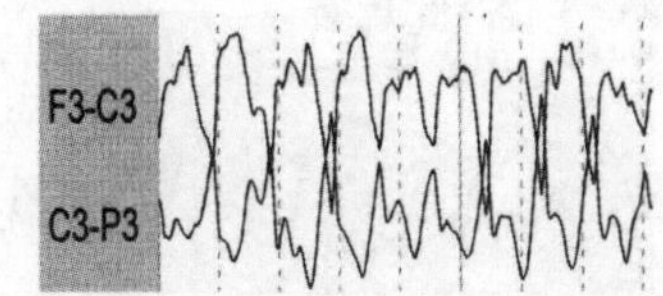

图b　C3处可见尖锐的θ活动

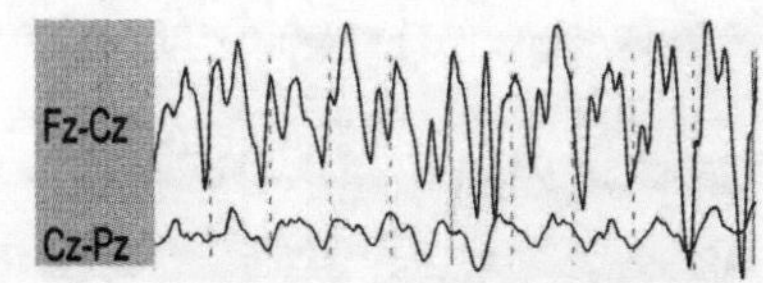

图c　Fz处可见尖锐的θ活动

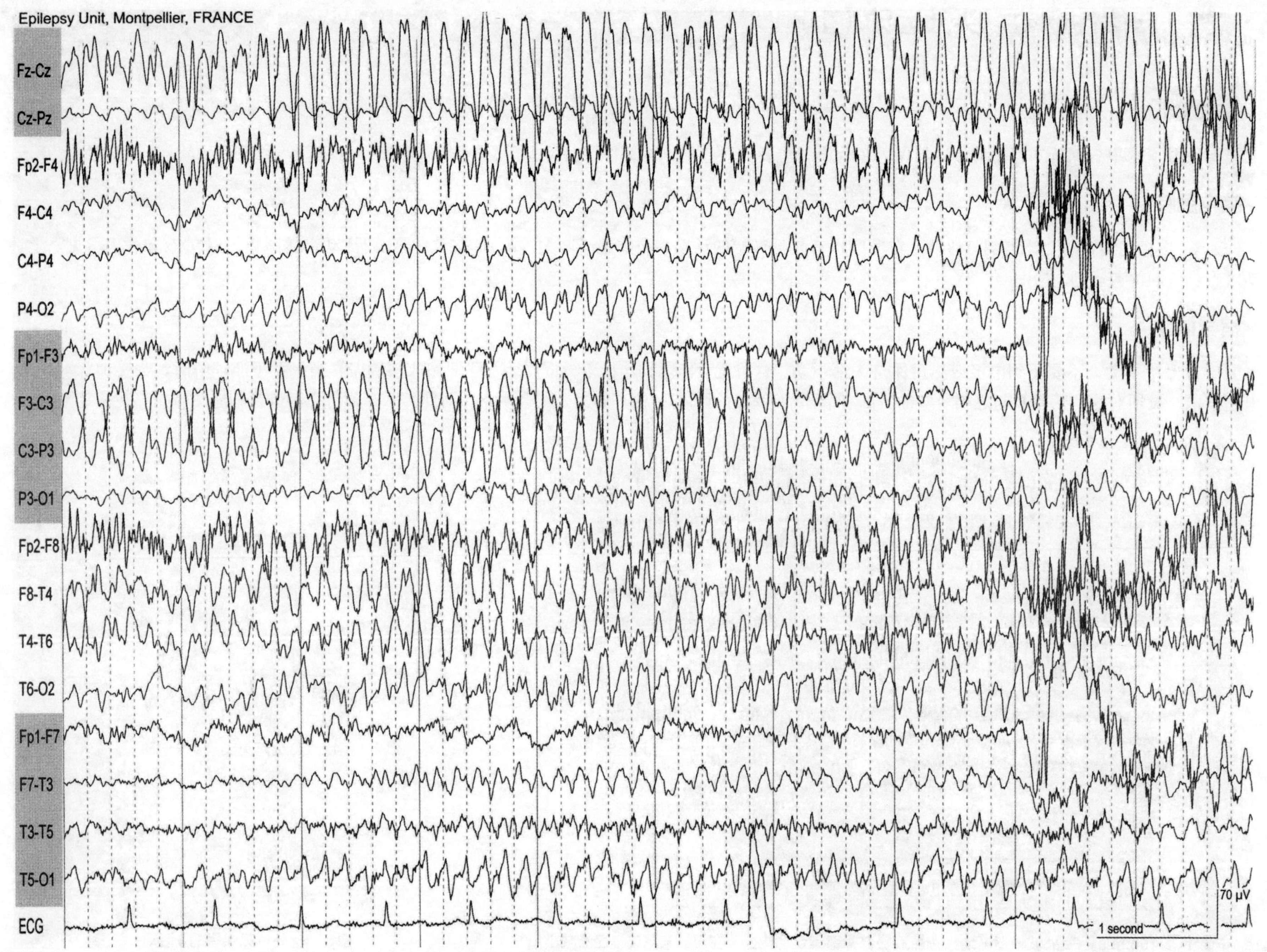
Epilepsy Unit, Montpellier, FRANCE
Fz-Cz
Cz-Pz
Fp2-F4
F4-C4
C4-P4
P4-O2
Fp1-F3
F3-C3
C3-P3
P3-O1
Fp2-F8
F8-T4
T4-T6
T6-O2
Fp1-F7
F7-T3
T3-T5
T5-O1
ECG
70 µV
1 second

Ⅳ·22　节律性运动：头部运动（2）

临床提示

患者，男，18岁。患者右臂或左臂持续节律性运动。因疑诊癫痫持续状态入住ICU，行脑电图监测后确诊为假性癫痫发作。

脑电图特征

A：本页脑电图左侧部分示C4-P4和P4-O2导联可见2Hz的节律性δ波。注意，这种δ波波幅可变，与癫痫发作相反，对应节律性的头部运动。肌电可见右三角肌有节律性活动，并向头部传导。B：可见患者左臂有节律运动（见左三角肌）。C4-P4和P4-O2导联处也可见相同类型的节律性δ波伪差。出现在左枕区和右半球的这些活动的脑区分布，并不符合癫痫发作的逻辑。

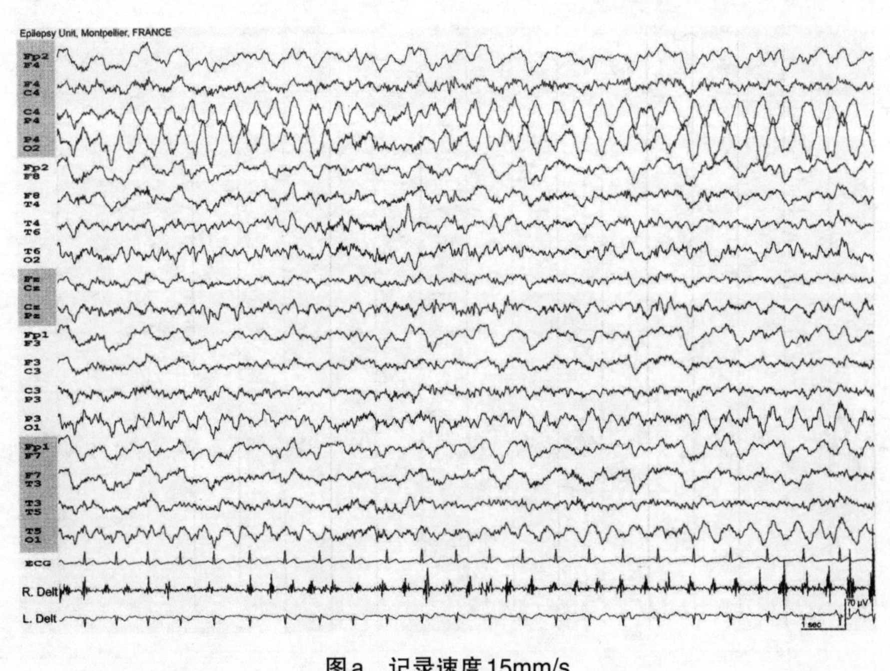

图a　记录速度15mm/s

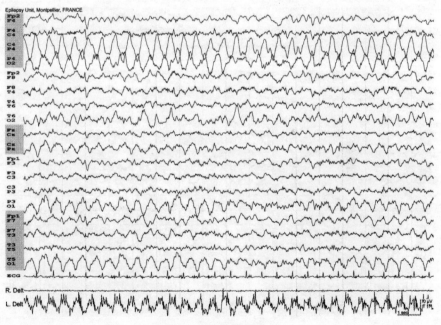

图b　记录速度15mm/s

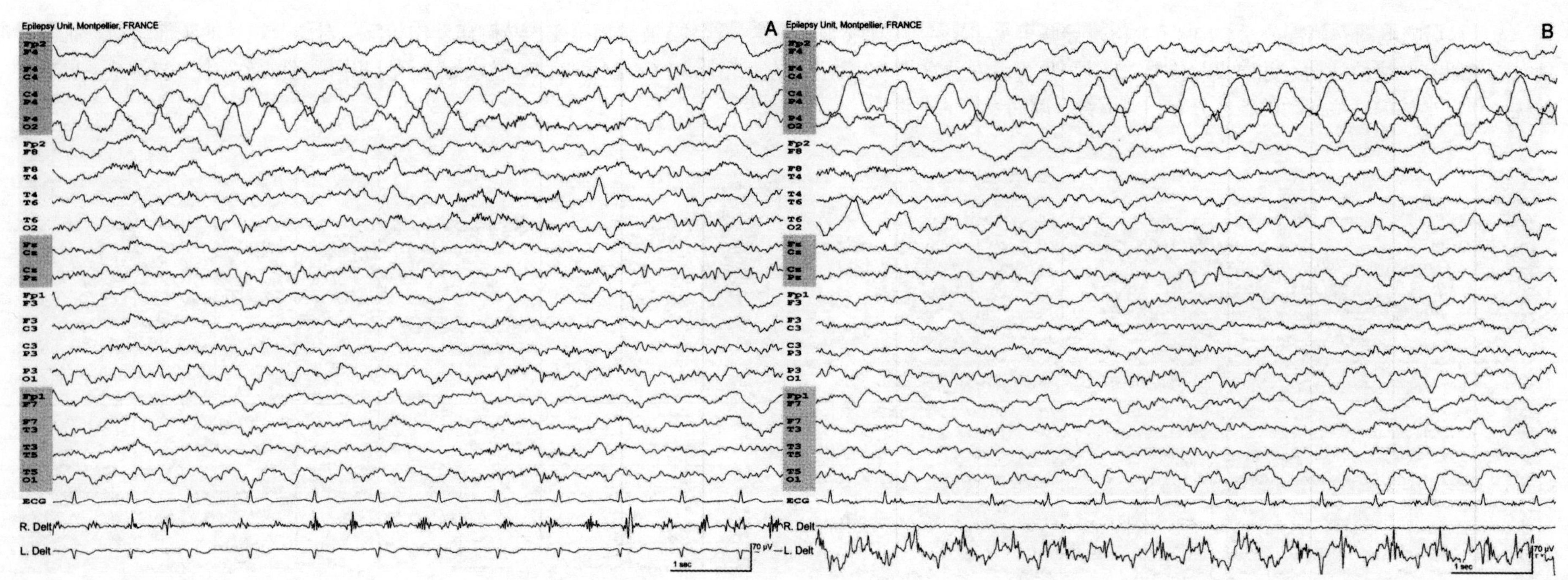
Epilepsy Unit, Montpellier, FRANCE
A
Epilepsy Unit, Montpellier, FRANCE
B
Fp2 F4
F4 C4
C4 P4
P4 O2
Fp2 F8
F8 T4
T4 T6
T6 O2
Fz Cz
Cz Pz
Fp1 F3
F3 C3
C3 P3
P3 O1
Fp1 F7
F7 T3
T3 T5
T5 O1
ECG
R. Delt
L. Delt
1 sec
70 μV

Ⅳ · 23　节律性运动：帕金森病的震颤和运动障碍

临床提示

患者，男，40岁。因帕金森病就诊。

脑电图特征

右枕区可见类正弦形态的5Hz θ波，即震颤伪差。左枕区可见θ波暴发，对应于由于运动障碍引起的肌电伪差。

评注

记录过程中，技术人员必须标记出患者所有异常动作。目前，脑电图已不再作为帕金森综合征的常规检查手段。帕金森患者脑电图可见眼颤伪差和6Hz θ活动（静止性震颤），伴或不伴肌电伪差。

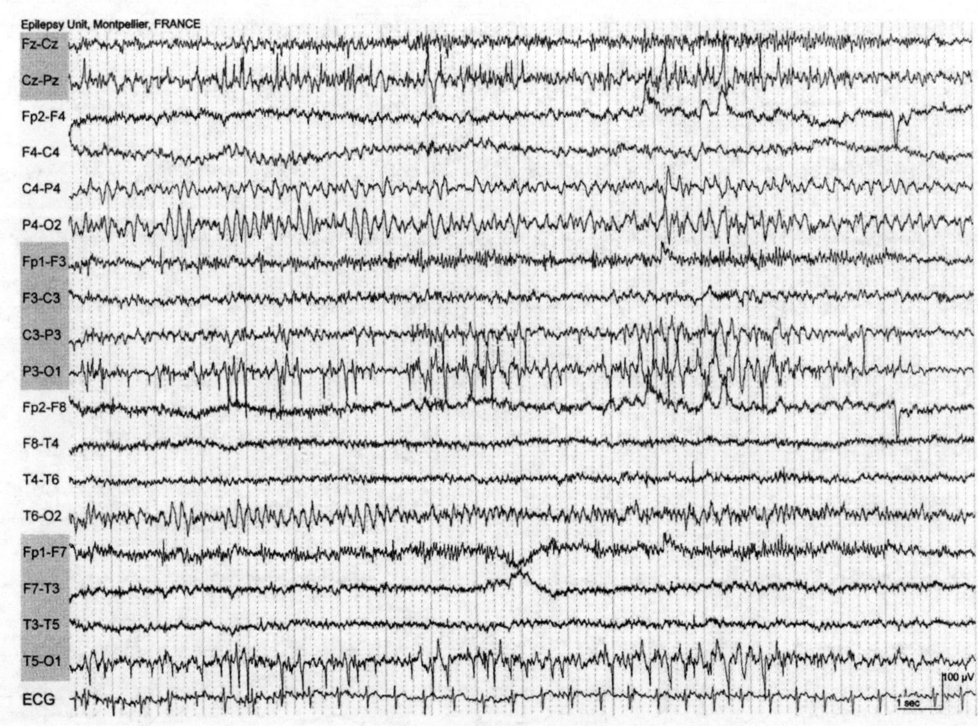

图a　记录速度15mm/s

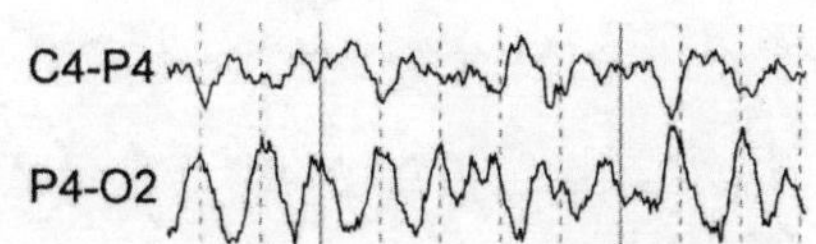

图b　右枕区可见节律性θ活动（震颤）

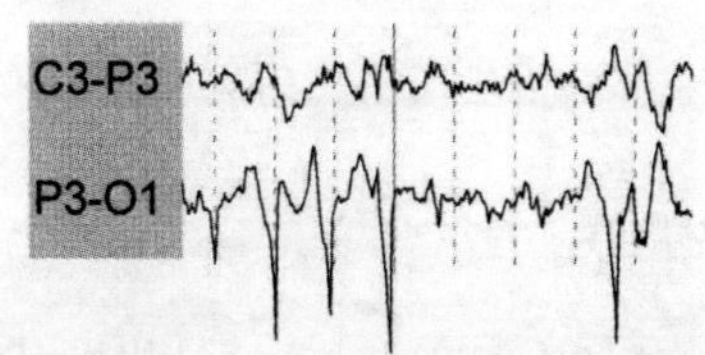

图c　肌电以类尖波形态传导（运动障碍）

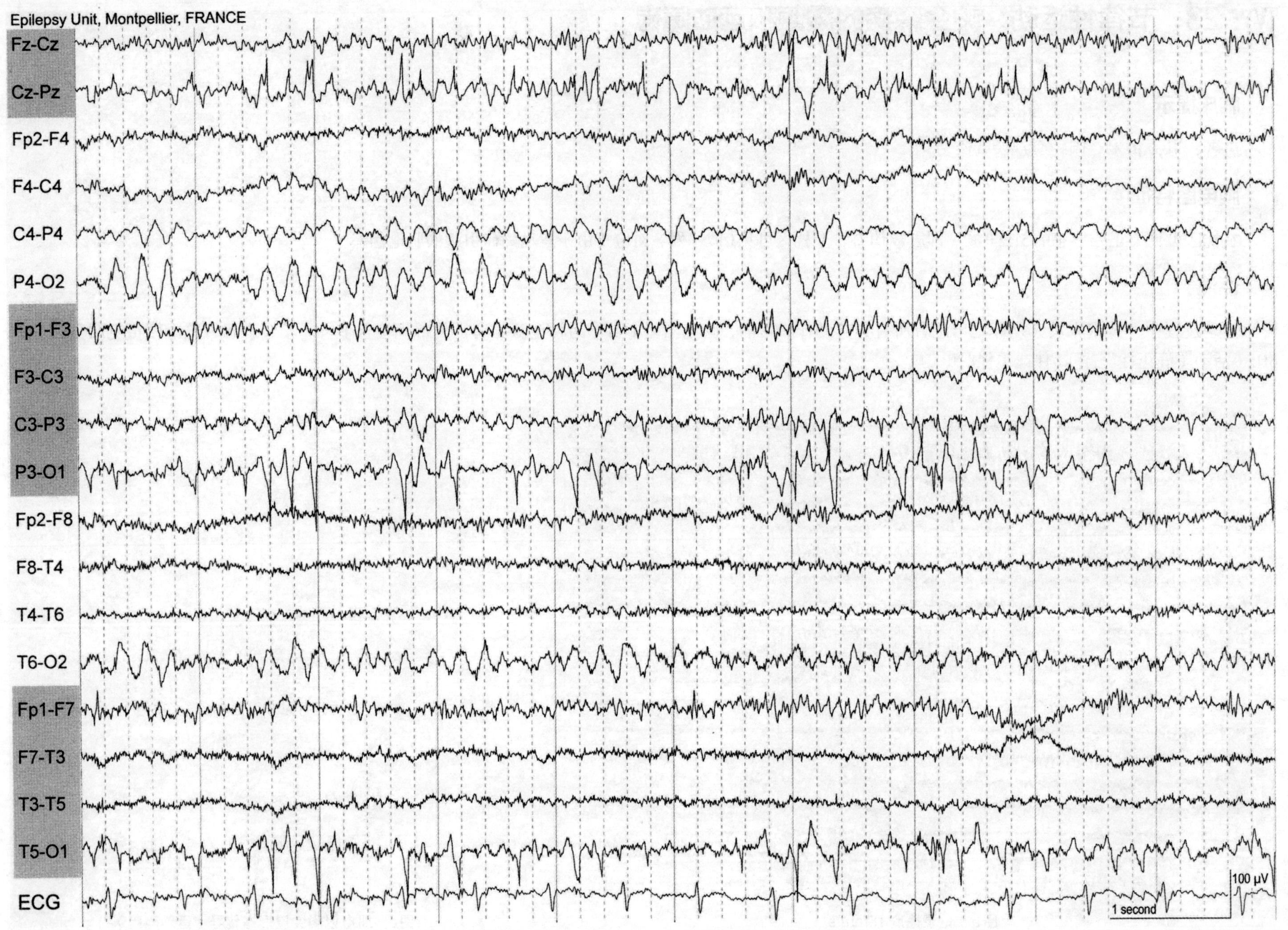
Epilepsy Unit, Montpellier, FRANCE
Fz-Cz
Cz-Pz
Fp2-F4
F4-C4
C4-P4
P4-O2
Fp1-F3
F3-C3
C3-P3
P3-O1
Fp2-F8
F8-T4
T4-T6
T6-O2
Fp1-F7
F7-T3
T3-T5
T5-O1
ECG
100 µV
1 second

Ⅳ · 24　节律性运动：震颤和电极伪差

临床提示

患者，男，50岁。因左侧颞叶癫痫就诊。

脑电图特征

本页脑电图示左颞区可见肌电伪差。T6导联可见7Hz的节律性多相活动，对应头部的抖动，并向枕区扩散。Cz-Pz导联可见θ/δ波。部分波为方形波，其他波形态类似棘波。这些波只可见于Pz电极，故被判读为电极伪差。Fz和Cz之间过量的导电膏导致Fz-Cz导联的波幅较其他导联更低。

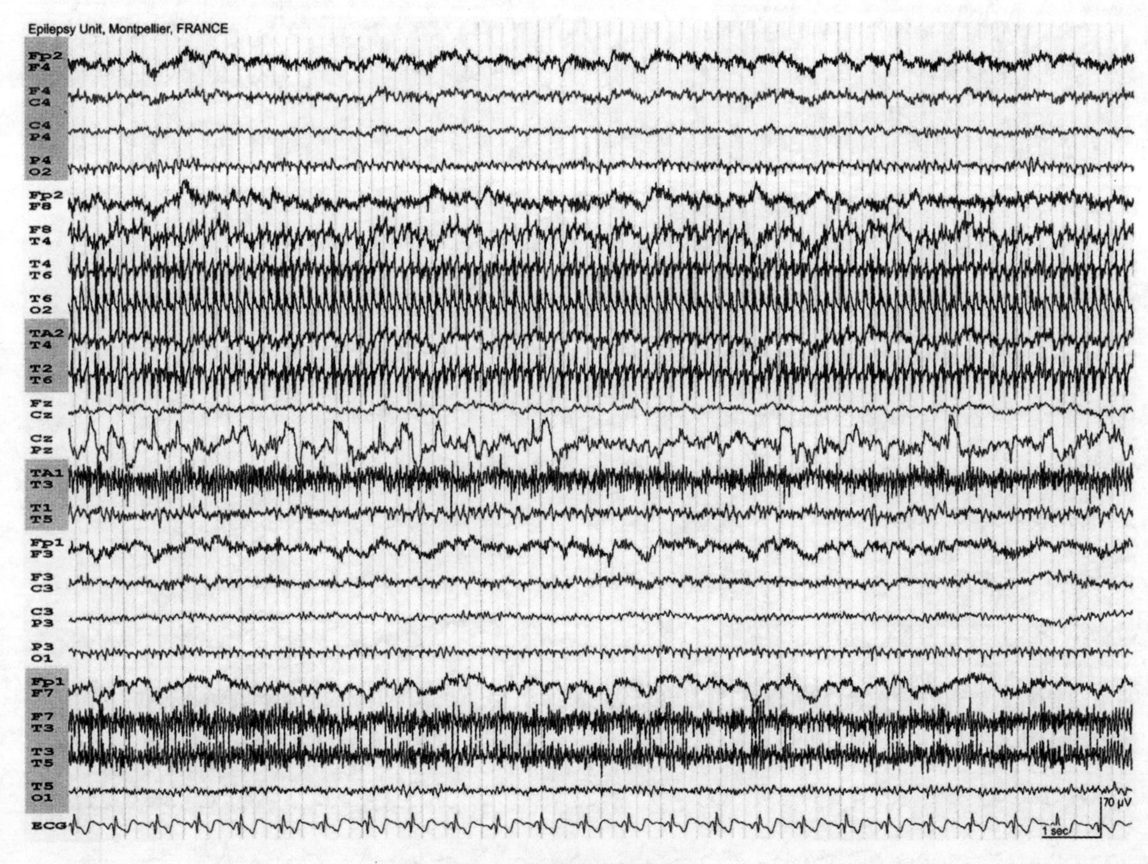

图a　记录速度15mm/s

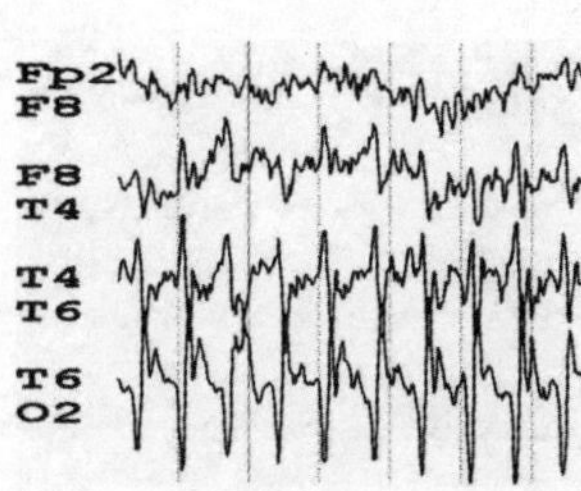

图b　T6导联可见震颤伪差

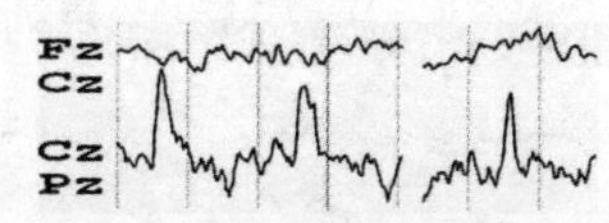

图c　类棘波电极伪差

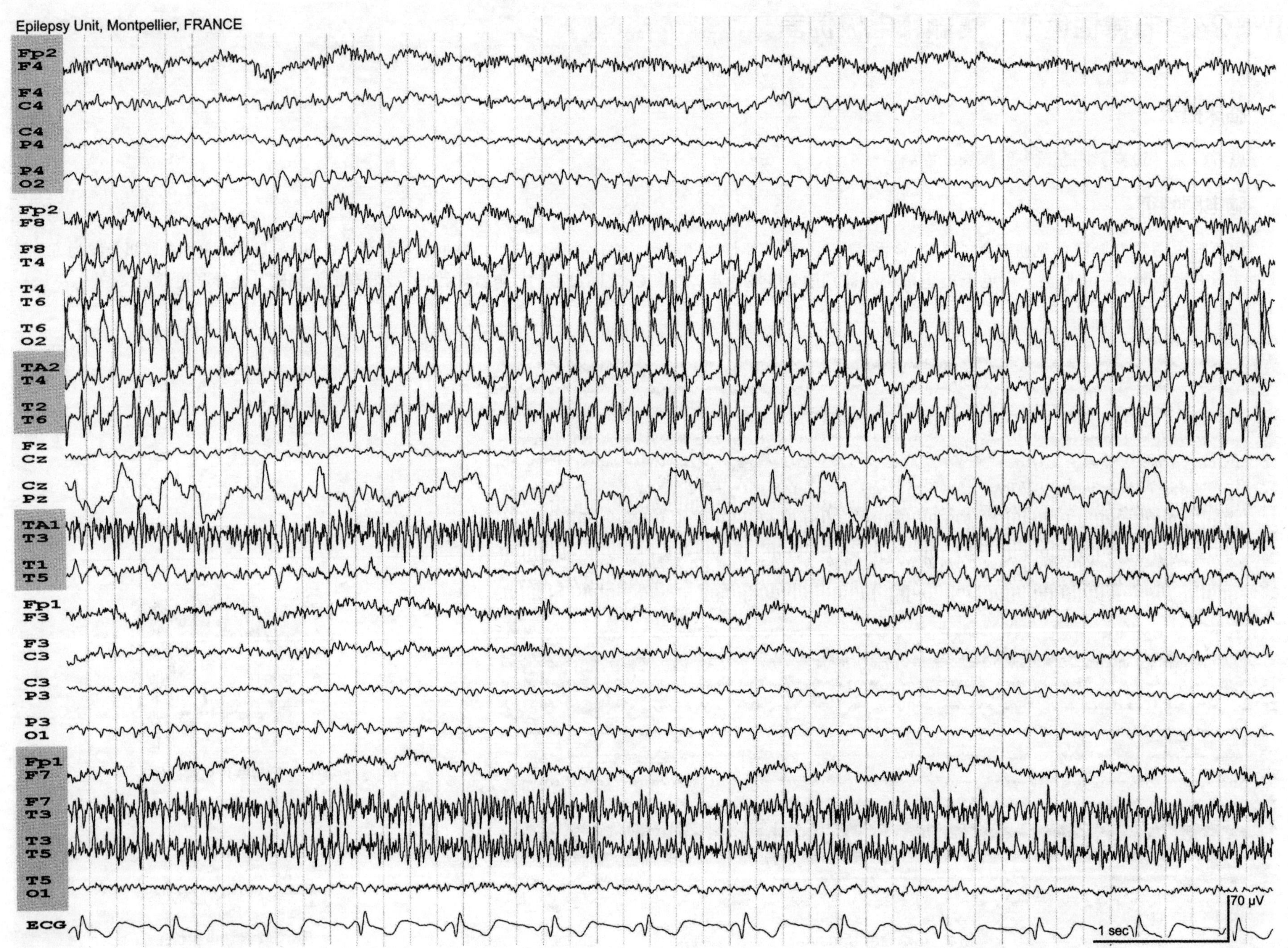
Epilepsy Unit, Montpellier, FRANCE
Fp2 F4
F4 C4
C4 P4
P4 O2
Fp2 F8
F8 T4
T4 T6
T6 O2
TA2 T4
T2 T6
Fz Cz
Cz Pz
TA1 T3
T1 T5
Fp1 F3
F3 C3
C3 P3
P3 O1
Fp1 F7
F7 T3
T3 T5
T5 O1
ECG
70 μV
1 sec

Ⅳ · 25　电极伪差（1）

临床提示

患者，女，30岁。因全身性强直－阵挛发作就诊，后被确诊为青少年肌阵挛癫痫。

脑电图特征

患者清醒闭眼放松状态，脑电图示10Hz α节律背景，左颞区可见尖锐的θ/δ波。因为仅见于T3电极，故被判读为电极伪差。发作间期的异常放电可扩散至邻近区域，而不只局限于一个电极。校正T3电极后，慢活动停止。

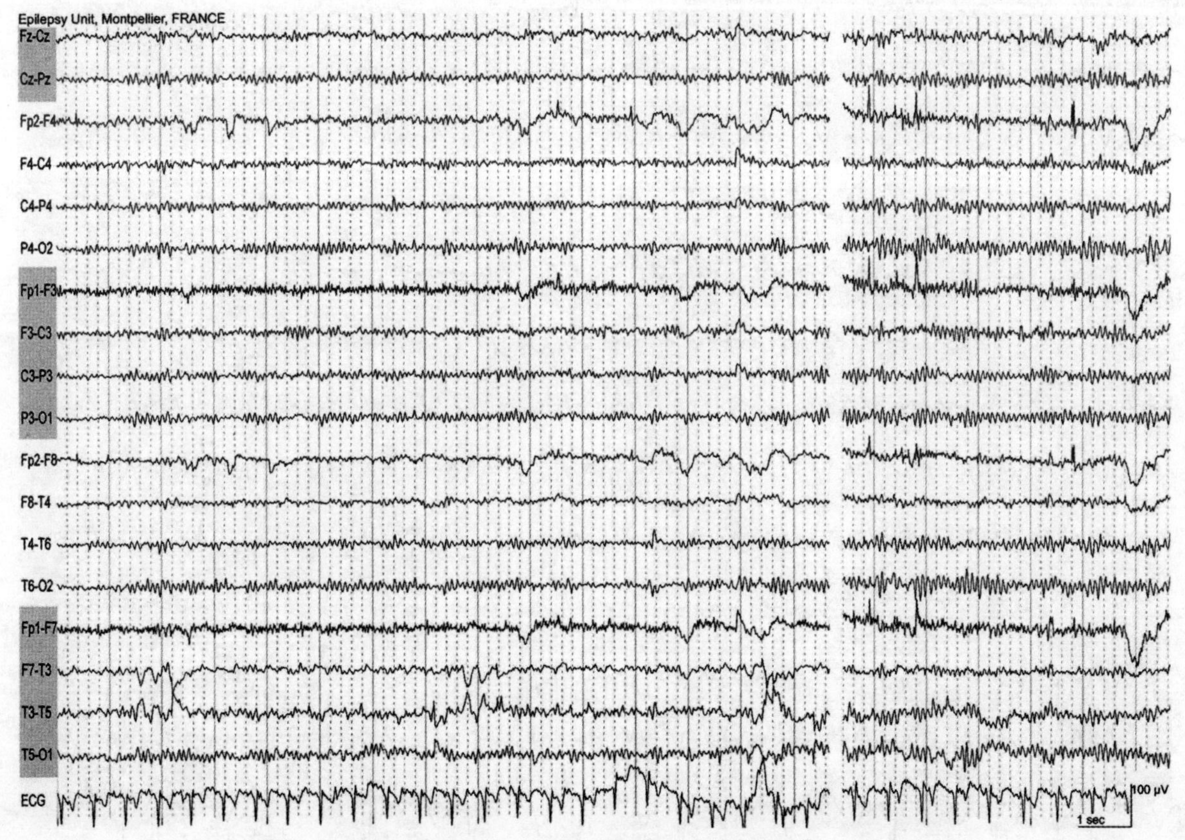

图a　记录速度15mm/s。校正T3电极后，慢活动停止（图右侧）

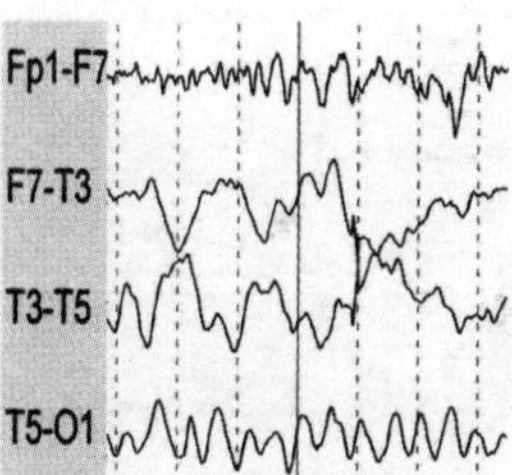

图b　T3导联可见电极伪差。Fp1-F7可见肌电伪差

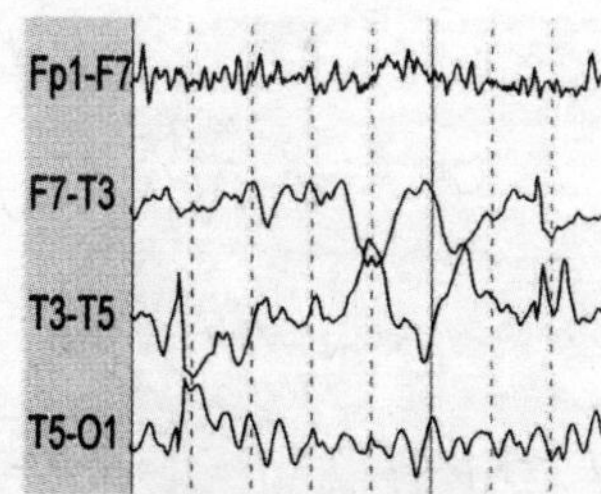

图c　T3导联可见电极伪差。Fp1-F7可见肌电伪差

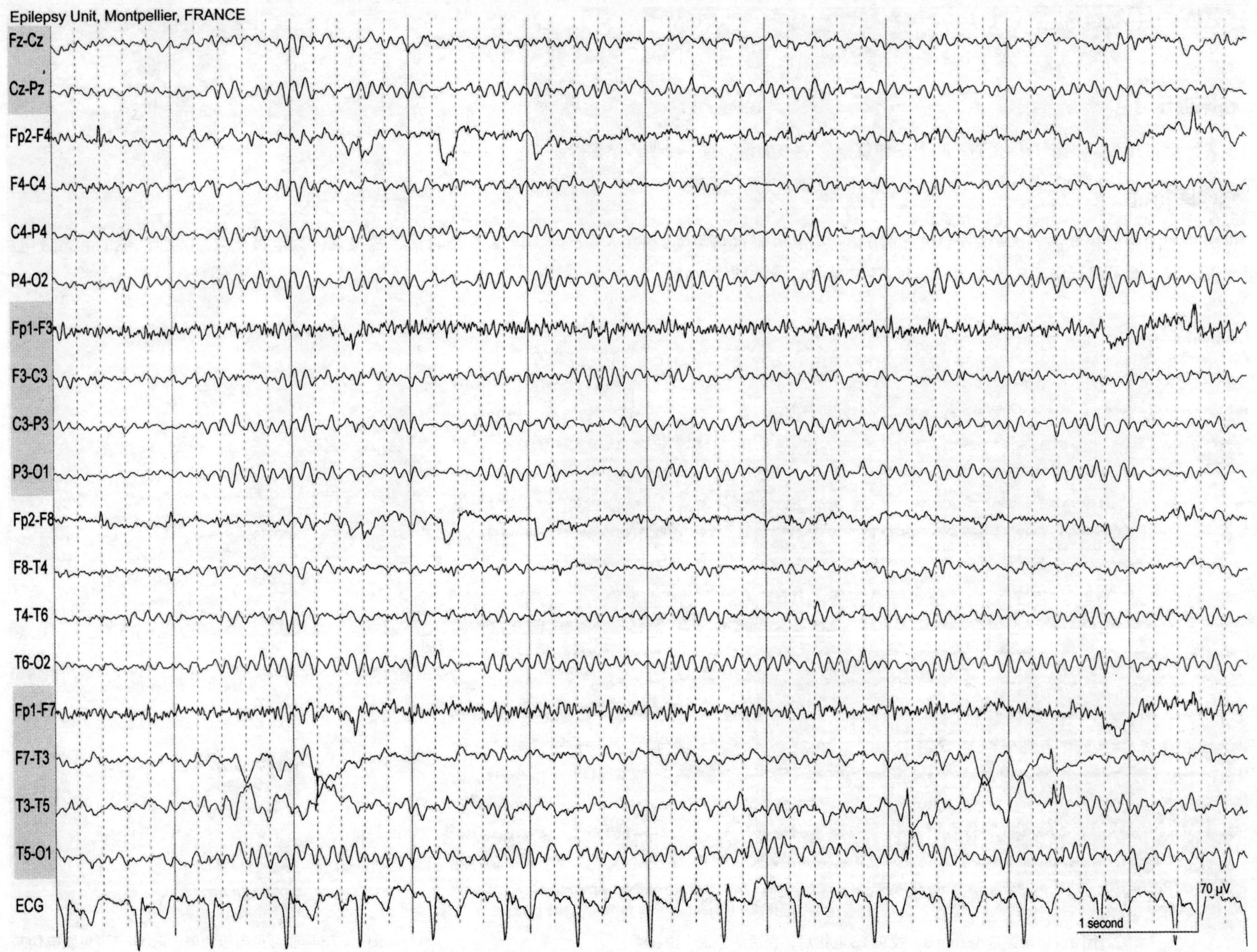
Epilepsy Unit, Montpellier, FRANCE
Fz-Cz
Cz-Pz
Fp2-F4
F4-C4
C4-P4
P4-O2
Fp1-F3
F3-C3
C3-P3
P3-O1
Fp2-F8
F8-T4
T4-T6
T6-O2
Fp1-F7
F7-T3
T3-T5
T5-O1
ECG
70 μV
1 second

Ⅳ · 26　电极伪差（2）

临床提示

患者，男，39岁。因隐球菌性脑膜炎就诊。

脑电图特征

患者睁眼状态。O1导联可见连续不规则4～5Hz慢活动。这种电极伪差是由导线与头皮接触不良引起的，可能会涉及几个电极。校正O1导联后慢活动消失。电极“爆破”见于F8导联。

指导操作

当活动明显局限于单个电极时，应判读为电极伪差，并尽量校正。首先应检查导线与头皮接触是否良好，必要时检查阻抗。还要检查患者是否压到O1电极。

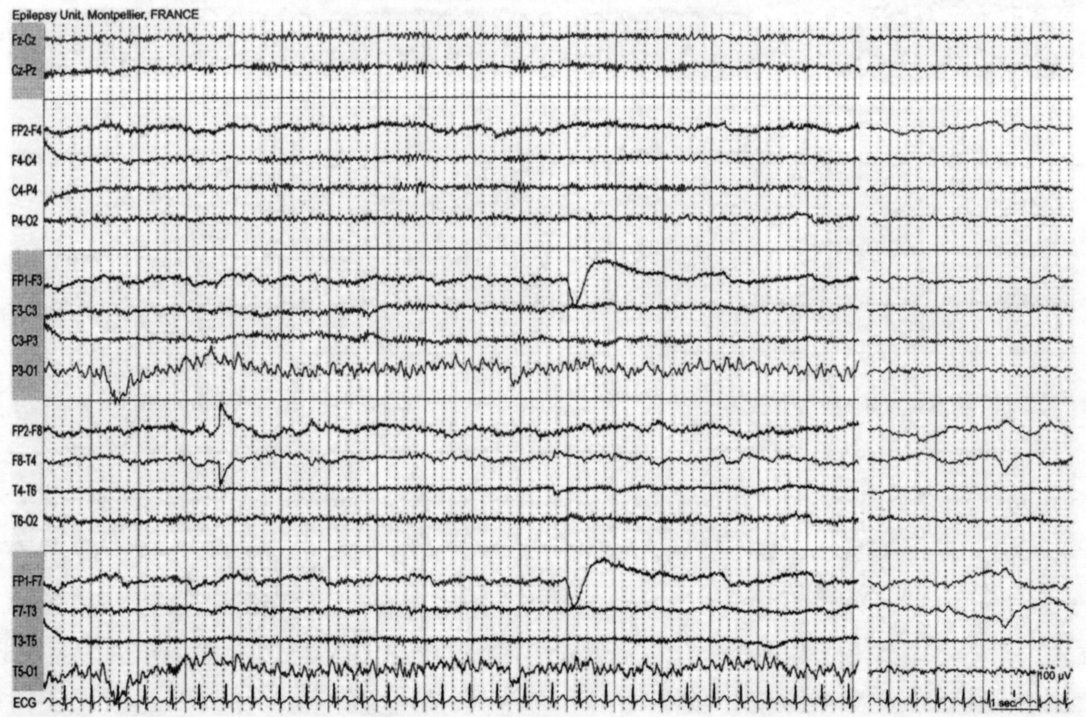

图a　记录速度15mm/s。校正电极后，本页脑电图右半部分O1导联伪差消失。左侧脑电图可见肌电伪差，在右侧脑电图中患者放松状态下肌电伪差消失

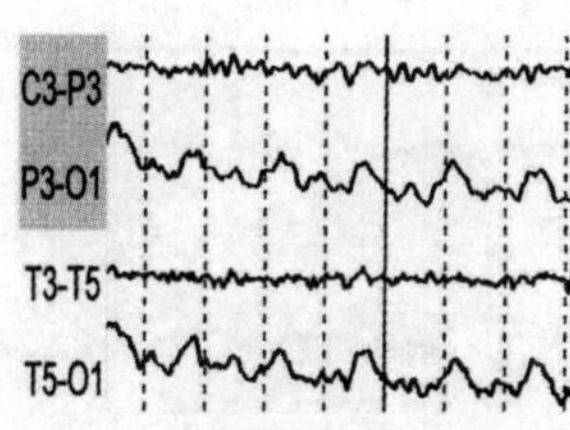

图b　O1导联可见电极伪差

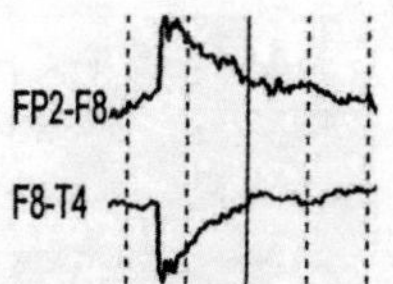

图c　F8导联可见电极“爆破”现象

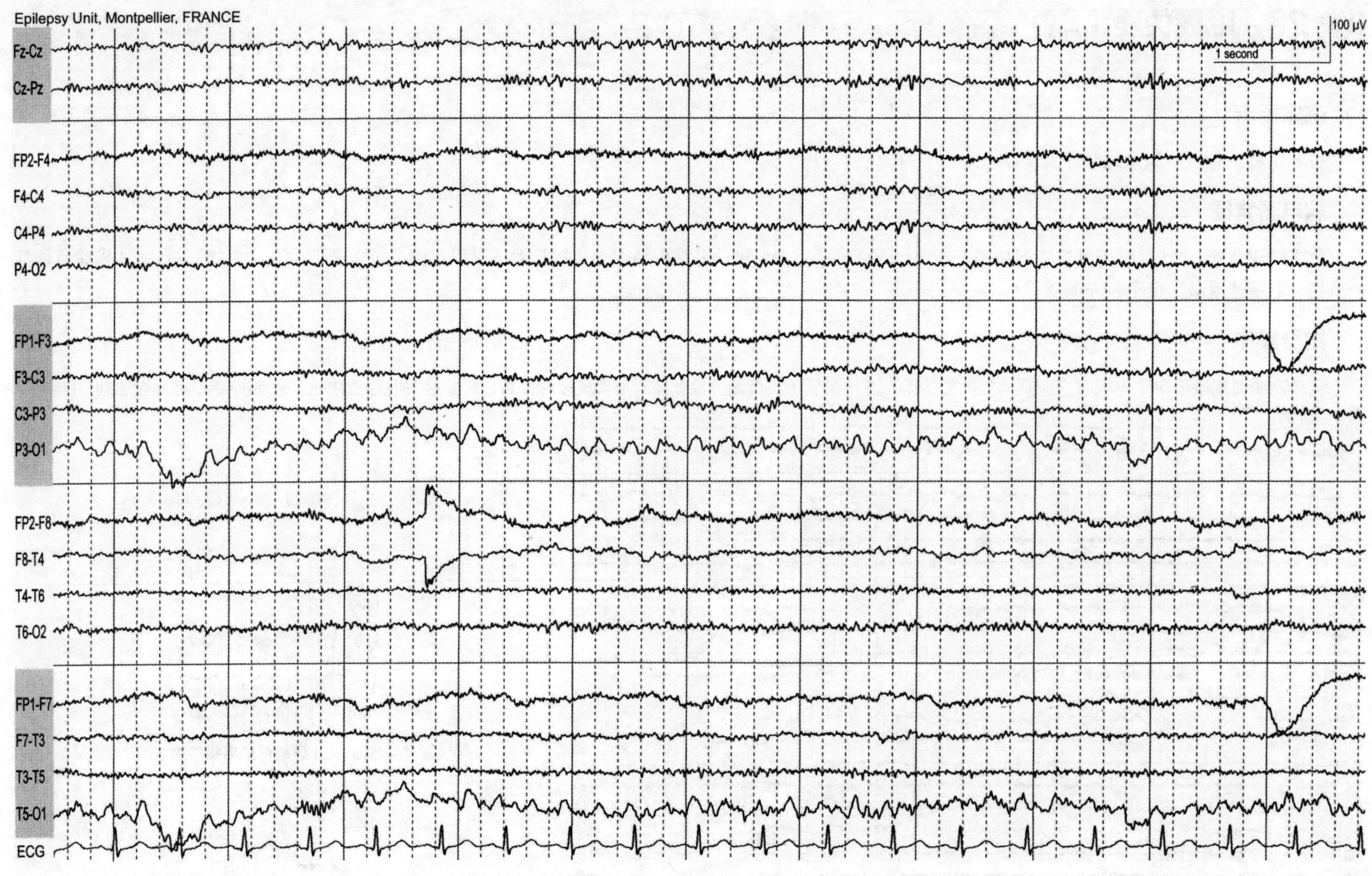
Epilepsy Unit, Montpellier, FRANCE
100 μV
1 second
Fz-Cz
Cz-Pz
FP2-F4
F4-C4
C4-P4
P4-O2
FP1-F3
F3-C3
C3-P3
P3-O1
FP2-F8
F8-T4
T4-T6
T6-O2
FP1-F7
F7-T3
T3-T5
T5-O1
ECG

Ⅳ · 27　呃逆伪差和50Hz干扰

临床提示

早产儿，孕32周出生。

脑电图特征

脑电图示双侧半球和心电图上均有缓慢的高波幅双相伪周期性的复合波，被判读为呃逆伪差。所有导联均可见50Hz工频干扰，以左侧大脑侧裂上导联最为显著。使用30Hz低通滤波和50Hz陷波滤波可消除该伪差。

指导操作

当患者发生呃逆时，技术人员应详细标记。采用陷波滤波，即只过滤50/60Hz的频率以消除工频干扰。然后检查阻抗、接地电极，确保没有导线损坏。如果伪差仍然没有消除，应寻找其他伪差的来源，包括电器或设备、无接地的插座，电线之间的接触，或头箱与金属物体之间的接触等。

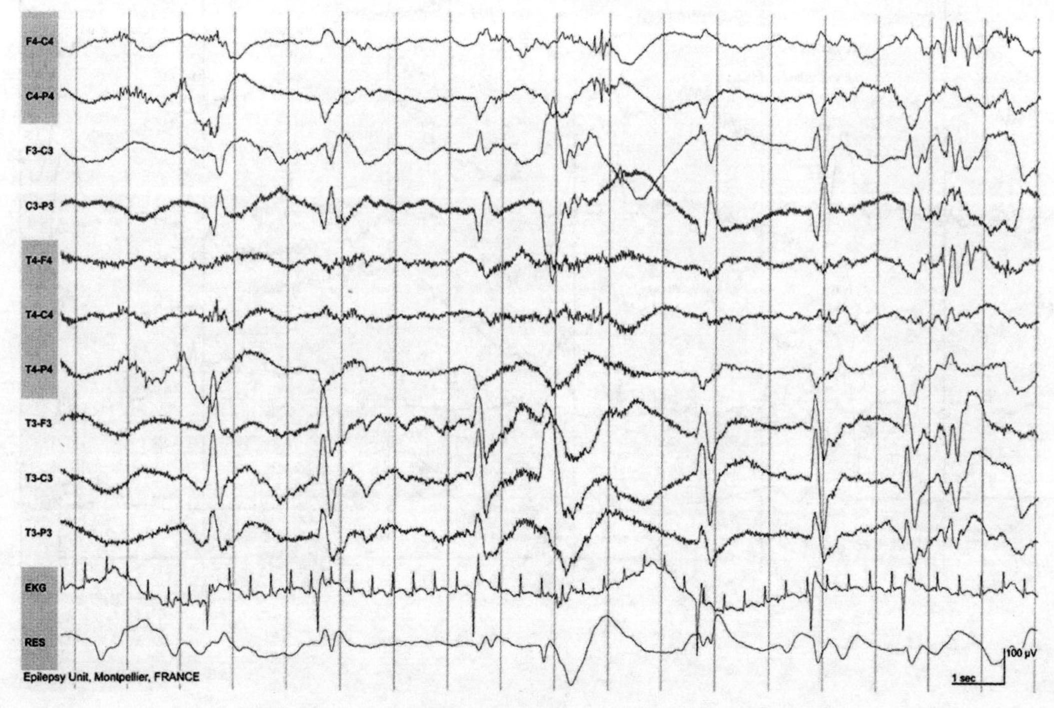

图a　记录速度15mm/s

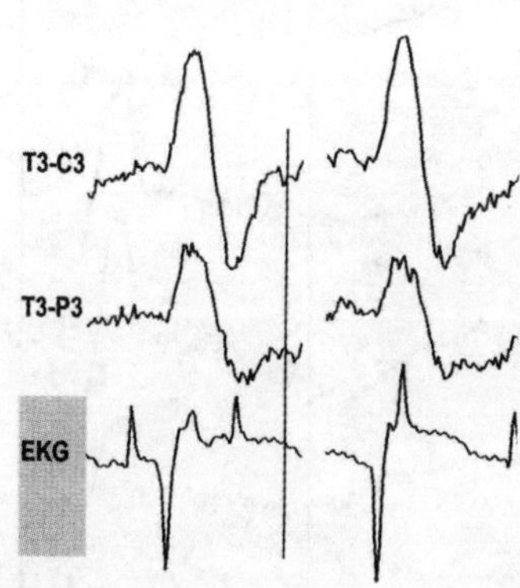

图b　与呃逆伪差相对应的高波幅慢波复合波，心电图也可见

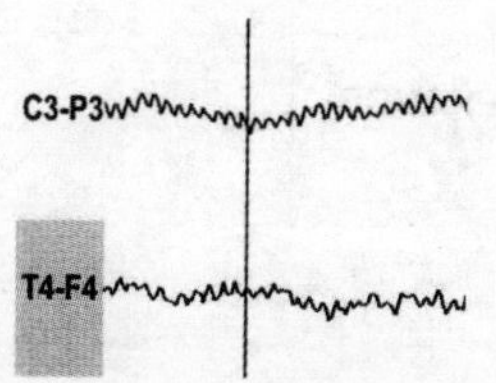

图c　30Hz低通滤波后仍可见50Hz干扰

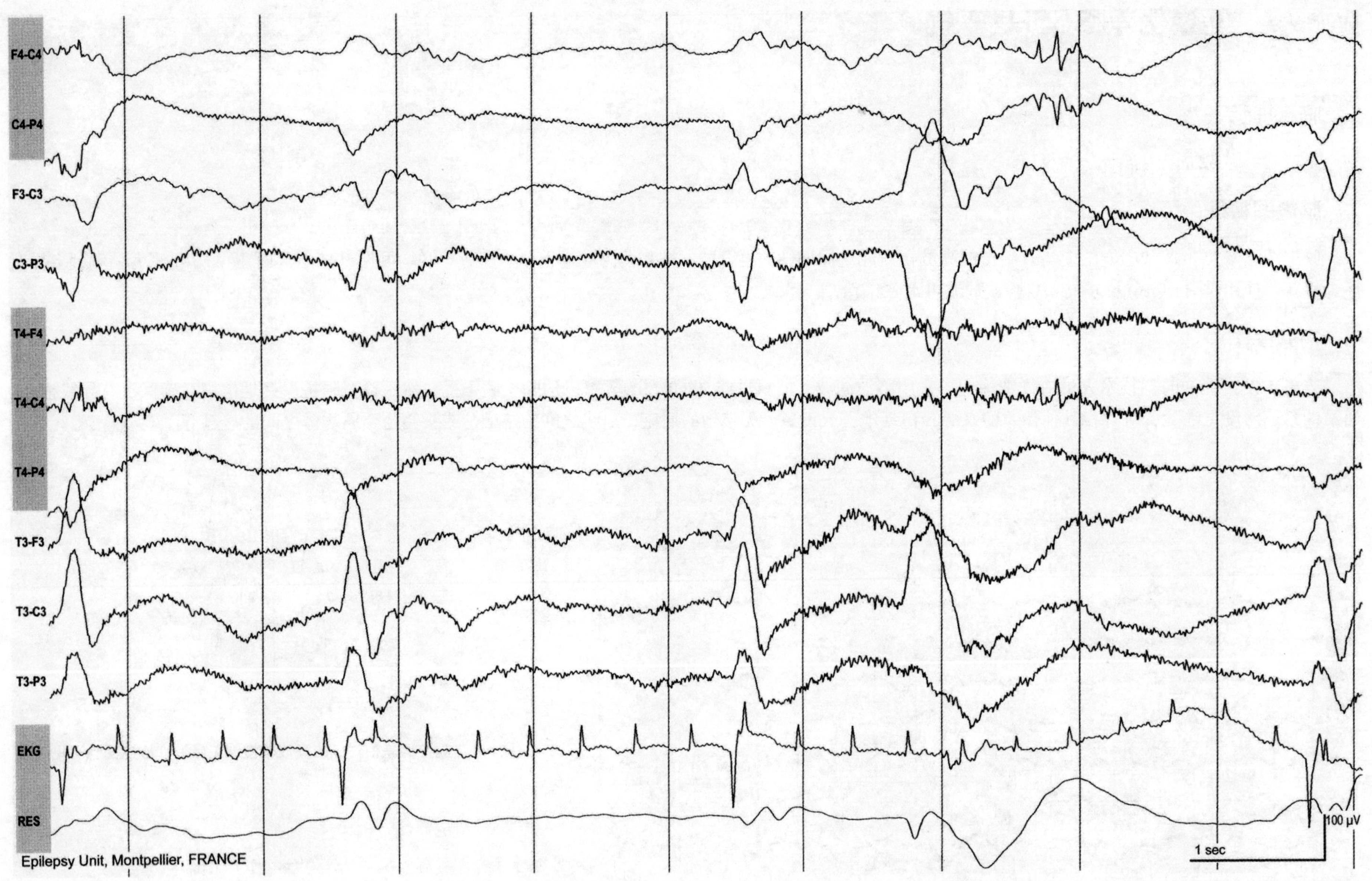
F4-C4
C4-P4
F3-C3
C3-P3
T4-F4
T4-C4
T4-P4
T3-F3
T3-C3
T3-P3
EKG
RES
Epilepsy Unit, Montpellier, FRANCE
100 μV
1 sec

临床提示

早产儿。

脑电图特征

脑电图可见极低波幅的高频暴发，右颞区为著。当保温箱关闭时，干扰波形消失。

指导操作

技术人员需识别干扰脑电图信号的来源以消除干扰。尤其是在重症监护室，应尝试将脑电图电源插到单独插座上，尽可能中断其他设备，关闭闪光灯，对阻抗、接地电极、导线和患者头皮地线接触进行系统检查。

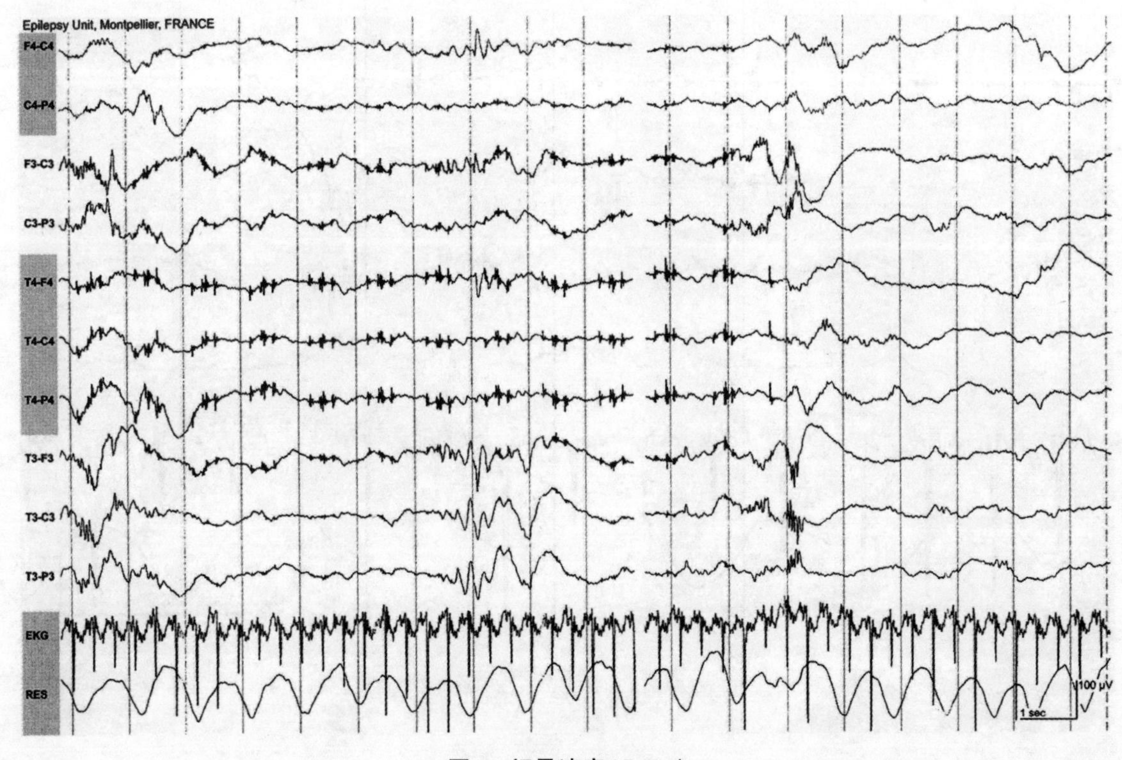

图a　记录速度15mm/s

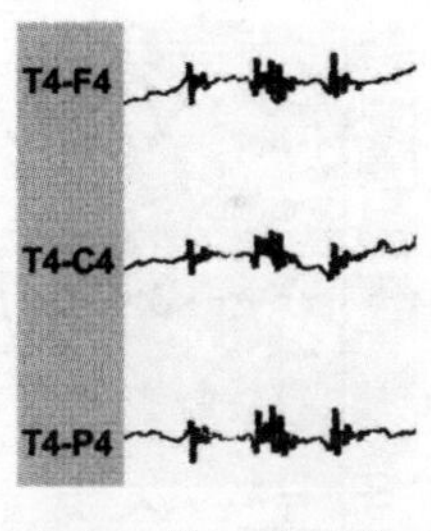

图b　快活动暴发

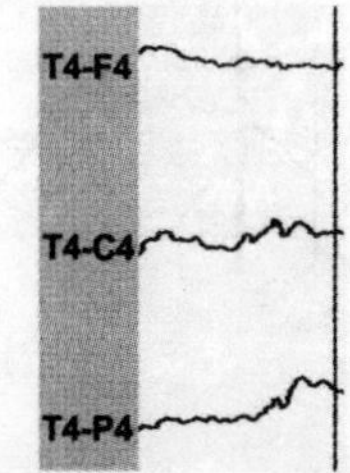

图c　当保温箱关闭时，干扰波形消失

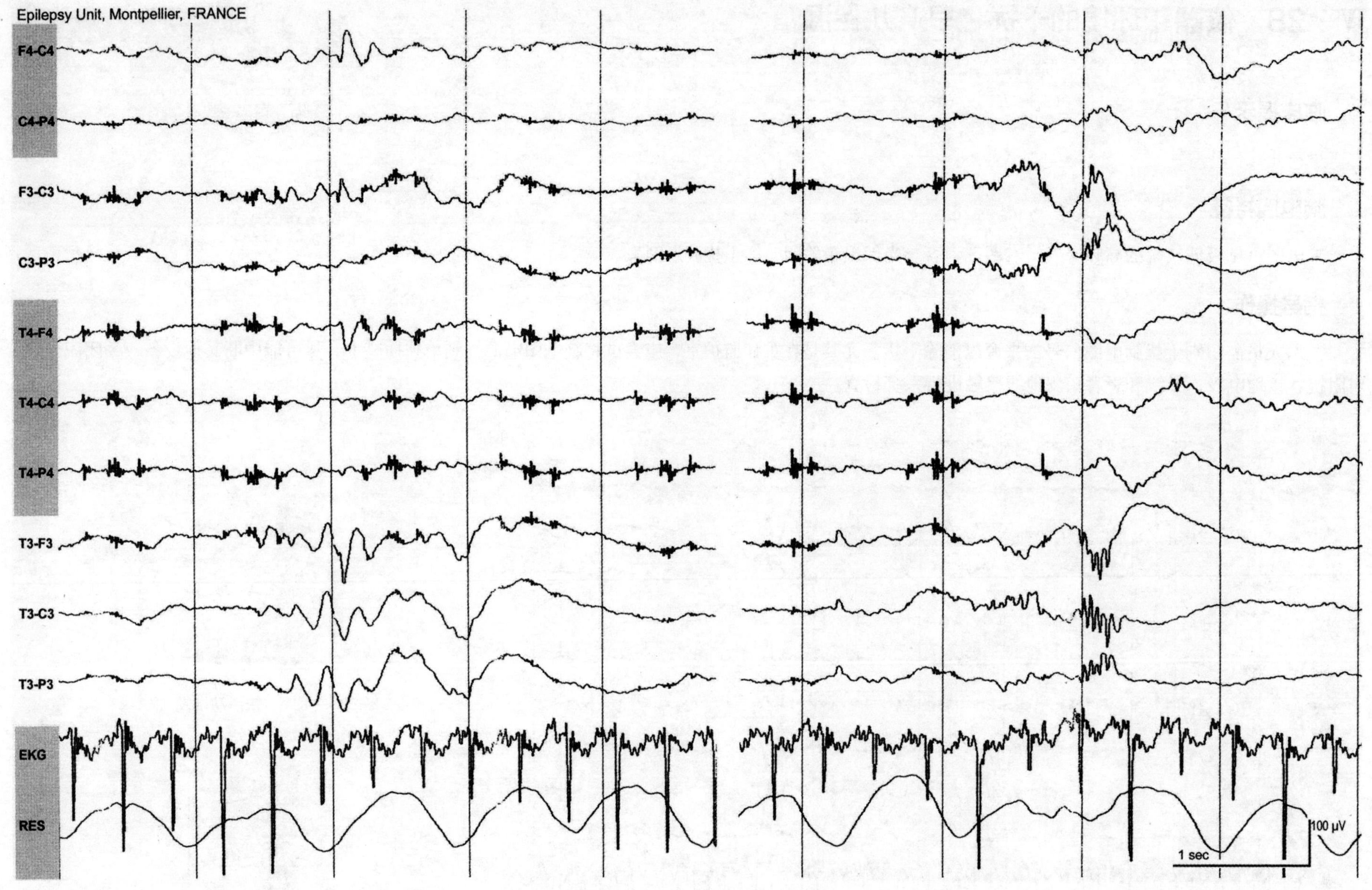
Epilepsy Unit, Montpellier, FRANCE
F4-C4
C4-P4
F3-C3
C3-P3
T4-F4
T4-C4
T4-P4
T3-F3
T3-C3
T3-P3
EKG
RES
100 μV
1 sec

Ⅳ · 29　咀嚼运动（1）

临床提示

患者，女，16岁。因特发性全面性癫痫就诊。

脑电图特点

患者清醒，进食状态。脑电图可见颞区为著的肌电伪差，注意不要误认为多棘波放电。

评注

脑电图技术人员应对患者活动进行打标。读取脑电图同时查看视频。要注意在首次分析脑电图时，不要对肌电活动滤波，因为经过滤波后的肌电活动可能会被误认为是癫痫样放电。当电极数很少时，如在动态脑电图记录下，若患者未说明正在进食，这种类型的活动可能会被误认为是间期或发作期癫痫活动。

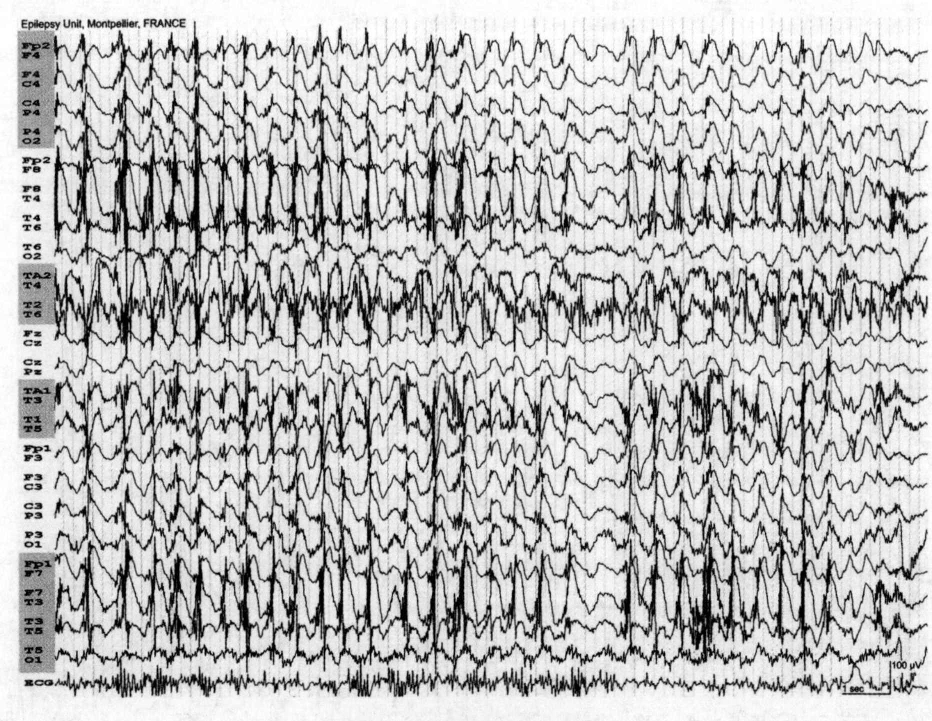

图a　记录速度15mm/s

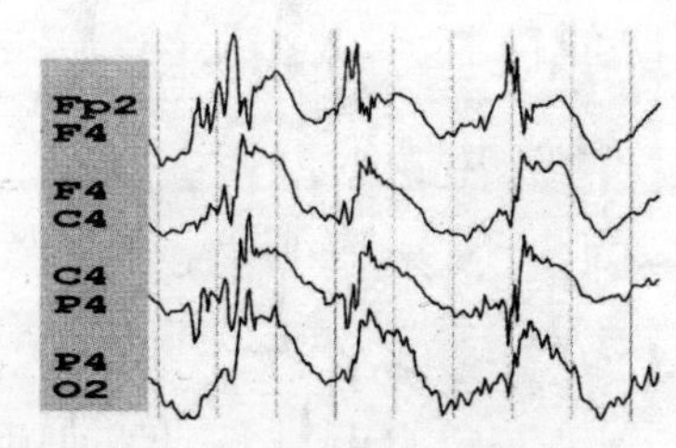

图b　咀嚼引起的肌电伪差

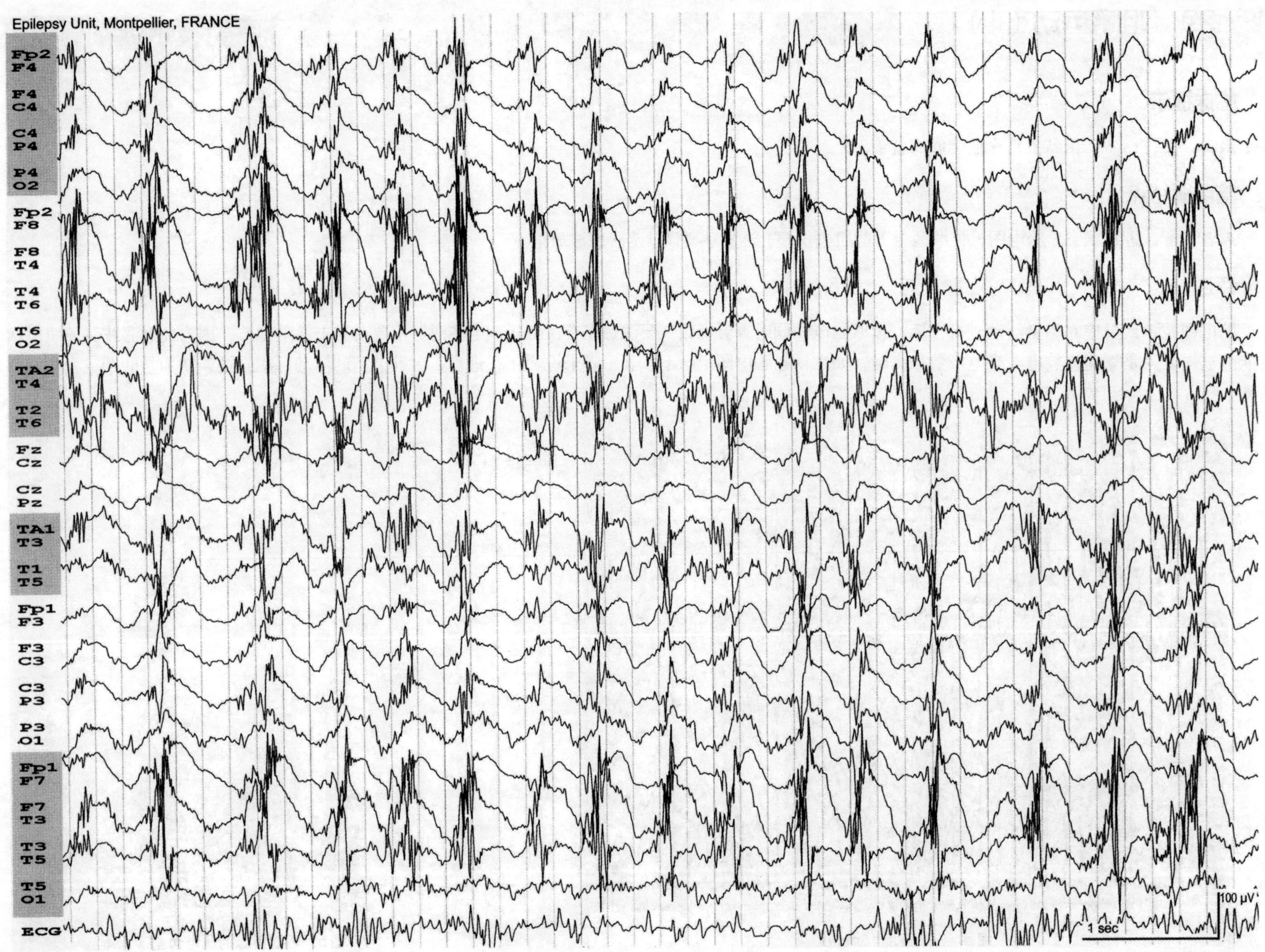
Epilepsy Unit, Montpellier, FRANCE
Fp2 F4
F4 C4
C4 P4
P4 O2
Fp2 F8
F8 T4
T4 T6
T6 O2
TA2 T4
T2 T6
Fz Cz
Cz Pz
TA1 T3
T1 T5
Fp1 F3
F3 C3
C3 P3
P3 O1
Fp1 F7
F7 T3
T3 T5
T5 O1
ECG
100 μV
1 sec

临床提示

患者，女，14岁。因青少年肌阵挛癫痫就诊。

脑电图特征

患者在行脑电图检查时咀嚼泡泡糖。可见全导联肌电活动暴发，左侧中央区可见μ节律。

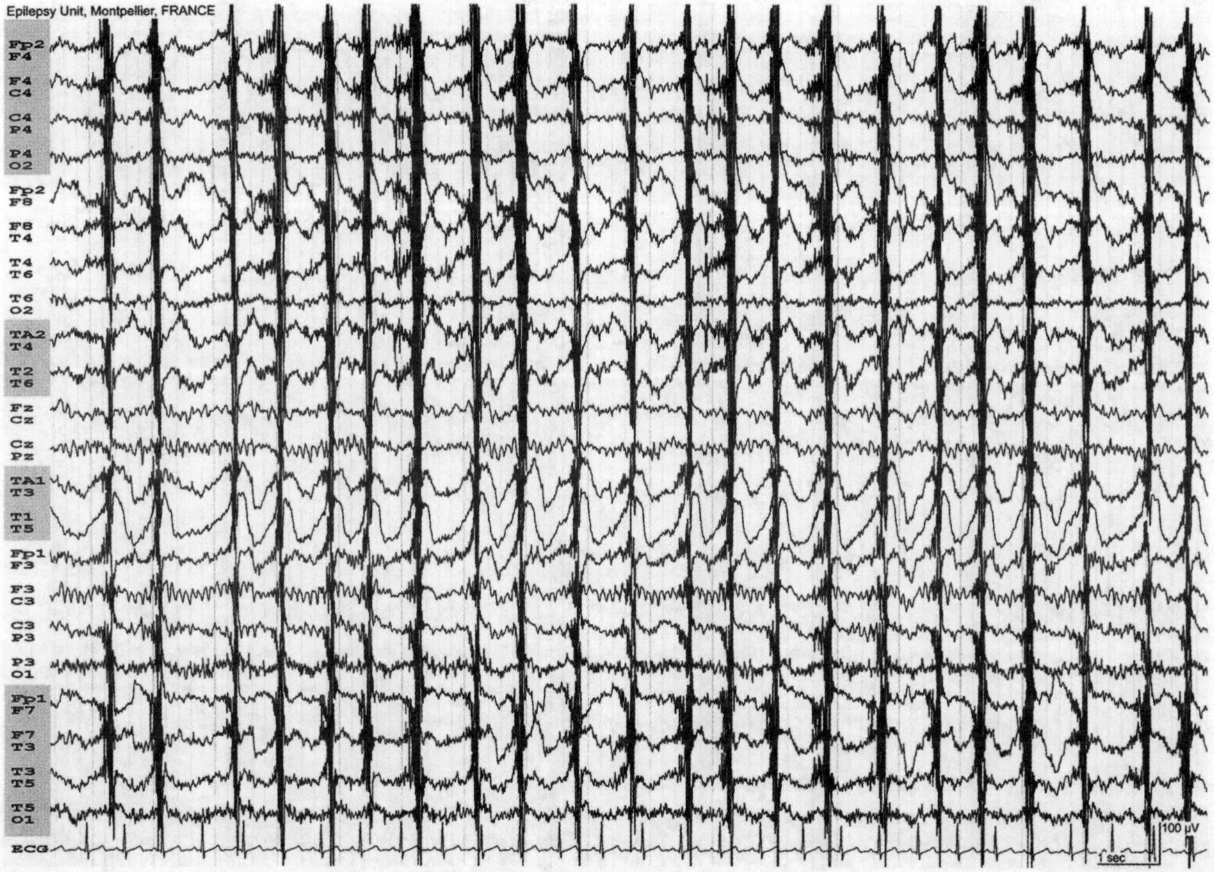

图a 记录速度15mm/s

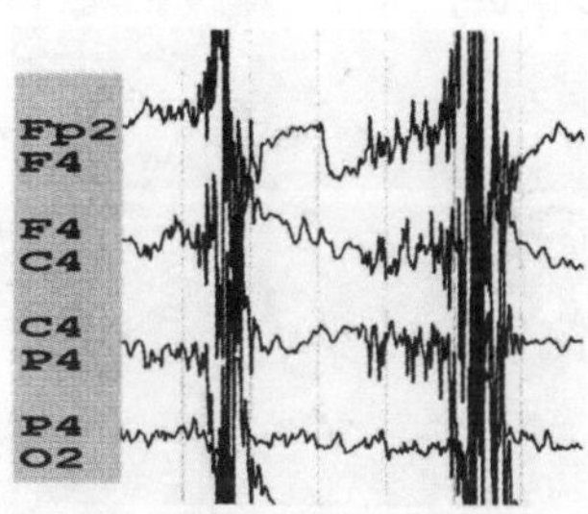

图b 咀嚼引起的肌电伪差

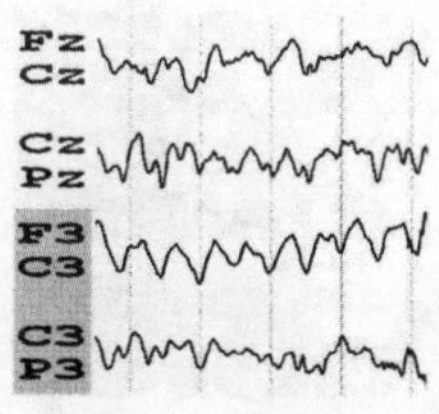

图c μ节律

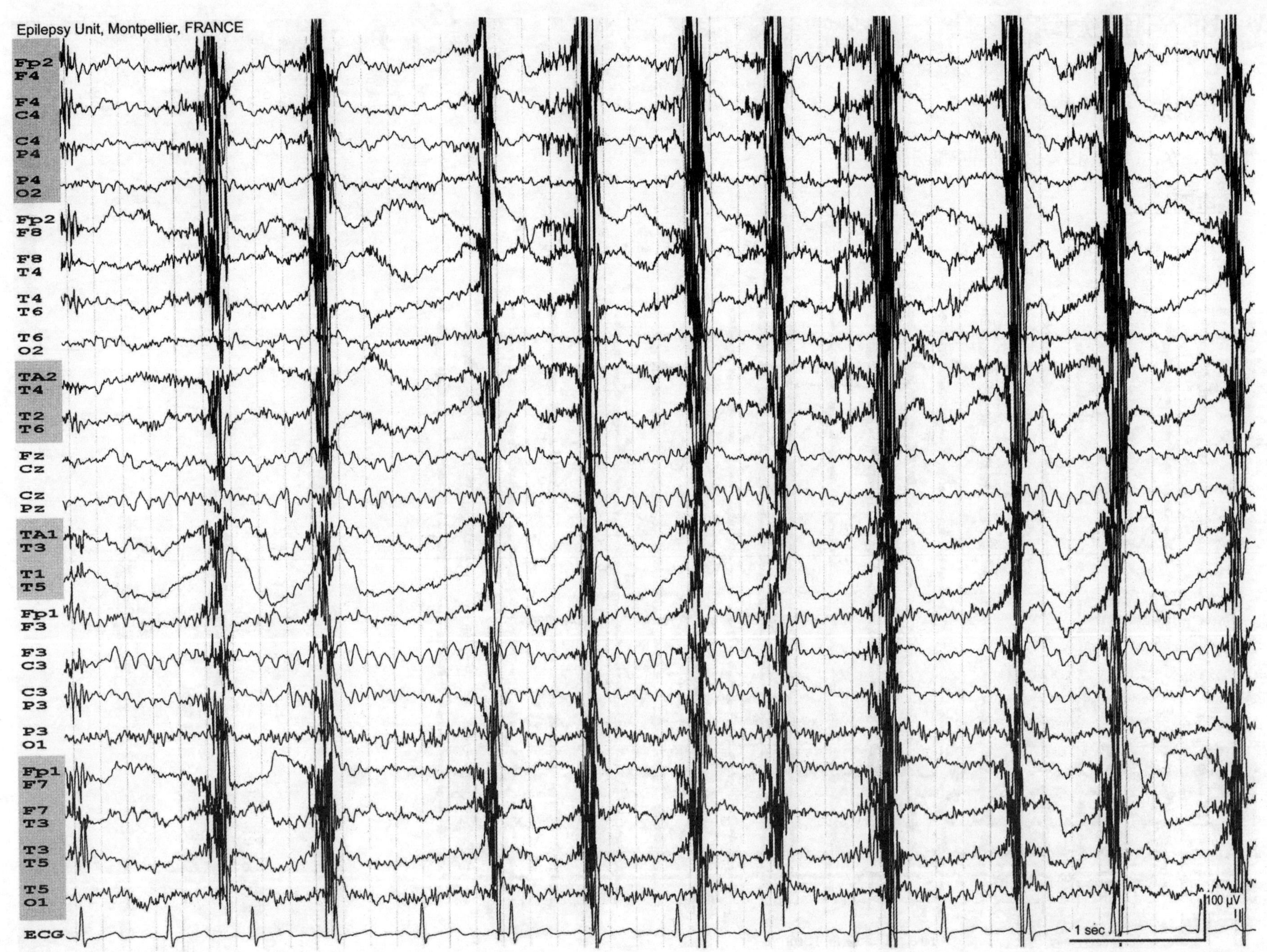
Epilepsy Unit, Montpellier, FRANCE
Fp2 F4
F4 C4
C4 P4
P4 O2
Fp2 F8
F8 T4
T4 T6
T6 O2
TA2 T4
T2 T6
Fz Cz
Cz Pz
TA1 T3
T1 T5
Fp1 F3
F3 C3
C3 P3
P3 O1
Fp1 F7
F7 T3
T3 T5
T5 O1
ECG
100 μV
1 sec

Ⅳ · 31　舌动伪差

临床提示

患者，男，40岁。因发作性意识丧失就诊。

脑电图特点

脑电图可见双侧前头部和颞区2Hz δ波，与舌肌运动相对应。

评注

舌肌运动产生的伪差在δ波的频率范围内。在颞区比矢状位旁区域波幅更高。单侧或双侧均可，这取决于舌肌运动的方向。当患者说“啦啦啦”时，这些伪差也可能会出现。

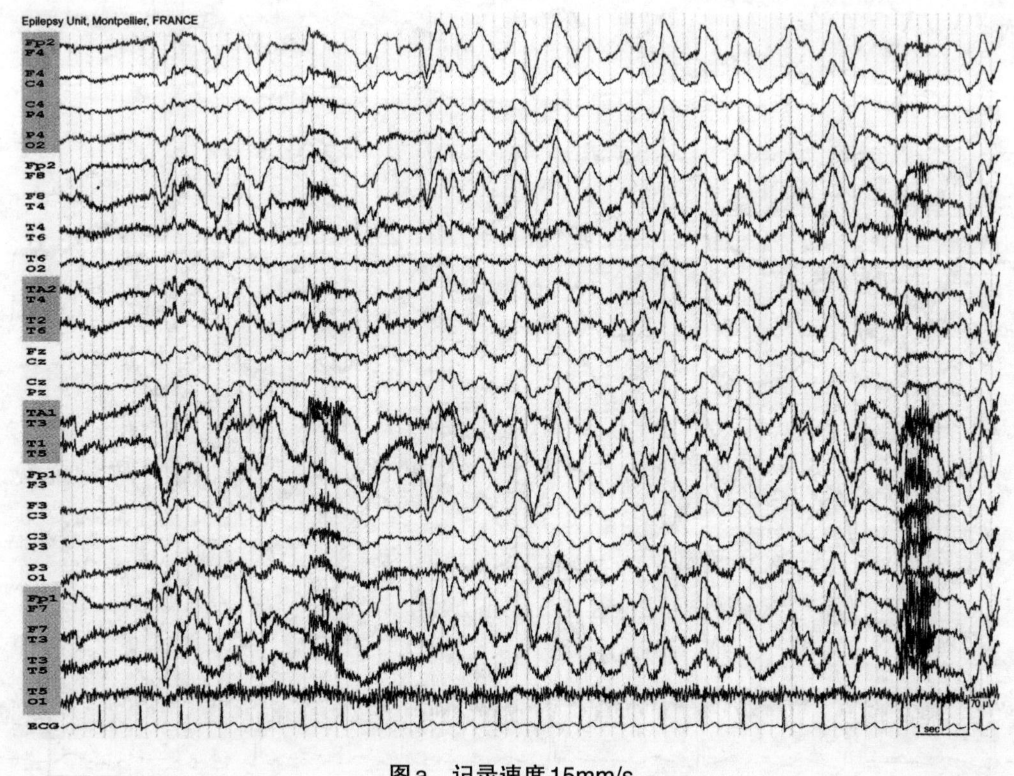

图a　记录速度15mm/s

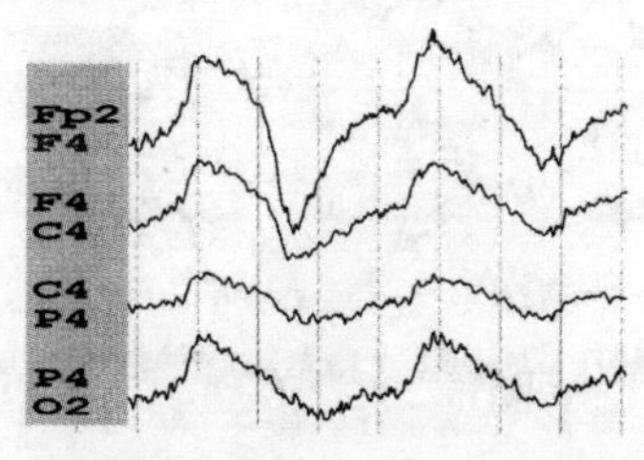

图b　舌肌运动引起的δ波

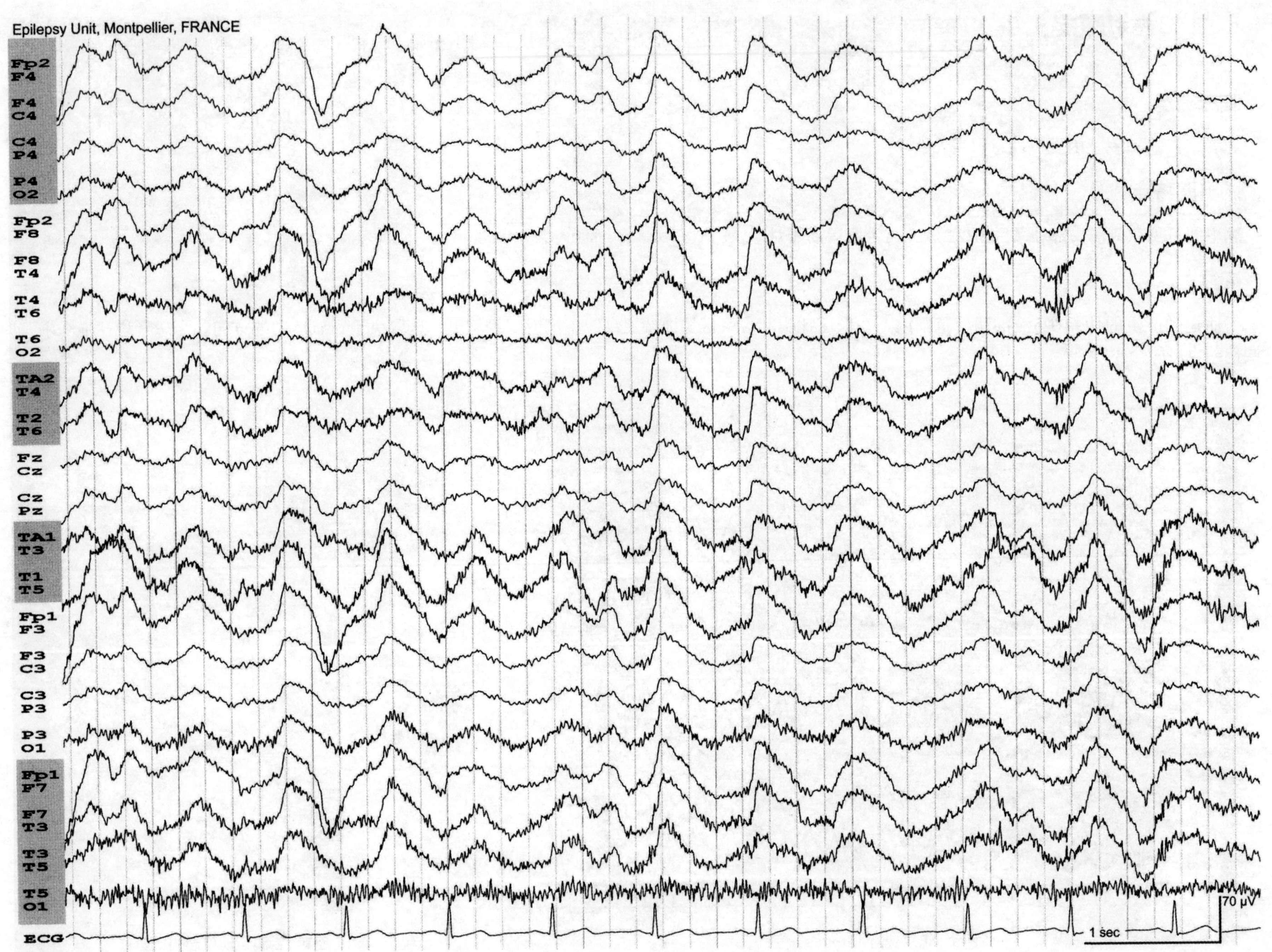
Epilepsy Unit, Montpellier, FRANCE
Fp2 F4
F4 C4
C4 P4
P4 O2
Fp2 F8
F8 T4
T4 T6
T6 O2
TA2 T4
T2 T6
Fz Cz
Cz Pz
TA1 T3
T1 T5
Fp1 F3
F3 C3
C3 P3
P3 O1
Fp1 F7
F7 T3
T3 T5
T5 O1
ECG
70 μV
1 sec

参考文献

1．Asokan G，Pareja J，Niedermeyer E．Temporal minor slow and sharp EEG activity and cerebrovascular disorder［J］．Clin Electroencephalogr，1987，18：201-210．

2．Beaussart M．Benign epilepsy of children with rolandic（centro-temporal）paroxysmal foci：a clinical entity［J］．Study of 221 cases．Epilepsia，1972，13：795-811．

3．Brickford RG．Activation procedures and special electrodes．In：Klass DW，Daly DD（eds）．Current Practice of Clinical Electroencephalography．New York：Raven Press，1979：269-305．

4．Cavazzuti GB，Cappella L，Nalin A．Longitudinal study of epileptiform EEG patterns in normal children［J］．Epilepsia，1980，21：43-55．

5．Ciganek L．Problem of rolandic "an arceau" rhythm［J］．Cesk Neurol，1959，22：101-108．

6．Crespel A，Baldy-Moulinier M，Coubes P．The relationship between sleep and epilepsy in frontal and temporal lobe epilepsies：practical and physiopathologic considerations［J］．Epilepsia，1998，39：150-157．

7．Crespel A，Coubes P，Baldy-Moulinier M．Sleep influence on seizures and epilepsy effects on sleep in partial frontal and temporal lobe epilepsies［J］．Clin Neurophysiol，2000，111 Suppl 2：S54-59．

8．Crespel A，Velizarova R，Garrigues G，et al．A new case of slow alpha variant during REM sleep［J］．Neurophysiol Clin，2009，39：263-265．

9．Duntley SP，Kim AH，Silbergeld DL，et al．Characterization of the mu rhythm during rapid eye movement sleep［J］．Clin Neurophysiol，2001，112：528-531．

10．Dreyfus C，Curzi-Dascalova L．The EEG during the first year of life．In：Remond A（ed）．Handbook of electroencephalography and clinical neurophysiology，Vol．6B．Amsterdam：Elsevier，1975：24-30．

11．Eeg-Olofsson O，Petersen I．Rhythmic mid-temporal discharges in the EEG of normal children and adolescents［J］．Clin Electroencephalogr，1982，13：40-45．

12．Fleming WE，Avidan A，Malow BA．Subclinical rhythmic electrographic discharge of adults（SREDA）in REM sleep［J］．Sleep Medicine，2004，5：77-81．

13．Gastaut H，Terzian H，Gastaut Y．Étude d'une activité électroencéphalographique méconnue：Le rythme rolandique en arceau［J］．Marseille médical，1952，89：296-310．

14．Gastaut H，Fischer-Williams M．Étude électroencéphalographique des syncopes．Ⅱ．Corrélations électrocliniques chez 25 sujets enregistrés pendant leur syncope［J］．Rev Neurol（Paris），1956，95：542-547．

15．Gastaut H，Fischer-Williams M．Electro-encephalographic study of syncope；its differentiation from epilepsy［J］．Lancet，1957，273：1018-1025．

16．Gelisse P，Kuate C，Coubes P，et al．Wicket spikes during Rapid Eye Movement Sleep［J］．J Clin Neurophysiol，2003，20：245-350．

17．Gelisse P，Crespel A．Mu rhythm in the infant［J］．Neurophysiol Clin，2006，36：261-263．

18．Gelisse P，Crespel A．Phantom spike-and-wave bursts during REM-sleep［J］．Neurophysiol Clin，2008，38：249-253．

19．Gelisse P，Crespel A．Slow alpha variant during REM sleep［J］．Neurophysiol Clin，2008，38：3-8．

20．Gelisse P，Crespel A．Mu rhythm and rhythmic midtemporal discharges in REM sleep［J］．Neurophysiol Clin，2014，44：165-167．

21．Gelisse P，Serafini A，Velizarova R，et al．Temporal intermittent activity：a marker of juvenile absence epilepsy?［J］．Seizure，2011，20：38-41．

22．Gibbs FA，Gibbs EL，Lennox WG．Electroencephalographic response to overventilation and its relation to age［J］．J Pediatr，1943，23：497-505．

23．Gibbs FA，Gibbs EL．Atlas of Electroencephalography，vol 1．Cambridge MA：Addison-Wesley，1950．

24. Gibbs FA，Gibbs EL. Atlas of encephalography，vol.2. Cambridge，MA：Addison-Wesley，1952.
25. Gibbs FA，Gibbs EL. Atlas of encephalography，2nd ed. vol. 3 Reading，MA：Addison-Wesley Publishing Company INC，1964.
26. Hughes JR. Two forms of the 6/sec spike wave complex［J］. Electroencephalogr Clin Neurophysiol，1980，48：535-550.
27. Jukkarwala A，Hassan H，Nair M，et al. Extraoccipital photoparoxysmal response in a case of focal encephalitis［J］. Epileptic Disord，2011，13：103-106.
28. Kasteleijn-Nolst Trenité D，Rubboli G，Hirsch E，et al. Methodology of photic stimulation revisited：updated European algorithm for visual stimulation in the EEG laboratory［J］. Epilepsia，2012，53：16-24.
29. Katz RI，Horowitz GR. Sleep onset frontal rhythmic slowing in a normal geriatric population［J］. Electroencephalogr Clin Neurophysiol，1983，56：27P.
30. Lairy GC，Harrison A，Leger EM. Foyers occipitaux asynchrones de pointes chez l'enfant mal voyant et aveugle d'âge scolaire［J］. Rev Neurol（Paris），1964，111：351-353.
31. Lipman IL，Hughes JR. Rhythmic mid-temporal discharges［J］. An electroclinical study. Electroencephalogr Clin Neurophysiol，1969；27：43-47.
32. Naquet R，Louard C，Rhodes J，et al. Àpropos de certaines décharges paroxystiques du carrefour temporo-pariéto-occipital［J］. Leur activation par l'hypoxie. Rev Neurol（Paris），1961，105：203-207.
33. Niedermeyer E，Koshino Y. Mu-Rhythmus：vorkonmmen und klinischeBedeutung［J］. Z EEG-EMG，1975，6：69-78.
34. Niedermeyer E. Abnormal EEG patterns：epileptic and paroxysmal. In：Niedermeyer E，Lopes Da Silva F，(eds). Elenctroencephalography：basic principles，clinical applications and related fields，5th edition. Philadelphia：Lippincott Williams & Wilkins，2005：255-280.
35. Okuma T，Kuba K，Matsushita T，et al. Study on 14 and 6 per second positive spikes during nocturnal sleep［J］. Electroencephalogr Neurophysiol Clin，1968，25：140-149.
36. Passouant P. EEG and sleep. Electo-clinical semeiology. In：Remond A(ed). Handbook of electroencephalography and clinical neurophysiologie vol. 7A. Amsterdam：Elsevier，1975：3-11.
37. Reiher J，Lebel M. Wicket spikes：clinical correlates of a previously undescribed EEG pattern［J］. Can J Neurol Sci，1977，4：39-47.
38. Santoshkumar B，Chong JJ，Blume WT，et al. Prevalence of benign epileptiform variants［J］. Clin Neurophysiol，2009，120：856-861.
39. Serafini A，Crespel A，Velizarova R，et al. Activation of wicket spikes by REM sleep［J］. Neurophysiol Clin，2014，44：245-249.
40. Silverman D. The anterior temporal electrode and the ten-twenty system［J］. Am J EEG Technol，1965，5：514-515.
41. Stephenson JBP. Fits and faints［M］. London：Mac Keith Press，1990.
42. Tannier C，Bentzinger C，Feuerstein J. A case of unilateral and lesional mu rhythm-clinical and encephalographic development［J］. Rev Electroencephalogr Neurophysiol Clin，1982，12：117-22.
43. Tassinari CA，Daniele O，Gambarelli F，et al. Quantité excessive de 7-14 positive spikes pendant la PMO chez deux jumeaux monozygotes avec retard du langage［J］. Rev Electroencephalogr Neurophysiol Clin，1977，7：192-193.
44. Tsuzuki H. The 14 and 6 per sec. positive spikes during paradoxical sleep［J］. Folia Psychiatrica Neurologica Japonica，1967，21：181-188.
45. Van Sweden B，Wauquier A，Niedermeyer E. Normal aging and transient cognitive disorders in the elderly. In：Niedermeyer E，Lopes Da Silva F（eds）. Elenctroencephalography：basic principles，clinical applications and related fields，4th edition. Baltimore：Williams & Wilkins，1999：340-348.
46. Velizarova R，Crespel A，Serafini A，et al. A new approach for the detection of the fourteen-and six-Hertz positive bursts（6-14Hz）：the lower temporal line［J］. Clin Neurophysiol，2011，122：1272-1273.
47. Williamson PC，Merskey H，Morrison S，et al. Quantitative electroencephalographic correlates of cognitive decline in normal ederly subjects［J］. Arch neurol，1990，47：1185-1188.

索　引